Heilkräfte der Nahrung

Ein Praxishandbuch

TOP LIFE

Heilkräfte der Nahrung

Ein Praxishandbuch

JORGE D. PAMPLONA ROGER

Doktor der Medizin und Chirurgie (Universität von Granada, Spanien)
Facharzt für Allgemein- und Abdominalchirurgie
Spezialist für Gesundheitserziehung (UNED Universität, Spanien)
Magister der Volksgesundheit (Loma Linda Universität, Kalifornien, USA)

Advent-Verlag Zürich
Wegweiser-Verlag Wien

LEBEN UND GESUNDHEIT

Buchreihe Top-Life
Band: Heilkräfte der Nahrung
Spanische Originalausgabe: *Salud por los alimentos*

Autor: Jorge D. Pamplona Roger
Projektierung und Layout: Editorial Team Safeliz
Übersetzung: Erika Egervari
Fachkorrektorat: Esther Neumann
Textkorrektorat: Hans Matschek
Schlussredaktion: Gunther Klenk
Einbandgestaltung: Ernesto Looser
Foto Titelseite: Bruno Bürge
Weitere Illustrationen: siehe Bildnachweis Seite 374

Pradillo, 6 · Pol. Ind. La Mina
E-28770 · Colmenar Viejo, Madrid (Spanien)
admin@safeliz.com · www.safeliz.com

Deutsche Ausgabe:

Postanschrift: Leissigenstr. 17, CH-3704 Krattigen
Verlagsarchiv Nr. 313 608 und

Postanschrift: Industriestraße 10, A-2104 Spillern
Verlagsarchiv Nr. 020308

Dritte Auflage in Deutsch, 2008, 14. bis 34. Tausend

ISBN: 84-7208-149-4 (spanische Originalausgabe)
ISBN: 3-905008-79-3 / 978-3-905008-79-1 (Krattigen)
ISBN: 3-900160-38-4 / 978-3-900160-38-8 (Spillern)

Druck: Druckerei und Verlag Steinmeier GmbH D-86738 Deiningen (Deutschland)

Hinweis

Mit diesem Werk wollen der Autor und die Herausgeber über die vorbeugenden, heilenden und kulinarischen Eigenschaften der Nahrungsmittel informieren. Die in diesem Band enthaltenen Empfehlungen sind allgemeiner Art und können deshalb die konkrete Situation eines Patienten nicht berücksichtigen. Die Diagnose und die Behandlung einer Krankheit müssen deshalb dem Arzt bzw. der Ärztin überlassen werden. Von Selbstdiagnosen und von der Selbstbehandlung bei Krankheitssymptomen ohne ärztliche Begleitung raten wir ab. Einige Nahrungsmittel können bei empfindlichen Personen allergische Reaktionen hervorrufen. Weder der Autor noch die Herausgeber können für eventuelle Schäden, die sich durch aus den im Buch gemachten praktischen Hinweisen ergeben, eine Haftung übernehmen.

VORWORT

Aufgrund von wissenschaftlichen Beweisen oder aus persönlicher Überzeugung heraus wird gewissen Lebensmitteln eine heilende Wirkung zugeschrieben. Bereits vor mehr als 2000 Jahren prägte Hippokrates folgenden Sinnspruch: «Unsere Nahrungsmittel sollen unsere Heilmittel sein und unsere Heilmittel unsere Nahrungsmittel.» Dieses Wortspiel des griechischen Gelehrten weist darauf hin, dass unsere tägliche Nahrung sowohl die Versorgung mit der benötigten Energie bewerkstelligt als auch heilende Kräfte vermittelt. Obwohl dies immer schon angenommen wurde, haben doch erst in den letzten Jahren wissenschaftliche Untersuchungen diesen Anspruch untermauert.

Zuerst an Versuchstieren und dann am Menschen wurde gezeigt, dass das Fehlen bestimmter Lebensmittel in der Ernährung zu Mangelerscheinungen führt, die durch die Zufuhr anderer Stoffe gemildert werden können. Heutzutage sind Mangelerkrankungen bei uns glücklicherweise kaum noch ein Thema, dafür nehmen die so genannten «Zivilisationskrankheiten» immer mehr zu.

In den Industrieländern haben sich in den letzten Jahren die Ernährungsgewohnheiten grundlegend verändert. Während der Energiebedarf reichlich gedeckt werden kann, besteht doch ein Ungleichgewicht bezüglich der Nährstoffaufnahme. Tierische Produkte werden verstärkt verzehrt, wodurch der Anteil an gesättigten Fetten und Cholesterin steigt. Die Bevorzugung industriell stark verarbeiteter Produkte führt zu einem Mangel an Vitaminen, Vitalstoffen, Mineralien und Ballaststoffen, die in natürlichen Nahrungsmitteln ausreichend vorhanden wären.

Erst in jüngerer Zeit konzentriert sich die Ernährungswissenschaft auf die Bedeutung der Nahrungsmittel hinsichtlich der am häufigsten auftretenden Krankheiten, wie Kreislauferkrankungen, Diabetes, Krebs und Fettsucht. Bevölkerungsstudien und klinische Untersuchungen haben gezeigt, dass der regelmäßige Genuss von Obst und Gemüse dem Auftreten bestimmter Krebsarten vorbeugt. Vollkorngetreide und Nüsse senken den Cholesterinspiegel des Blutes und somit das Risiko eines Herzinfarktes. Andererseits steigert hoher Fleischverzehr das Risiko für Erkrankungen der Herzkranzgefäße und bestimmte Krebsarten. Unsere Gesundheit steht also in direktem Zusammenhang mit den Nahrungsmitteln, die wir auswählen, und der Art und Weise, wie wir sie verzehren.

Pflanzliche Nahrungsmittel, die reich an Ballaststoffen, Mineralien und Vitaminen sind, liefern weitere, zum Teil noch unbekannte Substanzen, die sich positiv auf die Heilkräfte des Körpers auswirken. Diese sogenannten sekundären Pflanzenstoffe sind nur in pflanzlichen Nahrungsmitteln enthalten und werden derzeit intensiv erforscht.

Dieses Buch, das eine Zusammenfassung der drei Bände HEILKRÄFTE DER NAHRUNG *der «*GROSSEN SAATKORN-GESUNDHEITSBIBLIOTHEK*» ist, informiert auf gut verständliche Weise über die Zusammensetzung, den Nährwert und die therapeutische Bedeutung der Lebensmittel. Es leitet den Leser an, die für ihn ideale Ernährung zusammenzustellen. Mit diesem Werk von Dr. med. Jorge Pamplona setzten der WEGWEISER-VERLAG und der ADVENT-VERLAG ihren anerkennenswerten Weg fort, Bücher und Zeitschriften für einen Leserkreis zu veröffentlichen, der daran interessiert ist, seine Gesundheit vorzugsweise mit natürlichen Methoden zu bewahren und zu verbessern.*

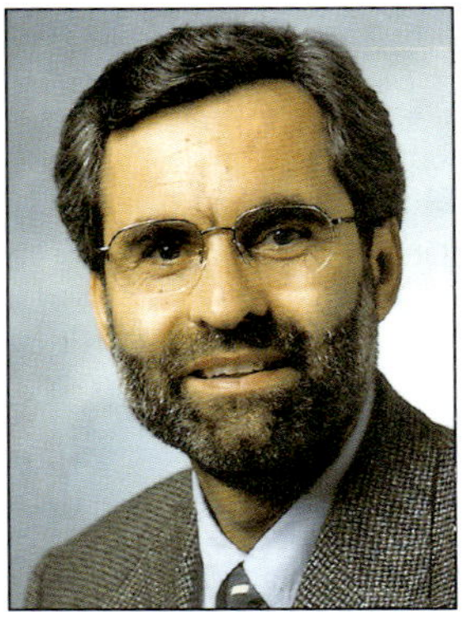

DR. JOAN SABATÉ

Universitätsprofessor und Direktor der Abteilung für Ernährung des Institutes für Gesundheitswissenschaften der Loma-Linda-Universität (Kalifornien, USA)

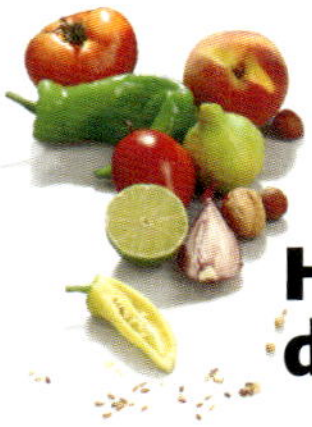

Heilkräfte der Nahrung

INHALT

DES BUCHES

Verzeichnis der Krankheiten

Verzeichnis der Nahrungsmittel

Siehe auch Gesamtindex auf den Seiten 375 – 380!

Erklärung des Seitenaufbaus

Symbole für den Säure- bzw. Basengehalt eines Nahrungsmittels
(Siehe Seite 14)

Piktogramm des botanischen Teils, der verwendet wird
(Siehe Seite 14)

Nummer und Überschrift des Kapitels

Piktogramme weiterer medizinischer Verwendungen
(Siehe Seite 15)

Wissenschaftliche Bezeichnung
Botanischer Name der Pflanze, die dieses Nahrungsmittel hervorbringt. In den Kapiteln sind die Pflanzenarten alphabetisch nach ihrem wissenschaftlichen Namen geordnet.

Volkstümlicher Name des Lebensmittels

Untertitel
Nennt die wichtigsten Merkmale des Nahrungsmittels.

Grafik über die Inhaltsstoffe des Nahrungsmittels
(Siehe Seite 13)

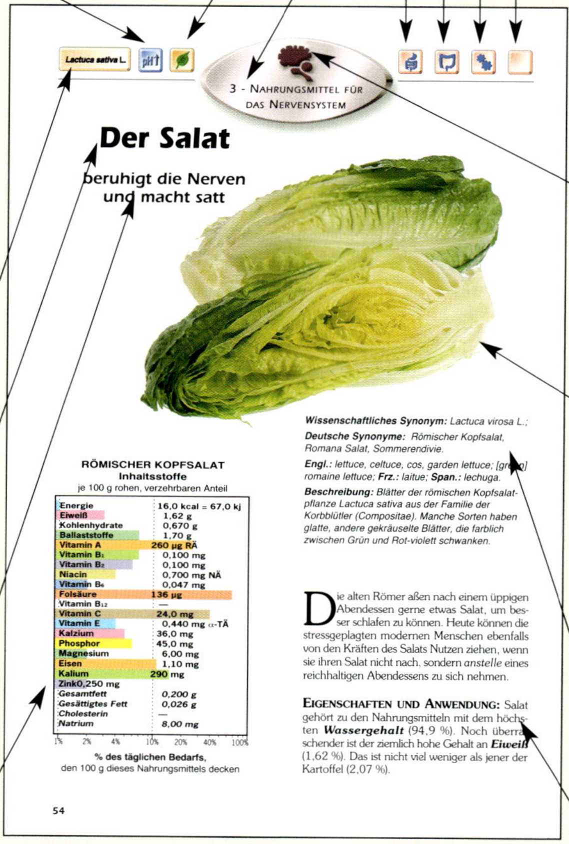

Lactuca sativa L.

3 - Nahrungsmittel für das Nervensystem

Der Salat

beruhigt die Nerven und macht satt

RÖMISCHER KOPFSALAT
Inhaltsstoffe
je 100 g rohen, verzehrbaren Anteil

Energie	16,0 kcal = 67,0 kj
Eiweiß	1,62 g
Kohlenhydrate	0,670 g
Ballaststoffe	1,70 g
Vitamin A	260 µg RÄ
Vitamin B1	0,100 mg
Vitamin B2	0,100 mg
Niacin	0,700 mg NÄ
Vitamin B6	0,047 mg
Folsäure	136 µg
Vitamin B12	—
Vitamin C	24,0 mg
Vitamin E	0,440 mg α-TÄ
Kalzium	36,0 mg
Phosphor	45,0 mg
Magnesium	6,00 mg
Eisen	1,10 mg
Kalium	290 mg
Zink0,250 mg	
Gesamtfett	*0,200 g*
Gesättigtes Fett	*0,026 g*
Cholesterin	—
Natrium	*8,00 mg*

1% 2% 4% 10% 20% 40% 100%

% des täglichen Bedarfs,
den 100 g dieses Nahrungsmittels decken

54

Wissenschaftliches Synonym: *Lactuca virosa L.;*

Deutsche Synonyme: *Römischer Kopfsalat, Romana Salat, Sommerendivie.*

Engl.: *lettuce, celtuce, cos, garden lettuce; [gr[illegible]n] romaine lettuce;* ***Frz.:*** *laitue;* ***Span.:*** *lechuga.*

Beschreibung: *Blätter der römischen Kopfsalatpflanze Lactuca sativa aus der Familie der Korbblütler (Compositae). Manche Sorten haben glatte, andere gekräuselte Blätter, die farblich zwischen Grün und Rot-violett schwanken.*

Die alten Römer aßen nach einem üppigen Abendessen gerne etwas Salat, um besser schlafen zu können. Heute können die stressgeplagten modernen Menschen ebenfalls von den Kräften des Salats Nutzen ziehen, wenn sie ihren Salat nicht nach, sondern *anstelle* eines reichhaltigen Abendessens zu sich nehmen.

Eigenschaften und Anwendung: Salat gehört zu den Nahrungsmitteln mit dem höchsten ***Wassergehalt*** (94,9 %). Noch überraschender ist der ziemlich hohe Gehalt an ***Eiweiß*** (1,62 %). Das ist nicht viel weniger als jener der Kartoffel (2,07 %).

Piktogramm der vorrangigen Verwendung des Nahrungsmittels
(Siehe Seite 15)

Foto des beschriebenen Nahrungsmittels

Synonyme und Beschreibung
Synonyme des Nahrungsmittels und eine botanische Beschreibung der Pflanzenart

Haupttext

Zubereitung und Anwendung
Dieser Kasten zeigt, wie das Nahrungsmittel zweckmäßig, wohlschmeckend und abwechslungsreich zubereitet werden kann.

Zubereitung und Anwendung

❶ **Roh:** Am besten lässt man die frischen Sonnenblumenkerne einige Tage auf einer flachen Oberfläche trocknen.

❷ **Geröstet:** Der Geschmack wird verstärkt, aber durch das Erhitzen büßen sie teilweise ihre Heilwirkung ein.

❸ **Zu Mus zerkleinert:** Nach dem Schälen werden die Kerne zu Mus zerkleinert, das Kinder, ältere Menschen und Leute mit schlechten Zähnen gut vertragen können.

Araukanische Pinienkerne

Die chilenische Araukarie (*Pinus araucana* L. = *Araucaria araucana* K. Koch), auch als chilenische Pinie bekannt, wird bis zu 60 Meter hoch. Ihre aromatischen Kerne sind das Grundnahrungsmittel des araukanischen Volkes, das für seine Stärke und Ausdauer berühmt ist.

Beschreibung verwandter Arten
In diesem Kasten werden verwandte botanische Arten des Hauptnahrungsmittels beschrieben.

Erklärung der Tabelle der Inhaltsstoffe

Nahrungsmittel

WALNUSS
Zusammensetzung
je 100 g rohen, verzehrbaren Anteil

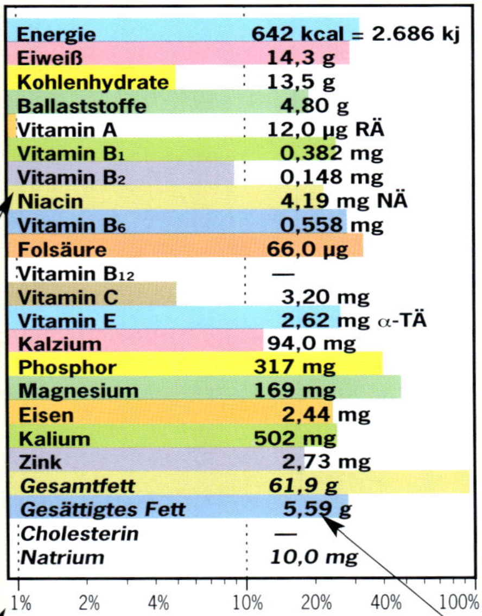

% des täglichen Bedarfs,
den 100 g des Nahrungsmittels decken

Die Grafik der Zusammensetzung eines Nahrungsmittels zeigt die absolute und relative Menge an Energie und den enthaltenen Nährstoffen auf. Jeder Bestandteil ist mit einer bestimmten Farbe hinterlegt.

Die Achse, welche die Länge der farbigen Balken misst, ist logarithmisch. Deshalb ist die Länge der Balken nicht direkt proportional zum Anteil an Nährstoffen.

Die Zahlen geben den absoluten Energiegehalt sowie das absolute Gewicht jedes Nährstoffes an (pro 100 g des Nahrungsmittels). Die Daten stammen vom «United States Department of Agriculture».[1]

System zur Gewährleistung der Genauigkeit der Daten:

- Werte unter 1: 3 Dezimalstellen
- Werte zwischen 1 und 10: 2 Dezimalstellen
- Werte zwischen 10 und 100: 1 Dezimalstelle
- Werte über 100: keine Dezimalstelle

Die Länge der Balken zeigt den prozentualen Anteil des täglichen Bedarfs an. Sie verdeutlicht die relative Menge des Nährstoffes, die ein erwachsener Mann benötigt und die in 100 g des Lebensmittels enthalten ist.

Bei einigen Nahrungsmitteln kann die logarithmische Skala bis zu 500% erreichen, da sie sehr hohe Konzentrationen an bestimmten Nährstoffen enthalten.

Der tägliche Bedarf der einzelnen Nährstoffe, der als Grundlage für die Kalkulation der Länge des farbigen Balkens dient, richtet sich nach den Empfehlungen der «National Academy of Sciences» der U.S.A.

Als Grundlage für die Berechnung der Balkenlänge der Energiemenge gelten 2.000 kcal (Kilokalorien) bzw. 8.368 kJ (Kilojoule).

Die vier letzten Zeilen geben keinen empfohlenen Tagesbedarf, sondern die tägliche akzeptable Verzehrmenge (ADI) an Gesamtfett, gesättigtem Fett, Cholesterin und Natrium an, die in 100 Gramm des Nahrungsmittels enthalten sind. Sie werden – zur besseren Unterscheidung – kursiv dargestellt.

1. U.S. Department of Agriculture, Agricultural Research Service. USDA Nutrient Database for Standard Reference, Release 11, Nutrient Data Laboratory. Internet: http://www.nal.usda.gov/fnic/foodcomp

Symbole für den Säure- bzw. Basengehalt eines Nahrungsmittels

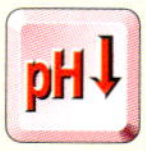

Säureproduzierendes Nahrungsmittel: Es bewirkt einen Anstieg des Säuregehaltes (also eine Abnahme des pH-Wertes) im Blut und anderen Körperflüssigkeiten, wenn es verdaut wird. Stark gereifter Käse, Fleisch, Fisch und Eier gehören zu den stärksten Säurebildnern unter den Nahrungsmitteln.

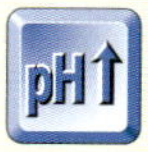

Basenproduzierendes Nahrungsmittel: Es fördert einen Anstieg des Basengehaltes (also eine Zunahme des pH-Wertes) im Blut und anderen Körperflüssigkeiten, wenn es verdaut wird. Obst und Gemüse sind die wirkungsvollsten Basenbildner, weshalb sie unseren Körper vor Übersäuerung schützen, zu der unser Organismus von Natur aus neigt und die durch reichlichen Konsum von tierischen Nahrungsmitteln verstärkt werden kann.

Essbarer Teil der Pflanze

verwendete Piktogramme

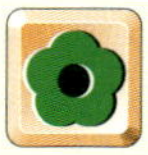
Blüten

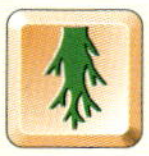
Wurzel

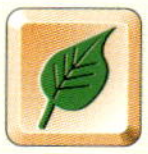
Blätter

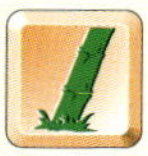
Stiel

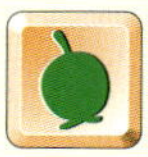
Früchte

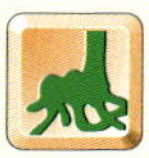
Knolle

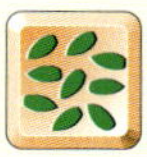
Samen

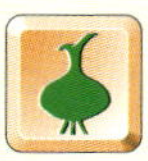
Zwiebel

Bedeutung der Piktogramme für den diättherapeutischen Einsatz der Nahrungsmittel

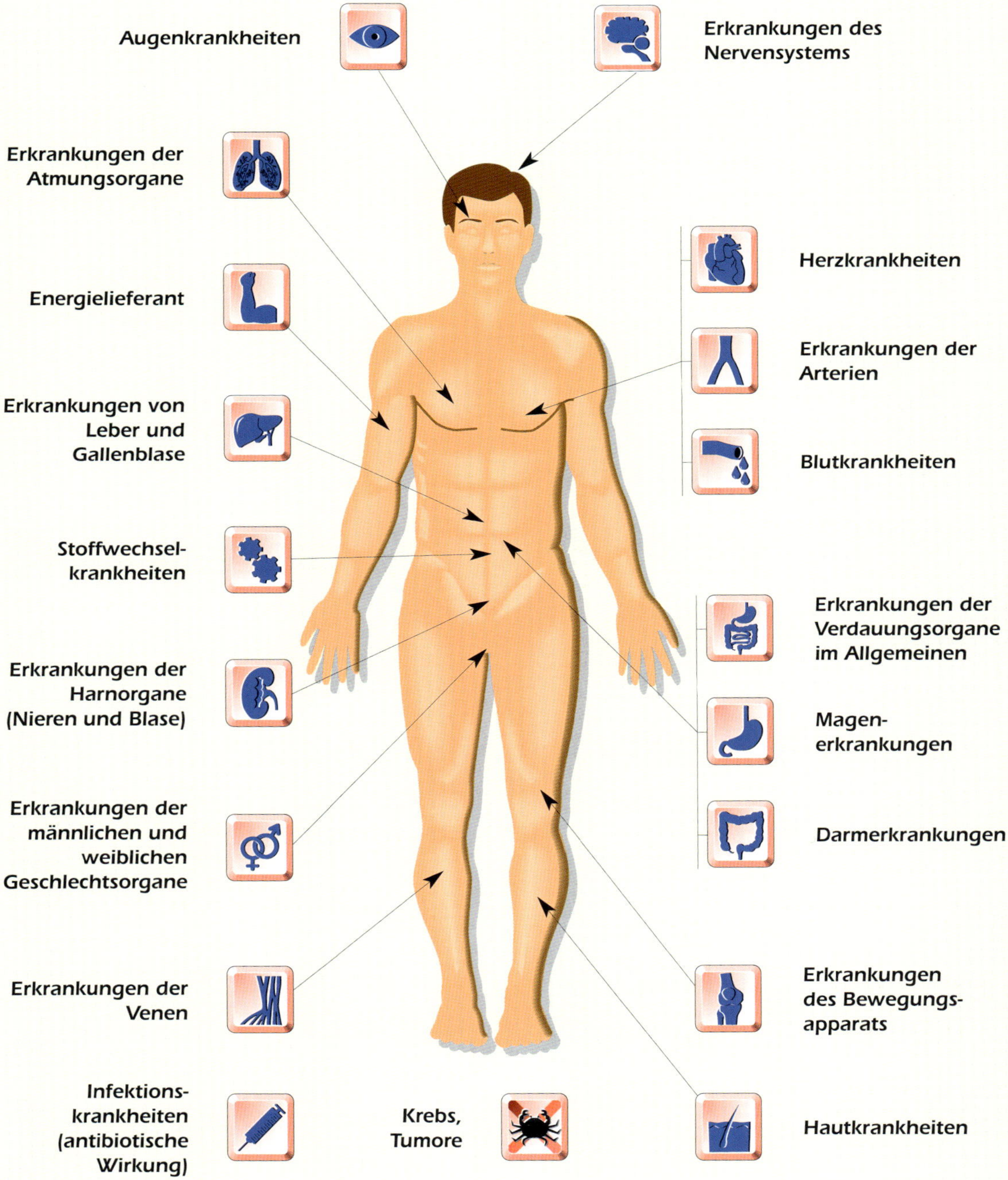

Empfohlene Nährstoffzufuhr

gemäß der «Amerikanischen Akademie

Alter		Eiweiß[1]	Vitamin A	Vitamin D[8]	Vitamin E	Vitamin K[8]	Vitamin C	Vitamin B_1	Vitamin B_2	Niacin	Vitamin B_6
		g m/w[2]	µg RÄ[3] m/w	µg[4] m/w	mg α-TÄ[5] m/w	µg m/w	mg m/w	mg m/w	mg m/w	mg NÄ[6] m/w	mg m/w
0,0 – 0,5	Jahre	13	375	7,5	3	5	30	0,3	0,4	5	0,3
0,5 – 1,0	Jahre	14	375	10	4	10	35	0,4	0,5	6	0,6
1 – 3	Jahre	16	400	10	6	15	40	0,7	0,8	9	1,0
4 – 6	Jahre	24	500	10	7	20	45	0,9	1,1	12	1,1
7 – 10	Jahre	28	700	10	7	30	45	1,0	1,2	13	1,4
11 – 14	Jahre	45/46	1.000/800	10/10	10/8	45/45	50/50	1,3/1,1	1,5/1,3	17/15	1,7/1,4
15 – 18	Jahre	59/44	1.000/800	10/10	10/8	65/55	60/60	1,5/1,1	1,8/1,3	20/15	2,0/1,5
20 – 24	Jahre	58/46	1.000/800	10/10	10/8	70/60	60/60	1,5/1,1	1,7/1,3	19/15	2,0/1,6
25 – 50	Jahre[7]	63/50	1.000/800	5/5	10/8	80/65	60/60	1,5/1,1	1,7/1,3	19/15	2,0/1,6
51 +	Jahre	63/50	1.000/800	5/5	10/8	80/65	60/60	1,2/1,0	1,4/1,2	15/13	2,0/1,6
Schwangere		60	800	10	10	65	70	1,5	1,6	17	2,2
Stillende											
1. – 6. Monat		65	1,300	10	12	65	95	1,6	1,8	20	2,1
ab 6. Monat		62	1,200	10	11	65	90	1,6	1,7	20	2,1

Täglicher Bedarf an Ballaststoffen und Kalium

	Kinder	Erwachsene
Ballaststoffe	Im Alter von 5 – 10 Jahren rechnet man je 1 g pro Lebensjahr.	20 bis 35 Gramm (durchschnittlich 25 Gramm)
Kalium	500 – 2.000 mg	2.000 mg

Tägliche erlaubte Verzehrmenge (ADI)

bestimmter Inhaltsstoffe von Nahrungsmitteln

Bestimmte Inhaltsstoffe von Nahrungsmitteln können gesundheitsschädlich wirken, wenn sie dem Körper im Übermaß zugeführt werden. Aus diesem Grund hat man für sie eine tägliche erlaubte Verzehrmenge festgelegt, die möglichst nicht überschritten werden sollte.

In den Grafiken mit den Inhaltsstoffen der Nahrungsmittel erscheinen diese Substanzen im Kursivdruck (vgl. S. 13 «Die letzen vier Zeilen ...»).

	Tägliche erlaubte Verzehrmenge
Gesamtfett	Alle Fette sollen weniger als 30 % der aufgenommenen Gesamtenergie ausmachen (etwa 65 g bei einer Kost mit 2.000 kcal pro Tag).
Gesättigtes Fett	Die gesättigten Fette sollten weniger als 10 % der aufgenommenen Gesamtenergie ausmachen (etwa 20 g bei einer Kost mit 2.000 kcal pro Tag).
Cholesterin	Maximal 300 mg.
Natrium	Maximal 2.400 mg (was 6 g Tafelsalz entspricht).

pro Tag (RDA)

der Wissenschaften» *

Alter	Folsäure[9]	Vitamin B_{12}	Kalzium	Phosphor	Magnesium	Eisen	Zink	Jod[8]	Selen[8]
	µg m/w	µg m/w	mg m/w	mg m/w	mg m/w	mg m/w	mg m/w	µg m/w	µg m/w
0,0 – 0,5 Jahre	25	0,3	400	300	40	6	5	40	10
0,5 – 1,0 Jahre	35	0,5	600	500	60	10	5	50	15
1 – 3 Jahre	50	0,7	800	800	80	10	10	70	20
4 – 6 Jahre	75	1,0	800	800	120	10	10	90	20
7 – 10 Jahre	100	1,4	800	800	170	10	10	120	30
11 – 14 Jahre	150/150	2,0/2,0	1.200/1.200	1.200/1.200	270/280	12/15	15/12	150/150	40/45
14 – 18 Jahre	200/180	2,0/2,0	1.200/1.200	1.200/1.200	400/300	12/15	15/12	150/150	50/50
19 – 24 Jahre	200/180	2,0/2,0	1.200/1.200	1.200/1.200	350/280	10/15	15/12	150/150	70/55
25 – 50 Jahre	200/180	2,0/2,0	800/800	800/800	350/280	10/15	15/12	150/150	70/55
51 + Jahre	200/180	2,0/2,0	800/800	800/800	350/280	10/10	15/12	150/150	70/55
Schwangere	400	2,2	1.200	1.200	320	30	15	175	65
Stillende									
1. – 6. Monat	280	2,6	1.200	1.200	355	15	19	200	75
ab 6. Monat	260	2,6	1.200	1.200	340	15	16	200	75

* NATIONAL ACADEMY OF SCIENCES. RECOMMENDED DIETARY ALLOWANCES. Washington, National Academy Press, 10. Auflage, 1989.

1. Die hier angegebenen Eiweißmengen wurden auf der Grundlage des Durchschnittsgewichtes der US-Bürger jeder Altersstufe ermittelt. Der tägliche Eiweißbedarf lässt sich aber auch aus der täglich zugeführten Energiemenge errechnen (10 % der insgesamt aufgenommenen Energie). Diese Mengen sind meist etwas geringer als die hier angegebenen.
   Beispiel: Ein Mann zwischen 25 und 50 Jahren sollte laut Tabelle täglich 63 g Eiweiß zu sich nehmen. Wenn er (bei überwiegend sitzender Tätigkeit) 2.000 kcal pro Tag zu sich nimmt, würde er mit 50 g Eiweiß auskommen (10 % von 2.000 kcal sind 200 kcal in Form von Eiweiß, die man aus 50 g dieses Nährstoffes erhält). Jedes Gramm Eiweiß liefert 4 kcal Energie.
2. m/w = männlich/weiblich.
3. 1 µg RÄ (1 Mikrogramm Retinol-Äquivalent) = 3,33 IE Vitamin A.
4. 1 µg Vitamin D = 40 IE.
5. 1 mg α-TÄ (1 Milligramm Alpha-Tocopherol-Äquivalent) = 1,5 IE Vitamin E.
6. Der Niacingehalt in Nahrungsmitteln wird in Milligramm Niacin-Äquivalent (NÄ) gemessen und umfasst sowohl das in Nahrungsmitteln enthaltene Niacin als auch das Niacin, das durch das im Eiweiß enthaltene Tryptophan gebildet wird (aus 60 mg Tryptophan entsteht 1 mg Niacin).
7. Die empfohlene Zufuhr der einzelnen Nährstoffe pro Tag basiert in diesem Buch auf den Werten für Männer zwischen 25 und 50 Jahren. Anhand dieser Werte wird errechnet, wie viel Prozent des Tagesbedarfs einzelne Nährstoffe pro 100 g eines Nahrungsmittels decken. Dieser Anteil wird in den Grafiken über die Inhaltsstoffe der Nahrungsmittel durch einen Querbalken angezeigt.
8. In den hier abgedruckten Tabellen werden auch Angaben zu den Vitaminen D und K sowie zu Jod und Selen gemacht, die in den übrigen Grafiken und Tabellen aus zwei Gründen nicht aufscheinen:
   - Es gibt über ihren Gehalt in vielen der vorgestellten Nahrungsmitteln keine verlässlichen Angaben.
   - Ihr Gehalt in den diversen Lebensmitteln schwankt stark und ist von Umwelteinflüssen wie z. B. der Beschaffenheit des Bodens, in dem sie wachsen, abhängig.
9. 1998 hat die «National Academy of Sciences» (USA) beschlossen, die Werte für die tägliche empfohlene Zufuhr von Folsäure anzuheben:
   - Erwachsene: 400 µg (anstelle von 200 µg)
   - Schwangere: 600 µg (anstelle von 400 µg)
   - Stillende: 500 µg (anstelle von 280 µg)

1

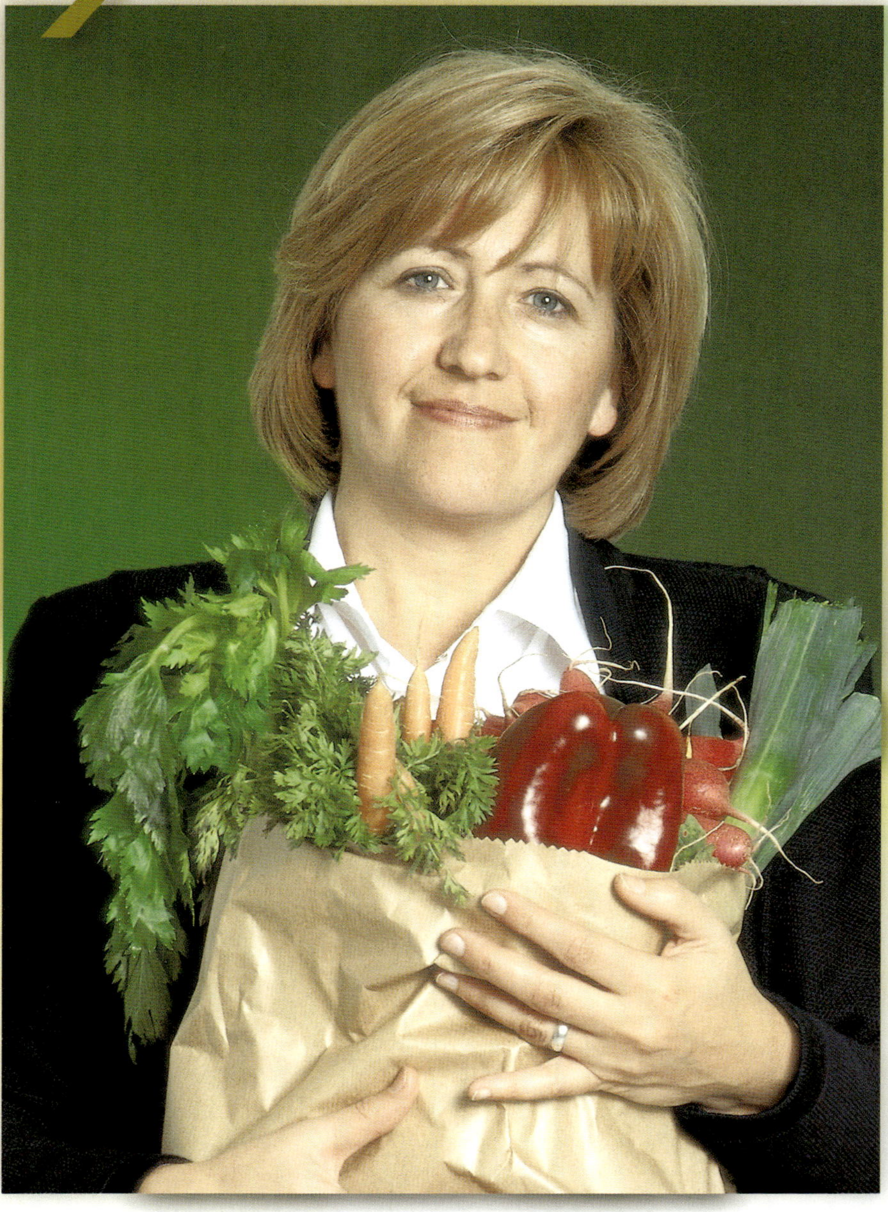

Der Mensch und seine Nahrungsmittel

Inhalt **Seite**

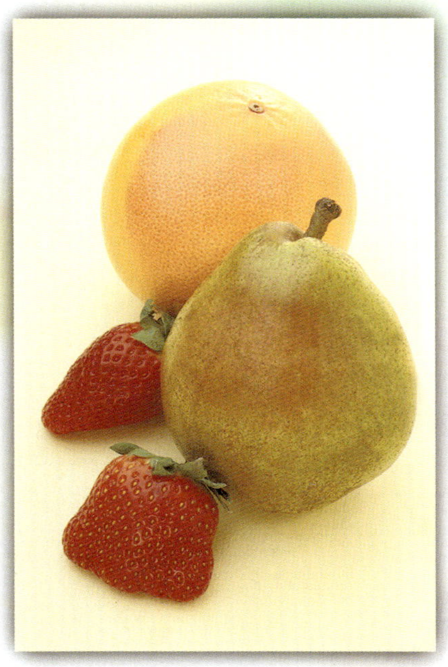

Der Mensch kann ziemlich viele Dinge als Nahrungsmittel verwenden: von Brustdrüsensekreten (Milch) über Früchte, Blüten, Samen, Stängel, Blätter, Wurzeln, Algen, Pilze, Fisch- und Vogeleier, Fleisch von vielen Tierarten bis hin zu mineralischen Kristallen (Speisesalz).

All dies wird in großer Auswahl, teils unverändert, teils weiterverarbeitet, im Handel angeboten.

Bedeutet die Tatsache, dass wir all das essen können, dass alles gleichermaßen für unseren Körper geeignet ist? Gibt es eine ideale Ernährung für uns Menschen, die nicht nur satt macht, sondern auch in der Lage ist, die Gesundheit zu erhalten und Krankheiten zu vermeiden?

Zufall oder intelligenter Plan?

Der Ingenieur hat seine Arbeit beendet. Der glänzende Motor wird auf dem Prüfstand montiert und wartet auf seinen Probelauf.

«Für diesen Motor muss ein besonderer Treibstoff verwendet werden», weist der Konstruk-

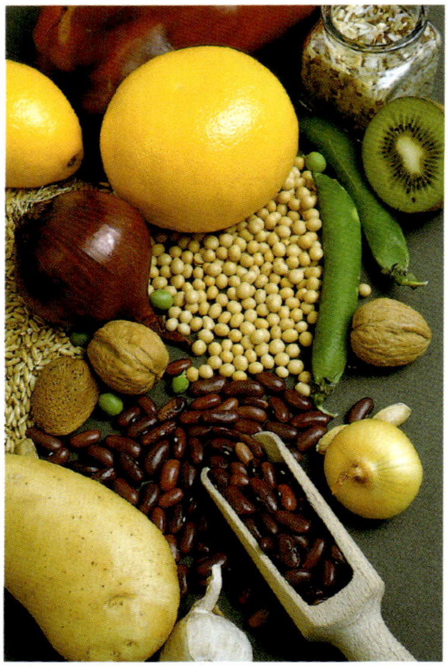

Außer der Muttermilch für Säuglinge enthält kein Nahrungsmittel allein alle Nährstoffe, die der Mensch benötigt.

Aus diesem Grund ist es überlebensnotwendig zu wissen, wie wir unsere Nahrungsmittel auswählen und miteinander kombinieren können.

teur seine Mitarbeiter an. «Nur damit wird die volle Leistung erzielt. Und keinesfalls das Öl vergessen – dies hier ist die richtige Sorte.»

Der Konstrukteur weiß genau, wie der Motor funktioniert, welche Treibstoffe und Schmiermittel nötig sind, um die maximale Leistung zu erreichen.

Besonders empfehlenswerte Nahrungsmittel

Ist es beim Menschen anders? Wenn wir nur ein unerwartetes und überraschendes Ergebnis einer evolutionistischen Laune wären, gäbe es kein besonders geeignetes Essen. Wir hätten uns an das verfügbare Nahrungsangebot angepasst und dies hätte uns gute Gesundheit und Wohlbefinden gebracht.

Wenn die Menschen jedoch von einer höheren Intelligenz geschaffen wurden, dann muss es auch eine besonders geeignete Nahrung für sie geben. Viele Gläubige finden die Antwort auf diese Frage in den ersten Kapiteln der Bibel, wo beschrieben wird, was sich zur menschlichen Ernährung eignet: Samen tragende Pflanzen (Getreide, Baumfrüchte, Hülsenfrüchte und Obst)[1] sowie das Gemüse, das später dazukam.[2]

Anpassung ist gut, aber nicht auf Kosten gesunder Ernährung

Der menschliche Organismus kann sich an viele Nahrungsmittel anpassen. Trotzdem zeigt uns die Ernährungswissenschaft, dass es gewisse Nahrungsmittel gibt, auf die man nicht verzichten kann, wie zum Beispiel frisches Obst und Gemüse. Nicht jede Kostform kann gute Gesundheit bewirken! Unabhängig davon, wie gut wir uns an Mangeldiäten anpassen können, brauchen wir pflanzliche Nahrungsmittel, um unsere Gesundheit zu gewährleisten. So haben sich die Eskimos zwar gut an eine auf Fisch beruhende Ernährung angepasst, dennoch macht sich der Mangel an Vitalstoffen in chronischen Krankheiten bemerkbar.[3]

Pflanzliche Nahrung – Quelle der Gesundheit und Heilkraft

Neue Untersuchungsergebnisse haben in den letzten Jahren immer deutlicher gezeigt, was in den pflanzlichen Nahrungsmitteln steckt. Verbesserte chemische Analysen haben bewiesen, dass Getreide, Obst, und Gemüse neben den Nährstoffen, die in allen Lebensmitteln vorkommen, bestimmte Wirkstoffe enthalten, die in tierischen Nahrungsmitteln fehlen:

Heilkräftige Nahrungsmittel

Pflanzliche Nahrungsmittel enthalten wie Heilkräuter medizinische Wirkstoffe, die ähnlich wie andere Medikamente wirken, aber ihnen gegenüber folgende Vorteile haben:

- Neben ihrer Heilkraft bei akuten Erkrankungen wirken sie krankheitsvorbeugend und resistenzsteigernd.
- Normalerweise verursachen sie keine Nebenwirkungen.

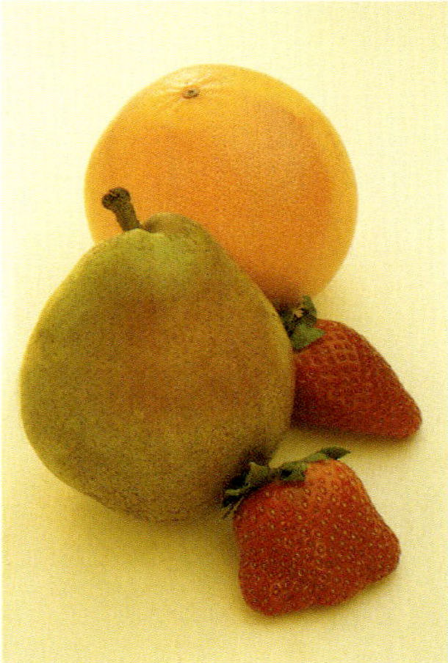

- Antioxidantien (bestimmte Vitamine und Mineralstoffe)
- sekundäre Pflanzenstoffe mit Heilwirkung

Viele Forscher fragen sich nun: Warum braucht der Mensch diese Stoffe? Warum können sie – auch nach jahrhundertelanger Anpassung (wie bei den Eskimos) – nicht durch tierische Produkte geliefert werden? Warum gibt es eine ideale Ernährung für den Menschen und wie sieht sie aus?

Zwei Möglichkeiten ...

Manche nehmen an, dass die Menschen einst rein zufällig auf heilsame pflanzliche Nahrungsmittel stießen. Diese Pflanzen seien spontan entstanden und hätten im Lauf der Zeit genau die Nähr- und Vitalstoffe entwickelt, die der wesentlich später auftretende Mensch benötigte, um gesund zu bleiben.[4]

Es wäre aber ebenfalls möglich, dass ein höheres Wesen Mann und Frau schuf und sie mit der für sie bestens geeigneten Nahrung versorgte: mit pflanzlicher Kost.[5]

Zweifellos ist seit damals viel passiert. Deshalb können im gegenwärtigen Zustand der Natur und des Menschen tierische Nahrungsmittel in einigen Fällen notwendig werden, obwohl man meist auf sie verzichten kann. Unter dieser Voraussetzung sind Getreide, Samen, Obst und Gemüse noch immer die Grundlage der menschlichen Ernährung sowie die wichtigste Quelle heilsamer Stoffe (ausgenommen allein die Stillphase des Säuglings).

... die gleiche Schlussfolgerung

Unabhängig davon, wie man über die Vorgeschichte denken mag, zeigen zahlreiche wissenschaftliche Untersuchungen, dass einfach zubereitete pflanzliche Nahrungsmittel eindeutig den geeignetsten «Treibstoff» für unseren «Motor» darstellen. Sie liefern die notwendige Energie für alle Funktionen, aber auch die Schutzstoffe, welche die «Abnutzungserscheinungen» mildern und den «Zusammenbruch» vermeiden können. Außerdem sollte das beste «Öl» für diesen «Motor» nicht vergessen werden!

Gesunde Nahrungsmittel

Unsere Gesundheit beruht auf der Summe der «kleinen Entscheidungen», die wir täglich treffen – auf unserem Lebensstil.

Die Auswahl unserer Lebensmittel gehört zu den Entscheidungen, die unsere Gesundheit am meisten beeinflussen. Das Angebot ist so reich-

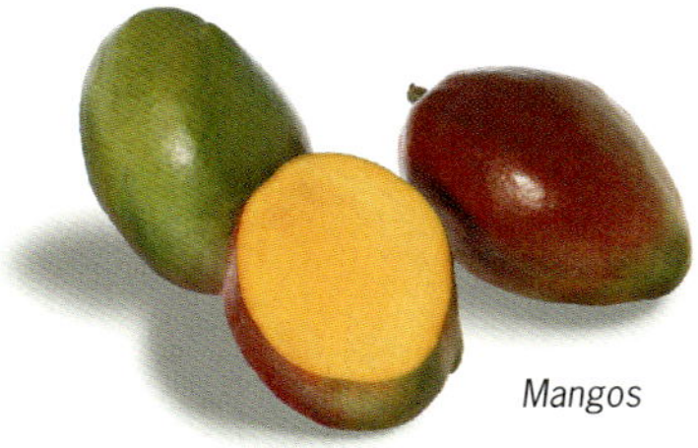

Mangos

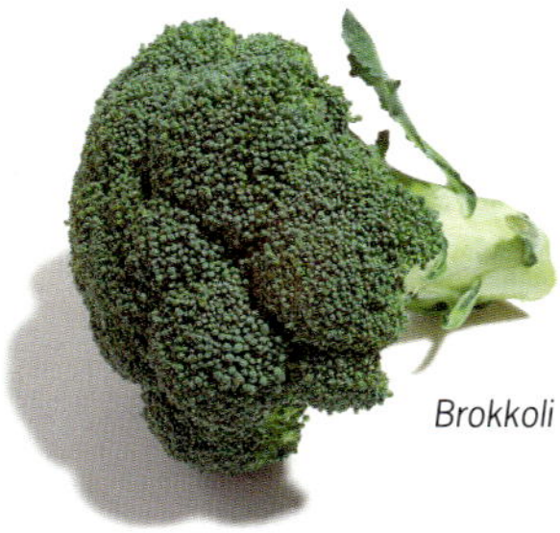

Brokkoli

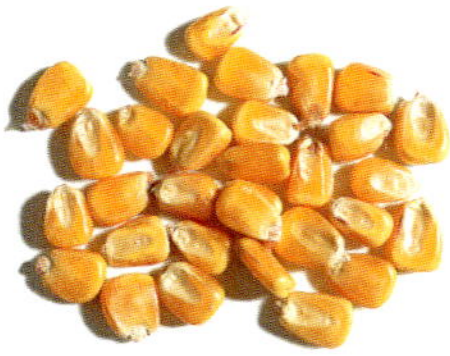

Mais

Obst, Getreide, Hülsenfrüchte und Gemüse enthalten besonders viele Antioxidantien und Begleitstoffe, die wie echte, natürliche Medikamente wirken.

lich, dass wir ständig auswählen müssen, was wir essen und wie wir es zubereiten wollen.

Wissen + gute Entscheidung = Basis für Gesundheit

Je mehr wir über das angebotene Essen wissen, desto einfacher ist es, die richtige Entscheidung für unsere Gesundheit zu treffen.[6]

Schädliche und heilkräftige Nahrungsmittel

Wir müssen unser ganzes Leben lang essen. Obwohl alle Lebensmittel Nährstoffe und Energie liefern, können manche Beschwerden und Krankheiten verursachen, während andere Gesundheit und Heilung bewirken. Auf den folgenden Seiten wird aufgezeigt, dass nicht alle Lebensmittel gleichermaßen empfehlenswert sind.

Nahrungsmittel kennen lernen

Es ist lebensnotwendig, über Nahrungsmittel gut Bescheid zu wissen, damit wir die richtigen auswählen und so von ihrer Heilkraft profitieren können. Dieser Band aus der Serie *TOP LIFE*, der eine Kurzfassung der drei Bände «*HEILKRÄFTE DER NAHRUNG*» der *Großen Saatkorn-Gesundheitsbibliothek* (siehe S. 384) darstellt, hilft dabei, diese Kenntnisse zu vermitteln.

Die Herkunft der Nahrungsmittel

Der Mensch kann die unterschiedlichsten Nahrungsmittel zu sich nehmen. Das heißt noch lange nicht, dass dies keine negativen Auswirkungen auf die Gesundheit haben kann.

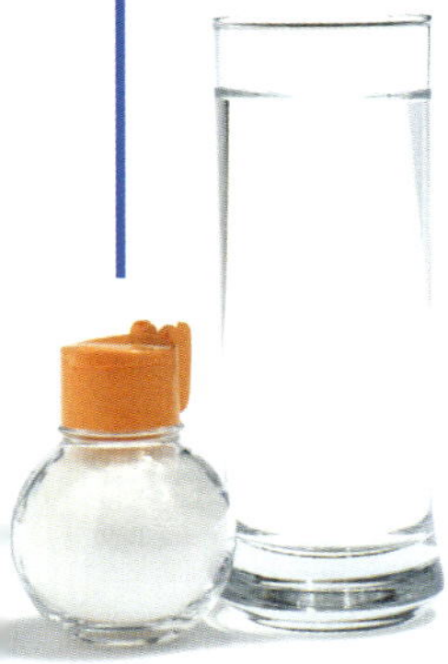

Aus dem Mineralreich

Wasser und **Salz** sind – im weitesten Sinn des Wortes – zwei Nahrungsmittel mineralischen Ursprungs. Im Gegensatz zu allen anderen Lebensmitteln stammen das Wasser und das Salz nicht von lebenden Organismen.

Aus dem Tierreich

Als Nahrungsmittel werden bestimmte Sekrete (Milch), Eier und Fleisch verschiedenster Wasser- und Landtiere verwendet. Nicht alles ist gleichermaßen der Gesundheit förderlich!

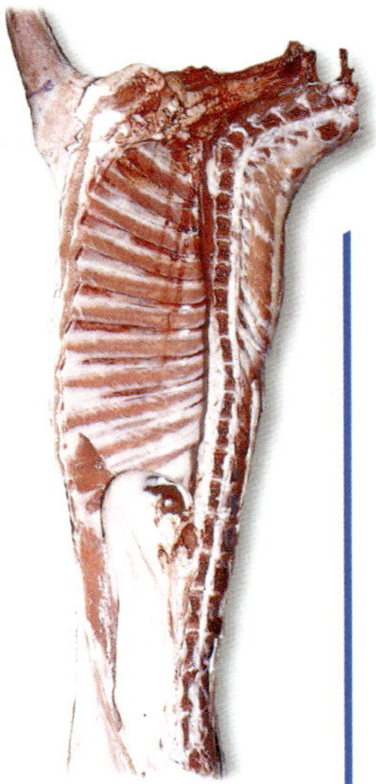

Aus dem Pflanzenreich

Diese Nahrungsmittel haben die stärkste Heilwirkung und sind am gesündesten. Es gibt viele essbare Pflanzen:

- **Algen:** Man isst die ganze Pflanze, ob sie nun aus einer einzigen Zelle (Spirulina) oder aus vielen Zellen wie die anderen Algen bestehen.
- **Höhere Pflanzen:** Hier wird meist nur ein Teil der Pflanze gegessen: Früchte, Samen, Zwiebeln, Wurzeln, Blätter ...
- **Pilze:** Obwohl sie in diesem Buch unter «pflanzliche Nahrungsmittel» eingereiht werden, gehören sie einer besonderen Klasse mit eigenen Merkmalen an. Einige von ihnen sind für den Menschen sehr giftig.

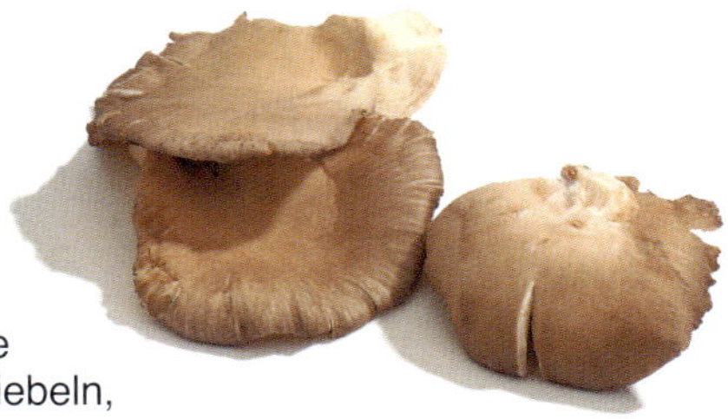

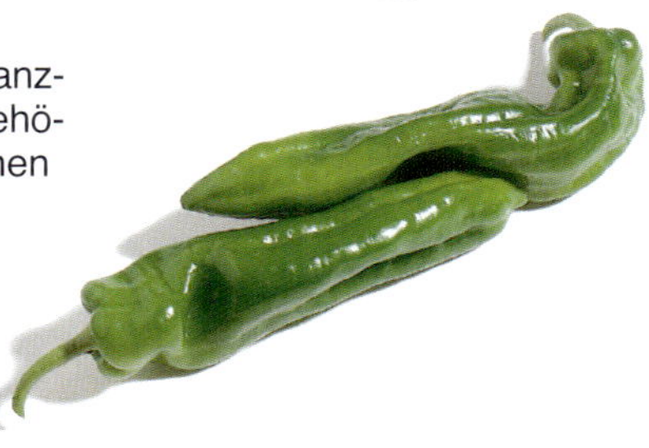

Die Heilkraft pflanzlicher

Harntreibend

Sellerie fördert die Urinproduktion, unterstützt die Nierenfunktion und lässt Ödeme zurückgehen.

Weitere harntreibende Nahrungsmittel: Aubergine, Melone, Wassermelone, Lauch und Spargel.

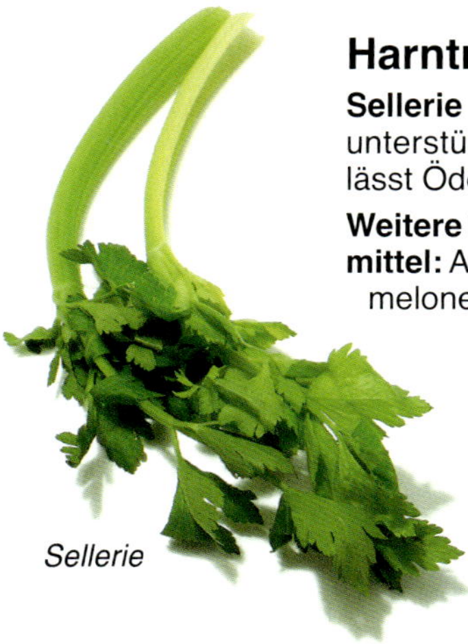

Sellerie

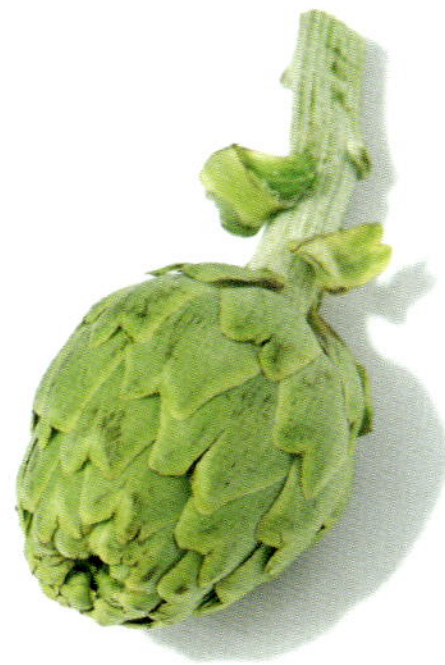

Artischocke

Leberschützend

Die **Artischocke** erhöht die Produktion von Gallenflüssigkeit und entlastet die Leber.

Weitere leberschützende Nahrungsmittel: Mispel, Kardonenartischocke.

Kakis

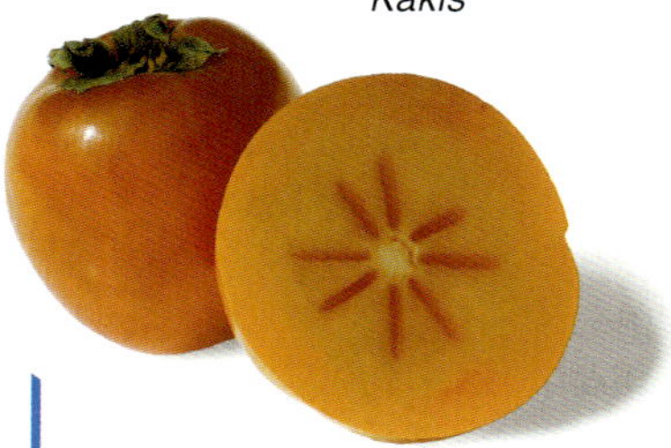

Zusammenziehend

Kakis enthalten Tannine, die die Darmschleimhaut austrocknen, sowie Schleimstoffe, die sie gleichzeitig beruhigen.

Weitere zusammenziehende Nahrungsmittel: Quitte, Apfel, Granatapfel, Mispel.

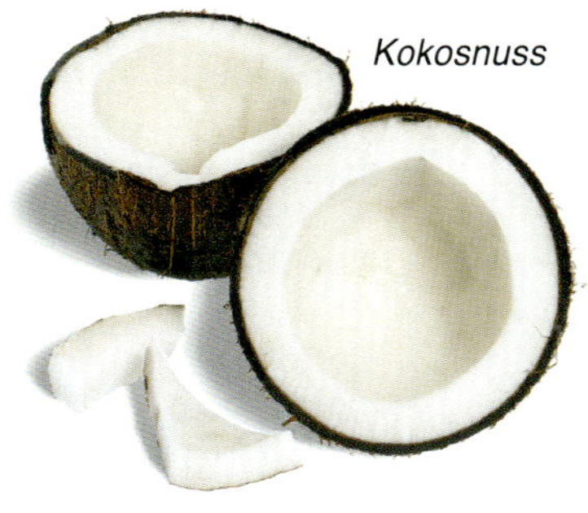

Kokosnuss

Kranbeere

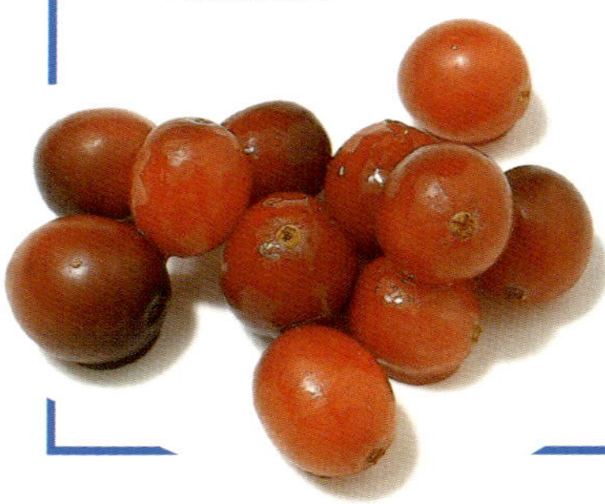

Keimtötend

Preiselbeeren bekämpfen Blasen- und Harnwegsentzündungen, ohne Resistenzen bei den Bakterien hervorzurufen.

Lieferanten von Mineralstoffen

Die **Kokosnuss** ist reich an Magnesium, Kalzium und Phosphor.

Weitere remineralisierende Nahrungsmittel: Mandeln, Luzerne, Kohl, Orangen, Herbstrübe (Blätter).

Nahrungsmittel

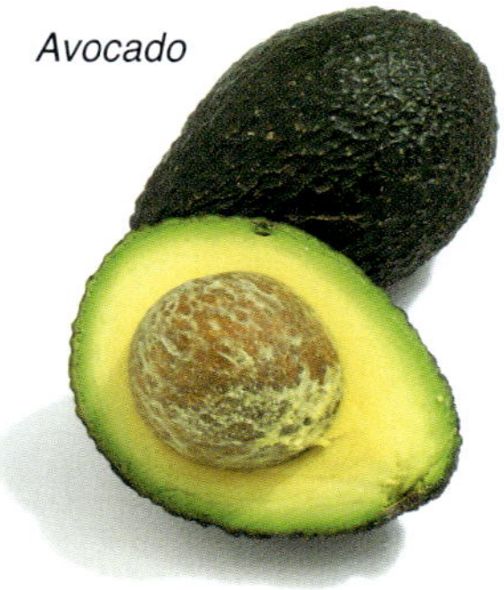
Avocado

Lipidsenkend

Avocados wirken antianämisch, senken den Cholesterin- und Triglyzeridspiegel des Blutes, schützen die Schleimhäute und helfen der Verdauung.

Andere lipidsenkende Nahrungsmittel: Bohnen, Walnüsse, Sonnenblumenkerne, Yams.

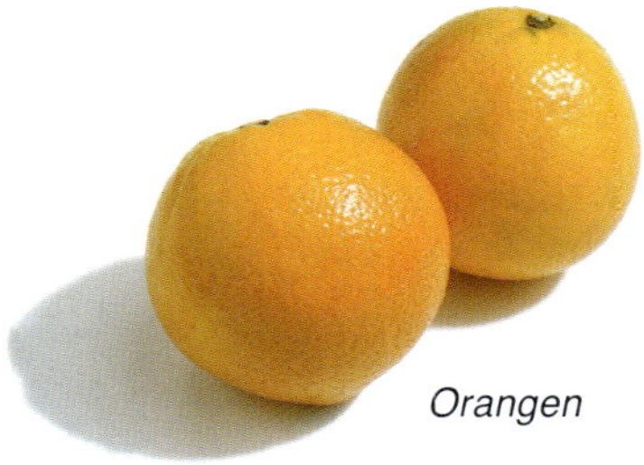
Orangen

Antioxidativ

Orangen enthalten vier wirksame Antioxidantien: Vitamin C, Beta-Karotin (Provitamin A), Flavonoide und Folsäure. Sie beugen Arteriosklerose und Thrombosen vor.

Andere antioxidative Nahrungsmittel: Erdbeeren, Zitrusfrüchte, Nüsse.

Ananas

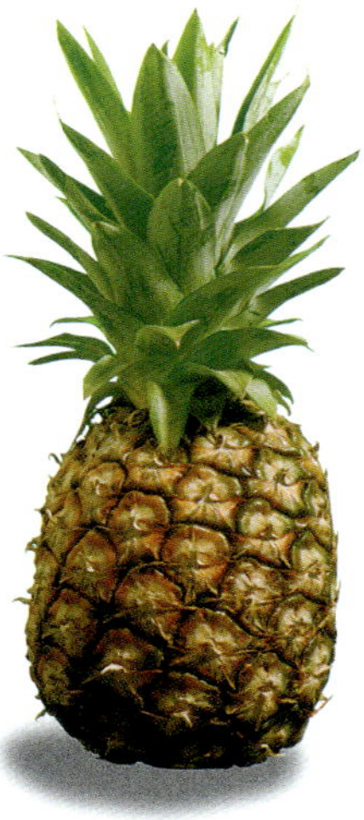

Verdauungs–fördernd

Ananas fördern die Verdauung.

Weitere verdauungsfördernde Nahrungsmittel: Papaya, Zucchini, Kartoffeln, Okra.

Krebsschützend

Brokkoli hemmt mit seinen Inhaltsstoffen das Wachstum der Krebszellen.

Weitere vor Krebs schützende Nahrungsmittel: Blumenkohl, Kohl, Orangen, Zitronen, Pflaumen, Weintrauben, Tomaten.

Brokkoli

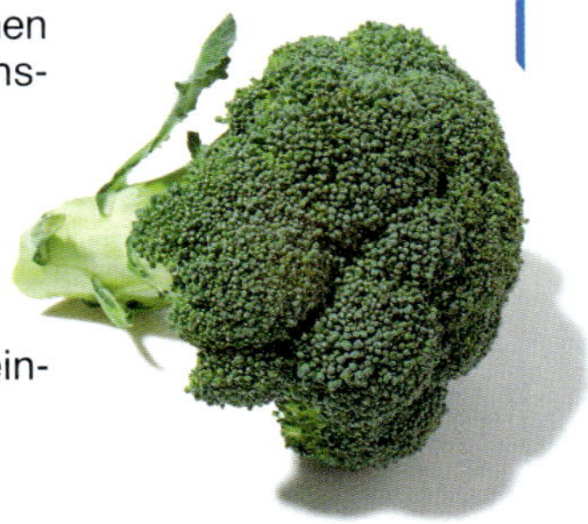

Abführend

Pflaumen regen die Darmtätigkeit an.

Weitere abführende Nahrungsmittel: Aubergine, Vollkorngetreide, Mangold.

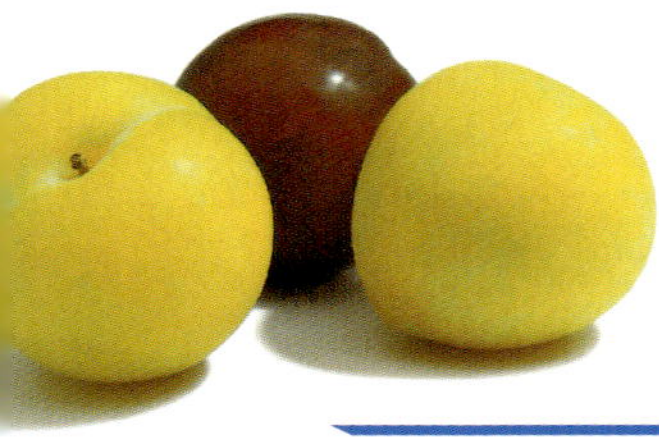
Pflaumen

Blutbildend

Pistazien enthalten genauso viel Eisen wie Linsen, außerdem Kupfer und andere Spurenelemente, die die Blutbildung fördern.

Weitere blutbildende Nahrungsmittel: Rote Rübe, Aprikose, Passionsfrucht, Spinat, Feldsalat.

Pistazien

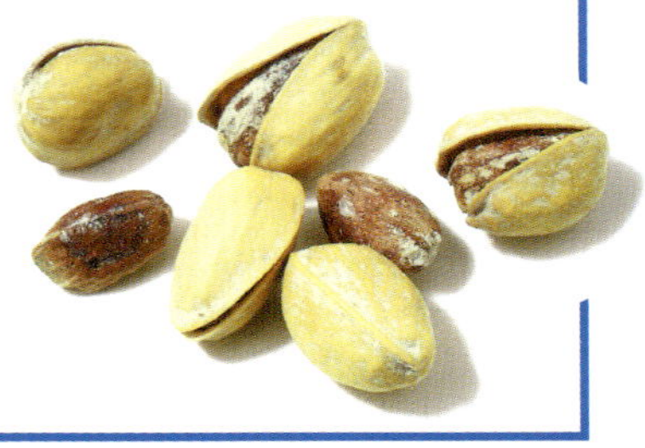

Exotisches Obst:

Früchte aus weit entfernten Ländern stehen heimischem Obst in nichts nach. Obwohl sie keine Inhaltsstoffe enthalten, die nicht auch in regionalen Früchten vorkommen, wie man früher annahm, schenkt uns ihr Verzehr besonderen Genuss, der die Vielfalt unserer Nahrung bereichert. Hier stellen wir einige der schönsten Exoten vor.

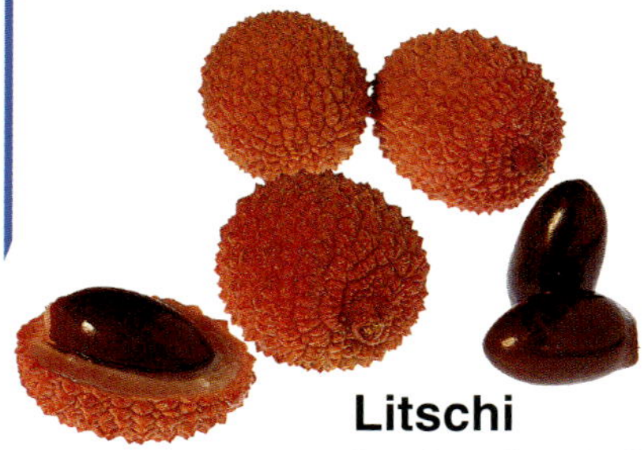

Litschi

Früchte eines in China beheimateten Baumes mit hohem Vitamin-C-Gehalt, mit dem sie sogar Orangen und Zitronen übertreffen. Sie steigern die Abwehrkraft des Immunsystems.

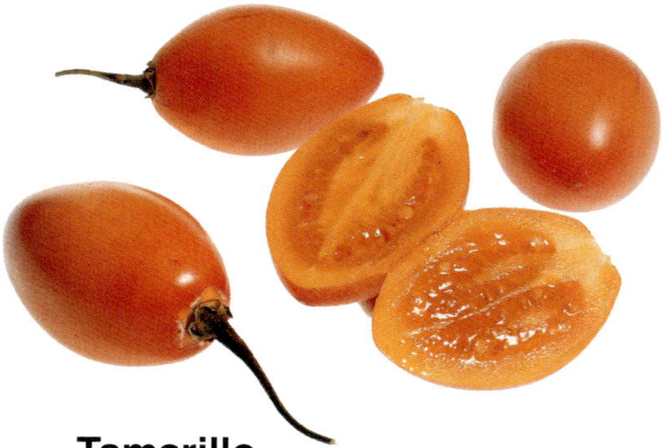

Tamarillo

Diese aus Südamerika stammenden Früchte werden wegen ihrer optischen Ähnlichkeit auch Baumtomaten genannt. Sie werden roh gegessen und schmecken leicht säuerlich.

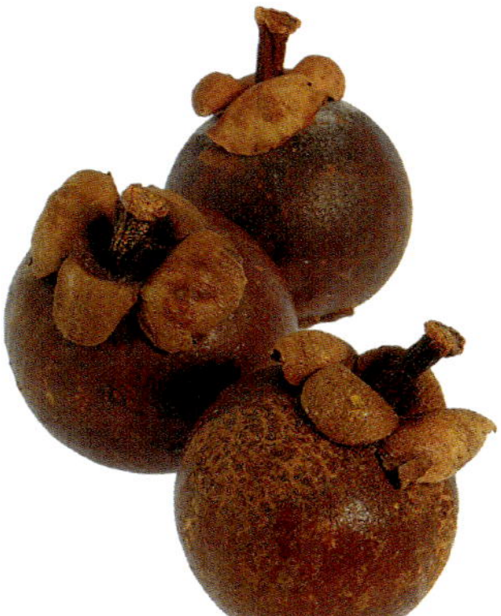

Mangostane

In ihrem Heimatland Thailand gilt diese Frucht zu Recht als Delikatesse. Ihr süßlich-bitterer Geschmack erinnert an Pflaumen.

Tamarinde

Das leicht säuerliche Fruchtfleisch dieser Hülsenfrucht ist ein wirksames Abführmittel.

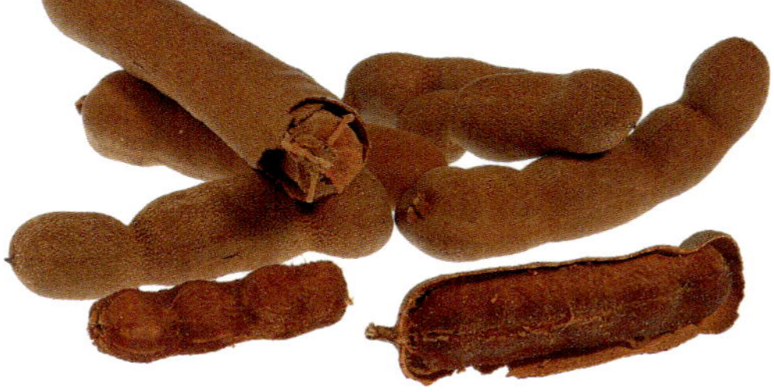

ein paradiesischer Genuss

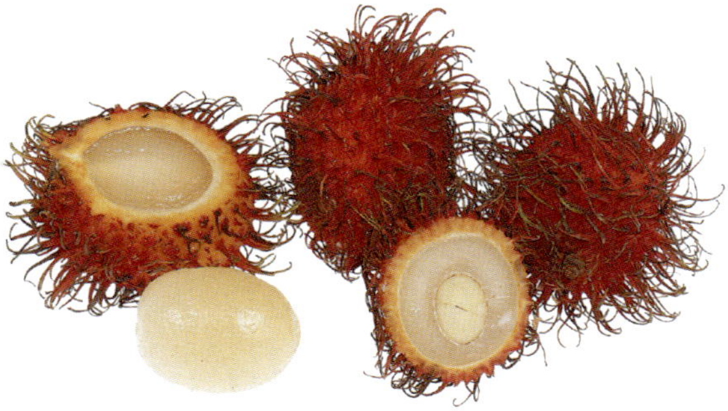

Rambutan

Diese aus Malaysia stammende Frucht ähnelt in Aussehen und Geschmack der Litschi.

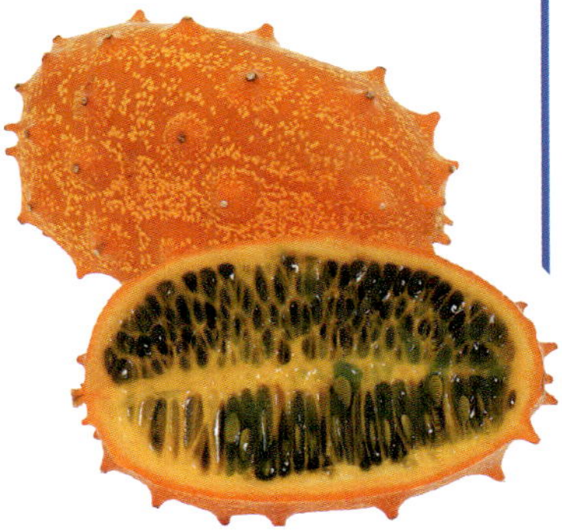

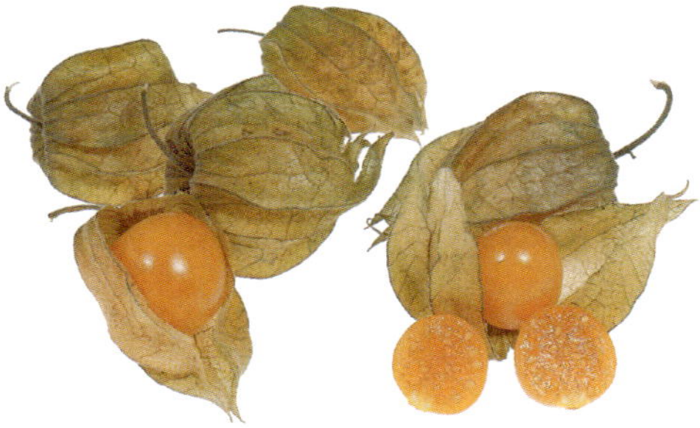

Kiwano

Sie ist eigentlich eine afrikanische Wildgurke mit fleischigen Stacheln und geleeartigem, aromatischem Fruchtfleisch. Sie regt die Verdauung an und wirkt abführend.

Physalis

Sie stammt aus Ostasien und China, wird aber jetzt auch in Kolumbien angebaut und schmeckt säuerlich nach Kirschen.

Pitahaya

Kaktusartige Stacheln bedecken Frucht und Mutterpflanze, aber das Fruchtfleisch ist sehr süß und aromatisch.

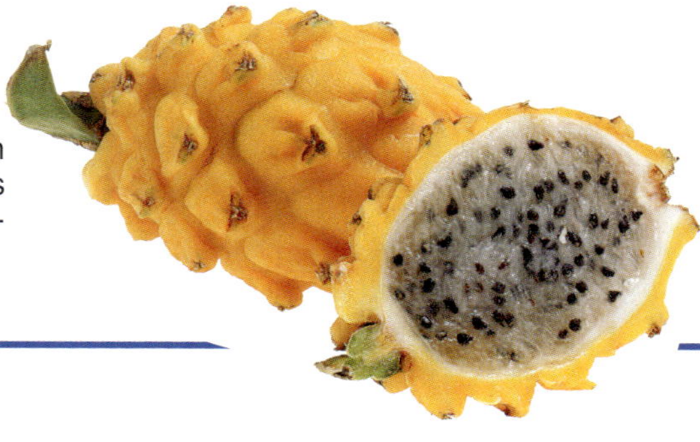

2

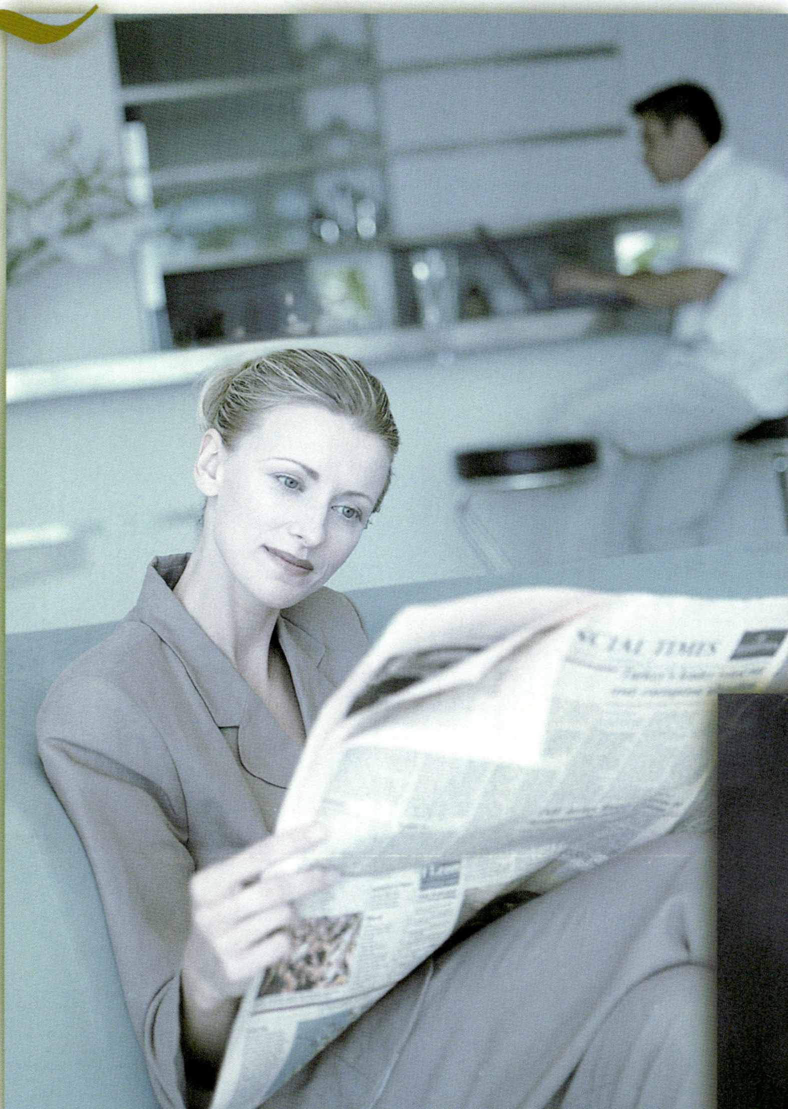

Nahrungsmittel für die Augen

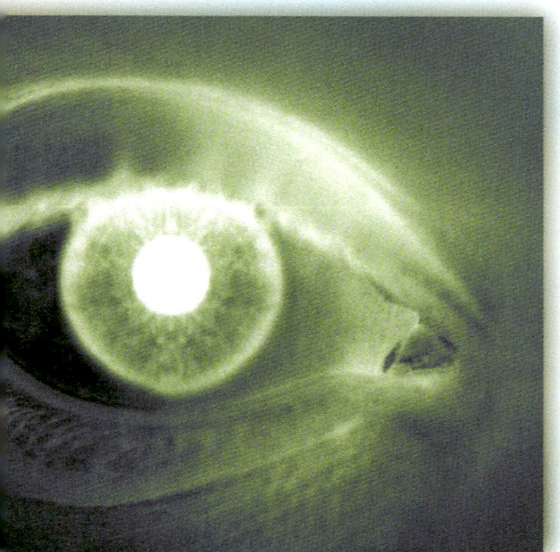

Ein erstaunliches Organ ...

Wegen seiner unglaublichen Präzision und Leistungsfähigkeit ist das Auge eines der erstaunlichsten Organe unseres Körpers.

Alle Muskeln des Auges befinden sich in ständiger Bewegung, um gleichzeitig drei für das Sehvermögen wichtige Aufgaben auszuführen:

- Erforschung des Gesichtsfeldes
- Öffnen und Schließen der Pupille je nach Lichteinfall (wie eine Blende)
- Änderung der Linsenkrümmung je nach Entfernung des Objektes, um es scharf sehen zu können.

Zeitgleich übermittelt das Auge über den Sehnerv Informationen ans Gehirn. Man hat berechnet, dass im Wachzustand die Millionen Nervenzellen, welche die Netzhaut bilden, dem Gehirn Informationen mit einer Übertragungsrate von 100 Megabyte pro Sekunde zukommen lassen.[1] Nur die leistungsfähigsten Computernetzwerke können da mithalten!

... das sehr anspruchslos ist

Um diese komplexen Aufgaben zu bewältigen, braucht das Auge nur eine geringe Menge Sauerstoff und einige andere Substanzen, die unsere Ernährung bereitstellen sollte:

- ***Vitamin A*** ist notwendig, um Rhodopsin zu erzeugen, ein lichtempfindliches Pigment, das in den Zellen der Netzhaut vorkommt. Außerdem hält es die Bindehaut (die äußerste Schicht des Auges) feucht und gesund.
- ***Karotinoide*** kommen nur in pflanzlichen Nahrungsmitteln vor und sind natürliche Farbstoffe. Sie haben antioxidative Wirkung und verhindern die Degeneration der Makula (des gelben Flecks) der Netzhaut.
- ***Vitamine C und E*** wirken als Antioxidantien und kommen fast ausschließlich in Obst, Gemüse, Nüssen und Weizenkeimen vor. Ein Mangel fördert die Bildung von grauem Star und den Verlust des Sehvermögens.

Pflanzliche Nahrungsmittel, besonders die in diesem Kapitel vorgestellten, enthalten die Nähr- und Wirkstoffe, die unsere Augen brauchen, um gut zu funktionieren und gesund zu bleiben.

Orangen

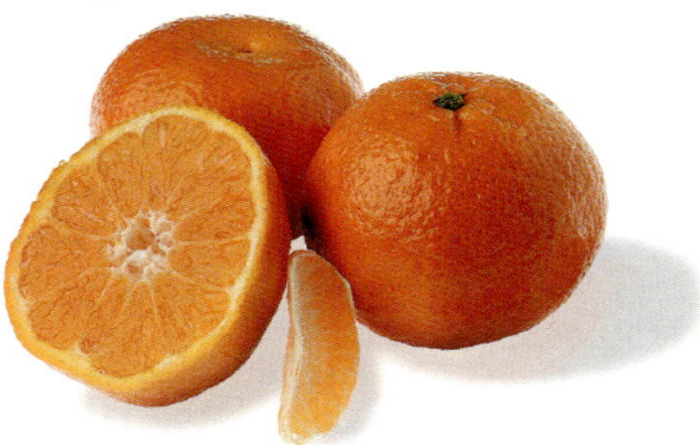

Orangen enthalten viele Karotinoide, Vitamin C und weitere Antioxidantien, die die Retina gesund erhalten. Außerdem liefern sie Flavonoide, welche die Kapillargefäße schützen und die Durchblutung der Netzhaut fördern.

BINDEHAUTENTZÜNDUNG

Ursachen

Sie kann auf viele Ursachen zurückzuführen sein, wie z. B. Infektion durch Keime oder Reizungen durch Rauch.

Ernährung

Ein Mangel an den Vitaminen A und B trocknet die Bindehaut aus und begünstigt so die Entstehung von Entzündungen.

vermehrt konsumieren

Aprikosen
Vitamin A
B-Vitamine

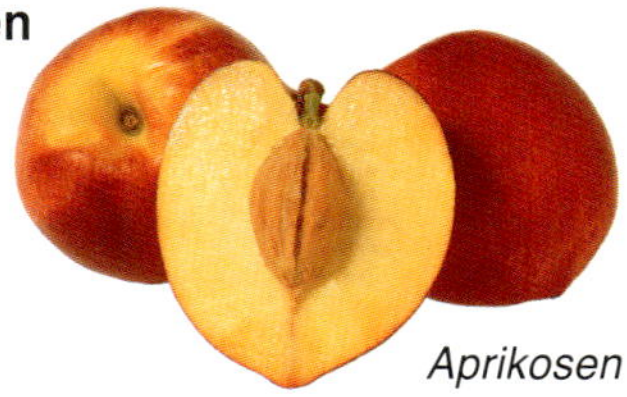

Aprikosen

DEGENERATION DER NETZHAUT (MAKULAATROPHIE)

Beschreibung

Der gelbe Fleck (Makula) ist die empfindlichste Stelle der Netzhaut, die für die schärfste Sicht verantwortlich ist. Die Degeneration dieser Stelle ist die Hauptursache für Erblindungen ab dem 65. Lebensjahr.

Ursachen

Folgende Faktoren schädigen die Makula:

- Lange und intensive Lichteinwirkung
- Freie Radikale, die im Körper entstehen oder von außen auf uns einwirken (Schadstoffe, UV-Licht ...)
- Mangel an Antioxidantien, die in der Lage wären, die freien Radikale zu neutralisieren.

Ernährung

Als besonders vorbeugend haben sich Karotinoide (pflanzliche Farbstoffe) erwiesen, vor allem Zeaxanthin und Lutein, die in Spinat und Kohl enthalten sind.[2] Das in Karotten vorkommende Beta-Karotin ist etwas weniger wirksam.

vermehrt konsumieren

Spinat
Kohl
Orangen
Zink
Antioxidantien

Kohl

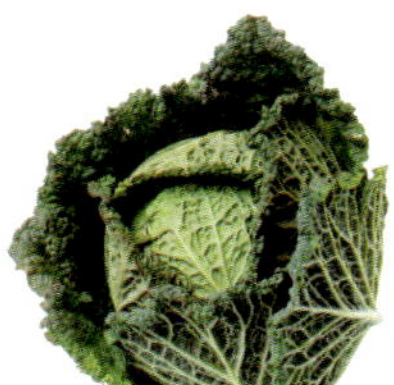

Kohl enthält wie Spinat viele Karotinoide, welche die Netzhaut schützen.

VERLUST DER SEHSCHÄRFE

Ursachen

Sie kann viele Ursachen haben: Grauer Star, Hirnverletzungen oder Tumore. Am häufigsten trägt jedoch die Veränderung der Netzhaut durch Diabetes oder Arteriosklerose Schuld am Verlust der Sehschärfe.

Ernährung

Ein Mangel an Antioxidantien bedingt durch eine einseitige Ernährung (zu wenig Obst, Gemüse, Nüsse und Samen) kann zur Veränderung der Netzhaut führen und so die Sehschärfe beeinträchtigen.

vermehrt konsumieren

Karotte
Spinat
Aprikose
Kürbis
Heidelbeere
Brombeere

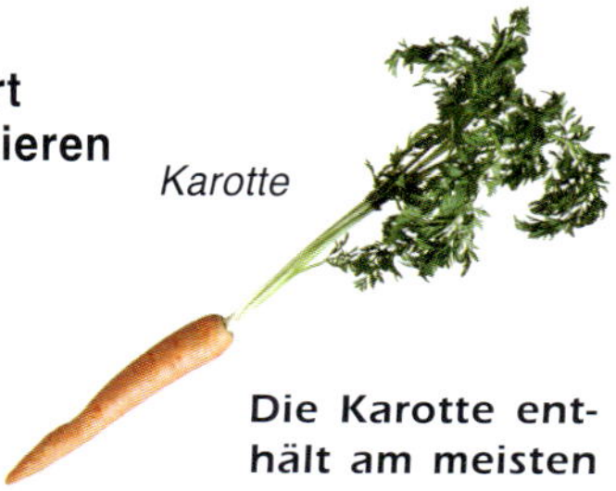

Karotte

Die Karotte enthält am meisten Beta-Karotin (Provitamin A).

GRÜNER STAR (GLAUKOM)

Ursachen

Bei einer Drucksteigerung im Augeninneren spricht man vom grünen Star. Netzhaut- und Sehnervschwund verursachen den langsamen Verlust des Sehvermögens.

Gut zu wissen

Obwohl das Engwinkelglaukom, das die häufigste Form dieser Krankheit ist, durch eine anatomische Veränderung des Auges verursacht wird, kann die richtige Ernährung den Augeninnendruck beeinflussen und so den Verlauf der Krankheit mitbestimmen.

vermehrt konsumieren	reduzieren oder meiden
Vitamin B_1	Transfettsäuren
Vitamin A	Kaffee
Orangen	Eiweiss

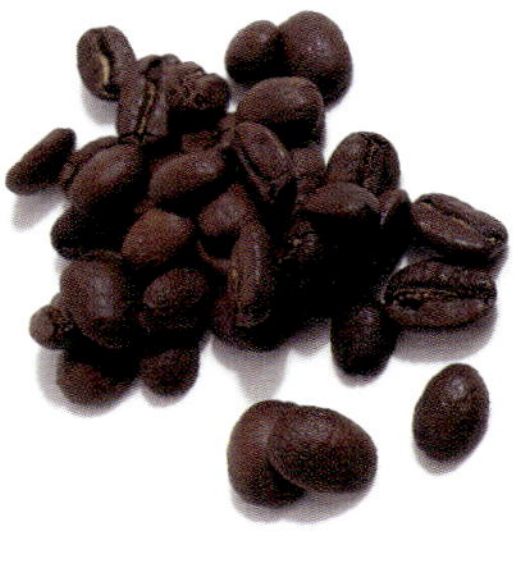

Kaffee

Koffein kann eine Erhöhung des Augeninnendrucks bewirken.

GRAUER STAR (KATARAKT)

Beschreibung

Die Trübung der Augenlinse wird als grauer Star bezeichnet. Bis vor einiger Zeit nahm man an, dass sie eine Alterserscheinung sei, gegen die man nicht viel unternehmen könne.

Ernährung

Heute weiß man, dass eine enge Beziehung zwischen der Ernährung und dem Auftreten des grauen Stars besteht. Der reichliche Genuss von Nahrungsmitteln, die reich an Provitamin A und den Antioxidantien Vitamin C und E sind, wie z. B. Obst, Gemüse und Samen, kann die Entstehung von Katarakten im Alter verhindern.

Gut zu wissen

Diabetes, einige Medikamente, ultraviolette und Röntgenstrahlung können ebenfalls die Bildung von grauem Star begünstigen.

vermehrt konsumieren	reduzieren oder meiden
Kürbis	Milchprodukte
Antioxidantien	Fette aller Art
Vitamin C	Butter
Vitamin E	Salz

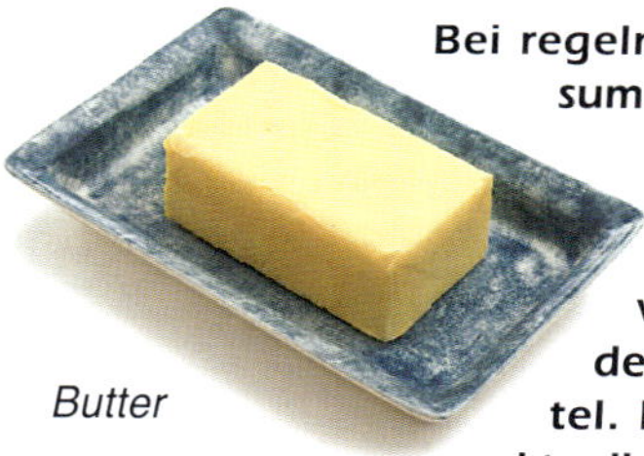

Butter

Bei regelmäßigem Konsum steigert Butter das Risiko, an grauem Star zu erkranken, wie kein anderes Lebensmittel. Das zeigt eine aktuelle Studie.[3]

NACHTBLINDHEIT

Die Anpassungsfähigkeit des Auges bei Dunkelheit ist vermindert und stellt meist das erste Anzeichen eines Vitamin-A-Mangels dar.

vermehrt konsumieren

Karotten
Aprikosen
Mangos

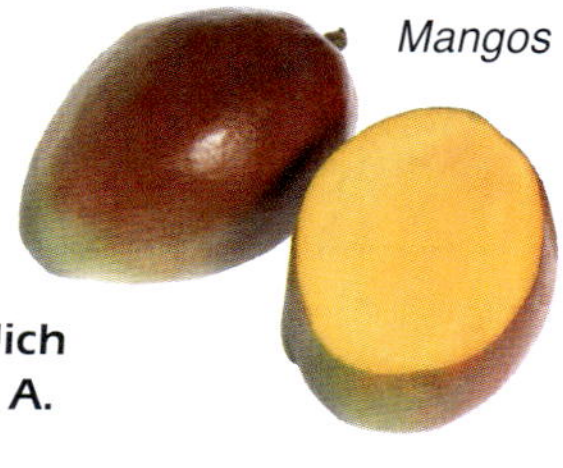

Mangos

Mangos enthalten erstaunlich viel Provitamin A.

Die Karotte

ein heilsames Nahrungsmittel

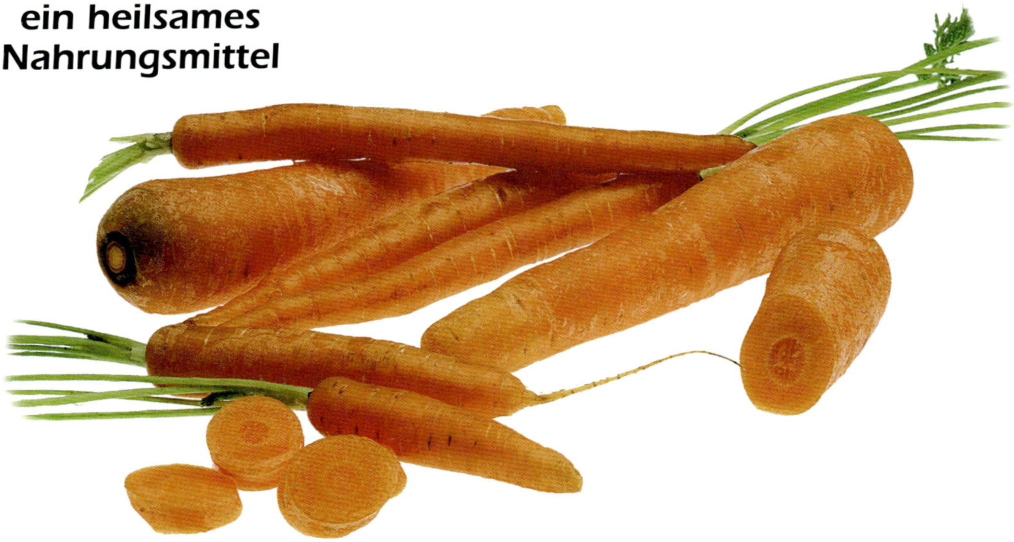

KAROTTE
Inhaltsstoffe
je 100 g rohen, verzehrbaren Anteil

Energie	43,0 kcal = 181 kj
Eiweiß	1,03 g
Kohlenhydrate	7,14 g
Ballaststoffe	3,00 g
Vitamin A	2.813 µg RÄ
Vitamin B_1	0,097 mg
Vitamin B_2	0,059 mg
Niacin	1,11 mg NÄ
Vitamin B_6	0,147 mg
Folsäure	14,0 µg
Vitamin B_{12}	—
Vitamin C	9,30 mg
Vitamin E	0,460 mg α-TÄ
Kalzium	27,0 mg
Phosphor	44,0 mg
Magnesium	15,0 mg
Eisen	0,500 mg
Kalium	323 mg
Zink	0,200 mg
Gesamtfett	*0,190 g*
Gesättigtes Fett	*0,030 g*
Cholesterin	—
Natrium	*35,0 mg*

1% 2% 4% 10% 20% 40% 100% 200% 500%

% des täglichen Bedarfs,
den 100 g dieses Nahrungsmittels decken

Deutsche Synonyme: *Mohrrübe, Möhre.*

Englisch: *carrot;* ***Französisch:*** *carotte;* ***Spanisch:*** *zanahoria.*

Beschreibung: *Wurzel der Karottenpflanze (Daucus carota L.) aus der Familie der Doldengewächse, die bis zu einem Meter hoch wird. Die Wurzel ist meist orangefarben, aber es gibt auch dunkelviolette oder gelbe Sorten.*

Karotten sind – gemeinsam mit der Luzerne (Alfalfa) – das Nahrungsmittel, das mit Abstand am meisten Provitamin A enthält. Daher kann man sie wirklich als ein echtes Heilmittel bezeichnen!

Eigenschaften und Anwendung: Karotten enthalten geringe, aber nicht unbedeutende Mengen an Eiweiß (1,03%), etwa halb so viel wie die Kartoffeln. Der Fettanteil ist mit 0,19% sehr gering, und Kohlenhydrate machen 7,14% ihres Gewichtes aus. Sie sind eine gute Quelle für die Vitamine B, C und E. Alle Mineralien und Spurenelemente sind vorhanden, auch Eisen (0,5 mg/100 g).

Drei Inhaltsstoffe sind besonders hervorzuheben:

✓ ***Karotinoide,*** insbesondere das Beta-Karotin, das vom Körper in Vitamin A umgewandelt wird. Sie sind für die Funktionen der **Netzhaut** unverzichtbar, besonders für das Sehvermögen bei schlechten Lichtverhältnissen. Sie halten auch die **Haut** und die **Schleimhäute** gesund.

✓ ***Ballaststoffe.*** Sie regulieren die Darmpassage und machen den Darminhalt geschmeidiger. Karotten bestehen zu 3 % aus Ballaststoffen, vor allem aus Pektin.

✓ ***Ätherisches Öl.*** Es hilft gegen Darmparasiten.

Karotten helfen bei allen **Erkrankungen der Augen** (besonders der Netzhaut), bei **Hautkrankheiten, Magenschleimhautentzündung, Magensäureüberschuss, Dickdarmentzündung** und als Schutz vor **Krebs** (siehe S. 361).

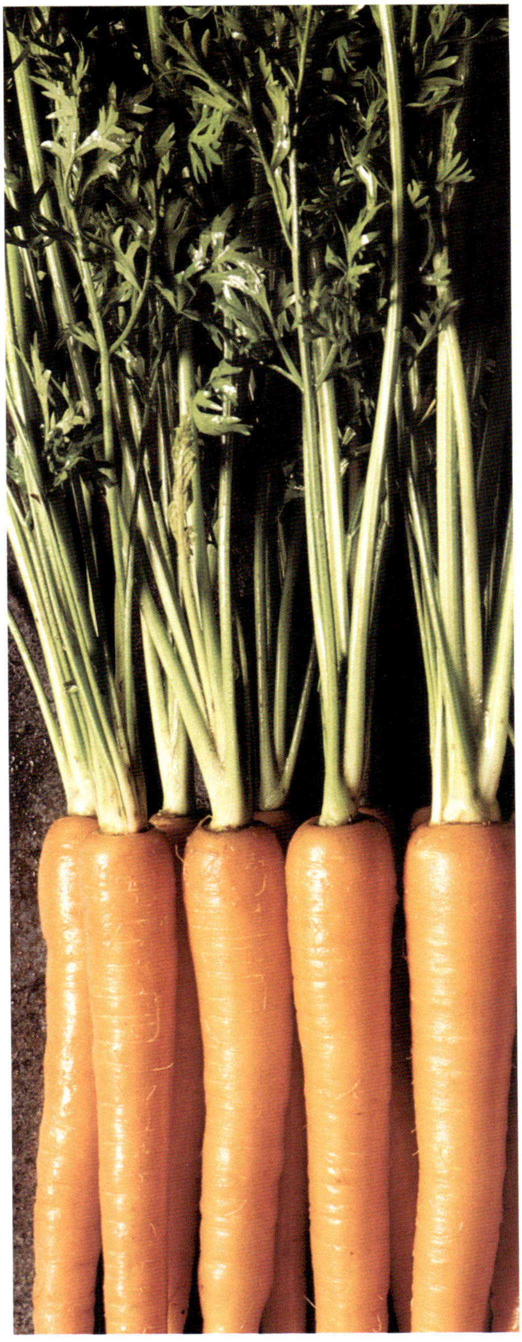

100 g Karotten (etwa eine mittelgroße Wurzel) enthalten genug Beta-Karotinoid, um dreimal so viel Vitamin A zu produzieren, wie ein Erwachsener täglich benötigt.

Zubereitung und Anwendung

❶ **Roh** als Salat, gerieben oder kleingeschnitten und mit Zitrone gewürzt. Ganze Karotten stärken das Gebiss.

❷ **Gekocht** passen sie gut zu Kartoffeln und anderem Gemüse. Das Beta-Karotin bleibt beim Garen erhalten, das Gemüse bekommt einen süßlichen Geschmack.

❸ Frisch gepresster **Saft** ist eine nahrhafte, wohlschmeckende Erfrischung, die gut mit Apfel- oder Zitronensaft kombiniert werden kann.

Die Aprikose

lässt die Augen wieder strahlen

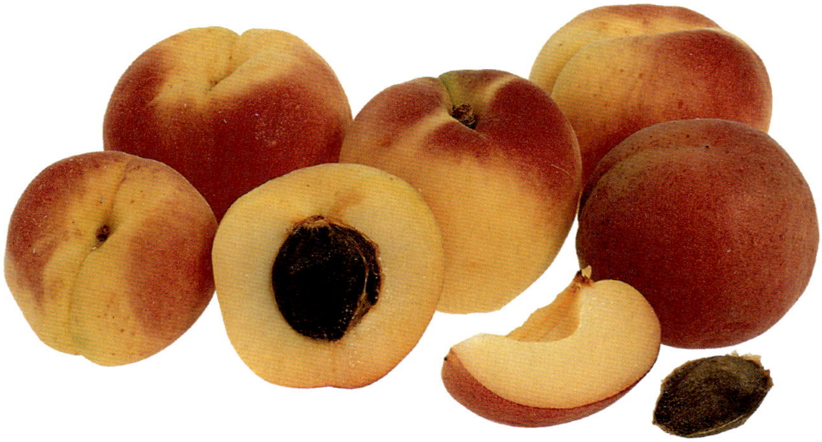

Deutsches Synonym: *Marille.*

Englisch: *apricot;* **Französisch:** *abricot;* **Spanisch:** *albaricoque, damasco.*

Beschreibung: *Frucht des Aprikosenbaums (Prunus armeniaca L.) aus der Familie der Rosengewächse (Rosaceae), der bis zu zehn Meter hoch wird.*

APRIKOSE
Inhaltsstoffe
je 100 g rohen, verzehrbaren Anteil

Energie	48,0 kcal = 201 kj
Eiweiß	1,40 g
Kohlenhydrate	8,72 g
Ballaststoffe	2,40 g
Vitamin A	261 µg RÄ
Vitamin B_1	0,030 mg
Vitamin B_2	0,040 mg
Niacin	0,850 mg NÄ
Vitamin B_6	0,054 mg
Folsäure	8,60 µg
Vitamin B_{12}	—
Vitamin C	10,0 mg
Vitamin E	0,890 mg α-TÄ
Kalzium	14,0 mg
Phosphor	19,0 mg
Magnesium	8,00 mg
Eisen	0,540 mg
Kalium	296 mg
Zink	0,260 mg
Gesamtfett	*0,390 g*
Gesättigtes Fett	*0,027 g*
Cholesterin	—
Natrium	*1,00 mg*

1% 2% 4% 10% 20% 40% 100%

% des täglichen Bedarfs,
den 100 g des Nahrungsmittels decken.

Die Aprikose ist für ihre weite Verbreitung berühmt. Sie stammt aus dem Norden Chinas, wo sie noch wild vorkommt.

Alexander der Große brachte sie von seinen Feldzügen in Indien mit nach Griechenland. Von dort gelangte die Frucht nach Rom und verbreitete sich im gesamten Mittelmeergebiet. Im 18. Jahrhundert wurde sie in Nordamerika heimisch, besonders in Kalifornien und in den Mississippi-Staaten. Doch die lange Reise ist noch nicht zu Ende: Amerikanische Astronauten nahmen sie auf einer ihrer Reisen zum Mond mit!

EIGENSCHAFTEN UND ANWENDUNG: Der niedrige Energiegehalt (etwa 48 kcal /100 g) macht die Aprikose zu einem wertvollen Bestandteil von Gewichtsreduktionsdiäten. Sie wirkt alkalisierend, weil sie reich an alkalischen Mineralien ist, wobei vor allem der niedrige Natrium- und der hohe ***Kaliumgehalt*** hervorzuheben sind. Außerdem finden sich wichtige Spurenelemente wie Mangan, Fluor, Kobalt, Bor sowie ***Zucker*** (Frucht- und Traubenzucker) in dieser Frucht.

Getrocknete Aprikosen liefern ***Eiweiß*** (5 %) und ***Eisen,*** das reichlich vorhanden ist.

Der wichtigste Inhaltsstoff ist jedoch bei frischen wie getrockneten Aprikosen das Beta-Karotin oder ***Provitamin A,*** dem sie zum größten Teil folgende Heilwirkungen verdanken:

- **Augenerkrankungen:** Der Genuss von Aprikosen erhält die Sehkraft und schenkt den Augen Glanz. Das ist nicht nur auf den Gehalt von Vitamin A zurückzuführen, sondern auch auf die Zusammenwirkung der begleitetenden Vitamine und Mineralstoffe.

Besonders hilfreich sind Aprikosen bei trockener, juckender oder chronisch gereizter Bindehaut, bei Sehschärfeverlust aufgrund von Netzhautrückbildung und bei Nachtblindheit.

Die besten Ergebnisse erzielt man mit einer Aprikosenkur **[❹]**.

- **Blutarmut** (durch Eisenmangel): Bei frischen Aprikosen ist der Eisengehalt nicht besonders hoch, bei den getrockneten dagegen schon **[❷]**.

Die Mengen an Vitamin A und Eisen, die Aprikosen enthalten, erscheinen – verglichen mit den hochdosierten chemischen Präparaten – nicht allzu groß. Dennoch ist die therapeutische Wirkung höher, als die chemische Analyse erwarten lässt. Dafür sind vermutlich die begleitenden Stoffe und ihre Kombination verantwortlich.

- **Erkrankungen der Haut und der Schleimhäute:** Wegen des Gehalts an Vitamin A erhöhen Aprikosen die Widerstandskraft gegen Infektionen. Wir empfehlen sie daher bei chronischen Entzündungen im Rachenbereich, bei Nasennebenhöhlenentzündungen und bei Ekzemen.

- **Nervenleiden:** Dr. Valnet hebt die ausgleichende Wirkung der Aprikose auf das Nervensystem hervor und empfiehlt diese bei Mattigkeit (Asthenie), Depression, Nervosität und Appetitlosigkeit. Diese Wirkung wird dem hohen Anteil von Spurenelementen zugeschrieben.

Zubereitung und Anwendung

❶ **Frisch** und gut gereift

❷ **Getrocknet**

❸ **Konserviert:** Kompott oder Konfitüre

❹ **Aprikosenkur:** Man isst 14 Tage lang ein halbes Kilo gut gereifter Aprikosen am Tag, vorzugsweise als einziges Gericht zum Abendessen. Dazu kann man einige Scheiben Toastbrot reichen.

Getrocknete Aprikosen

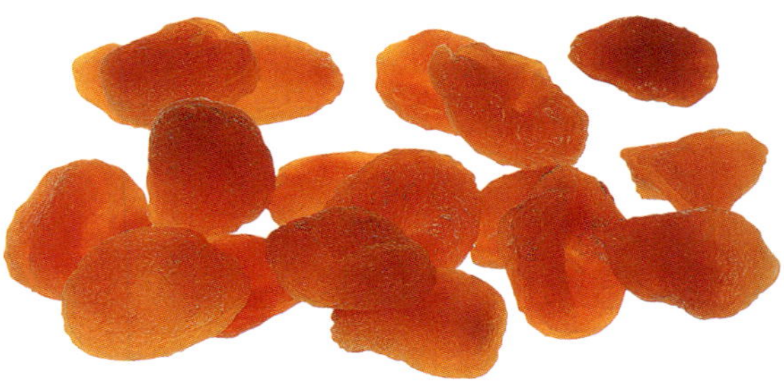

Die schmackhaften Dörraprikosen sind wegen ihres hohen Beta-Karotin-Gehalts verlässliche Provitamin-A-Lieferanten.

Der Spinat

schenkt Kraft und schützt die Netzhaut

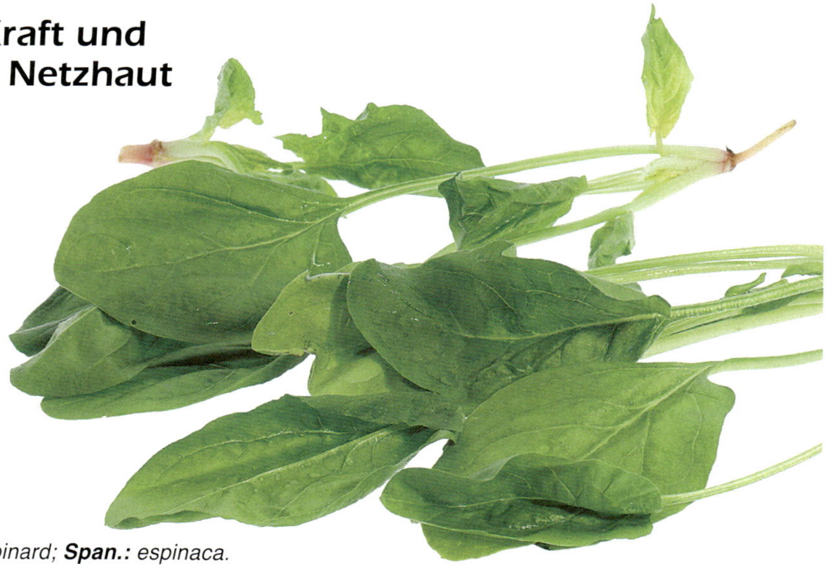

***Engl.:** spinach; **Frz.:** épinard; **Span.:** espinaca.*

***Beschreibung:** Spinat (Spinacia oleracea L.) ist eine krautartige Pflanze aus der Familie der Gänsefußgewächse (Chenopodiaceae).*

SPINAT
Inhaltsstoffe
je 100 g rohen, verzehrbaren Anteil

Energie	22,0 kcal = 94,0 kj
Eiweiß	2,86 g
Kohlenhydrate	0,800 g
Ballaststoffe	2,70 g
Vitamin A	672 µg RÄ
Vitamin B_1	0,078 mg
Vitamin B_2	0,189 mg
Niacin	1,37 mg NÄ
Vitamin B_6	0,195 mg
Folsäure	194 µg
Vitamin B_{12}	—
Vitamin C	28,1 mg
Vitamin E	1,89 mg α-TÄ
Kalzium	99,0 mg
Phosphor	49,0 mg
Magnesium	79,0 mg
Eisen	2,71 mg
Kalium	558 mg
Zink	0,530 mg
Gesamtfett	*0,350 g*
Gesättigtes Fett	*0,056 g*
Cholesterin	—
Natrium	*79,0 mg*

1% 2% 4% 10% 20% 40% 100%

% des täglichen Bedarfs,
den 100 g des Nahrungsmittels decken

Popeye, der berühmte Seemann aus dem Comic, verdankte seine Kraft dem reichlichen Konsum von Spinat. Heute zeigen klinische und Laboruntersuchungen, dass er damit Recht hatte. Darüber hinaus hat man weitere therapeutische Anwendungsmöglichkeiten entdeckt, wie z. B. die Schutzwirkung auf die Netzhaut und die Sehkraft im Allgemeinen.

EIGENSCHAFTEN UND ANWENDUNG: Spinat ist vermutlich das nahrhafteste bekannte Blattgemüse, obwohl er nur 22 Kalorien pro 100 g aufweist. Der Eiweißgehalt ist für ein Gemüse hoch (2,86%), aber der Anteil an Kohlenhydraten (0,8%) und Fetten (0,35%) gering.

Der Nährwert von Spinat beruht auf seinem hohen Vitamin- und Mineralstoffgehalt. 100 g enthalten:

✓ zwei Drittel (672 µg Retinol-Äquivalent) des Tagesbedarfs an ***Vitamin A*** (1.000 µg RÄ),

✓ fast (194 µg) den gesamten Tagesbedarf an ***Folsäure*** (200 µg),

✓ die Hälfte (28, 1 mg) der ***Vitamin C***-Menge, die wir täglich brauchen (60 mg),

✓ beinahe ein Viertel (79 mg) der täglich benötigten Menge an ***Magnesium*** (350 mg),

✓ mehr als ein Viertel (2,71 mg) des Tagesbedarfs an ***Eisen*** (10 mg).

Die wichtigsten Anwendungsgebiete sind:

- **Netzhauterkrankungen:** Eine umfassende Untersuchung der «Massachusetts Eye and Ear Infirmary» und der «Harvard University» (USA)[4] hat ergeben, dass 55- bis 80jährige, die regelmäßig Spinat essen, viel seltener am Nachlassen der Sehkraft wegen degenerativer Veränderung der Netzhaut leiden als ihre Altersgenossen.

Regelmäßiger Genuss von Spinat ist für alle empfehlenswert, die ihre Sehkraft erhalten wollen, besonders in der zweiten Lebenshälfte.

- **Blutarmut (Anämie):** Spinat enthält 2,71 mg Eisen pro 100 g und übertrifft so das Fleisch. Obwohl Eisen aus pflanzlichen Quellen nicht so gut absorbiert wird wie tierisches, fördert das im Spinat[5] und anderen, gleichzeitig verzehrten Nahrungsmitteln enthaltene Vitamin C die Aufnahmefähigkeit beträchtlich.

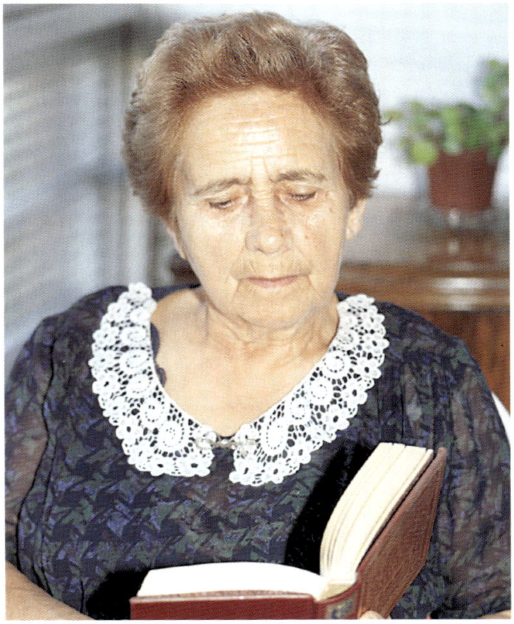

Spinat enthält viel Lutein and Zeaxanthin, zwei Karotinoide, die dem Verlust der Sehkraft, der aufgrund einer degenerativen Veränderung der Makula («gelber Fleck») der Netzhaut eintritt, entgegenwirken. Diese Erkrankung ist die Hauptursache für die Erblindung im Alter. Spinat zeigt hier eine noch bessere vorbeugende Wirkung als Karotten.

Zubereitung und Anwendung

❶ **Roh:** Zarter, junger Spinat kann roh als Salat gegessen werden.

❷ **Tiefgefroren** verliert er etwas Vitamin C, ist aber dafür das ganze Jahr verfügbar.

❸ **Gekocht:** Die ideale Garform ist das Dämpfen, das die Vitamine und Mineralstoffe am besten bewahrt.

❹ **Frischer Saft** wirkt am besten vor dem Mittag- oder Abendessen. Ein halbes Glas pro Tag sichert die optimale Wirkung.

Frischer Spinatsaft [❹] ist äußerst wirkungsvoll bei der Bekämpfung von Blutarmut.

- **Erhöhter Cholesterinspiegel:** Im Tierversuch[6] wurde festgestellt, dass Spinat die Aufnahme von Cholesterin und Gallensäure im Körper hemmt. Der regelmäßige Genuss hilft, den Cholesterinspiegel im Blut zu senken.
- **Schwangerschaft:** Der hohe Gehalt an Folsäure (194 µg/100 g) macht ihn zum idealen Gemüse für Schwangere, denn er beugt Neuralrohrdefekten beim Embryo vor.
- **Sport und Wachstum:** Wegen des hohen Gehalts an Vitaminen und Mineralstoffen ist Spinat für alle Sportler und Jugendliche in Zeiten starken Wachstums äußerst empfehlenswert.

3

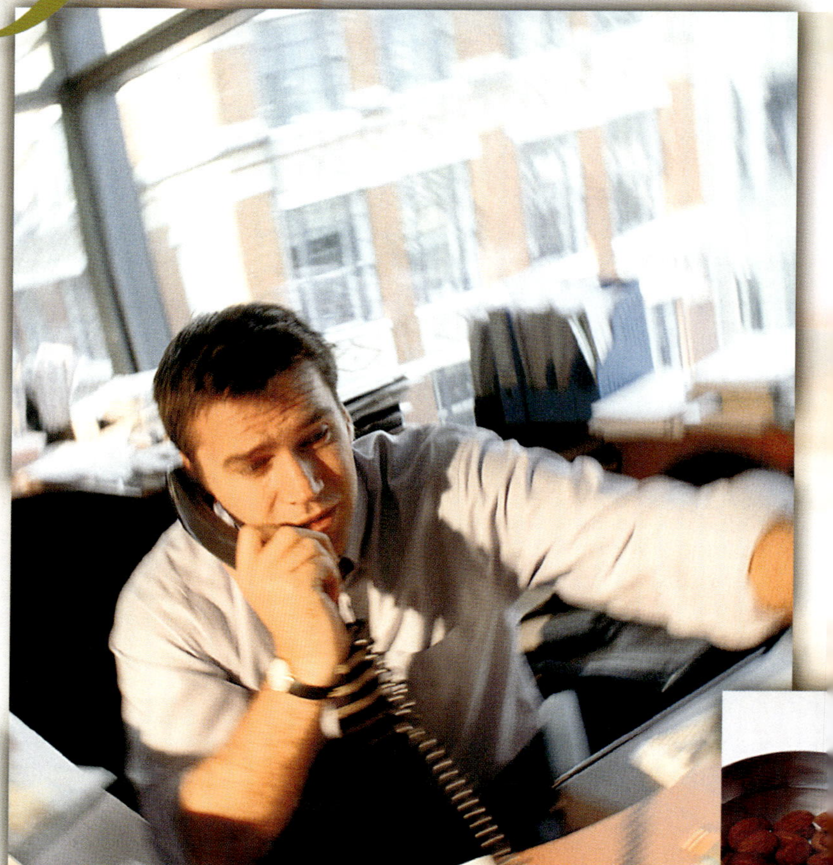

Nahrungsmittel für das Nervensystem

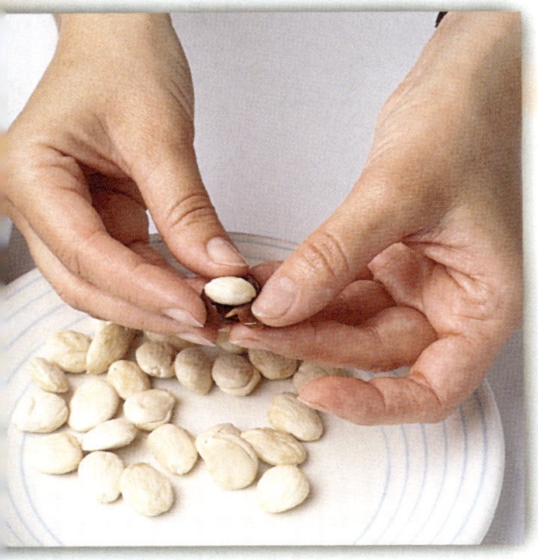

Das Gehirn benötigt nur zwei Substanzen, um zu überleben: ***Sauerstoff*** und ***Glukose.*** Für höhere Hirnfunktionen wie Denkprozesse, Erinnerung und Selbstkontrolle sind aber noch viele andere Nährstoffe notwendig.

B-Vitamine beeinflussen am stärksten die Funktionstüchtigkeit von Gehirn und Nervensystem. Ein Mangel an Vitamin B_1 zeigt sich in nervöser Reizbarkeit und Depressionen, zu wenig Vitamin B_6 bringt Nervosität und Müdigkeit mit sich.

Mineralstoffe spielen ebenfalls eine wichtige Rolle bei der Arbeit der Nervenzellen. Ein Magnesiummangel kann so in Nervosität und Angstzuständen sichtbar werden.

Ungesättigte Fettsäuren, wie z. B. Linolsäure, die in Nüssen vorkommt, sind für die gesunde Entwicklung der Kinder unabdingbar.

Andererseits hat übermäßiger Genuss von Zucker und bestimmten anderen Zusatzstoffen (z. B. Farbstoffen) negative Auswirkungen auf das Nervensystem und kann zu Verhaltensstörungen führen.

NERVOSITÄT

Beschreibung

Es handelt sich um einen erhöhten Erregungszustand, bei dem das Nervensystem in unverhältnismäßiger Art auf Reize reagiert, die sonst als normal angesehen werden.

Ursachen

Alle **Drogen** beeinflussen das Nervensystem und verursachen bzw. verstärken Nervosität. Obwohl manche den Eindruck erwecken, beruhigend zu wirken, macht sich mit nachlassender Wirkung die Nervosität noch stärker bemerkbar. Tabak, Alkohol, Kaffee und andere anregende Getränke sind die häufigsten Auslöser von Nervosität und Unausgeglichenheit des Nervensystems.

Behandlung

Zusätzlich zu den hier empfohlenen Nahrungsmitteln können folgende gesunde Gewohnheiten das Nervensystem stärken:

- Ein **reichhaltiges Frühstück** beugt Zuckermangel im Blut (Hypoglykämie) vor, der Reizbarkeit und Nervosität bedingt.
- **Regelmäßige Mahlzeiten** vermeiden einen plötzlichen Abfall des Blutzuckerspiegels.
- **Ausreichender, regelmäßiger Schlaf** stärkt das Nervensystem.
- Regelmäßig **Sport** treiben, besonders Laufen und Wandern.

vermehrt konsumieren

Hafer
Weizenkeime
Sonnenblumenkerne
Paranuss
Walnuss
Kopfsalat
Avocado
Cashewnuss
Erbse
Passionsfrucht
Aprikose
Blütenpollen

reduzieren oder meiden

anregende Getränke
Alkohol
raffinierten Zucker
Drogen

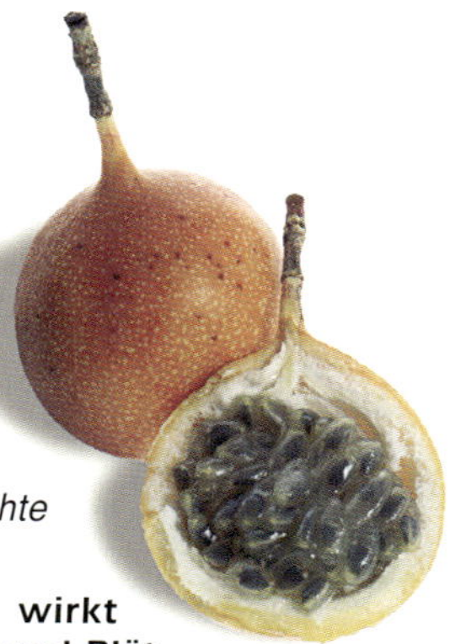

Passionsfrüchte

Die Passionsfrucht wirkt milder als die Blüten und Blätter der verwandten Passionsblume. Sie ist leicht anzuwenden und wirkt entspannend.

HYPERAKTIVITÄT UND AGGRESSIVITÄT

Beschreibung

Kindliche Hyperaktivität ist in den Industrieländern auf dem Vormarsch. Später zeigen sich Aggressivität und Gewaltbereitschaft bei Jugendlichen und Erwachsenen.

Ursachen

Es wird immer offensichtlicher, dass bei Verhaltensstörungen die Ernährung eine große Rolle spielt.[1] Neben den angeführten, zu vermeidenden Lebensmitteln können noch folgende Ursachen festgestellt werden:

- **Unzureichendes Frühstück:** Kinder, die den Tag nicht mit einem vollwertigen Frühstück beginnen, leiden unter Nervosität, Müdigkeit, Reizbarkeit und sogar unter aggressivem Verhalten.[2] Das gilt auch für Erwachsene.
- **Bleivergiftung:** Eine Studie der Universität von Pittsburgh (USA) wies nach, dass Kinder mit einer erhöhten Bleibelastung eine stärkere Neigung zu unsozialem, kriminellen und aggressiven Verhalten zeigen. In der Nähe von Industriegebieten kann es über die Nahrungsmittel zu einer höheren Aufnahme von Blei kommen.[3] Alte Wasserleitungen können das Trinkwasser verunreinigen.

vermehrt konsumieren

Vollkorngetreide
Weizenkeime
Vitamin B_1

reduzieren oder meiden

Zusatzstoffe
raffinierten Zucker
anregende Getränke
Alkohol
Fleisch
Feingebäck

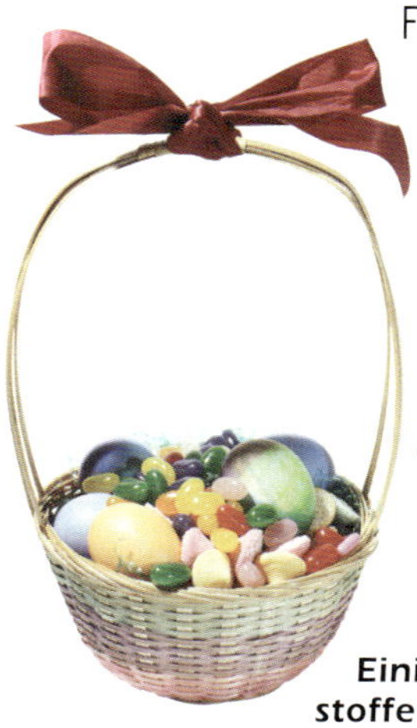

Süßigkeiten

Einige künstliche Farbstoffe wie Tartrazin können besonders bei Kindern Hyperaktivität und sogar aggressives Verhalten auslösen.[4, 5]

SCHLAFLOSIGKEIT

Ernährung

Bestimmte Nahrungsmittel können zu einem leichteren Einschlafen verhelfen. Dabei ist vor allem der richtige Zeitpunkt der Einnahme entscheidend.

Reichhaltige Mahlzeiten – auch von gesunden Nahrungsmitteln – können den Schlaf stören. Um sowohl den Schlaf als auch die Verdauung zu erleichtern, sollte am besten zwei bis drei Stunden vor dem Zubettgehen nichts mehr gegessen werden.

Eine Tasse Malzkaffee oder ein beruhigender Kräutertee mit Honig ist das Einzige, was Menschen, die unter Schlaflosigkeit leiden, danach noch zu sich nehmen sollten.

vermehrt konsumieren	reduzieren oder meiden
Hafer	anregende Getränke
Malzkaffee	Schokolade
Honig	Gewürze
Kohlenhydrate	Fleisch
Kopfsalat	reifen Käse
	Eiweiss
	gezuckerte Erfrischungsgetränke

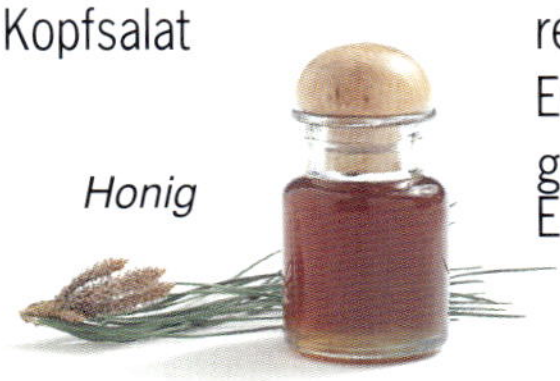
Honig

NERVÖSE ANOREXIE (MAGERSUCHT)

Beschreibung

Diese psychologische Störung betrifft vor allem Jugendliche, die unter niedrigem Selbstwertgefühl leiden und eine Gewichtszunahme unterbinden wollen. Die Folgen sind Unter- oder Mangelernährung.

Ernährung

Folgendes kann einer Anorexie vorbeugen:

- Eine **ausgewogene Ernährung** von Kindheit an.
- **Höherer Verzehr** von Salaten, Getreide, Hülsenfrüchten, Kartoffeln und weniger Fast Food, Imbisse, Schokolade, Süßigkeiten und Eis.

Siehe auch «Bulimie» (S. 43).

vermehrt konsumieren	reduzieren oder meiden
Kohlenhydrate	raffinierten Zucker
Hülsenfrüchte	Fett insgesamt
Zink	Weizenkleie

DEPRESSIONEN

Ernährung

Meistens neigen Depressive dazu, verfeinerte Süßigkeiten wie Pralinen, Bonbons oder Schokolade zu naschen, die nur geringen Nährwert aufweisen. Dazu wächst der Appetit auf gesättigtes Fett, wie es in Wurst und anderen Fleischprodukten zu finden ist.

Da diese Nahrungsmittel die Depressionen verschlimmern, gerät der Kranke in einen Teufelskreis. Deshalb müssen alle Bemühungen vonseiten des Patienten und seiner Umgebung unternommen werden, um gesunde und wohlschmeckende Nahrungsmittel zuzubereiten.

Wenn das Verlangen nach Süßem stark wird, können getrocknete Früchte, Honig oder Melasse als Ersatz dienen. Sie enthalten außer Zucker auch die Mineralstoffe und Vitamine, die zur Verdauung der Kohlenhydrate benötigt werden.

Vollkorngetreide, Hülsenfrüchte, Nüsse und Gemüse, die auf einfache Weise zubereitet werden, verleihen dem Körper Energie und Vitalität, die durch eine verfeinerte Küche nicht erreicht werden können.

Lebensstil

Psychopharmaka, die gegen Depressionen eingesetzt werden, sind kein Ersatz für eine gesunde Ernährung. Alle Arten von Drogen, auch so genannte legale, müssen gemieden werden, weil sie das Nervensystem angreifen.

vermehrt konsumieren	reduzieren oder meiden
Hafer	raffinierten Zucker
Weizenkeime	gesättigtes Fett
Kichererbse	anregende Getränke
Mandel	Alkohol
Walnuss	
Paranuss	
Cashewnuss	
Pinienkerne	
Avocado	
Bierhefe	
Gelée Royale	
Vitamine B_1, B_6 und C	
Lezithin	
Folsäure	
Pollen	
Eisen	

Paranüsse enthalten viel Vitamin B_1, das für ein ausgeglichenes Nervensystem erforderlich ist.

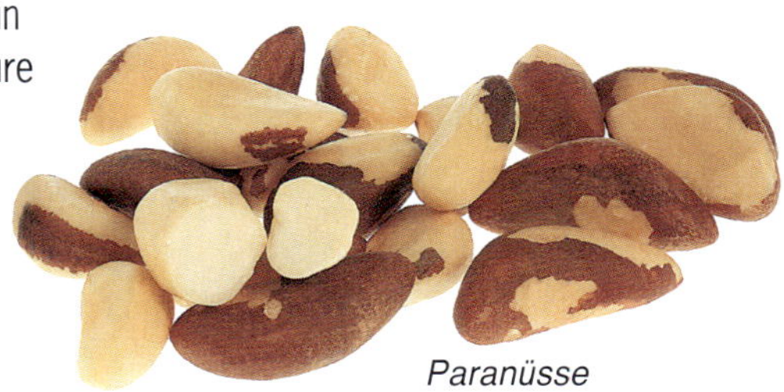
Paranüsse

STRESS

Ursachen

Stress entsteht, wenn die Herausforderungen des Lebens, ob psychischer oder physischer Natur, unsere Fähigkeiten übersteigen.

Psychischer Stress kann auf erfreuliche (eine neue Anstellung) oder unerwünschte Ursachen (Kündigung) zurückzuführen sein. Die körperlichen Reaktionen sind sehr ähnlich.

Auswirkungen

Stress zieht alle Organe und Körperfunktionen in Mitleidenschaft, aber besonders betroffen sind:

- Das **Herz** und das **Herz-Kreislauf-System,** die zu höherer Leistung gezwungen werden.
- Das **Immunsystem,** das zugunsten anderer Körperfunktionen geschwächt wird. Dadurch sinkt die Widerstandskraft gegen Infektionen und vermutlich auch gegen Krebs.

Ernährung

Bestimmte Nahrungsmittel können die Anpassung des Körpers an Stress steigern, während andere sie herabsetzen.

vermehrt konsumieren

Eiweiss
Kohlenhydrate
Walnuss
Mandel
Pinienkerne
Kichererbse
Weizenkeime
B-Vitamine
Vitamin C

reduzieren oder meiden

anregende Getränke
Alkohol
raffinierten Zucker

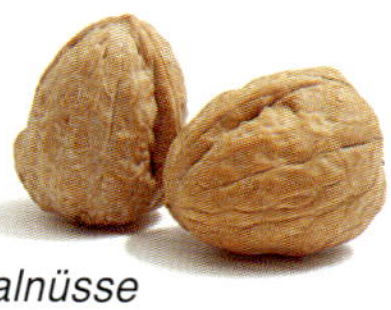

Walnüsse

GEISTIGE ERMÜDUNG

Ernährung

Bei intensiver geistiger Arbeit besteht ein höherer Bedarf an bestimmten Nährstoffen. Vollkorngetreide (insbesondere Hafer) und Nüsse sind am besten geeignet, diesen zu decken.

vermehrt konsumieren

Hafer
Mandel
Walnuss
Weizenkeime

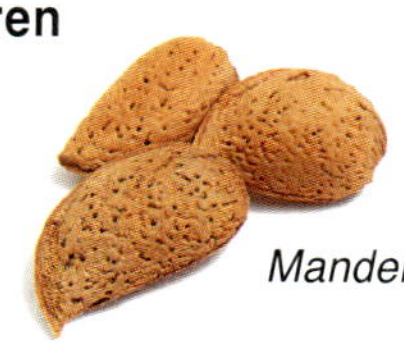

Mandeln

KOPFSCHMERZ UND MIGRÄNE

Beschreibung

Migräne ist eine besondere Form des Kopfschmerzes, der akut und hämmernd auftritt und häufig von Übelkeit, Erbrechen und Sehstörungen begleitet wird.

Ursachen

Die möglichen Ursachen für Kopfschmerz sind zahllos. Er kann ein unbedeutendes Symptom sein oder auf einen Tumor oder eine schwere Hirnverletzung hinweisen.

Außer den beschriebenen Nahrungsmitteln können folgende Faktoren ebenfalls Kopfschmerz oder Migräne auslösen bzw. verschlimmern:

- **Allergien**
- **Nervöse Anspannung** und **Stress**
- **Menstruation,** vor allem in den Tagen vor ihrem Einsetzen

Ernährung

Nahrungsmittel, die Migräne oder Kopfschmerzen heilen können, sind noch nicht bekannt, aber bestimmte Speisen können sie auslösen. Diese zu meiden kann die wirkungsvollste Form der Vorbeugung sein, sobald organische Ursachen wie arterielle Gefäßerweiterungen (Aneurysmen) oder Tumore ausgeschlossen worden sind.

reduzieren oder meiden

Alkohol
Bier
Wein
reifen Käse
Schokolade
Meeresfrüchte
Pökelfleisch
Eiweiss
Zusatzstoffe
anregende Getränke
raffinierten Zucker
Milchprodukte
Speiseeis
Zitrusfrüchte

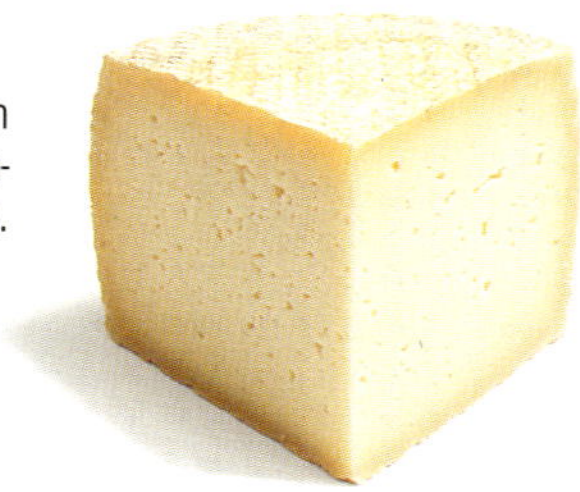

reifer Käse

Gewisse Käsesorten enthalten Tyramin, eine Substanz, die gefäßverengend wirkt und so Migräne auslösen kann.

ANGSTZUSTÄNDE

Beschreibung

Dieser unerwünschte und nicht gerechtfertigte seelische Zustand ist eine psychologische Störung, die zuerst den Geist betrifft, sich dann aber auf die Körperorgane auswirkt und Herzrasen (Tachykardie), Magenschmerzen, Reizdarm (Verstopfung und Durchfall wechseln sich ab) usw. hervorruft.

Verschlimmernde Faktoren

Angstzustände verschlimmern sich oft durch:

- **Radikale Abmagerungskuren,** die zu einer verminderten Zufuhr von Kohlenhydraten, Vitaminen und Mineralstoffen führen. Diese Nährstoffe sind für ein ausgeglichenes Nervensystem notwendig.
- Den Konsum von **alkoholischen** oder **anregenden** (koffeinhaltigen) **Getränken** und **Tabak.** Obwohl zunächst vielleicht Erleichterung verspürt wird, kehren die Symptome verstärkt zurück, sobald die Wirkung der Droge nachlässt. All diese Stoffe mit hohem Suchtpotenzial haben verheerende Auswirkungen auf das Nervensystem.

vermehrt konsumieren	reduzieren oder meiden
Weizenkeime	anregende Getränke
Vollkorngetreide	Fleisch
Banane	Alkohol
Nüsse	
Joghurt	
Vitamin B_6	
Magnesium	

Roggen

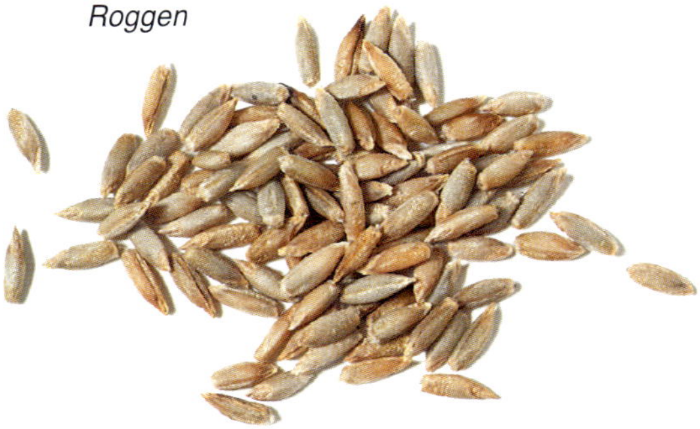

Vollkorngetreide liefern komplexe Kohlenhydrate und die für das Gleichgewicht des Nervensystems notwendigen B-Vitamine.

BULIMIE

Beschreibung

Diese Erkrankung ist das Gegenteil der Anorexie (S. 41), ein übermäßiger und unkontrollierbarer Appetit. Oft werden diese «Fressattacken» von Anorexie abgelöst und die Patienten erbrechen oder missbrauchen Abführmittel. Diese psychisch bedingte Essstörung ist in den Industrieländern weit verbreitet.

Ernährung

- Alle **Süßigkeiten** und **fettreichen Lebensmittel** aus der Ernährung **streichen**
- und durch **Vollkornprodukte, Salate** und **gesunde Lebensmittel** ersetzen, die wirklich satt machen.

vermehrt konsumieren	reduzieren oder meiden
Vollkorngetreide	raffinierten Zucker
Salate	Fett insgesamt
Früchte	
Ballaststoffe	

Obst ist das einzige süße Nahrungsmittel, das Bulimiekranke zu sich nehmen dürfen. Neben den enthaltenen Zuckern stellen die Früchte Vitamine, Mineral-, Ballast- und Wirkstoffe bereit, die helfen, den Appetit zu zügeln.

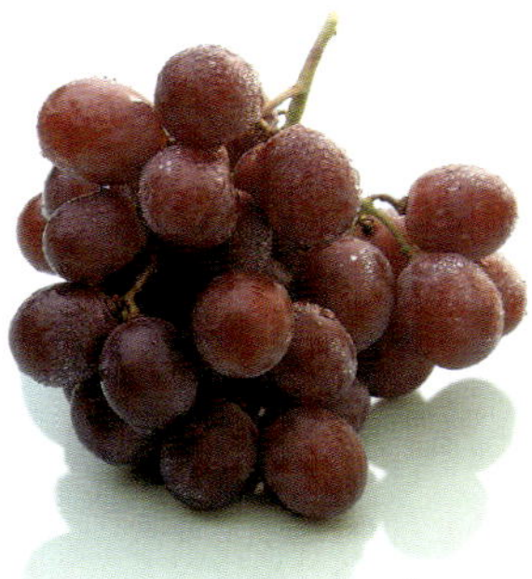

Weintrauben

NEURALGIE

Beschreibung

Hier lösen sensible Nerven stechende, brennende Schmerzen entlang ihrer Bahnen aus. In einigen Fällen lässt sich eine Ursache herausfinden, in anderen nicht.

Ernährung

Nahrungsmittel, die einen hohen Gehalt an Vitamin B aufweisen, können dazu beitragen, die Nervenschmerzen zu lindern.

vermehrt konsumieren	reduzieren oder meiden
Weizenkeime	Alkohol
Bierhefe	
Vitamine B_1 und B_{12}	

EPILEPSIE

Beschreibung

Diese Erkrankung des Zentralnervensystems äußert sich in unterschiedlich intensiven Anfällen, die von Gedächtnisverlust oder Bewusstseinstrübung bis zu schweren Krämpfen und Bewusstlosigkeit reichen.

Ursachen

Ein Mangel an B-Vitaminen und einigen Mineralstoffen, Stress, Müdigkeit, Fieber und der Konsum alkoholischer Getränke können Anfälle auslösen.

vermehrt konsumieren	reduzieren oder meiden
B-Vitamine	Alkohol
Vitamin B_6	Süssstoffe
Folsäure	Nachtkerzenöl
Magnesium	
Mangan	

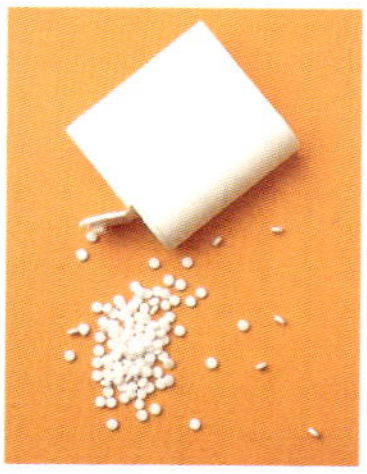

Süßstoffe

Künstliche Süßstoffe, besonders Aspartam, können bei empfindlichen Menschen epileptische Anfälle auslösen.

MULTIPLE SKLEROSE

Beschreibung

Diese Krankheit beginnt meist zwischen dem 25. und 40. Lebensjahr und betrifft mehr Frauen als Männer. Sie wird durch Veränderungen der Myelin-Hülle der Nervenzellen hervorgerufen und zeigt – je nach den betroffenen Nerven – unterschiedliche Symptome wie Veränderungen des Seh- und Sprachvermögens, Verlust des Empfindungsvermögens der Haut und motorische Störungen.

Die Krankheit verläuft in Schüben, mit zeitweiligen Verbesserungen und Verschlechterungen. Über ihre Ursache ist noch nicht viel bekannt, aber es gibt bestimmte Nahrungsmittel, die ihren Verlauf beeinflussen können. **Tabak- und Alkoholkonsum** verschlimmern die Krankheit merklich.

vermehrt konsumieren	reduzieren oder meiden
Öle	gesättigtes Fett
Selen	Alkohol
Vollkorngetreide	Fleisch
Hülsenfrüchte	Milchprodukte
Salate	raffinierten Zucker
Obst	

PARKINSON-SYNDROM

Beschreibung

Diese Erkrankung tritt meist nach dem 50. Lebensjahr auf und ist durch drei Hauptsymptome gekennzeichnet: Muskelstarre, Bewegungslosigkeit (Akinesie) und Zittern. Auslöser ist ein gestörter Stoffwechsel, bei dem das Gehirn nicht genügend **Dopamin** produziert, das bei der Übertragung der Nervenimpulse eine wichtige Rolle spielt.

Ernährung

Bis jetzt hat man noch kein Nahrungsmittel entdeckt, das diese Krankheit verbessern oder verschlechtern kann. Dennoch kann eine pflanzliche, vitaminreiche Ernährung dazu beitragen, den Fortschritt zu verlangsamen.

vermehrt konsumieren	reduzieren oder meiden
Vollkorngetreide	gesättigtes Fett
Obst	raffinierten Zucker
Gemüse	anregende Getränke
Pflanzenöle	
Vitamin B_1	
Vitamin E	
Folsäure	
Niacin	

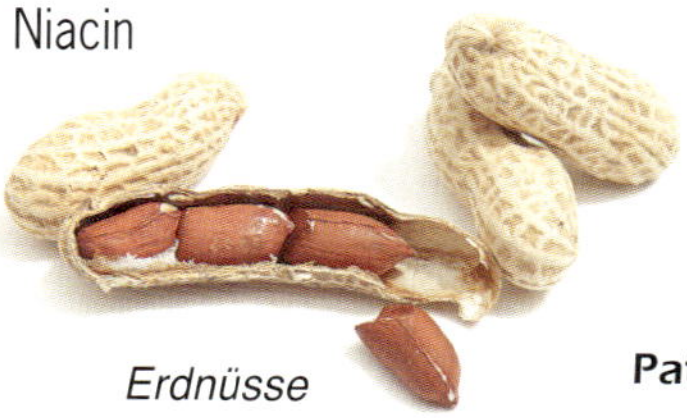

Erdnüsse

Weil Erdnüsse wichtige Niacin-Lieferanten sind, sind sie für Parkinson-Patienten wichtig.

DEMENZ

Dabei handelt es sich um einen fortschreitenden und meist nicht wieder umzukehrenden Verlust der geistigen Fähigkeiten.

Obwohl es viele Ursachen gibt, zeigen Studien, dass regelmäßiger Konsum von tierischem Fett und Fleisch das Risiko, an Demenz zu erkranken, steigert.

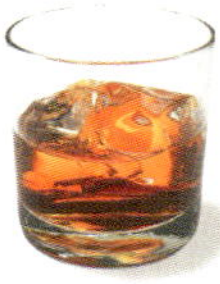

Alkohol

Alkohol zerstört die Nervenzellen unwiderruflich. Er ist eine der Hauptursachen für Demenz.

reduzieren oder meiden
Alkohol
Gesättigtes Fett
Cholesterin
Fleisch
Fisch

ALZHEIMER-KRANKHEIT

Beschreibung

Hierbei kommt es zu einer fortschreitenden Zerstörung der Gehirnzellen. Sie beginnt mit Gedächtnisverlust, gefolgt von geistiger Verwirrung, Apathie und Depressionen.

Ursachen

Die Ursache dieser Krankheit ist noch nicht bekannt, aber es hat sich herausgestellt, dass eine erhöhte Zufuhr von Aluminium den Ausbruch begünstigt. Dieses Metall wirkt giftig auf die Nervenzellen und ist im Gehirn von Alzheimer-Patienten in höherer Konzentration vorhanden als bei gesunden Menschen. Quecksilber könnte auch eine Rolle spielen, aber das ist noch nicht bewiesen.

Vorbeugung

Man sollte die unten angeführten Ratschläge beachten beziehungsweise Folgendes meiden:

- **Küchengeschirr aus Aluminium**, insbesondere für saure Lebensmittel wie Tomaten, da die Säure mehr Aluminium freisetzen kann.
- **Magensäurebindende Medikamente** auf Aluminium-Basis.
- **Getränke aus Aludosen.**
- **Leitungswasser mit hohem Aluminiumgehalt**.

vermehrt konsumieren	**reduzieren oder meiden**
grünes Blattgemüse	Alkohol
Bierhefe	reifen Käse
Antioxidantien	
Vitamin E	

Feldsalat

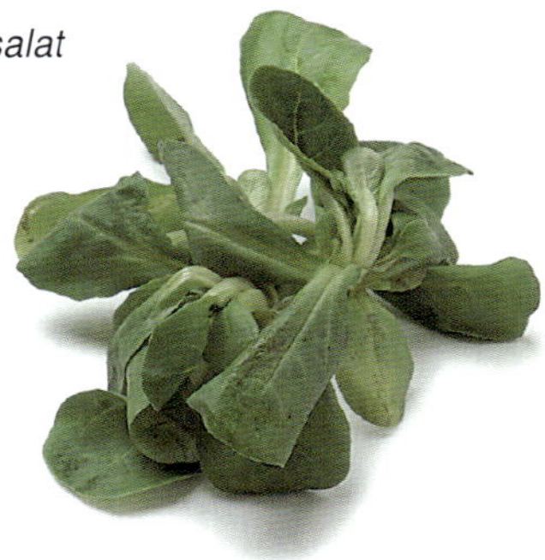

Grüne Blattgemüse sind eine gute Siliziumquelle. Dieses Spurenelement verhindert die Aufnahme von Aluminium im Verdauungskanal.

SCHIZOPHRENIE

Beschreibung

Diese erbliche Geisteskrankheit ist durch einen Persönlichkeitswandel und durch Halluzinationen gekennzeichnet. Aussagen über weitere mögliche Ursachen können nicht gemacht werden, eventuell bewirken geringfügige Veränderungen des Nervenstoffwechsels diese Krankheit.

Ernährung

Die Ernährung kann den Verlauf der Krankheit sowohl positiv als auch negativ beeinflussen. Empfohlen wird allgemein:

- Reichlich einfach zubereitete **pflanzliche Nahrungsmittel essen**: frisches Obst und Gemüse, Hülsenfrüchte und Nüsse.
- Alle **Nahrungsmittel, die Allergien auslösen können, meiden**.
- Eine **Unterzuckerung** im Blut (Hypoglykämie) **vermeiden**, damit das Gehirn keinen Glukosemangel erleidet. Regelmäßiges Essen, ein vollwertiges Frühstück und eine Ernährung mit komplexen Kohlenhydraten beugen dem vor.

vermehrt konsumieren	**reduzieren oder meiden**
Weizenkeime	Alkohol
Obst	anregende Getränke
Gemüse	Zusatzstoffe
Hülsenfrüchte	Milchprodukte
Nüsse	Gluten

Weizenkeime

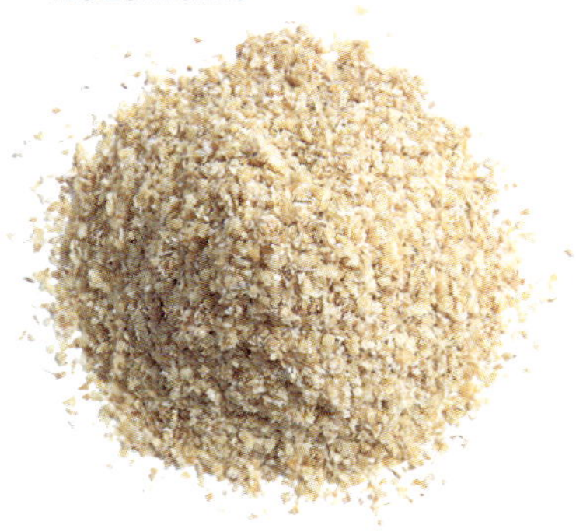

Weizenkeime sind eine gute Quelle für die Vitamine der B-Gruppe und Vitamin E sowie für die Mineralstoffe, die das Nervensystem ins Gleichgewicht bringen.

Die Cashewnuss

ist reich an Magnesium

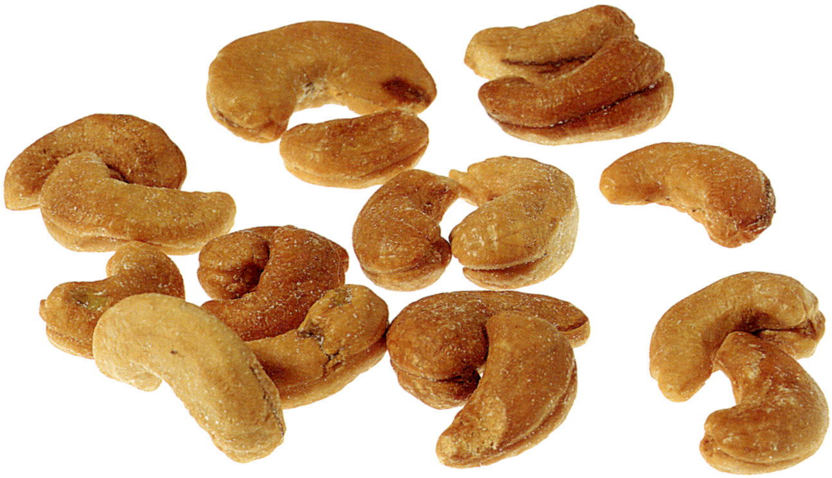

CASHEWNUSS
Inhaltsstoffe
je 100 g rohen, verzehrbaren Anteil

Energie	574 kcal = 2.402 kj
Eiweiß	15,3 g
Kohlenhydrate	29,7 g
Ballaststoffe	3,00 g
Vitamin A	—
Vitamin B_1	0,200 mg
Vitamin B_2	0,200 mg
Niacin	5,35 mg NÄ
Vitamin B_6	0,256 mg
Folsäure	69,2 µg
Vitamin B_{12}	—
Vitamin C	—
Vitamin E	0,570 mg α-TÄ
Kalzium	45,0 mg
Phosphor	490 mg
Magnesium	260 mg
Eisen	6,00 mg
Kalium	565 mg
Zink	5,60 mg
Gesamtfett	*46,4 g*
Gesättigtes Fett	*9,16 g*
Cholesterin	*—*
Natrium	*16,0 mg*

1% 2% 4% 10% 20% 40% 100%

% des täglichen Bedarfs
den 100 g dieses Nahrungsmittels decken

Deutsche Synonyme: *Acajounuss, Kaschunuss, Elefantenlaus.*

Englisch: *cashew nut;* ***Französisch:*** *anacarde, pomme de cajou;* ***Spanisch:*** *anacardo.*

Beschreibung: *Samen der Frucht des Kaschubaums (Anacardium occidentale L.) aus der Familie der Sumachgewächse (Anacardiaceae). Dieser Baum wird neun bis zwölf Meter hoch.*

Cashewnüsse werden auch bei uns immer beliebter. Weil sie nur in den Tropen angebaut werden können, sind sie relativ teuer, aber dennoch sehr begehrt.

Eigenschaften und Anwendung: Cashewnüsse sind reich an Ölen und schmecken aromatisch und süß. Sie enthalten viele ***ungesättigte Fettsäuren*** wie Öl- und Linolsäure, ***Vitamine der B-Gruppe,*** Pantothensäure, dazu Mineralstoffe wie Magnesium (260 mg/100 g), Kalium, Eisen und Phosphor.

Vor allem der ***Magnesiumgehalt,*** der nur von Sonnenblumenkernen übertroffen wird (354 mg/100 g, siehe S. 110), ist beachtlich. Fleisch, Milch und Eier können höchstens 24 mg/100 g erreichen.

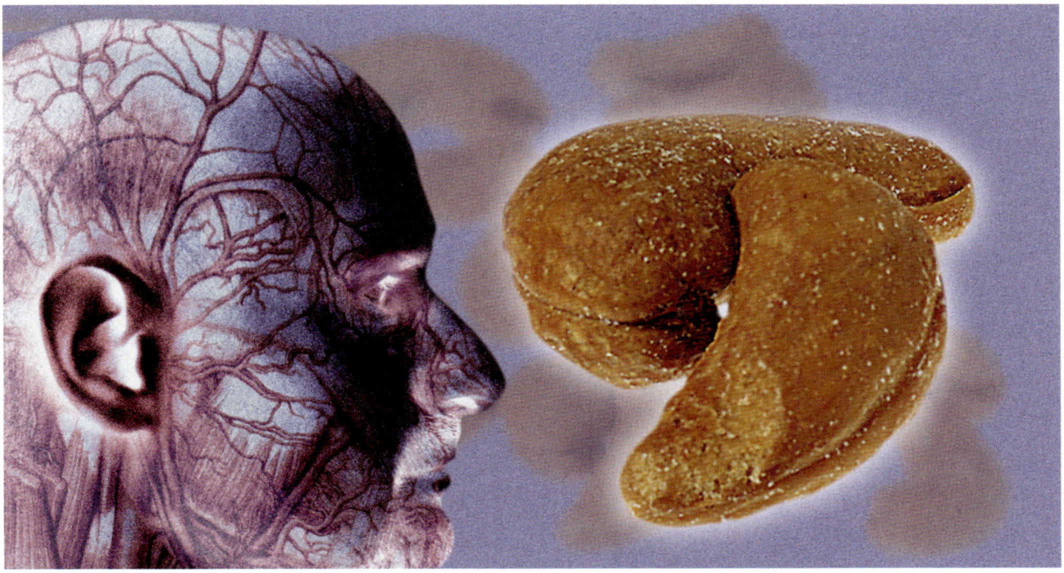

Cashewnüsse sind reich an den Vitaminen der B-Gruppe und enthalten viel Magnesium, Phosphor und Zink. All diese Stoffe sind für das Nervensystem unverzichtbar.

Magnesium wird für viele Stoffwechselfunktionen benötigt, aber besonders für die Übermittlung von Nervenimpulsen. Ein Mangel verursacht Nervosität und Reizbarkeit, auch Krämpfe. Da die Cashewnüsse genug davon liefern, dazu auch die ***Vitamine*** B_1 ***und*** B_2, die ebenfalls die Nervenfunktionen gesund erhalten (siehe dazu auch Mandel und Walnuss, S. 58 und S. 74), werden sie besonders empfohlen:

- bei **Nervosität, Depressionen, Kraftlosigkeit und Müdigkeit** sowie
- bei **Krämpfen** in den Hohlorganen: im Darm (Reizdarm), in den Arterien (Angina pectoris) oder in der Gebärmutter (Menstruation).

Zubereitung und Anwendung

❶ **Geröstete Nuss:** gesalzen oder ungesalzen, wie Erdnüsse oder andere Nüsse.

❷ **Fruchtfleisch** (Cashewapfel, aus dem die Nuss wächst): dieser säuerlich schmeckende Teil kann frisch, als Kompott, Konfitüre oder Saft genossen werden. Den Saft trinkt man frisch gepresst, weil er sich kaum konservieren lässt.

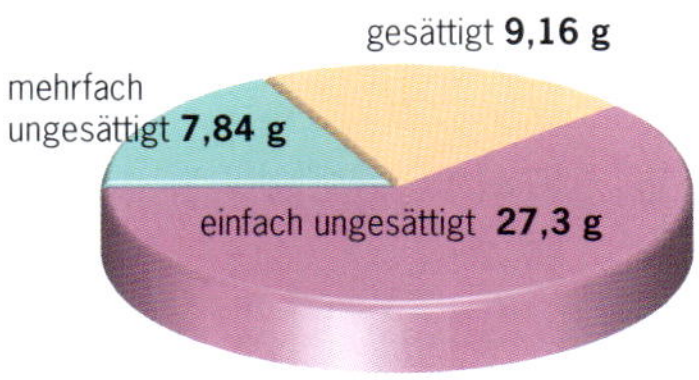

Verteilung der Fettsäuren

Der Hafer

stärkt die Nerven und senkt den Cholesterinspiegel

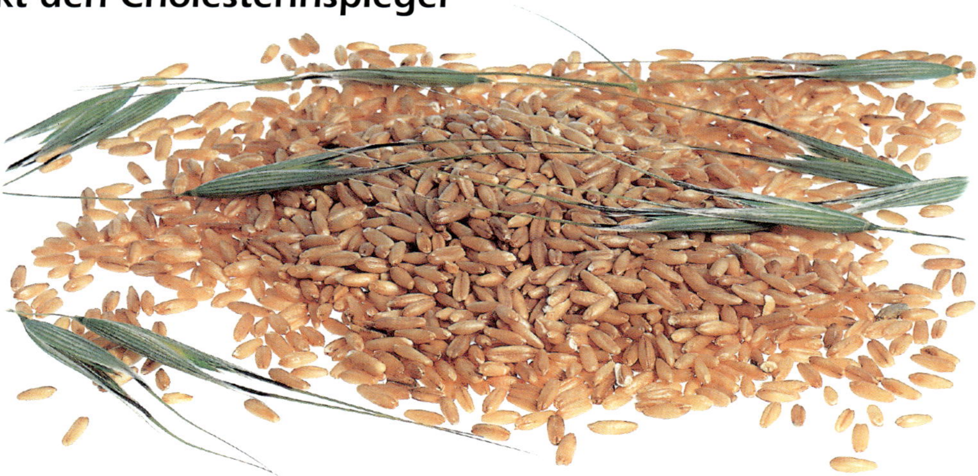

Englisch: *rolled oats, steelcut oats;*
Französisch: *avoine;* ***Spanisch:*** *avena.*

Beschreibung: *Frucht der Haferpflanze (Avena sativa L.), einer einjährigen, krautigen Pflanze aus der Familie der Gräser (Gramineae). Das Haferkorn besteht aus der Spelze und dem Samen.*

HAFER
Inhaltsstoffe
je 100 g rohen, verzehrbaren Anteil

Energie	389 kcal = 1.629 kj
Eiweiß	16,9 g
Kohlenhydrate	55,7 g
Ballaststoffe	10,6 g
Vitamin A	—
Vitamin B_1	0,763 mg
Vitamin B_2	0,139 mg
Niacin	4,86 mg NÄ
Vitamin B_6	0,119 mg
Folsäure	56,0 µg
Vitamin B_{12}	—
Vitamin C	—
Vitamin E	0,700 mg α-TÄ
Kalzium	54,0 mg
Phosphor	523 mg
Magnesium	177 mg
Eisen	4,72 mg
Kalium	429 mg
Zink	3,97 mg
Gesamtfett	*6,90 g*
Gesättigtes Fett	*1,22 g*
Cholesterin	—
Natrium	*2,00 mg*

1% 2% 4% 10% 20% 40% 100%

% des täglichen Bedarfs
den 100 g dieses Nahrungsmittels decken

In einigen europäischen Ländern ist es Brauch, bei Nervosität und Schlafbeschwerden auf einer Matratze aus Haferstroh zu schlafen. Dies mit gutem Grund, enthält Hafer doch ein Alkaloid, das beruhigend auf das Nervensystem einwirkt.

EIGENSCHAFTEN UND ANWENDUNG: Hafer ist das nährstoffreichste Getreide. Er enthält doppelt so viel Fett wie der Weizen (s. S. 292), mehr Eiweiß und mehr Kohlenhydrate. Der Gehalt an ***Phosphor, Eisen*** (4.72 mg/100 g, das übertrifft Fleisch, welches 3 mg/100 g enthält) und ***Vitamin*** $\boldsymbol{B_1}$ ist beachtlich.

Kohlenhydrate kommen im Hafer reichlich vor. Wegen ihrer besonderen Struktur werden sie leicht vom Körper aufgenommen, aber nur langsam abgebaut. Deshalb liefern sie stundenlang Energie. Die wichtigsten im Hafer enthaltenen Kohlenhydrate sind:

✓ ***Stärke*** und ihre Abbauprodukte ***Dextrin, Maltose*** und ***Glukose.*** Unser Körper kann sie leicht aufnehmen und in Energie umwandeln.

✓ ***Fruchtzucker (Fruktose).*** Er kommt in geringen Mengen vor. Im Gegensatz zu den anderen Kohlenhydraten benötigt er kein Insulin, um in die Zellen einzudringen und von ihnen verwertet zu werden. Deshalb ist Hafer für Diabetiker gut geeignet.

✓ ***Schleimstoffe.*** Dies sind geleeartige Kohlenhydrate, die Wasser binden können. Sie befeuchten den Verdauungstrakt und machen seine Wände geschmeidig. So hilft Hafer bei Gastritis (Magenschleimhautentzündung) und Kolitis (Dickdarmentzündung).

✓ ***Ballaststoffe.*** Sie finden sich vor allem in der äußeren Hülle des Korns und bleiben in Vollkornprodukten erhalten. Sie können auch extra in Form von Haferkleie zugeführt werden. Der Hauptbestandteil ist ***Beta-Glukon,*** ein lösliches Derivat der Zellulose. Es hat einen mild abführenden Effekt, doch vor allem senkt es den Cholesterinspiegel, da es die Gallensäuren bindet. Um diese zu ersetzen, verbraucht der Körper Cholesterin.[7]

Hafer enthält reichlich ***Eiweisse*** (16,9 %), die leicht verdaulich sind. Sie enthalten alle ***essenziellen Aminosäuren,*** allerdings nicht im optimalen Verhältnis. ***Lysin*** und ***Threonin*** sind nur in Spuren vorhanden, während es einen Überschuss an ***Methionin*** gibt. Hülsenfrüchte (Erbsen, Linsen, Bohnen) dagegen sind reich an Lysin und Threonin und arm an Methionin. Die Kombination von Getreide wie Hafer mit Hülsenfrüchten ist deshalb so erfolgreich, weil sich die verschiedenen Eiweiße zu hochwertigem Eiweiß ergänzen.

Die ***Fette*** des Hafers sind sehr wertvoll, sie bestehen aus:

✓ ***Fettsäuren,*** ungesättigten (80 %) wie z. B. ***Linolsäure*** und gesättigten (20 %). Die überwiegend ungesättigten Fettsäuren senken den Cholesterinspiegel.

✓ ***Avenasterin,*** einem Phytosterin, einem pflanzlichen Stoff, der dem Cholesterin ähnlich ist. Im Darm hemmt er die Aufnahme von Cholesterin und senkt so den Cholesterinspiegel im Blut.

Zubereitung und Anwendung

❶ **Haferflocken:** In dieser Form werden die Eigenschaften des Hafers am besten genutzt. Sie können in Milch oder in Gemüsebrühe gekocht werden.

❷ **Haferbrei** kann wie folgt zubereitet werden: 4 Esslöffel Haferflocken einweichen. Am nächsten Morgen 1/2 Liter Wasser zum Kochen bringen, die Haferflocken einrühren und auf kleiner Flamme 15 Minuten köcheln lassen. Mit Honig süßen, eventuell mit Milch verbessern.

❸ **Mehl oder Creme** wird in Suppen und für Babynahrung verwendet.

❹ **Müsli:** Haferflocken sind der Hauptbestandteil dieses Frühstücks, meist zusammen mit anderen Getreiden sowie Nüssen, Mandeln, Rosinen usw. Das bekannte «Bircher-Müsli» wird mit den genannten Zutaten, frischem Obst, Milch und etwas Honig zubereitet.

❺ **Haferwasser:** 2 Esslöffel Haferflocken in 1 Liter Wasser 5 Minuten lang kochen lassen, dann abgießen. Nach Belieben mit Honig süßen. Diese Flüssigkeit sollte über den Tag verteilt getrunken werden.

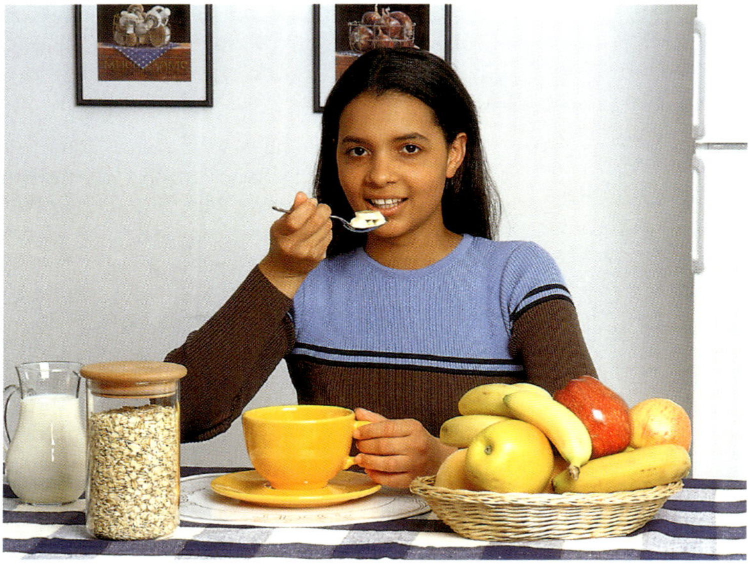

In Milch gekochte Haferflocken mit etwas Honig und frischem Obst ergeben ein nahrhaftes Frühstück für Kinder, Jugendliche, Sportler, Schwangere und Stillende.

Nach so einem Frühstück braucht man keinen Imbiss zwischendurch!

✓ ***Lezithin.*** Kleine Mengen dieses Phospholipids, das für die Funktionsfähigkeit des Nervensystems wichtig ist, sind enthalten. Es trägt ebenfalls zur Senkung des Cholesterinspiegels bei.

Obwohl Hafer viel Fett enthält, tragen die Inhaltsstoffe doch zur Senkung des Cholesterinspiegels bei, statt ihn wie erwartet zu steigern.

Weil Hafer sowohl sehr nahrhaft als auch leicht verdaulich ist, ist er ein echtes Grundnahrungsmittel. Wie Brot kann er täglich auf dem Tisch stehen und so zur vollwertigen Ernährung beitragen.

Darüber hinaus ist Hafer bei folgenden Erkrankungen sehr zu empfehlen:

• **Erkrankungen des Nervensystems:** Hafer stellt die wichtigen Nährstoffe für das Funktionieren der Neuronen bereit: Glukose (aus der Stärke freigesetzt), Fettsäuren, Phosphor, Lezithin und Vitamin B_1. Diese wirken kräftigend und ausgleichend auf das Nervensystem und regen die geistigen Fähigkeiten an.

Außerdem enthält Hafer geringe Mengen an Avenin, einem ungiftigen Glutelin, das einen leicht beruhigenden Einfluss auf das Nervensystem ausübt.

Regelmäßiger Verzehr von Hafer in allen Formen, auch als Haferwasser **[❺]**, empfiehlt sich bei Nervosität, Müdigkeit oder geistiger Erschöpfung, Schlaflosigkeit und Depressionen. Besonders hilfreich ist er auch für Studenten, vor allem in der Prüfungszeit.

• **Verdauungsbeschwerden:** Wegen ihres Gehalts an Schleimstoffen und der leichten Verdaulichkeit zeigen Haferflocken **[❶]** lindernde Wirkung. In Milch oder Gemüsebrühe gekocht, helfen sie bei Magenschleimhautentzündung (Gastritis), Zwölffingerdarmgeschwüren und Darmerkrankungen wie Divertikulose (das Auftreten von Ausbuchtungen im Darm) und Dickdarmentzündungen (Kolitis), die durch Mikroorganismen, Gifte, Medikamente oder Nahrungsmittelunverträglichkeiten entstehen.

• **Zöliakie** ist auf eine Gliadin-Unverträglichkeit zurückzuführen. Dieses Eiweiß kommt im

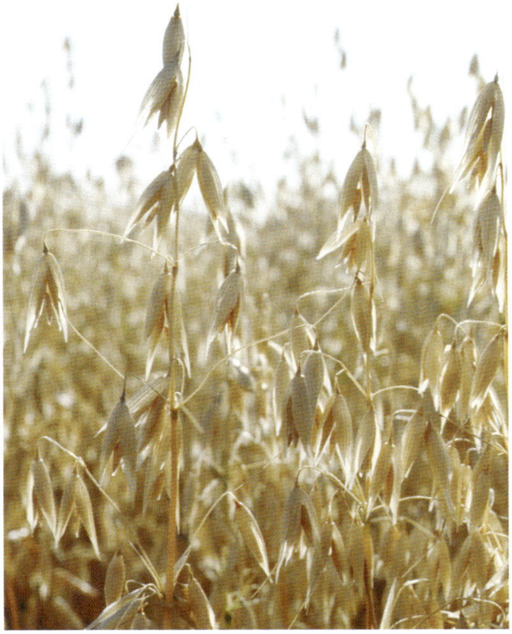

Gluten von Weizen und anderen Getreiden vor. Schwere Durchfälle und Unterernährung weisen auf diese Krankheit hin. Weil der Hafer wenig Gliadin enthält, wird er gut vertragen. Das haben viele wissenschaftliche Studien ergeben.[8]

• **Diabetes:** Trotz des hohen Gehalts an Kohlenhydraten wird Hafer von Diabetikern gut vertragen, besonders wenn Vollkornflocken, in denen die Kleie enthalten ist, verwendet werden **(❶)**. Das ist auf den Fruktosegehalt und vor allem auf die in der Spelze enthaltenen Beta-Glukane zurückzuführen. Diese Beta-Glukane (lösliche Pflanzenfasern) erhöhten laut einer Studie des United States Department of Agriculture (Landwirtschaftsministerium) bei Diabetikern die Toleranz für die bei der Verdauung aus der Stärke von Hafer gewonnene Glukose.[9]

• **Erhöhter Cholesterinspiegel:** Die Zusammensetzung der Fette im Hafer bewirkt eine Senkung des Cholesterinspiegels. Diese Wirkung wird durch die Beta-Glukane, die in der Kleie zu finden sind, noch verstärkt. Sie binden Gallensäuren im Darm und scheiden sie aus, während sie zusätzlich die Aufnahme von Fetten senken.[10,11] Cholesterin ist die Grundsubstanz für Gallensäure. Wird diese mit dem Stuhl ausgeschieden, muss der Körper neue bilden und verbraucht dabei wieder Cholesterin.

Diese Wirkungsweise von Hafer wurde in verschiedenen Studien bewiesen.[12,13] Daher kann der Verzehr von Vollkornhafer zusammen mit Haferkleie (wie zum Beispiel in Vollkornflocken **(❶)**) allen dringend empfohlen werden, die ihren Cholesterinspiegel senken möchten.

• **Arteriosklerose und Bluthochdruck:** Bei der Behandlung und Vorbeugung dieser beiden Krankheiten lassen sich durch regelmäßigen Verzehr von Hafer (wenigstens einmal am Tag eine Portion in einer beliebigen Zubereitungsart) gute Heilerfolge erzielen.

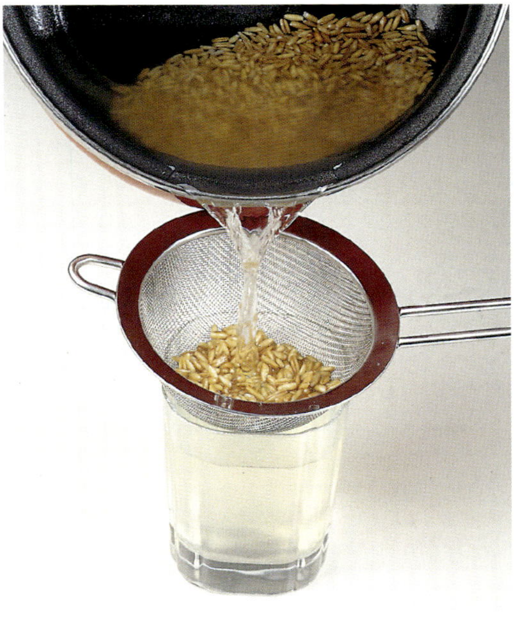

Haferwasser wirkt ausgleichend und stärkend auf das Nervensystem. Es wird bei Nervosität und Bluthochdruck empfohlen.

Die Zubereitung ist im Kasten auf Seite 49 beschrieben.

Die Paranuss

reich an Vitamin B_1

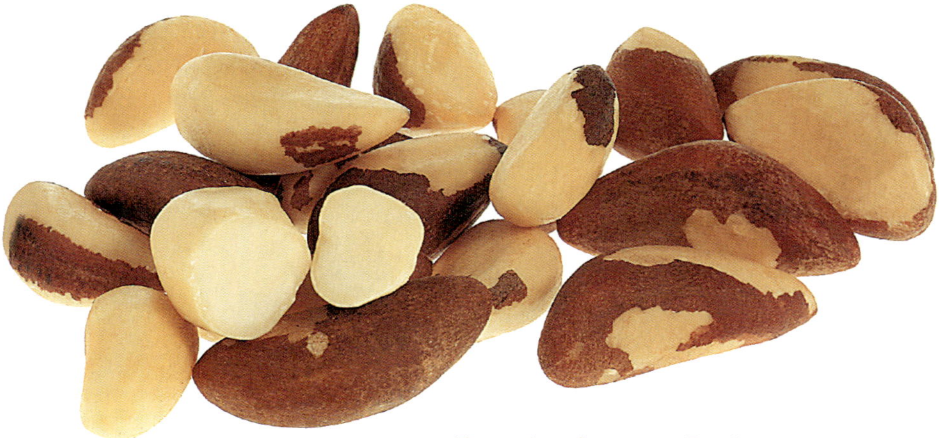

Deutsches Synonym: *Brasilnuss.*

Engl.: *Brazil nut, creamnut, paranut;* **Frz.:** *noix du Brésil;* **Span.:** *nuez del Brasil, coquito de Brasil, almendra del Amazonas.*

Beschreibung: *Same der Frucht des Baumes Bertholletia excelsa Humb. aus der Familie der Topffruchtbaumgewächse (Lecythidaceae). Er kann bis zu vierzig Meter hoch werden.*

PARANUSS
Inhaltsstoffe
je 100 g rohen, verzehrbaren Anteil

Energie	656 kcal = 2.745 kj
Eiweiß	14,3 g
Kohlenhydrate	7,40 g
Ballaststoffe	5,40 g
Vitamin A	—
Vitamin B_1	1,00 mg
Vitamin B_2	0,122 mg
Niacin	5,96 mg NÄ
Vitamin B_6	0,251 mg
Folsäure	4,00 µg
Vitamin B_{12}	—
Vitamin C	0,700 mg
Vitamin E	7,60 mg α-TÄ
Kalzium	176 mg
Phosphor	600 mg
Magnesium	225 mg
Eisen	3,40 mg
Kalium	600 mg
Zink	4.59 mg
Gesamtfett	66,2 g
Gesättigtes Fett	16,2 g
Cholesterin	—
Natrium	2,00 mg

1% 2% 4% 10% 20% 40% 100% 200% 500%

% des täglichen Bedarfs,
den 100 g dieses Nahrungsmittels decken

Der Baum, an dem die Paranuss wächst, fällt durch seinen schönen und edlen Wuchs auf. Leider hat sich herausgestellt, dass er sich nicht zur Zucht eignet, und so stammen die meisten Paranüsse von wild wachsenden Bäumen im Amazonasbecken.

Eigenschaften und Anwendung: Paranüsse enthalten 66,2% ***Fett,*** das leicht ranzig wird. Mehr als 25 % davon sind ***gesättigte Fettsäuren.*** Im Gegensatz zu solchen Fettsäuren tierischen Ursprungs erhöhen die pflanzlichen, kurz- und mittelkettigen Fettsäuren den Cholesterinspiegel nicht. Da Paranüsse sehr energiereich sind, sollte man sie nicht in großen Mengen naschen.

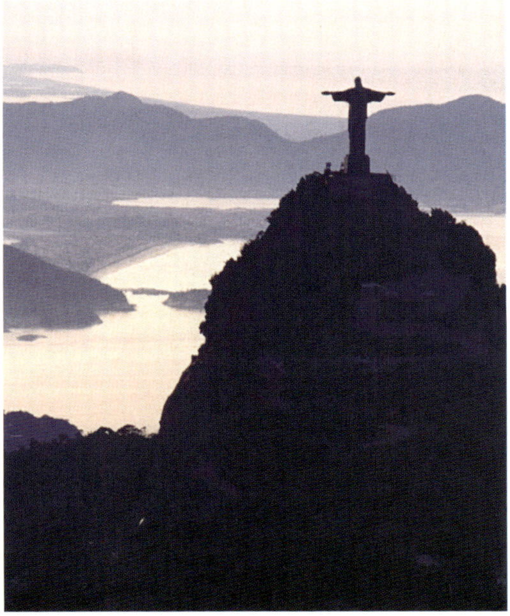

Paranüsse enthalten viel ***Eiweiß*** (14,3 %), ***Vitamin E*** und ***Mineralstoffe*** (Phosphor, Magnesium, Kalzium und Eisen).

Ihre wichtigste Eigenschaft als Nahrungsmittel ist jedoch der hohe Gehalt an ***Vitamin B_1,*** der den von Fleisch, Milch und Eiern übertrifft. Nur Weizenkeime, Bierhefe, Sonnenblumenkerne und Pinienkerne enthalten noch mehr Vitamin B_1.

Deshalb sind Paranüsse das richtige Nahrungsmittel für alle, die unter **nervlich bedingten Beschwerden** wie Reizbarkeit, Depressionen, Gedächtnis- und Konzentrationsstörungen leiden.

Wer gerade aufhört zu **rauchen,** kann die stärkende Wirkung von Vitamin B_1 auf das Nervensystem zu seinen Gunsten nutzen.

Die Frucht ähnelt einer Kokosnuss mit einem Durchmesser von etwa 16 cm. Wenn sie reif ist, öffnet sich die Schale und bringt 20 bis 24 nierenförmige Samen hervor. Diese sind 3 – 4 cm groß und von einer holzigen Schale umgeben, in der sich die dicke, mandelförmige Paranuss versteckt.

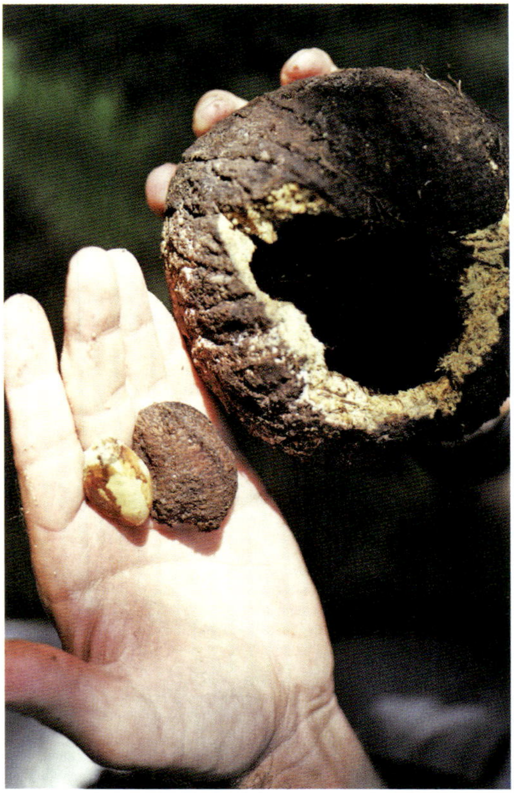

Zubereitung und Anwendung

❶ **Roh** werden die Paranüsse gerne gegessen. Man sollte sie – wie alle Nüsse – sorgfältig kauen.

❷ **Geröstet:** Fünf bis zehn Minuten im Backofen verleihen den Nüssen eine goldene Farbe und einen angenehmen Geschmack.

Der Salat

beruhigt die Nerven und macht satt

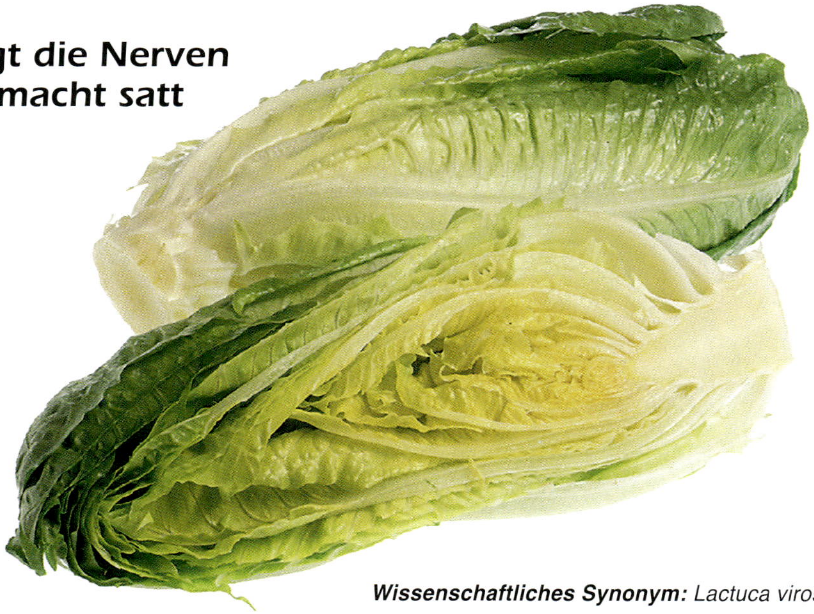

Wissenschaftliches Synonym: *Lactuca virosa L.*

Deutsche Synonyme: *Römischer Kopfsalat, Romana Salat, Sommerendivie.*

Engl.: *lettuce, celtuce, cos, garden lettuce, [green] romaine lettuce;* ***Frz.:*** *laitue;* ***Span.:*** *lechuga.*

Beschreibung: *Blätter der römischen Kopfsalatpflanze Lactuca sativa aus der Familie der Korbblütler (Compositae). Manche Sorten haben glatte, andere gekräuselte Blätter, die farblich zwischen Grün und Rot-violett schwanken.*

RÖMISCHER KOPFSALAT
Inhaltsstoffe
je 100 g rohen, verzehrbaren Anteil

Energie	**16,0 kcal = 67,0 kj**
Eiweiß	**1,62 g**
Kohlenhydrate	**0,670 g**
Ballaststoffe	**1,70 g**
Vitamin A	**260 µg RÄ**
Vitamin B_1	**0,100 mg**
Vitamin B_2	**0,100 mg**
Niacin	**0,700 mg NÄ**
Vitamin B_6	**0,047 mg**
Folsäure	**136 µg**
Vitamin B_{12}	—
Vitamin C	**24,0 mg**
Vitamin E	**0,440 mg α-TÄ**
Kalzium	**36,0 mg**
Phosphor	**45,0 mg**
Magnesium	**6,00 mg**
Eisen	**1,10 mg**
Kalium	**290 mg**
Zink	**0,250 mg**
Gesamtfett	***0,200 g***
Gesättigtes Fett	***0,026 g***
Cholesterin	—
Natrium	***8,00 mg***

1% 2% 4% 10% 20% 40% 100%

% des täglichen Bedarfs,
den 100 g dieses Nahrungsmittels decken

Die alten Römer aßen nach einem üppigen Abendessen gerne etwas Salat, um besser schlafen zu können. Heute können die stressgeplagten modernen Menschen ebenfalls von den Kräften des Salats Nutzen ziehen, wenn sie ihren Salat nicht nach, sondern *anstelle* eines reichhaltigen Abendessens zu sich nehmen.

Eigenschaften und Anwendung: Salat gehört zu den Nahrungsmitteln mit dem höchsten ***Wassergehalt*** (94,9 %). Noch überraschender ist der ziemlich hohe Gehalt an ***Eiweiß*** (1,62 %). Das ist nicht viel weniger als jener der Kartoffel (2,07 %).

Salat liefert nicht viele Kohlenhydrate (0,67 %) und Fett (0,2 %), was seinen niedrigen Energiewert erklärt. Folgende Inhaltsstoffe begründen den therapeutischen Wert des Salats:

✓ ***Provitamin A:*** 100 g Salat enthalten 260 µg Retinoläquivalent, was einem Viertel des Tagesbedarfs entspricht. Die helleren Blätter enthalten allerdings etwas weniger als die dunklen.

✓ ***B-Vitamine:*** Salat bietet ziemlich viel Vitamin B_1 (0,1 mg/100 g) und B_2 (0,1 mg/100 g), vor allem aber ***Folsäure*** (135,7 µg/100 g).

✓ ***Vitamin C:*** Die Vitamin C-Konzentration liegt bei 24 mg/100 g, etwa halb so hoch wie bei Zitronen oder Orangen.

✓ ***Mineralien:*** Salat bietet uns viel Kalium (290 mg/100 g) und Eisen (1,1 mg/100 g). Weiter finden sich im Salat Kalzium, Phosphor, Magnesium sowie die Spurenelemente Zink, Kupfer und Mangan.

✓ ***Ballaststoffe:*** (1,7 %) Sie üben eine milde abführende Wirkung aus.

✓ ***Substanzen mit beruhigender und schlaffördernder Wirkung:*** Sie sind auch im Milchsaft (Latex) des wilden Salats enthalten[14], wenn auch in niedrigerer Dosierung. Sie ähneln chemisch gesehen dem Opium, sind aber ungiftig und machen nicht süchtig.

Wegen dieser Inhaltsstoffe hat der Salat beruhigende, schlaffördernde, appetitanregende, abführende, alkalisierende und remineralisierende Wirkung und wird empfohlen bei:

- **Funktionellen Störungen des Nervensystems** wie Nervosität, Stress, psychischer Anspannung und Unruhe. Regelmäßiger Verzehr von Salat bringt eine leichte, kaum wahrnehmbare Beruhigung, während die notwendigen B-Vitamine für das Nervensystem bereitgestellt werden.
- **Schlaflosigkeit:** Eine großzügige Portion Kopfsalat als einziges Abendessen hilft rasch.
- **Verdauungsstörungen:** Vor einem Mahl eingenommen, erleichtert Salat die Verdauung und stärkt den Magen.
- **Verstopfung:** Durch den hohen Gehalt an Ballaststoffen und die leichte Verdaulichkeit beschleunigt der Salat die Darmfunktion.
- **Übergewicht:** Kopfsalat füllt den Magen, hat aber nur wenig Kalorien. Außerdem bewahrt er vor Nervosität und Unruhe, die meist von Übergewichtigen empfunden werden.
- **Diabetes:** Weil der Salat so wenig Kohlenhydrate enthält, können auch Zuckerkranke nach Herzenslust davon essen.

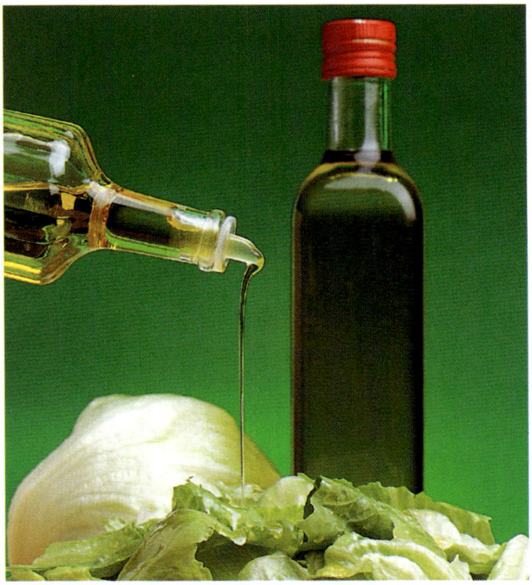

Eine Schüssel Kopfsalat, richtig mit Olivenöl und Zitronensaft gewürzt, sättigt erstaunlich rasch, fördert die Verdauung und hilft beim Einschlafen.

Zubereitung und Anwendung

❶ **Roh:** Die Frische und der angenehme Geschmack kommen am besten zur Geltung, wenn der Salat mit etwas Öl (vorzugsweise Olivenöl) und einigen Tropfen Zitronensaft angemacht wird. Die äußeren, grünen Blätter sind nahrhafter als die hellen inneren.

❷ **Gekocht:** Die härteren Blätter können wie jedes andere Gemüse gegart werden.

Die Pinienkerne

ein gutes Nahrungsmittel für das Gehirn

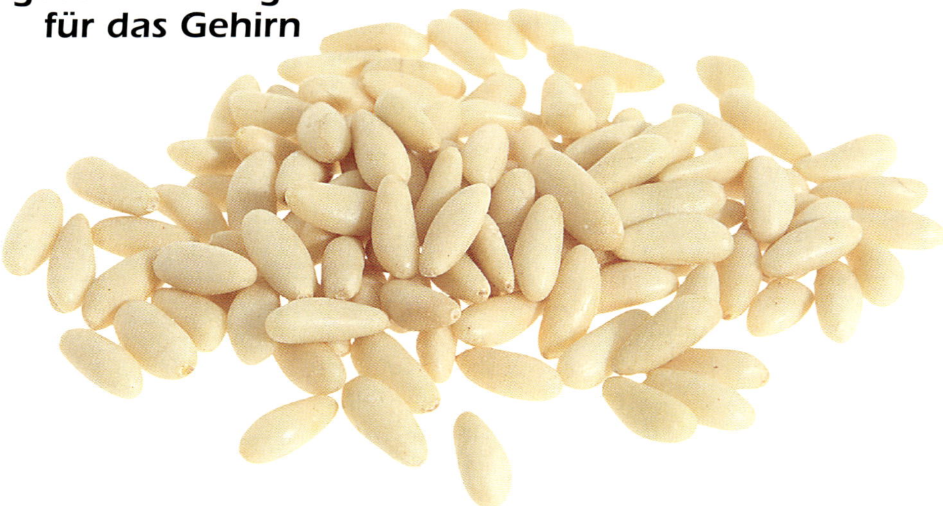

PINIENKERNE
Inhaltsstoffe
je 100 g rohen, verzehrbaren Anteil

Energie	**629 kcal** = **2.632 kj**
Eiweiß	**11,6 g**
Kohlenhydrate	**8,60 g**
Ballaststoffe	**10,7 g**
Vitamin A	**3,00 µg RÄ**
Vitamin B_1	**1,24 mg**
Vitamin B_2	**0,223 mg**
Niacin	**6,80 mg** NÄ
Vitamin B_6	**0,111 mg**
Folsäure	**57,8 µg**
Vitamin B_{12}	—
Vitamin C	**2,00 mg**
Vitamin E	—
Kalzium	**8,00 mg**
Phosphor	**35,0 mg**
Magnesium	**234 mg**
Eisen	**3,06 mg**
Kalium	**628 mg**
Zink	**4,28 mg**
Gesamtfett	***61,0 g***
Gesättigtes Fett	***9,38 g***
Cholesterin	—
Natrium	***72,0 mg***

1% 2% 4% 10% 20% 40% 100%

% des täglichen Bedarfs,
den 100 g dieses Nahrungsmittels decken

Deutsche Synonyme: *Pineolen, Pignolien.*

Englisch: *pine nuts, pine kernel, Indian nut, nut pine, Mexican nut pine;* ***Französisch:*** *pignon;* ***Spanisch:*** *piñón.*

Beschreibung: *Samen des Pinienbaumes (Pinus pinea L.) der Familie der Piniengewächse (Pinaceae). Er wird bis zu 30 m hoch. Seine Nadeln sind länger als die anderer Pinienarten.*

Pinien sind nacktsamige Pflanzen, d. h. die Samen werden von keiner Frucht umgeben. Die Zapfen sind nämlich keine Früchte, sondern die weiblichen Blüten, zwischen deren Schuppen die Samen oder Pinienkerne versteckt sind.

EIGENSCHAFTEN UND ANWENDUNG: Pinienkerne sind eine wahre Delikatesse. Weil sie so knapp und teuer sind, werden sie nur sparsam als Verzierung oder zur Würze eingesetzt.

Der hohe Nährwert der Pinienkerne wird von vielen unterschätzt. Sie enthalten 61 % ***Fett,*** das sich vor allem aus ***mehrfach ungesättigten Fettsäuren*** wie ***Linolsäure*** und ***Pinolensäure,***[15] zusammensetzt, die für die

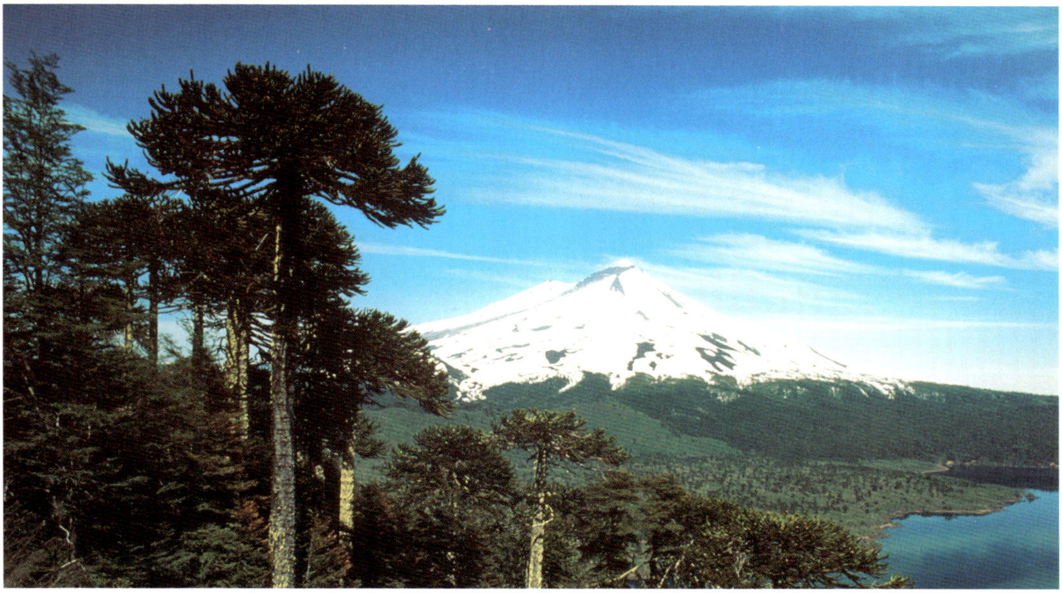

Die Araukarie, die im Süden Chiles wächst, bringt großartige Pinienkerne hervor.

Bildung von Nervengewebe und die Senkung des Cholesterinspiegels wichtig sind.

Sie enthalten außerdem viel biologisch hochwertiges ***Eiweiß*** (11,6 %), ***Vitamin B₁*** und ***Eisen*** (3 mg/100 g). Der Vitamin B-Gehalt wird nur noch von Sonnenblumenkernen, Weizenkeimen und Bierhefe übertroffen. Die wichtigsten Anwendungsgebiete sind:

- **Nervenbeschwerden,** wegen ihres Vitamin B_1-Gehalts und der essentiellen Fettsäuren. Sie helfen allen, die unter Stress und Depressionen leiden, ebenso ermüdeten Studenten.

- **Blutarmut** und organische Schwächezustände, wegen ihres hohen Nähr- und Mineralstoffgehalts.

- **Herzbeschwerden und Arteriosklerose,** wegen der günstigen Wirkung ihrer Fettsäuren auf die Arterien.

Zubereitung und Anwendung

❶ **Roh:** Pinienkerne schmecken sehr gut, man isst im Maximum eine Handvoll – gut kauen! Die Kerne müssen gut verschlossen aufbewahrt werden, weil sie leicht ranzig werden.

❷ **Als Zugabe** zu verschiedenen Speisen wegen ihres angenehmen Geschmacks und hohen Nährwerts.

Araukarische Pinienkerne

Die chilenische Araukarie (*Pinus araucana* L. = *Araucaria araucana* K. Koch), auch als chilenische Pinie bekannt, wird bis zu 60 Meter hoch. Ihre aromatischen Kerne sind das Grundnahrungsmittel des araukanischen Volkes, das für seine Stärke und Ausdauer berühmt ist.

Die Mandel

stärkt das Nervensystem und senkt den Cholesterinspiegel

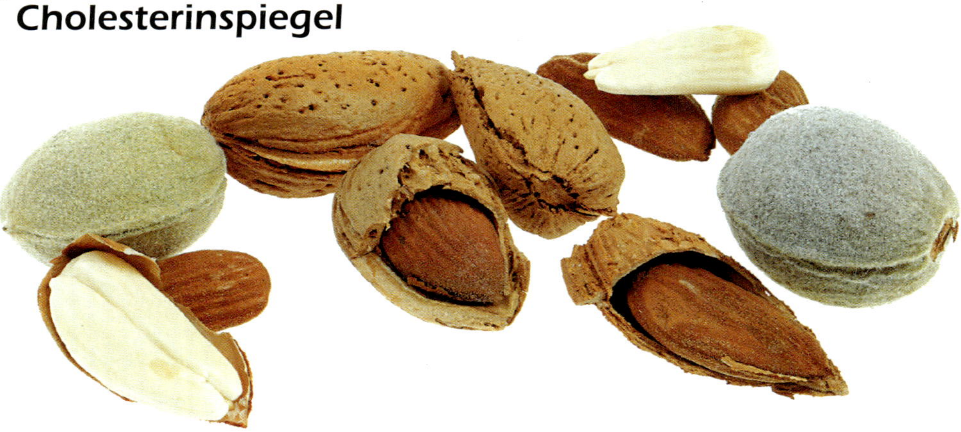

Wissenschaftliches Synonym: *Amygdalus communis L.*

Englisch: *almond, sweet almond;* **Französisch:** *amande;* **Spanisch:** *almendra.*

Beschreibung: *Same der Frucht des Mandelbaums (Prunus amygdalus Batsch.) aus der Familie der Rosengewächse (Rosaceae). Er wird drei bis zu sechs Meter hoch.*

MANDEL
Inhaltsstoffe
je 100 g rohen, verzehrbaren Anteil

Energie	**589 kcal = 2.465 kj**
Eiweiß	**20,0 g**
Kohlenhydrate	**9,50 g**
Ballaststoffe	**10,9 g**
Vitamin A	—
Vitamin B_1	**0,211 mg**
Vitamin B_2	**0,779 mg**
Niacin	**9,33 mg NÄ**
Vitamin B_6	**0,113 mg**
Folsäure	**58,7 µg**
Vitamin B_{12}	—
Vitamin C	**0,600 mg**
Vitamin E	**24,0 mg α-TÄ**
Kalzium	**266 mg**
Phosphor	**520 mg**
Magnesium	**296 mg**
Eisen	**3,66 mg**
Kalium	**732 mg**
Zink	**2,92 mg**
Gesamtfett	***52,2 g***
Gesättigtes Fett	***4,95 g***
Cholesterin	—
Natrium	***11,0 mg***

1% 2% 4% 10% 20% 40% 100% 200% 500%

% des täglichen Bedarfs,
den 100 g dieses Nahrungsmittels decken

Spät im Winter, wenn die anderen Bäume noch kahl sind, bedecken liebliche weiße und rosa Blüten die Zweige der Mandelbäume und künden den Frühling an.

Obwohl Mandeln als Nüsse angesehen werden, essen wir den Samen der Frucht und nicht die fleischige Hülle, die diesen umgibt und nicht genießbar ist.

Seit Urzeiten sind Mandeln Bestandteil der menschlichen Ernährung. Wie der Baum sich deutlich von anderen unterscheidet, so haben auch die Früchte einen besonderen Nähr- und Heilwert.

EIGENSCHAFTEN UND ANWENDUNG: Mandeln bieten alle wichtigen Nährstoffe an:

✓ ***Eiweiß:*** Das Eiweiß der Mandel kann vom Körper gut verwertet werden und besteht aus ***allen essenziellen Aminosäuren;*** ihre biologische Wertigkeit wird nur noch von der Sojapflanze übertroffen (siehe S. 254). Für ein pflanzliches Produkt ist der Eiweißgehalt sehr hoch (13,3 %) – nur Fleisch und Fisch bieten zwischen 15 und 20 g Eiweiß je 100 g.

✓ ***Fett:*** Mehr als die Hälfte des Gewichts der Mandel setzt sich aus Fetten zusammen. Die meisten davon sind einfach ungesättigte (34,1 %) und mehrfach ungesättigte (11 %) Fettsäuren, von denen die ***Linolsäure*** für unser Nervensystem besonders wichtig ist.

✓ ***Kohlenhydrate:*** Hiervon bietet die Mandel weniger an als Eiweiß und Fett. Deshalb lohnt es sich, Mandeln mit Brot und süßen, getrockneten Früchten (wie Rosinen und Feigen) zu kombinieren.

✓ ***Vitamine:*** Mandeln enthalten recht viel Vitamin B_1, B_6 und vor allem Vitamin E. Nur der Gehalt an Vitamin C ist sehr niedrig (0,6 mg/100 g).

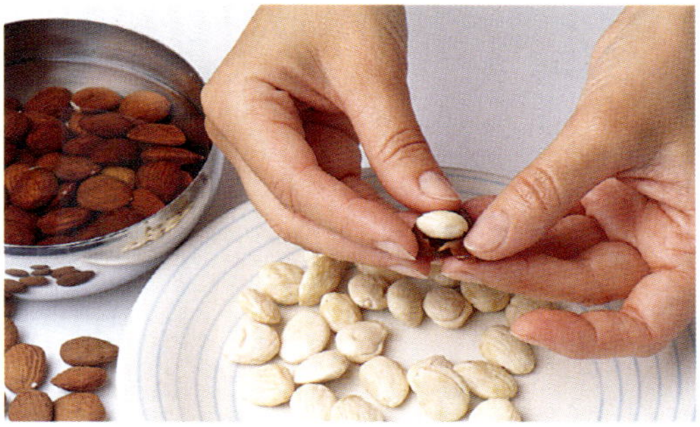

Getrocknete Mandeln sind leichter zu kauen und zu verdauen, wenn sie über Nacht eingeweicht werden. Am nächsten Morgen sind sie weich und schmecken nach dem Entfernen der Schale wie frisch gepflückt.

Die braune Haut lässt sich leicht ablösen, wenn man die Mandeln mit kochendem Wasser übergießt (blanchiert). Geschälte Mandeln sind leichter verdaulich.

✓ ***Mineralstoffe:*** Mandeln sind eines der kalzium- und phosphorreichsten pflanzlichen Nahrungsmittel. Sie enthalten ebenfalls bedeutende Mengen an Magnesium, Kalium und Eisen.

Zubereitung und Anwendung

❶ **Frische** Mandeln, vom Baum gepflückt und aufgeknackt, brauchen keine weitere Zubereitung. Sie sind leichter verdaulich als die getrockneten, verderben aber rascher.

❷ **Getrocknet:** Nach der Ernte verflüchtigt sich mit der Zeit ein Teil der Flüssigkeit und die Mandeln werden hart. Sie können, gut gekaut, roh gegessen oder leicht geröstet werden. Dabei gehen einige Vitamine verloren, die Verdaulichkeit wird aber verbessert.

❸ **Mandelmilch:** Sie wird meist hergestellt, indem Mandelmus mit Wasser aufgerührt wird. Diese Paste wird industriell aus Mandeln und Zucker (möglichst Fruchtzucker) hergestellt, kann aber auch selbst zubereitet werden. Sie dient als Ersatz für Kuhmilch.

❹ **Marzipan** besteht aus einer homogenen Mischung aus Mandelpaste und Zucker. Das Verhältnis dieser Bestandteile bestimmt die Qualität.

❺ **Turrón** wird aus Mandeln und Honig hergestellt und ist in Spanien sehr beliebt. Es gibt harten und weichen Turrón, je nachdem, wie sehr die Mandeln zerkleinert werden.

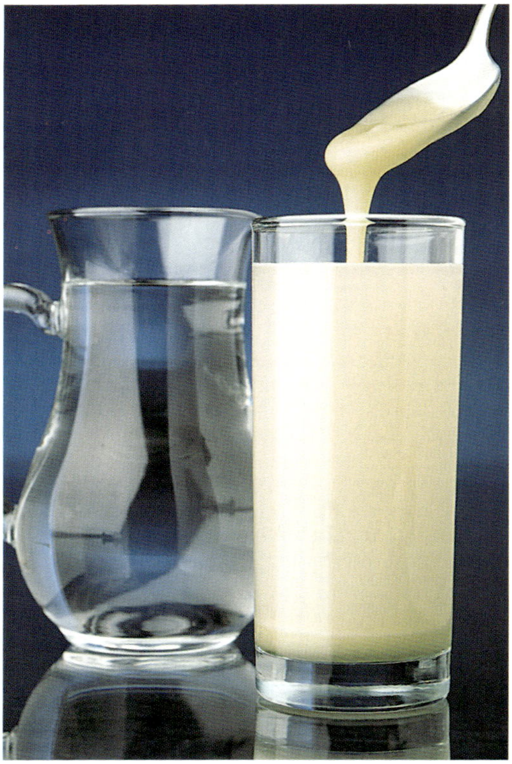

Mandelmilch ist ein nahrhaftes und erfrischendes Getränk, das Kindern, die sich im Wachstum befinden, sehr zu empfehlen ist. Die Herstellung ist einfach: Einige Löffel Mandelmus werden in einem Glas Wasser aufgelöst.

Der ***Kalziumgehalt*** von Mandeln (247 mg/100 g) überragt den der Milch oder der Milchprodukte. Von Letzteren können wir allerdings mehr zu uns nehmen.

Bei der Mandel überrascht nicht nur der hohe Gehalt an Mineralstoffen, sondern auch die ausgewogene Kombination. Kalzium, Phosphor und Magnesium müssen im richtigen Verhältnis im Blut vorhanden sein. Je mehr ein Nahrungsmittel diesem entspricht, desto wertvoller ist es für den Organismus.

Es hat sich herausgestellt, dass eine Ernährung mit viel ***Phosphor*** wie z. B. auf der Basis von **Fleisch,** die Aufnahme von ***Kalzium*** im Körper verringert.[16] Größere Mengen Eiweiß verursachen zusätzlichen Kalziumverlust durch den Urin.[17]

✓ ***Spurenelemente:*** Wie andere Nüsse sind Mandeln reich an Zink, Kupfer und Mangan, die wichtige Funktionen im Körper übernehmen.

Wegen dieser guten Zusammensetzung und der leichten Verdaulichkeit (wenn man sie gut kaut), werden Mandeln empfohlen, wenn folgende Beschwerden vorliegen:

- **Störungen des Nervensystems,** Stress, Depressionen, geistige oder körperliche Erschöpfung: Das richtige Verhältnis zwischen Kalzium, Magnesium und Kalium stärkt die Muskeln und verhindert nervöse Reizbarkeit. Kalziummangel im Blut führt zu Nervosität.

Durch die ausgewogene Mischung dieser Stoffe in der Mandel wird das Nervensystem gestärkt. Der hohe Gehalt an Phosphor und den mehrfach ungesättigten Fettsäuren (wie der Linolsäure) unterstützt die Produktion von Phospholipiden, die wichtige Bestandteile der Zellmembranen der Neuronen sind.

Regelmäßiger Verzehr von Mandeln stärkt die Nerven, strafft die Muskeln und hilft, **Stress, Depressionen** und **Erschöpfung** zu bewältigen. Für **Sportler** und **Schwerarbeiter** sind Mandeln ein äußerst energiereiches und gesundes Nahrungsmittel.

- **Hoher Cholesterinspiegel:** Obwohl die Mandeln einen hohen Fettgehalt aufweisen, senken sie den Cholesterinspiegel. Für Walnüsse gilt das Gleiche (siehe S. 74). Dieser Effekt kommt durch die ausgewogene Zusammenstellung der Fettsäuren zustande und möglicherweise auch durch den hohen Gehalt an Vitamin E mit seiner antioxidativen Wirkung.

- **Herzbeschwerden und Arteriosklerose:** Kalzium ist für jeden Herzschlag nötig und steuert den Blutdruck. Die hohe Konzentration an Kalzium zusammen mit dem Gehalt an Vittamin E unterstützt die Gesundheit des Herz-Kreislauf-Systems.

Mandelmilch

Mandelmilch ist ein sehr nahrhaftes und wohlschmeckendes Getränk, das durch seinen Gehalt an Eiweiß und Mineralstoffen mit der Kuhmilch zu vergleichen ist.

Mandelmilch wird in folgenden Fällen besonders empfohlen:

- ***Kuhmilchunverträglichkeit,** die durch Milchzuckerunverträglichkeit entsteht.*
- ***Ekzeme und Durchfälle bei Kindern:** Kuhmilch verursacht viele der kindlichen Allergien, die durch Ausschläge und Ekzeme sichtbar werden. Dr. Bircher-Benner, ein bekannter Schweizer Naturheilkundler, führte die Behandlung mit Mandelmilch für Säuglinge und Kinder ein, die unter allergischen Hautreaktionen litten, und erzielte gute Heilerfolge.*
- *Auf ähnliche Weise lassen sich **schwere Säuglingsdurchfälle, Verdauungsprobleme, Blähungen** und andere Erkrankungen des Verdauungsapparats sehr gut durch den Ersatz von Kuhmilch durch Mandelmilch behandeln.*
- ***Erhöhter Cholesterinspiegel im Blut:** Mandelmilch enthält kein Cholesterin, dafür viele ungesättigte Fettsäuren, die den Cholesterinspiegel senken.*
- ***Kindheit und Wachstumsphasen:** Mandelmilch ist ein erfrischendes Getränk, reich an Nähr- und Mineralstoffen und somit viel geeigneter für Kinder als die üblichen zuckerhaltigen Erfrischungsgetränke. Besonders wichtig ist sie für nervöse Kinder und solche, die unter Konzentrationsschwierigkeiten leiden, da ihr Gehalt an Linolsäure und Phosphor die geistige Leistungsfähigkeit unterstützt.*
- ***Ältere Menschen:** Für Senioren mit Schwierigkeiten beim Kauen eignet sich Mandelmilch besonders gut.*
- ***Stillende Mütter:** In der Stillzeit ist Mandelmilch wegen ihrer milchbildenden Wirkung besonders empfehlenswert.*

Vitamin E ist ein starkes Antioxidant, das die Bildung von gefährlichen Ablagerungen in den Arterien verhindert.

• **Knochenerkrankungen:** Mandeln enthalten große Mengen der Mineralstoffe, aus denen unsere Knochen bestehen (Kalzium, Phosphor und Magnesium). Außerdem wirken sie alkalisch, was den Erhalt von Kalzium im Körper fördert. Im Gegenteil dazu verstärken Säure bildende Nahrungsmittel wie z. B. Fleisch die Ausscheidung von Kalzium durch den Urin.[17] All diese Eigenschaften machen die Mandel zu einem wirkungsvollen Medikament für alle, die an **Osteoporose** oder **Entmineralisierung der Knochen** leiden.

• **Diabetiker** vertragen Mandeln gut, weil sie wenig Kohlenhydrate, aber viel hochwertiges Eiweiß und Fett enthalten.

• **Schwangere und Stillende** benötigen die vielen wertvollen Nährstoffe, die sich in Mandeln bilden, besonders die Mineralstoffe, die für die Entwicklung des Ungeborenen nötig sind. Bei stillenden Frauen erhöhen Mandeln erwiesenermaßen die Milchbildung.

4

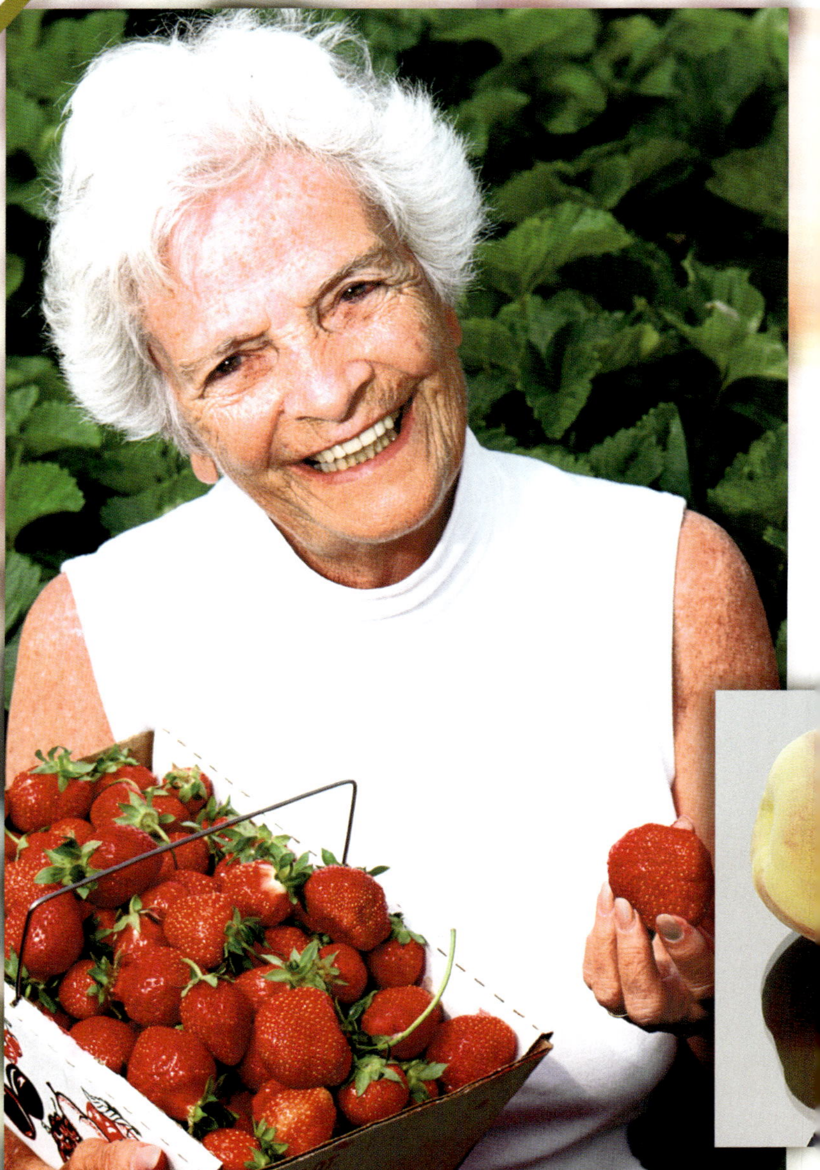

Nahrungsmittel für das Herz

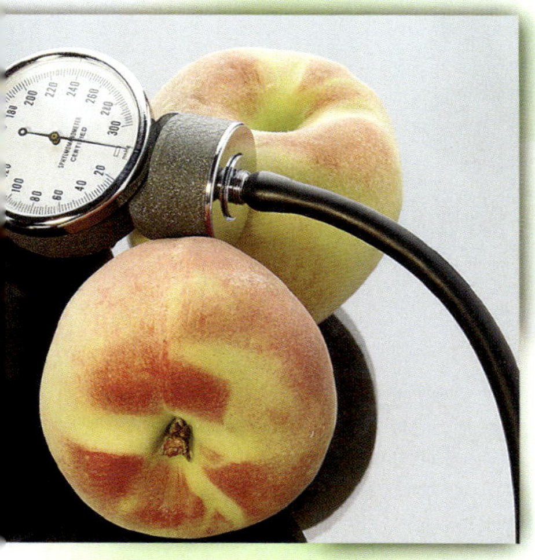

Versuchen Sie, Ihre Hand mit Kraft einmal pro Sekunde zu öffnen und zu schließen. Nach wenigen Minuten würden Sie sich unbehaglich fühlen. Bald darauf würden Sie die Übung abbrechen.

Der Herzmuskel führt genau diese Bewegung durch, aber ohne Pause. Er beginnt damit schon vor unserer Geburt und begleitet uns bis zu unserem Tod, ohne zu ermüden – wenn er gesund ist.

Die Fähigkeit des Herzmuskels, eine solche Leistung zu erbringen, ist ein weiteres Wunder bei Menschen und Tieren.

In Wirklichkeit ruht das Herz in der kurzen Zeit zwischen den Schlägen aus. Für einige Zehntelsekunden entspannt sich der Herzmuskel und erhält Blut und Nährstoffe durch die Koronararterien zugeführt.

Tipps für ein gesundes Herz

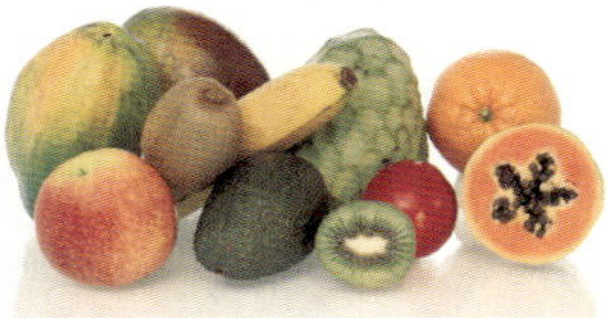

Essen Sie täglich fünf Portionen frisches **Obst**.

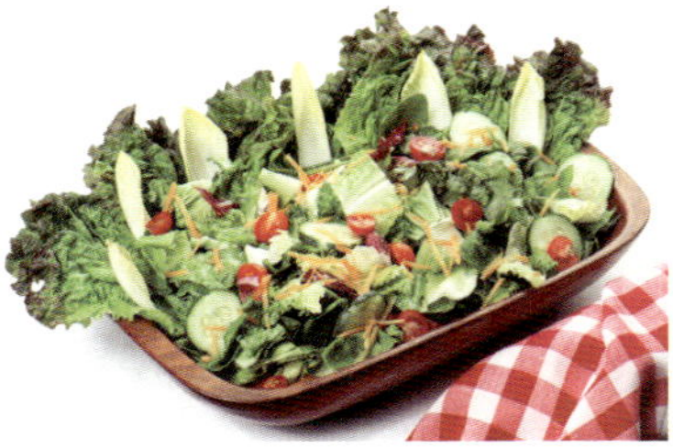

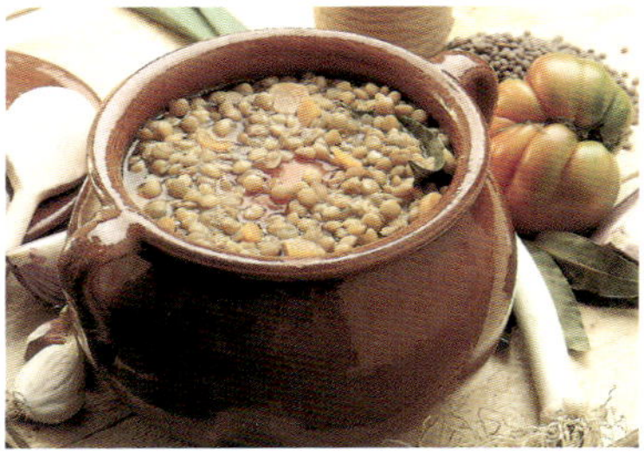

Essen Sie jede Woche mindestens zwei- oder dreimal **Hülsenfrüchte.**

Essen Sie wenigstens einen frischen **Gemüsesalat** pro Tag, mit einem Dressing aus Oliven- oder Samenöl.

Reduzieren Sie **Salz und Zucker.**

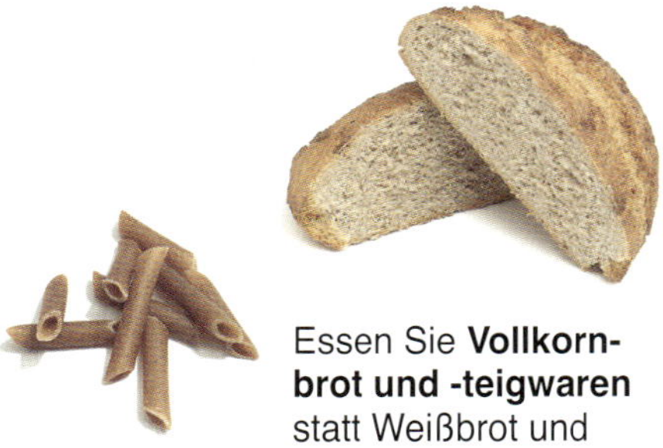

Essen Sie **Vollkornbrot und -teigwaren** statt Weißbrot und weiße Nudeln.

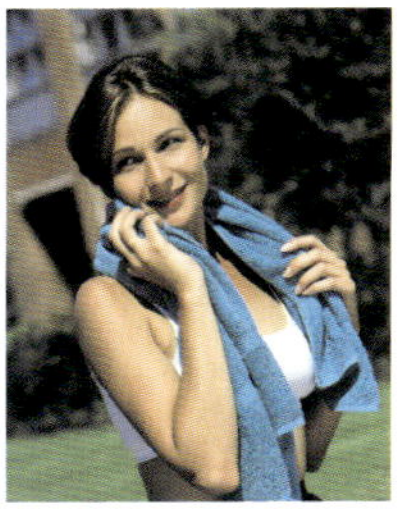

Trainieren Sie dreimal in der Woche mindestens 40 Minuten lang.

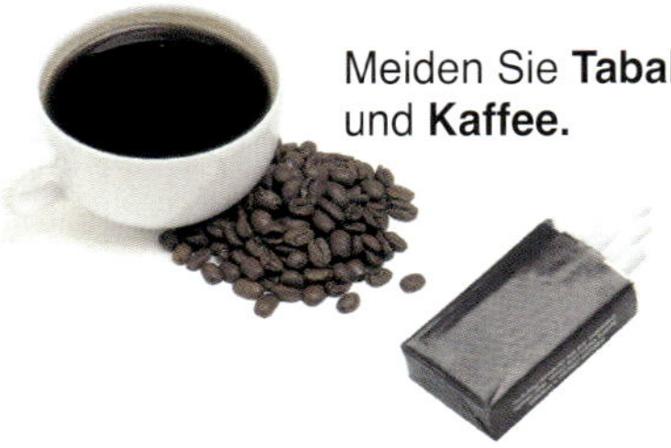

Meiden Sie **Tabak** und **Kaffee.**

Eine Ernährung auf der Grundlage von Obst, Nüssen, Gemüsen, Hülsenfrüchten und Vollkorngetreide, einfach zubereitet, bietet die beste Möglichkeit, sich vor einem Herzinfarkt zu schützen. Das haben zahlreiche Studien auf der ganzen Welt gezeigt, besonders aber die der «Forvie Site University» in Cambridge (GB).[1]

Der Wein und das Herz

Gibt es eine schützende Wirkung auf das Herz? Einige Studien belegen, dass zwischen 100 und 200 ml (½ – 1 Glas) Rotwein pro Tag (Weißwein hilft nicht) das Risiko herabsetzen, an einem Herzinfarkt zu sterben.[2, 3, 4] Dies trifft allerdings nur für Männer über fünfzig zu.

Die gleichen Statistiken zeigen, dass, wenn mehr als 200 ml (etwa ein Glas Wein oder 20 g reiner Alkohol) konsumiert werden, die Sterberate aufgrund von Herzbeschwerden steigt. Außerdem treten viele andere Krankheiten zusätzlich auf.[5]

Der mögliche schützende Effekt des Rotweins wird den phenolischen Flavonoiden zugeschrieben. Diese Substanzen kommen in den Weintrauben und ihrer Haut vor und verleihen dem Rotwein seine Farbe.[3] Sie verhindern die Oxidation der Lipoproteine und beugen so der Ablagerung von Cholesterin in den Arterien vor, der Arteriosklerose.[6]

Obst im Allgemeinen und Weintrauben ganz besonders liefern viele Flavonoide.

Kurz gesagt, was immer am Wein gesund sein soll, kommt von den Weintrauben. Sie frisch zu essen oder den unvergorenen Saft zu trinken ist viel gesünder und hat keine Nebenwirkungen auf das Herz und den ganzen Körper.

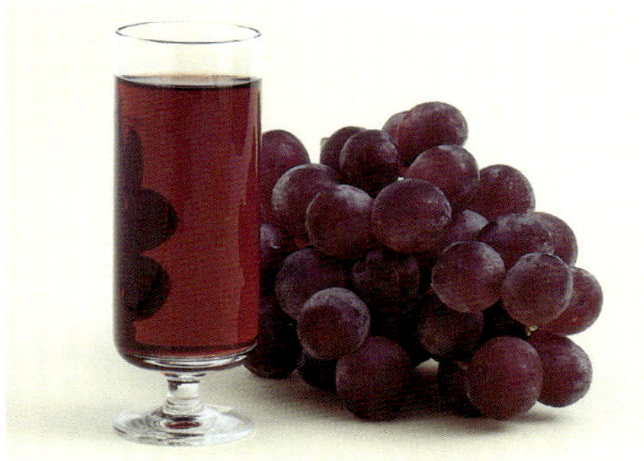

Was esse ich nach einem Herzinfarkt?

Nach einem Herzinfarkt ist eine Diät reich an Obst und Gemüse sehr empfehlenswert. Die antioxidative Wirkung verringert das Absterben der Zellen (Nekrose) im Herzmuskel.[7]

Die Arteriosklerose, die den Herzinfarkt verursacht hat, kann ebenfalls rückgebildet werden. Eine Untersuchung, die in Kalifornien (USA) durchgeführt wurde, zeigt, dass sich nach einem Jahr der Lebensstiländerung, wie sie auf Seite 64 erklärt wird, die Verengungen der Herzkranzgefäße um 10 % erweitern.[4]

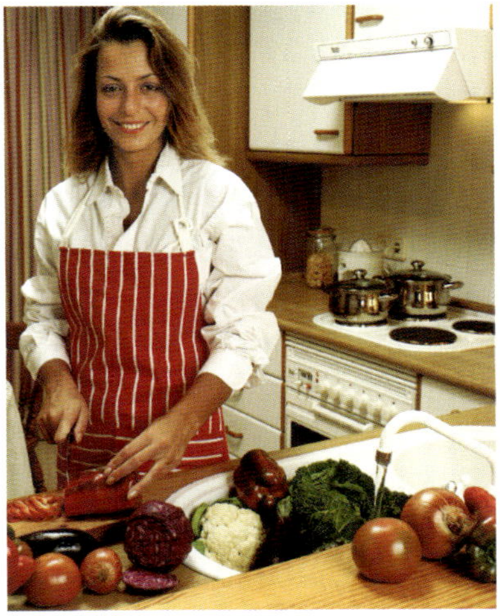

ANGINA PECTORIS

Beschreibung

Es handelt sich um eine reversible Verkrampfung und Verengung der Herzkranzgefäße. Diese Arterien versorgen den Herzmuskel mit Blut, damit das Herz schlagen kann.

Angina pectoris macht sich durch einen beklemmenden Schmerz in der linken Brusthälfte bemerkbar, der auch auf den linken Arm ausstrahlen kann. Generell tritt er nach körperlicher Anstrengung, einer starken Gefühlsregung oder in Stresssituationen auf.

Im Unterschied zum Infarkt ist Angina pectoris reversibel (umkehrbar) und hinterlässt keine bleibenden Schäden am Herzen.

Ernährung und Risikofaktoren

Die Ernährung beeinflusst den Zustand und die Funktionsfähigkeit der Herzkranzgefäße stark.

Risikofaktoren sind:

- **Arteriosklerose** (Verengung und Verhärtung) der Herzkranzgefäße. Eine Ernährung, die wenig pflanzliche Nahrungsmittel und viel gesättigtes Fett enthält, ist neben Rauchen und mangelnder körperlicher Betätigung die Hauptursache.
- **Unwillkürliche Muskelkontraktionen**, z. B. auch der Arterienwandmuskeln, werden durch einen Mangel an Magnesium und anderen Nährstoffen begünstigt.

vermehrt konsumieren	reduzieren oder meiden
Weintraube	gesättigtes Fett
Walnuss	Kochsalz
Zwiebel	
Vollkorngetreide	
Gerste	
Roggen	
Kartoffel	
Pfirsich	
Erdbeere	
Kürbis	
Zucchini	
Cashewnuss	
Mango	
Traubensaft	

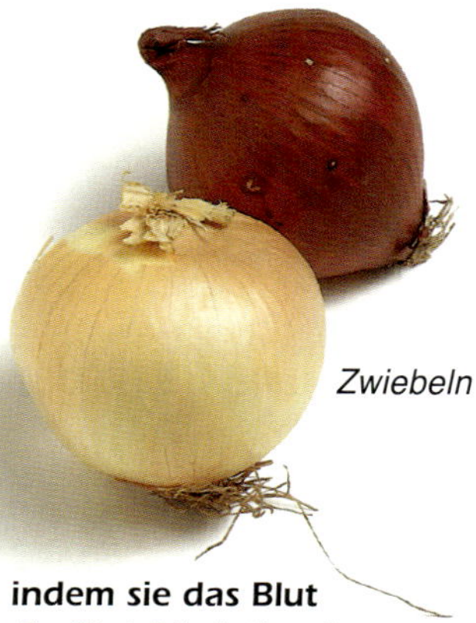

Zwiebeln

Zwiebeln beugen Arteriosklerose vor, indem sie das Blut verflüssigen und die Blutzirkulation in den Herzkranzgefäßen verbessern.

HERZINFARKT

Beschreibung

Er wird als Folge einer vollständigen Verengung der Koronararterien oder ihrer Äste hervorgerufen und verursacht irreversible (bleibende) Schäden am Herzmuskel, wobei die geschädigten Bereiche absterben (Nekrose).

Ursachen

Die Verengung der Herzkranzgefäße wird durch die Kombination zweier Faktoren verursacht:

- **Arteriosklerose:** Die fortschreitende Verengung und Verhärtung der betroffenen Blutgefäße.
- **Thrombose:** Die Bildung von Blutgerinnseln im Inneren der verengten Arterie, die den Durchgang für das Blut vollständig verschließen.

Diät

Die Art der Ernährung ist im Hinblick auf den Herzinfarkt aus zwei Gründen sehr wichig:

- Bestimmte Nahrungsmittel haben eine vorbeugende Wirkung, während andere einen Infarkt begünstigen.
- Eine richtige Ernährung kann auch nach einem Herzinfarkt entscheidend zur Rehabilitation und zur Vorbeugung neuer Infarkte beitragen.

vermehrt konsumieren	reduzieren oder meiden
Obst	Fleisch
Hülsenfrüchte	Eisen
Gemüse	gesättigtes Fett
Weintraube	Cholesterin
Walnuss	Wurstwaren
Soja	Schinken
Kichererbse	Transfettsäuren
Erbse	Margarine
Artischocke	Butter
Erdbeere	Frittiertes
Kürbis	Milch
Pfirsich	Milchprodukte
Mango	Alkohol
Macadamia	raffinierten Zucker
Kartoffel	Kochsalz
Weizenkleie	
Olivenöl	
Fisch	
Antioxidantien	
Vitamin A	
Flavonoide	
Ballaststoffe	

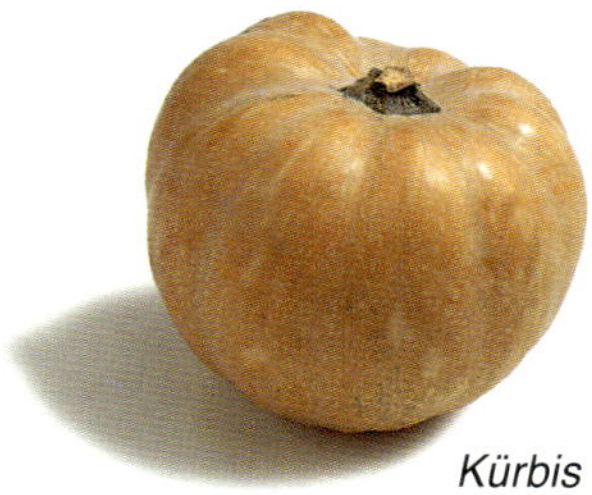

Kürbis

Herzrhythmusstörungen – Arrhythmie

Beschreibung

Dies ist eine Veränderung des Schlagrhythmus des Herzens, die sich oft durch Herzklopfen äußert. Wenn diese Veränderung schwerwiegend ist, kann sie die Fähigkeit des Herzens, Blut durch den Körper zu pumpen, verringern. Man spricht dann von Herzinsuffizienz. In einigen Fällen kann das Herz sogar zu schlagen aufhören.

Ursachen

Die Ursachen sind sehr unterschiedlich und manchmal unbekannt. Folgende Faktoren begünstigen die Krankheit:

- **Ernährung:** einige Nahrungsmittel verhindern Herzrhythmusstörungen, andere begünstigen sie.
- **Nahrungsmittelallergien:** Bei allergischen Reaktionen entstehen Giftstoffe, die Herzrhythmusstörungen auslösen können.
- **Giftstoffe:** Alkoholische Getränke, Kaffee und Tabak können mehr oder weniger schwere Anfälle auslösen.
- **Hormone:** Schilddrüsenüberfunktion erhöht das Risiko.

vermehrt konsumieren	reduzieren oder meiden
Kalzium	anregende Getränke
Magnesium	Alkohol
Kalium	gesättigtes Fett
Öle	

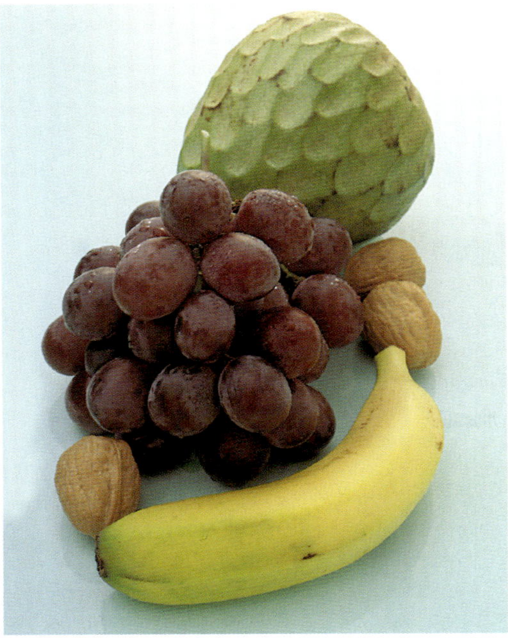

Herzinsuffizienz

Beschreibung

Wenn das Herz nicht mehr genügend Blut durch den Körper pumpen kann, spricht man von Herzinsuffizienz.

Ursachen

Unter den Ursachen für diese Krankheit stechen zwei hervor, die mit der Ernährung zusammenhängen:

- Herzschwäche durch einen **Mangel an Nährstoffen,** die das Herz benötigt, um seine Arbeit tun zu können, wie Vitamin B_1 oder bestimmte Mineralstoffe wie Kalzium, Magnesium und Kalium.
- **Flüssigkeitsüberschuss** im Körper, der durch einen erhöhten Natrium- bzw. Salzgenuss oder durch eine Fehlfunktion der Nieren entsteht. Die Blutmenge erhöht sich, das Herz muss schwerer arbeiten und ermüdet.

Behandlung

Für die Behandlung von Herzinsuffizienz ist eine Kost, die das Herz mit wichtigen Nährstoffen versorgt, sowie eine Verringerung des Natrium- und Salzgenusses erforderlich. Harntreibende Nahrungsmittel können bei einer zu geringen Urinproduktion empfohlen werden.

vermehrt konsumieren	reduzieren oder meiden
Walnuss	Natrium
Cherimoya	Alkohol
Erbse	Bier
Brokkoli	
Kirsche	
Grapefruit	

Grapefruit

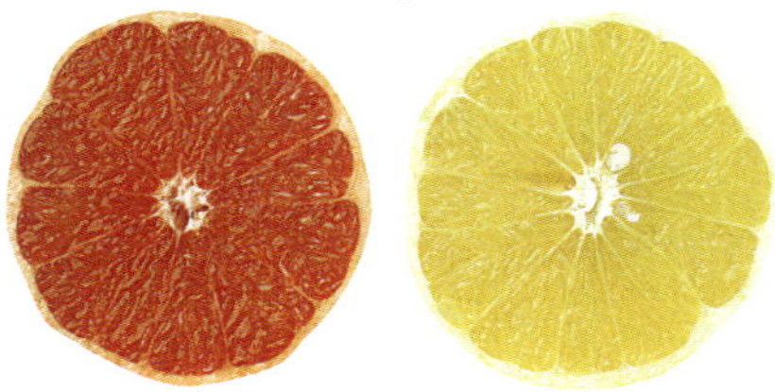

Obst und frisches Gemüse üben generell eine vorbeugende Wirkung in Bezug auf Herzkrankheiten aus. Nüsse, Hülsenfrüchte und Vollkorngetreide sind ebenfalls sehr empfehlenswert. Cherimoyas, Weintrauben, Bananen und Walnüsse zeigen die stärkste Wirkung und werden darum genauer erklärt.

Die Cherimoya

stärkt das Herz

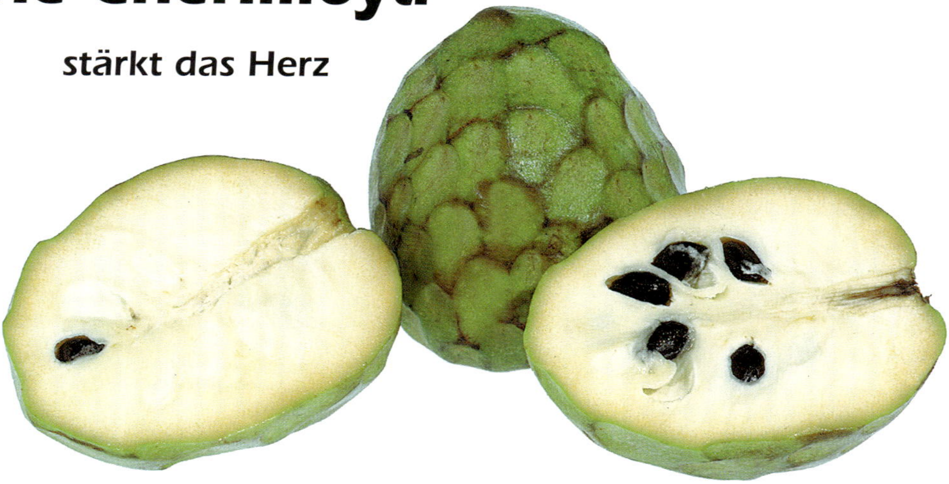

Deutsche Synonyme: *Zuckerapfel, Rahmapfel.*

Engl.: *cherimoya fruit, custard apple, anona, sherbet-fruit;* **Franz.**: *chérimole;* **Span.**: *chirimoya, anona chirimoya.*

Beschreibung: *Frucht des Cherimoyabaums (Annona cherimola Mill.) aus der Familie der Annonengewächse (Annonaceae), der bis zu acht Meter hoch wird. Sie ist herzförmig und wiegt zwischen 100 g und einem Kilo, manchmal sogar mehr. Die grüne, schuppig gemaserte Rinde erinnert an Reptilien. Im Fruchtfleisch befinden sich zahlreiche schwarze Samen, die leicht zu entfernen sind.*

CHERIMOYA
Inhaltsstoffe
je 100 g rohen, verzehrbaren Anteil

Energie	94,0 kcal = 394 kj
Eiweiß	1,30 g
Kohlenhydrate	21,6 g
Ballaststoffe	2,40 g
Vitamin A	1,00 µg RÄ
Vitamin B_1	0,100 mg
Vitamin B_2	0,110 mg
Niacin	1,30 mg NÄ
Vitamin B_6	0,200 mg
Folsäure	14,0 µg
Vitamin B_{12}	—
Vitamin C	9,00 mg
Vitamin E	—
Kalzium	23,0 mg
Phosphor	40,0 mg
Magnesium	—
Eisen	0,500 mg
Kalium	264 mg
Zink	—
Gesamtfett	*0,400 g*
Gesättigtes Fett	—
Cholesterin	—
Natrium	*5,00 mg*

1% 2% 4% 10% 20% 40% 100%

% des täglichen Bedarfs,
den 100 g dieses Nahrungsmittels decken

Es ist nicht leicht, jemandem den Geschmack der Cherimoya zu beschreiben. Einige erinnert er an Erdbeeren oder Ananas, andere an Birnen oder Bananen.

Ursprünglich kommt diese Frucht aus den Anden. Ihr Name leitet sich von dem Quechua-Wort *chirimuya* ab. Obwohl es sich um eine Tropenfrucht handelt, wächst sie auch in hohen Lagen. Die Eingeborenen der Andenhochebene drücken es so aus: Die Cherimoya verträgt den Schnee nicht, aber sie sieht ihn gerne aus der Ferne.

Eigenschaften und Anwendung: Der ***Zuckergehalt*** ist auffällig (mehr als 21 %), wobei Fruktose und Saccharose vorherrschen. Dafür ist der Gehalt an ***Eiweiß*** und ***Fett*** sehr niedrig.

Die wichtigsten darin enthaltenen Vitamine gehören der ***B-Gruppe*** an: B_1 oder Thiamin, B_2 oder Riboflavin, B_6 oder Pyridoxin und Niacin. Kein anderes Obst liefert so viele Vitamine der B-Gruppe wie die Cherimoya.

Wenn es um ***Mineralstoffe*** geht, ist der Gehalt an ***Kalzium, Phosphor, Eisen*** und ***Kalium*** beachtenswert. Nur Orangen, Mispeln, Datteln und Himbeeren liefern mehr Kalzium als die Cherimoya.

Der ***Energiegehalt*** von 94 Kalorien pro 100 g ist für Frischobst beachtlich. Cherimoyas werden allen Altersstufen empfohlen, besonders aber Jugendlichen. Sportler und Studenten bekommen die benötigte Energie zusammen mit den notwendigen Vitaminen und Mineralstoffen zugeführt.

Bei folgenden Krankheiten und Beschwerden ist die Cherimoya besonders empfehlenswert:

- **Herzinsuffizienz:** Die Cherimoya liefert eine beträchtliche Menge Energie in Form von Zucker, zusammen mit den Vitaminen der B-Gruppe, die der Körper zur Verwertung dieser Energie benötigt. Diese wirken wie ein Katalysator bei der Verbrennung der Kohlenhydrate und Fettsäuren, die die wichtigsten Energiequellen für die Zellen unseres Körpers darstellen.

Die häufigsten Ursachen für eine Herzinsuffizienz oder ein «müdes Herz» sind Herzklappenfehler, Bluthochdruck oder Verengungen der Herzkranzgefäße. Ein Mangel an B-Vitaminen trägt zu einer Verschlechterung des Zustandes bei.

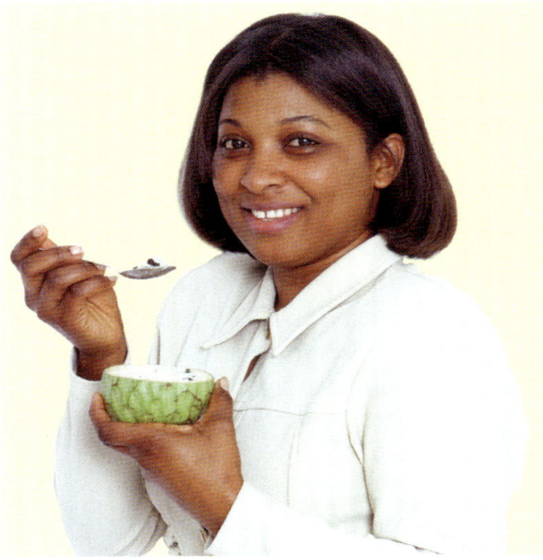

Es dauert etwa fünf bis sechs Tage, bis die Frucht nach der Ernte völlig ausgereift ist.

Zusätzliche Vorteile der Cherimoya sind: Sie enthält Ballaststoffe, wirkt harntreibend, ist reich an Kalium und arm an Natrium und Fett. Außerdem enthalten Cherimoyas Kalzium, das Mineral, das den Herzschlag regulieren hilft.

- **Magenbeschwerden:** Die cremige, weiche Konsistenz und die säurehemmende Wirkung des Fruchtfleischs helfen dem angegriffenen Magentrakt. Die Frucht wird deshalb bei **Gastritis** und **Zwölffingerdarmgeschwüren** empfohlen.

- **Übergewicht:** Trotz des hohen Energiegehalts tragen Cherimoyas dazu bei, das Gewicht zu reduzieren, weil sie sehr sättigend sind. Eine Cherimoya von 300 g liefert weniger als 300 Kalorien, sättigt aber mehr als ein belegtes Brot oder eine ganze Mahlzeit, auch wenn diese mehr Kalorien und mehr Fett enthalten.

Cherimoyas befriedigen nicht nur den Appetit, sondern beleben den Körper durch die vielen Nährstoffe, die sie enthalten. So können bei niedriger Kalorienzufuhr dennoch die Vitalfunktionen aufrechterhalten werden, ohne dass Schwäche empfunden wird.

Zubereitung und Anwendung

❶ **Frisch** schmeckt die Cherimoya am besten. So kann man den erlesenen Geschmack genießen und die therapeutischen Eigenschaften am besten nutzen.

❷ **Mixgetränk:** Cherimoyas lassen sich gut mit Orangensaft oder Milch kombinieren. Das Fruchtfleisch muss durch ein Sieb gepresst werden, um die Kerne zu entfernen (S. 71).

Die Annonengewächse

Die Gattung «Annona» ist mit mehr als 120 Arten die wichtigste Familie mittelamerikanischer Tropenpflanzen. Davon werden etwa zwanzig Sorten wegen ihrer Früchte angebaut, aber nur vier sind für unsere Ernährung von Bedeutung. Die Zusammensetzung und die Eigenschaften dieser Früchte sind sehr ähnlich, die Unterschiede liegen hauptsächlich in Form und Geschmack.

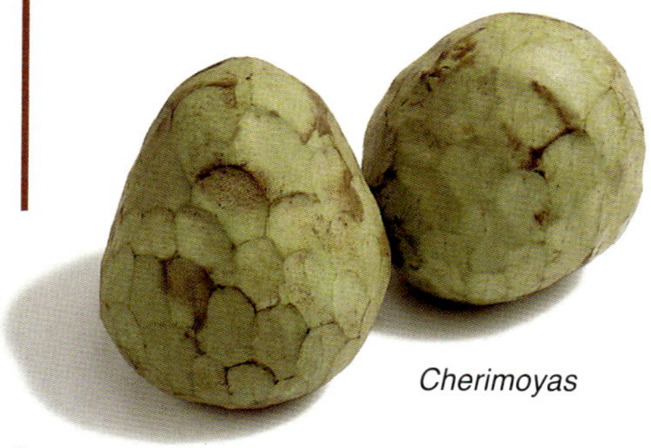

Cherimoyas

Cherimoya (siehe Seite 68)

Annona cherimola Mill.

Da diese Annonenart wirtschaftlich gesehen am wichtigsten ist und ihre Heilwirkungen am besten erforscht sind, haben wir sie auf den vorangehenden Seiten genauer beschrieben. Wegen ihres cremigen und aromatischen Fruchtfleisches erobert die Cherimoya weltweit immer mehr Märkte.

Zuckerapfel

Annona squamosa L.

Zuckerapfel

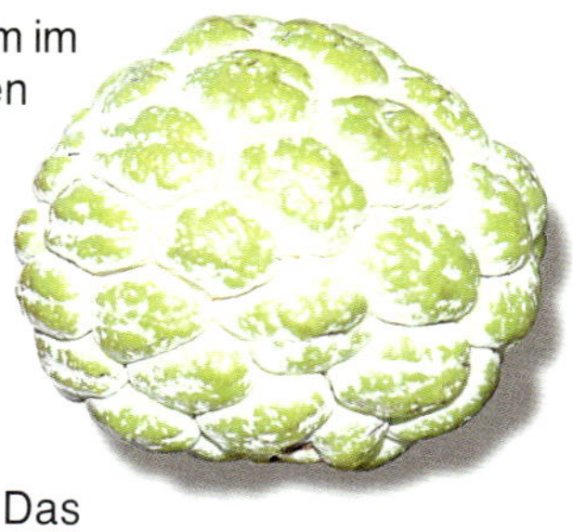

Er wird vor allem im Fernen Osten angebaut. Die Form ähnelt einem Herzen mit einigen weit vorstehenden Schuppen auf der Schale. Das Fruchtfleisch ist so cremig wie das der Cherimoya, aber etwas süßer und erinnert im Geschmack an Zimt. So bereichert diese Frucht Nachspeisen, Eis und Mixgetränke.

Sauersack

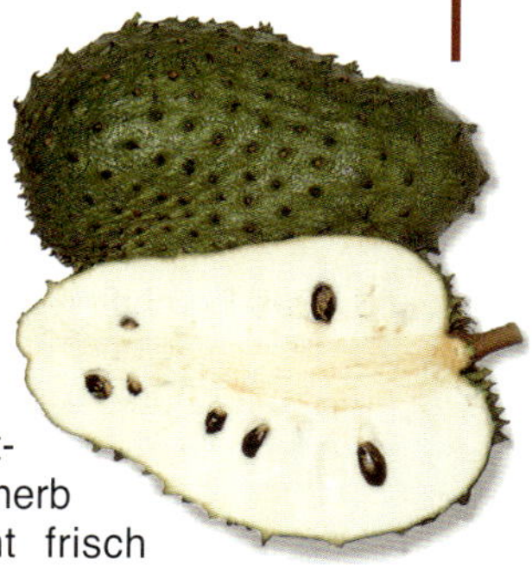

Sauersack

Annona muricata L.

Die größte Annone wird bis zu zwei Kilo schwer, ist nierenförmig und mit weichen Stacheln überzogen. Das cremige Fruchtfleisch schmeckt eher herb und wird daher nicht frisch gegessen, sondern zu Saft, Eiscreme oder Konfitüre verarbeitet.

Der Sauersack wirkt zusammenziehend, galletreibend und verdauungsfördernd. Deshalb wird er bei Verstopfung, Übergewicht, Bluthochdruck, Herzkrankheiten und Diabetes empfohlen.

Zubereitung der Cherimoya

und anderer Annonen

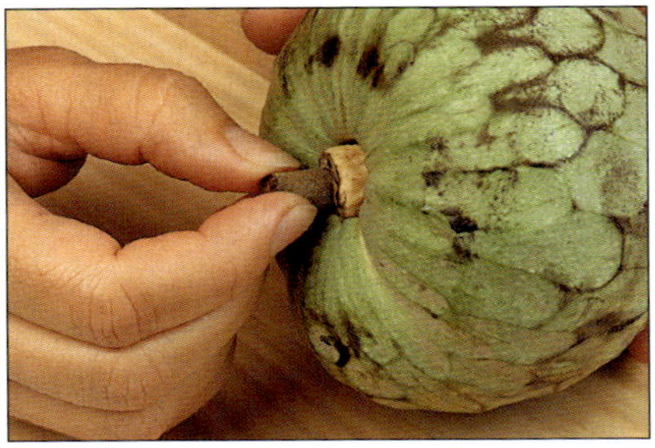

1. Den Stiel durch leichtes Zupfen entfernen. Bei reifen Früchten geht das ganz einfach.

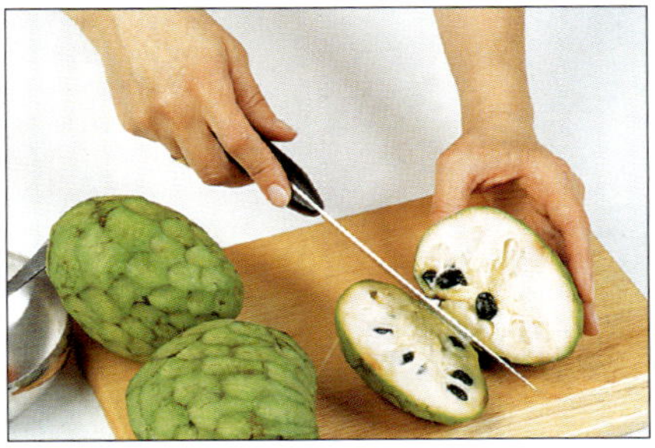

2. Die Frucht mit einem Messer halbieren.

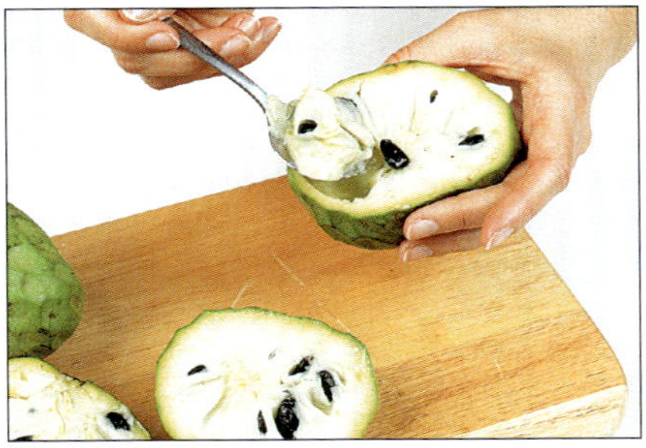

3. Das Fruchtfleisch auslöffeln und sofort essen oder durch ein Sieb pressen (siehe Punkt 4).

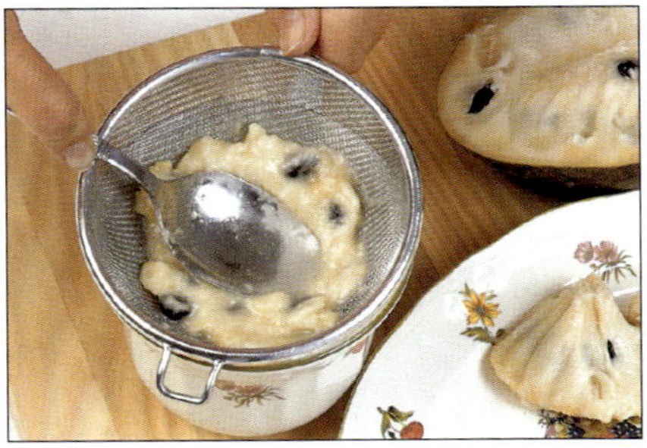

4. Das Fruchtfleisch kann durch ein Sieb püriert und die gewonnene Masse für Säfte, Eis und Mixgetränke verwendet werden.

Wenn die Cherimoya bei Druck leicht nachgibt, ist sie reif und zum Verzehr geeignet. Alle Annonenarten können gut mit Orangen oder Limetten kombiniert werden. Mixgetränke aus passiertem Annonenfruchtfleisch und Zitrussaft sind sehr erfrischend und köstlich – das perfekte Getränk für alle, die ihrem Herzen etwas Gutes tun wollen.

Der Brokkoli

ideal für Herzkranke

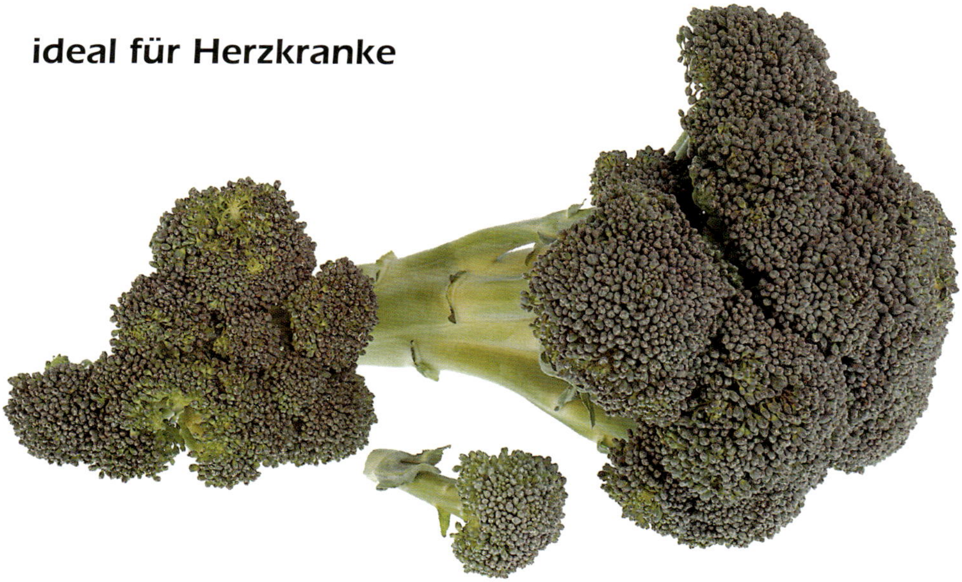

BROKKOLI
Inhaltsstoffe
je 100 g rohen, verzehrbaren Anteil

Energie	28,0 kcal = 116 kj
Eiweiß	2,98 g
Kohlenhydrate	2,24 g
Ballaststoffe	3,00 g
Vitamin A	154 µg RÄ
Vitamin B_1	0,065 mg
Vitamin B_2	0,119 mg
Niacin	1,12 mg NÄ
Vitamin B_6	0,159 mg
Folsäure	71,0 µg
Vitamin B_{12}	—
Vitamin C	93,2 mg
Vitamin E	1,66 mg α-TÄ
Kalzium	48,0 mg
Phosphor	66,0 mg
Magnesium	25,0 mg
Eisen	0,880 mg
Kalium	325 mg
Zink	0,400 mg
Gesamtfett	*0,350 g*
Gesättigtes Fett	*0,054 g*
Cholesterin	—
Natrium	*27,0 mg*

1% 2% 4% 10% 20% 40% 100% 200% 500%

% des täglichen Bedarfs,
den 100 g des Nahrungsmittels decken

Deutsches Synonym: *Spargelkohl.*

Englisch*: asparagus broccoli, calabrese;*
Französisch: *brocoli;* ***Spanisch:*** *brécol, bróculi.*

Beschreibung: *Blütenstand des Brokkoli (Brassica oleracea L. var. italica), einer krautartigen Pflanze aus der Familie der Kreuzblütler (Cruciferae), einer Unterart des Blumenkohls. Im Unterschied zu diesem bestehen die Blütenstände aus größeren und weniger eng beisammenstehenden Blüten in Grün bis Violett.*

Der Brokkolianbau hat in den letzten Jahren in Europa und Amerika bedeutend zugenommen und verdrängt den verwandten Blumenkohl (siehe S. 154), vielleicht weil er weniger Blähungen hervorruft und vielen einfach besser schmeckt.

EIGENSCHAFTEN UND ANWENDUNG: Brokkoli gehört zu den Kohlsorten mit dem höchsten Gehalt an ***Eiweiß, Kalzium, Provitamin A*** (Beta-Karotin) und ***Vitamin C.*** Er ist reich an ***Kalium*** und *arm an* ***Natrium.*** Außerdem enthält er wie alle Kreuzblütler

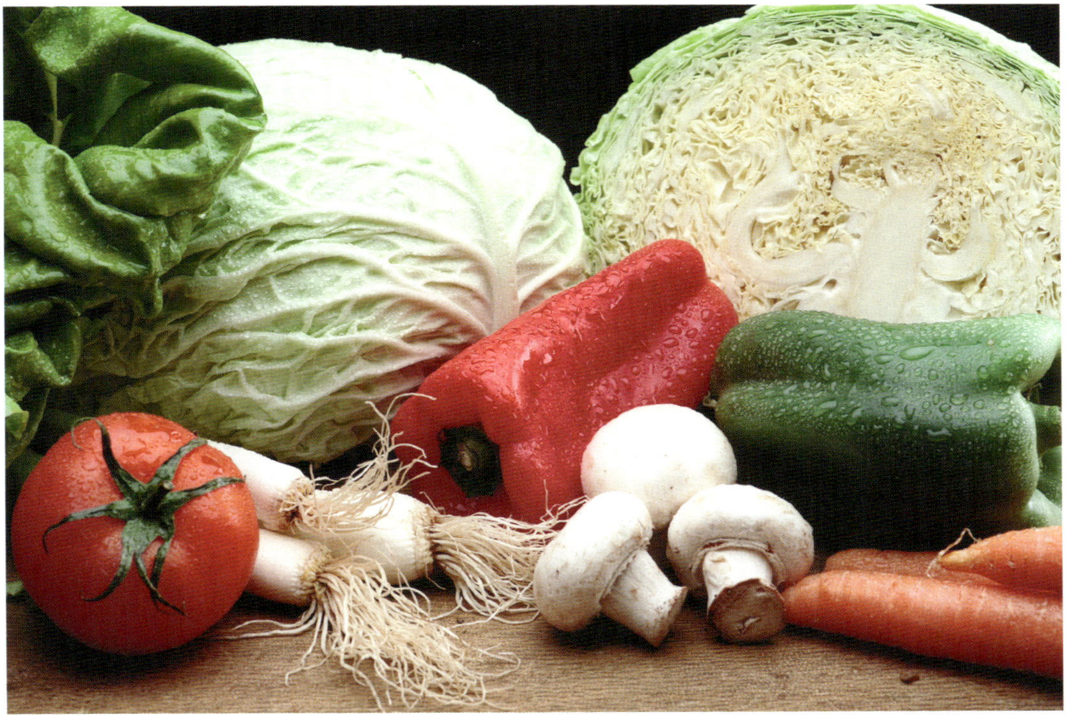

Alle Gemüse, besonders aber die verschiedenen Arten der Kohlfamilie, enthalten phytochemische Stoffe, die den Körper vor Krebs und Herz-Kreislauf-Leiden schützen.

krebswidrige schwefelhaltige sekundäre Pflanzenstoffe. Die wichtigsten diätetischen Anwendungsmöglichkeiten sind:

Zubereitung und Anwendung

❶ **Gegart,** ähnlich wie Blumenkohl. Er sollte so kurz wie möglich gegart werden, um den Verlust der wertvollen Inhaltsstoffe zu minimieren.

❷ Die **jungen Triebe** können roh oder leicht gedünstet in **Salaten** genossen werden. Sie sind sehr schmackhaft und erinnern etwas an Spargel.

- **Herzerkrankungen:** Wegen des niedrigen Energiegehalts, des Mangels an Fetten und vor allem des ausgewogenen Natrium/Kaliumverhältnisses hilft Brokkoli allen, deren Herzfunktionen eingeschränkt sind. Er begünstigt die Ausscheidung von überschüssiger Flüssigkeit im Gewebe (Ödeme) und entlastet so Herz und Kreislauf.

- **Übergewicht und Diabetes:** Weil er sehr kalorienarm ist und wenig Zucker enthält, gleichzeitig aber sättigt, ist er ein ideales Nahrungsmittel für Diabetiker und Übergewichtige.

- **Krebserkrankungen:** Der hohe Anteil an Beta-Karotin (Provitamin A) und sekundären Pflanzenstoffen macht Brokkoli zu einem krebswidrigen Nahrungsmittel, dessen Wirksamkeit in vielen Studien nachgewiesen worden ist.[9, 10, 11, 12]

Die Walnuss

versorgt das Herz mit Energie

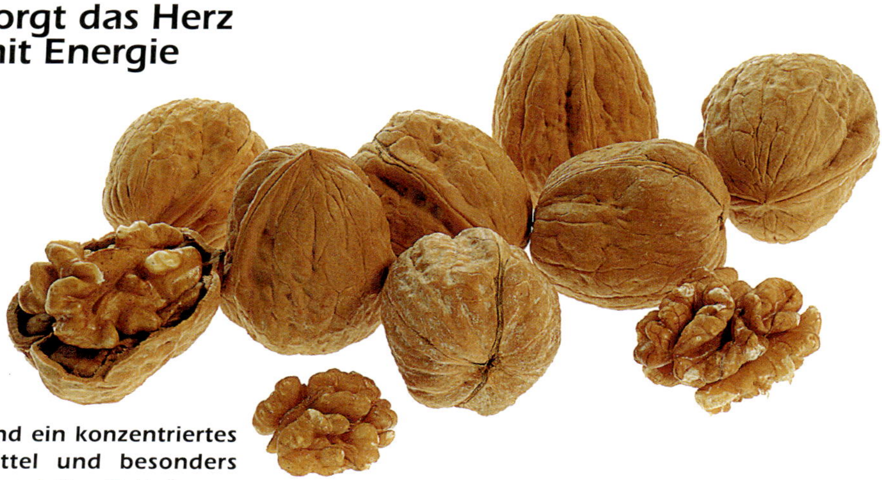

Walnüsse sind ein konzentriertes Nahrungsmittel und besonders reich an essenziellen Fettsäuren, Vitamin B_6 und Spurenelementen wie Zink, Kupfer und Mangan.

WALNUSS
Inhaltsstoffe
je 100 g rohen, verzehrbaren Anteil

Energie	642 kcal = 2.686 kj
Eiweiß	14,3 g
Kohlenhydrate	13,5 g
Ballaststoffe	4,80 g
Vitamin A	12,0 µg RÄ
Vitamin B_1	0,382 mg
Vitamin B_2	0,148 mg
Niacin	4,19 mg NÄ
Vitamin B_6	0,558 mg
Folsäure	66,0 µg
Vitamin B_{12}	—
Vitamin C	3,20 mg
Vitamin E	2,62 mg α-TÄ
Kalzium	94,0 mg
Phosphor	317 mg
Magnesium	169 mg
Eisen	2,44 mg
Kalium	502 mg
Zink	2,73 mg
Gesamtfett	*61,9 g*
Gesättigtes Fett	*5,59 g*
Cholesterin	*—*
Natrium	*10,0 mg*

1% 2% 4% 10% 20% 40% 100%

% des täglichen Bedarfs,
den 100 g dieses Nahrungsmittels decken

Deutsches Synonym: *Baumnuss (Schweiz).*

Englisch: *walnut, Persian walnut, heartnut;* ***Französich:*** *noyer, noix;* ***Spanisch:*** *nuez.*

Beschreibung: *Same der Frucht des Walnussbaums (Juglans regia L.) aus der Familie der Walnussgewächse (Juglandaceae), der bis zu 20 Meter hoch wird. Die Frucht ist eine Steinfrucht, deren Fruchtfleisch grünlich aussieht. Der Kern ist holzig und hart, enthält aber einen sehr nahrhaften Samen, der aus zwei Keimblättern besteht – der Walnuss.*

Angeblich stammt der Walnussbaum ursprünglich aus Zentralasien, aber heute ist er beinahe auf der ganzen Welt anzutreffen. Seit Jahrtausenden ist diese Nuss Bestandteil der **Mittelmeerdiät,** die wegen ihrer gesundheitsfördernden Wirkung im Allgemeinen und auf das Herz im Besonderen gerühmt wird.

EIGENSCHAFTEN UND ANWENDUNG: Die Walnuss zählt – mit den anderen Nüssen – zu den Nahrungsmitteln mit der höchsten Konzentration an Nährstoffen. Zusammen mit der Paranuss (siehe S. 52) ist sie die kalorienreichste Nuss (642 kcal/100 g), was auf den hohen Fettgehalt zurückzuführen ist. Die Nährstoffe weisen folgende Besonderheiten auf:

✓ **Fette:** Drei Fünftel des Gewichts der Walnuss bestehen aus Fetten (61,9 %). Das übertrifft Mandeln, Haselnüsse und Erdnüsse (siehe S. 58, S. 238, S. 320). Sie bestehen vor allem aus ***ungesättigten Fettsäuren,*** davon sind die meisten ***mehrfach ungesättigt,*** dazu noch ***Lezithin.*** Zwei dieser Fettsäuren spielen eine besondere Rolle:

- ***Linolsäure*** (31,8 %). Sie besteht aus 18 Kohlenstoffatomen und zwei Doppelbindungen. Diese essenzielle Fettsäure muss unserem Körper zugeführt werden, besonders in der Kindheit. Sie senkt den Cholesterinspiegel und hilft bei der Bildung von Nervengewebe sowie bei der Produktion von Antikörpern.
- ***Linolensäure*** (6,8 %). Sie wird aus 18 Kohlenstoffatomen mit drei Doppelbindungen gebildet. Es handelt sich um eine ***Omega-3-Fettsäure,*** wie sie auch in Fisch enthalten ist. Sie senkt den Cholesterin- und Triglyzeridspiegel im Blut, beugt Thrombenbildung vor und hemmt Entzündungen.
  Die Walnuss gehört zusammen mit Weizenkeimen und Rapsöl zu den besten pflanzlichen Quellen für Linolensäure.

✓ ***Kohlenhydrate:*** Im Vergleich zu anderen Nüssen ist die Walnuss eher kohlenhydratarm (13,5 %). Chemisch gesehen handelt es sich vor allem um ***Mehrfachzucker (Dextrine)*** und wenige andere Zuckerarten ***(Saccharose*** und ***Dextrose).*** Deshalb werden sie von Diabetikern gut vertragen.

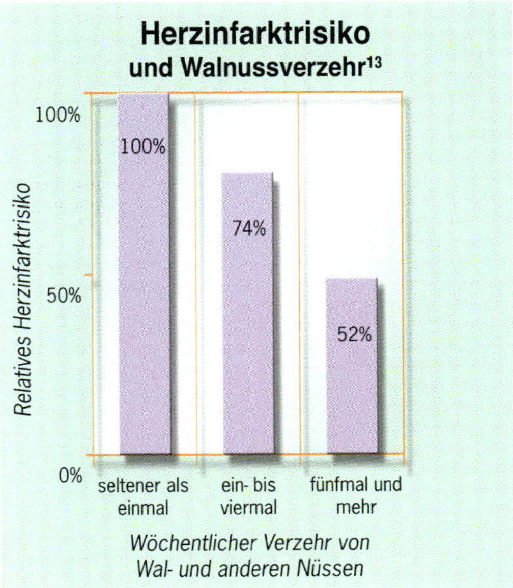

Mit zunehmendem Verzehr von Walnüssen und anderen Schalenfrüchten lässt sich die Abnahme des Herzinfarktrisikos beobachten.

Auch der Verzehr von Vollkornbrot anstelle von Weißbrot schützt das Herz und vermindert das Risiko, einen Herzinfarkt zu erleiden.

✓ ***Eiweiß:*** Walnüsse enthalten bis zu 14,3 % hochwertiges Eiweiß: mehr als Erdnüsse und etwa gleich viel wie Mandeln. Weil die Aminosäure Methionin weitgehend fehlt, sollte man sie mit

Zubereitung und Anwendung

❶ **Roh:** Rohe Walnüsse müssen sehr gut gekaut werden. Bei Verdauungsproblemen kann die gelbliche Haut entfernt werden.

❷ **Gemahlen** können die Walnüsse auch von jenen genossen werden, die mit dem Kauen Schwierigkeiten haben.

❸ **Gekocht:** Viele vegetarische Gerichte erhalten durch Walnüsse wertvolle Inhaltsstoffe und guten Geschmack. Sie können als Fleischersatz dienen.

❹ **Walnussöl** schmeckt ausgesprochen delikat und ist sehr wertvoll. Es ist leider selten im Handel erhältlich, weil es leicht ranzig wird.

Walnüsse schützen vor Herzinfarkt

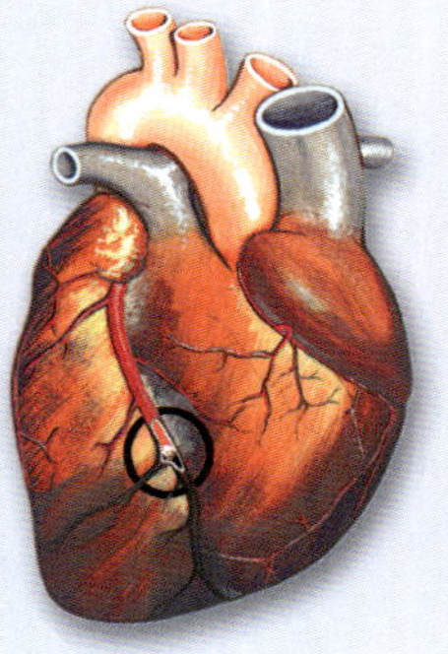

In einer in Kalifornien durchgeführten Studie wurden die Ernährungs- und Lebensgewohnheiten von über 25.000 Mitgliedern der protestantischen Freikirche der Siebenten-Tags-Adventisten untersucht.

Das Resultat zeigte, dass die sehr gesundheitsbewusst lebenden Adventisten seltener einen Herzinfarkt erlitten als andere Menschen. Außerdem erwies sich, dass diejenigen, die fünfmal oder öfter pro Woche Walnüsse aßen, noch besser abschnitten. Beinahe die Hälfte der Teilnehmer verzehrte mindestens einmal pro Woche Walnüsse.[13]

Getreide (Weizen, Hafer, Reis ...) kombinieren, die sehr viel Methionin aufweisen.

Diese Verbindung hat einen doppelten Nutzen, weil ***Lysin*** und ***Threonin,*** zwei andere essenzielle Aminosäuren, im Getreide fehlen, aber in den Walnüssen reichlich vorkommen. Deshalb ergibt die Kombination von Walnüssen und Getreide (z. B. Brot) vollwertige Eiweiße, die qualitativ wie Fleisch oder sogar noch hochwertiger sind.

✓ ***Vitamine:*** Walnüsse sind eine gute Quelle für die Vitamine B_1, B_2, B_3 (Niacin) und besonders B_6. Vitamin B_1 oder ***Thiamin*** ist für die Funktion des Herzens genauso wichtig wie für das Nervensystem. Die Vitamine A und C kommen kaum vor.

Walnüsse sind ausgezeichnete Lieferanten von ***Vitamin B_6*** (Pyridoxin). Dieses ist für das Funktionieren des Gehirns ebenso wichtig wie für die Produktion der roten Blutkörperchen.

✓ ***Mineralstoffe:*** Walnüsse sind reich an ***Phosphor*** und ***Kalium*** und arm an ***Natrium,*** was dem Herzen und den Gefäßen gut tut. Die Nüsse enthalten ebenfalls recht viel ***Eisen*** (2,44 mg/100 g), ***Magnesium*** und ***Kalzium,*** wobei aber Mandeln und Haselnüsse mehr Kalzium anbieten.

Walnüsse und andere Nüsse sind die besten Quellen für verschiedene ***Spurenelemente.***

- ***Zink:*** Walnüsse enthalten 2,73 mg Zink pro 100 g, das übertrifft Fisch und Fleisch, mit Ausnahme von Leber. Ein Mangel an Zink führt zu einer Schwächung des Immunsystems und zu verzögerter Wundheilung.
- ***Kupfer:*** Walnüsse enthalten 1,39 mg Kupfer pro 100 g und übertreffen damit pflanzliche wie tierische Nahrungsmittel. Dieses Spurenelement ermöglicht die Aufnahme von Eisen im Darm und beugt so der Blutarmut (Anämie) vor.
- ***Mangan:*** Walnüsse enthalten 2,9 mg dieses Spurenelementes per 100 g, was nur von Haselnüssen, Soja, Bohnen und Vollkorngetreide überboten wird. Fleisch, Fisch, Eier und Milchprodukte enthalten nur wenig Mangan, das für die Fortpflanzung notwendig ist; ein Mangel führt zur Unfruchtbarkeit bei beiden Geschlechtern.

Diese reiche und wertvolle Zusammenstellung an Wirkstoffen macht Walnüsse zu einem wichtigen Nahrungsmittel:

• Bei **Herzbeschwerden:** Walnüsse sind für Herzkranke aus drei Gründen empfehlenswert:

1. Wegen der reichlich enthaltenen Fettsäuren: Sie bilden die Hauptenergiequelle für die Zellen des Herzens, während die anderen Zellen (z. B. Neurone) hauptsächlich Glukose zur Energielieferung einsetzen.

2. Wegen des Gehalts an Vitamin B_1, der zwar nicht sehr hoch ist, aber ausreichend zur Muskelfunktion – auch des Herzens – beiträgt.
3. Sie verhindern die Ablagerung von Cholesterin an den Arterienwänden, indem sie den Cholesterinspiegel des Blutes senken. Je niedriger dieser ist, desto geringer ist das Risiko, an **Arteriosklerose** (Arterienverkalkung) zu erkranken, und desto besser fließt das Blut durch die Arterien.

Aus diesen Gründen gilt die Walnuss als herzfreundlich und sollte regelmäßig von allen verzehrt werden, die an **Herzinsuffizienz**, gleich welcher Ursache oder an **Angina pectoris** leiden bzw. infarktgefährdet sind. Ganz besonders wichtig sind sie für jene, die sich von einem Herzinfarkt erholen.

• Bei **erhöhtem Cholesterinspiegel:** Vor nicht allzu langer Zeit wurde diesen Patienten vom Genuss aller Nüsse, besonders der Walnüsse, abgeraten. Untersuchungen von Dr. Joan Sabaté an der Loma Linda University in Kalifornien haben ergeben,[13] dass der tägliche Verzehr von 80 g Walnüssen über zwei Monate hinweg den LDL-Cholesterinspiegel (das schädliche Cholesterin) um 16 % senkte.

• Bei **Störungen des Nervensystems:** Walnüsse werden hier wegen ihres hohen Gehalts an essenziellen Fettsäuren empfohlen, die direkt in den Stoffwechsel der Nervenzellen eingreifen, unterstützt vom mitgelieferten Lezithin, Phosphor und Vitamin B_6.

Weil sie die geistige Leistungsfähigkeit erhöhen und dem Nervensystem Kraft und Ausgeglichenheit verleihen, sollten sie von Studenten und Geistesarbeitern genutzt werden. Wer an Reizbarkeit, Depressionen, Stress oder seelischer Erschöpfung leidet, sollte jeden Tag, am besten zum Frühstück, eine gute Handvoll Walnüsse zu sich nehmen.

• Bei **Sexuellen Störungen und Unfruchtbarkeit:** Der Verzehr von Walnüssen wirkt sich auf die Sexualität aus: Die Potenz des Mannes und die sexuelle Reaktionsfähigkeit der Frau werden gesteigert. Dennoch kann Walnüssen keine aphrodisierende Wirkung nachgesagt werden, weil sie das sexuelle Verlangen nicht erhöhen. Sie unterstützen nur den Ablauf der komplizierten körperlichen Vorgänge, die die sexuelle Aktivität ermöglichen.

• Bei **Diabetes:** Wegen des niedrigen Kohlenhydratgehalts und der hohen Energiedichte werden Walnüsse von Diabetikern gut vertragen.

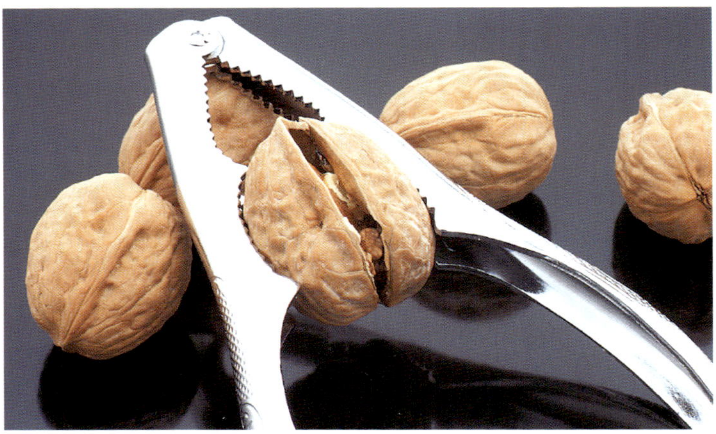

Damit Walnüsse den Cholesterinspiegel senken und nicht dick machen, müssen sie anstelle von anderen kalorienreichen Lebensmitteln gegessen werden – nicht zusätzlich zu ihnen!

Die Macadamia

eine besonders herzfreundliche Nuss

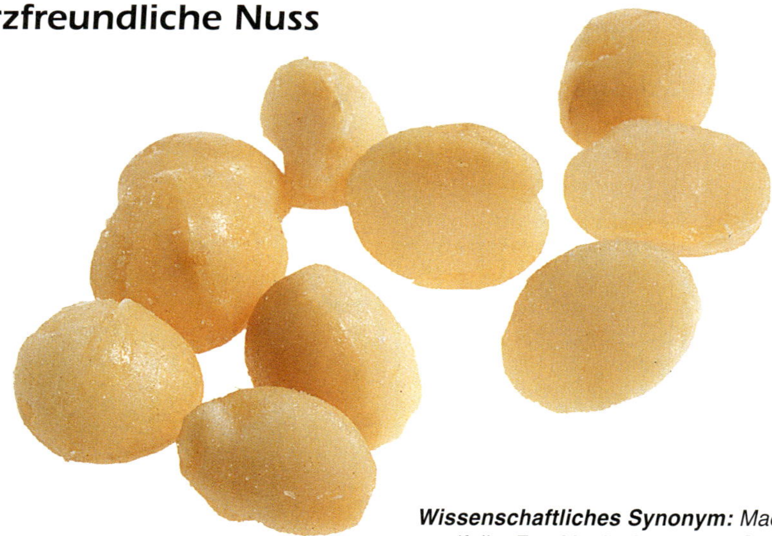

Wissenschaftliches Synonym: *Macadamia ternifolia F. v. Muell;* ***deutsches Synonym:*** *Queensland-Nuss.*

Englisch: *macadamia nut, Australian nut, Queensland nut;* ***Französisch:*** *noix de Queensland;* ***Spanisch:*** *macadamia.*

Beschreibung: *Same der Frucht des Macadamianussbaumes aus der Familie der Proteusgewächse (Proteaceae), der bis zu neun Meter hoch wird.*

MACADAMIA
Inhaltsstoffe
je 100 g rohen, verzehrbaren Anteil

Energie	702 kcal = 2.936 kj
Eiweiß	8,30 g
Kohlenhydrate	4,43 g
Ballaststoffe	9,30 g
Vitamin A	—
Vitamin B_1	0,350 mg
Vitamin B_2	0,110 mg
Niacin	5,69 mg NÄ
Vitamin B_6	0,196 mg
Folsäure	15,7 µg
Vitamin B_{12}	—
Vitamin C	—
Vitamin E	0,410 mg α-TÄ
Kalzium	70,0 mg
Phosphor	136 mg
Magnesium	116 mg
Eisen	2,41 mg
Kalium	368 mg
Zink	1,71 mg
Gesamtfett	*73,7 g*
Gesättigtes Fett	*11,0 g*
Cholesterin	—
Natrium	*5,00 mg*

1% 2% 4% 10% 20% 40% 100% 200% 500%

% des täglichen Bedarfs,
den 100 g dieses Nahrungsmittels decken

Der Macadamianussbaum wurde Mitte des 19. Jahrhunderts in Australien entdeckt. Von zehn bekannten Arten ist nur eine einzige wegen der Qualität ihrer Inhaltsstoffe für die Ernährung des Menschen von Bedeutung.

Die harte, dicke Schale umschließt einen cremefarbenen, fetthaltigen Kern, der etwas größer als eine Haselnuss ist.

EIGENSCHAFTEN UND ANWENDUNG: Die Samen der Macadamia-Frucht, als Macadamianuss bekannt, enthalten 73,7 % ***Fett.*** Die ***Eiweiße*** (8,3 %) sind hochwertig, ermangeln jedoch des ***Methionins***[14] (was durch die Kombination mit Getreide leicht zu korrigiern ist).

Ein hoher Cholesterinspiegel allein besagt noch nicht viel ...

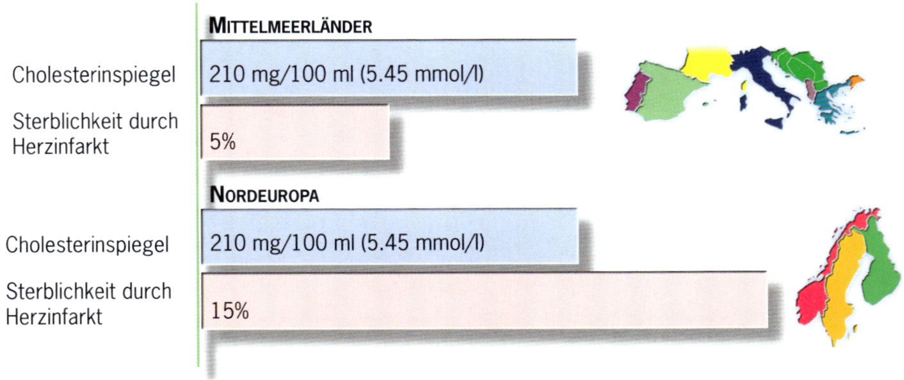

In der so genannten «Sieben-Länder-Studie» wurden in sieben Ländern 12.467 Männer zwischen 40 und 59 Jahren untersucht, um den Zusammenhang zwischen dem Cholesterinspiegel und der Sterblichkeit durch Herzinfarkt zu erforschen.[15]

Bei dieser umfassenden internationalen Studie kam man zu folgenden Ergebnissen:

- *Je höher der Cholesterinspiegel im Blut, desto höher ist das Risiko von Arteriosklerose und Herzinfarkt.*
- *Bei gleichem Cholesterinspiegel ist ein höheres Herzinfarktrisiko in jener Bevölkerung anzutreffen, in der weniger Obst und Gemüse gegessen wird, beispielsweise in Skandinavien; wo dagegen mediterrane Kost bevorzugt wird, ist es niedriger.*

Zubereitung und Anwendung

❶ **Roh:** Nur reife Macadamias werden roh gegessen und müssen gründlich gekaut werden. Einige haben einen bitteren Beigeschmack, weil sie – wie die Bittermandeln – Glykoside enthalten, die Blausäure bilden.

❷ **Geröstet** schmecken Macadamias großartig und sind leichter verdaulich. Meist werden sie gesalzen angeboten, was für Herzkranke jedoch nicht geeignet ist.

❸ **Macadamia-Öl** ist ein hochwertiges Brat- und Backfett.

Macadamianüsse gehören zu den fetthaltigsten und energiereichsten Nüssen überhaupt.

Sie sind ebenfalls eine gute Quelle für Kalzium, Phosphor, Eisen, die Vitamine B_1 und B_2, Niacin[14] und für polyphenolische Flavonoide, die als Antioxidans wirken und der Arteriosklerose vorbeugen.[15]

Das Öl, das aus der Macadamia gewonnen wird, ähnelt dem der Oliven. Es besteht zu 58,2 % aus einfach ungesättigten Fettsäuren[16] und enthält keine Transfettsäuren, die nach jüngsten Studien das Herz schädigen. Es eignet sich sehr gut zum Braten, weil es hitzestabil ist. Es verdampft erst bei 198°C.

Macadamias und ihr Öl sind wegen der Eigenart ihrer Fette besonders herzfreundlich. Diese senken den **Cholesterinspiegel** und verbessern den **Blutfluss** in den Herzkranzgefäßen.

Die Banane

sehr kaliumreich

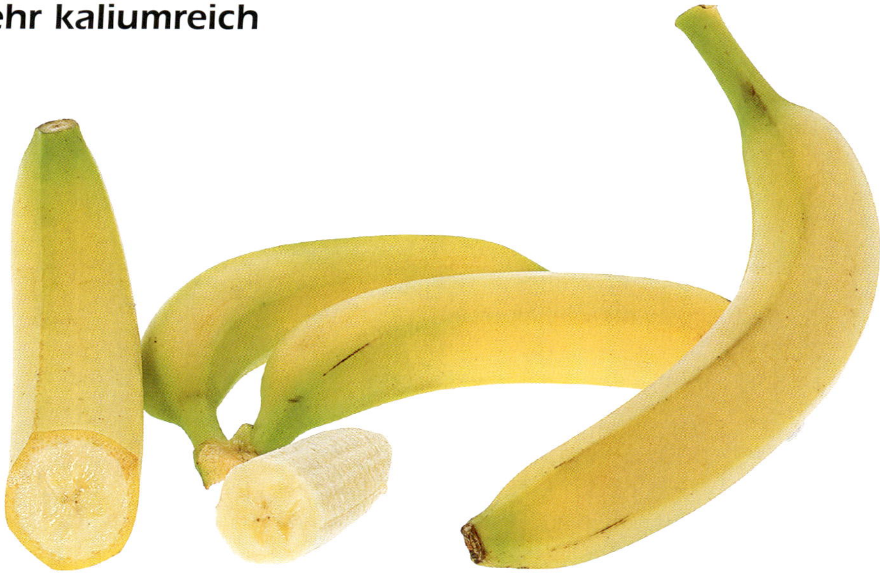

BANANE
Inhaltsstoffe
je 100 g rohen, verzehrbaren Anteil

Energie	**92,0 kcal = 384 kj**
Eiweiß	**1,03 g**
Kohlenhydrate	**21,0 g**
Ballaststoffe	**2,40 g**
Vitamin A	**8,00 µg RÄ**
Vitamin B_1	**0,045 mg**
Vitamin B_2	**0,100 mg**
Niacin	**0,740 mg NÄ**
Vitamin B_6	**0,578 mg**
Folsäure	**19,1 µg**
Vitamin B_{12}	**—**
Vitamin C	**9,10 mg**
Vitamin E	**0,270 mg α-TÄ**
Kalzium	**6,00 mg**
Phosphor	**20,0 mg**
Magnesium	**29,0 mg**
Eisen	**0,310 mg**
Kalium	**396 mg**
Zink	**0,160 mg**
Gesamtfett	***0,480 g***
Gesättigtes Fett	***0,185 g***
Cholesterin	**—**
Natrium	***1,00 mg***

1% 2% 4% 10% 20% 40% 100%

% des täglichen Bedarfs,
den 100 g dieses Nahrungsmittels decken

Dt. Synonyme: *Paradiesfeige, Musa, Pisang*

Engl.: *banana;* ***Frz.:*** *banane;* ***Span.:*** *plátano.*

Beschreibung: *Zusammengesetzte Frucht der Bananenstaude (Musa x paradisiaca L. var. sapientum), eines Strauches aus der Familie der Bananengewächse (Musaceae), der drei bis fünf Meter hoch wird. Die Bananen wachsen in Trauben, die mehr als 50 kg wiegen und bis zu 300 einzelne Bananen enthalten können.*

Nach dem Apfel wird die Banane als Obst weltweit am häufigsten gegessen. Vielleicht ist sie deshalb auf den Speiseplänen aller fünf Kontinente vertreten, weil sie so einfach zu essen ist: Eine Banane kann man überall essen, ohne Messer oder Serviette. Sie ist von Natur aus hygienisch verpackt und vor Verunreinigungen geschützt.

Vor allem aber ist die Banane eine der nahrhaftesten und heilkräftigsten Früchte, die es gibt.

EIGENSCHAFTEN UND ANWENDUNG: ***Kohlenhydrate*** herrschen vor (bis zu 21 %). Unreife Bananen bestehen vor allem aus

Stärke. Im Reifungsprozess wird diese in Zucker wie ***Saccharose, Glukose*** und ***Fruktose*** umgewandelt. Etwa 1 % Stärke verbleibt in der reifen Frucht, was bei gründlichem Kauen kein Problem darstellt.

In unreifen, grünen Bananen finden sich größere Mengen an Stärke, die schwer zu verdauen sind und Blähungen und Verdauungsstörungen (Dyspepsie) hervorrufen können.[17]

Bananen enthalten wenig ***Eiweiß*** (1 %) und noch weniger Fett (unter 0,5 %).

Auffällig ist der hohe ***Vitamin B6*** Gehalt der Banane. Drei Früchte mittlerer Größe enthalten die für einen erwachsenen Mann pro Tag empfohlene Menge dieses Vitamins. Außerdem finden sich ansehnliche Mengen von den ***Vitaminen C, B1, B2, E*** und ***Folsäure.***

Bananen enthalten ebenfalls viele ***Mineralstoffe,*** vor allem ***Kalium, Magnesium*** und ***Eisen.*** Ihr hoher Kaliumgehalt ist kaum zu übertreffen, nur die Avocado und die Dattel weisen mehr (siehe S. 112 und S. 148) ***Kalium*** auf.

In der Frucht finden sich beträchtliche Mengen an löslichen und nicht löslichen ***pflanzlichen Fasern:*** 2,4 g pro 100 g. Diese Faserstoffe tragen zur cholesterinsenkenden[18] und beruhigenden Wirkung auf den Darm bei.

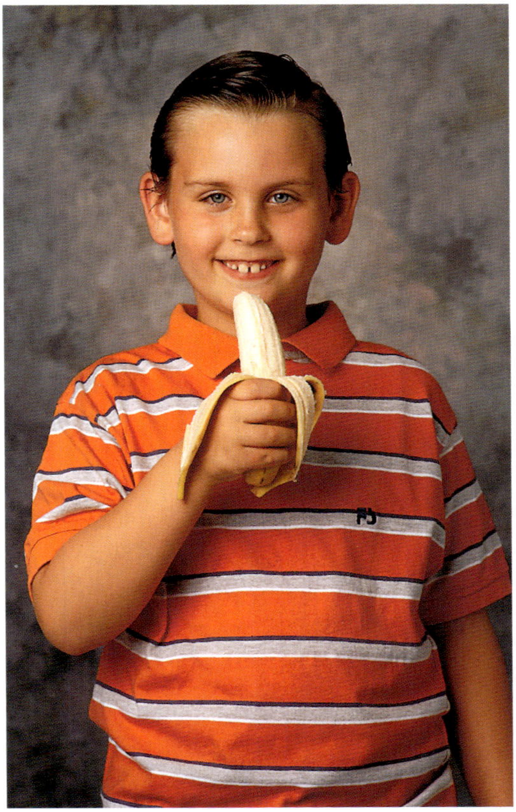

Die Verdauung der Banane beginnt im Mund. Die enthaltene Stärke ist schwer verdaulich und kann Blähungen hervorrufen. Das gilt vor allem für unreife Früchte. Gutes Kauen und gründliches Einspeicheln erleichtert die Verdauung von Bananen.

In Bananen steckt etwas ***Serotonin.*** Dieser Neurotransmitter, der aus der Aminosäure Tryptophan gebildet wird, erfüllt verschiedene Aufgaben im Nervensystem: Er erweitert die Gefäße, hemmt das Schmerzempfinden im Rückenmark und beruhigt die Nerven. Die möglichen Wirkungen des Serotoninanteils der Banane werden noch erforscht.

Die folgenden therapeutischen Anwendungsgebiete empfehlen sich für die Banane:

Zubereitung und Anwendung

❶ **Roh:** Das ist die ideale Form des Verzehrs. Importierte Bananen werden meist grün geerntet und künstlich nachgereift. Diese Früchte enthalten weniger Zucker und Vitamine als Bananen, die an der Pflanze ausreifen konnten.

❷ **Gekocht**: Durch das Erhitzen verlieren die Bananen einen Großteil ihrer Vitamine. Kohlenhydrate, Mineralstoffe und andere Nährstoffe bleiben aber erhalten. Besonders geeignet hierfür sind die Kochbananen mit ihrem hohen Stärkeanteil.

• **Herzbeschwerden:** Bananen sind aufgrund ihrer Inhaltsstoffe das ideale Obst für alle, die unter Herzbeschwerden wie Angina pectoris, Herzinfarkt, Herzrhythmusstörungen, Herzinsuffizienz oder Kreislaufbeschwerden (Bluthochdruck, Arteriosklerose) leiden:

- Sie enthalten viel Kalium und kaum Natrium: Mit 396 mg Kalium und 1 g Natrium pro 100 g Fruchtfleisch besitzen Bananen den höchsten Kalium-Natrium-Quotienten aller Obst- und Gemüsesorten (Fisch, Fleisch und Milchprodukte liefern mehr Kalium und weniger Natrium). Eine Ernährung, die reich an Kalium und arm an Natrium ist, schützt vor Bluthochdruck,[19] Herzrhythmusstörungen, Herzinfarkt[20] und Krebs.[21]
- Der Gehalt an B-Vitaminen, notwendig für die Energieerzeugung im Herzmuskel, und Magnesium, das der Arteriosklerose und dem Herzinfarkt vorbeugt, ist hoch.
- Es finden sich in der Banane reichlich pflanzliche Fasern, die den **Cholesterinspiegel senken.**
- Geringe Mengen Serotonin, das **gefäßerweiternd** wirkt, wurden ebenfalls entdeckt.

• **Darmbeschwerden:** Entweder allein oder mit Äpfeln kombiniert (siehe S. 216), bekämpfen Bananen **Durchfälle** bei Kindern und Erwachsenen. Sie helfen auch bei **Zöliakie** (einer Glutenallergie, die zu Mangelernährung und Durchfall führt) und können von Patienten in großen Mengen, tageweise sogar ausschließlich, gegessen werden. Auch Mais und Reis können empfohlen werden (siehe S. 198).

• **Arthritis und Gicht:** Bananen alkalisieren das Blut und neutralisieren so die überschüssige

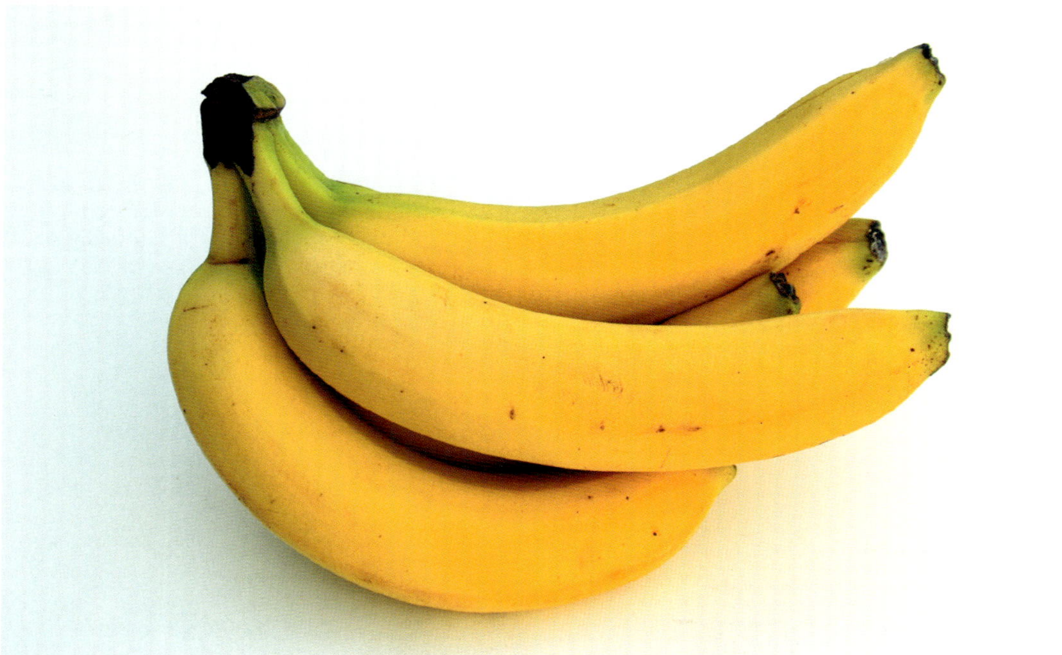

Bei Einnahme von bestimmten Medikamenten für das Herz oder gegen Bluthochdruck (z. B. Diuretika) kann eine zusätzliche Kaliumzufuhr notwendig werden. Hier bieten sich Bananen an.

Zwei große Bananen (zu je 125 g) liefern ein Gramm Kalium. Diese Menge deckt den täglichen Bedarf von Menschen, die bestimmte Medikamente einnehmen, gut ab. Außerdem tragen Bananen zur Vorbeugung von Bluthochdruck und zur Gesunderhaltung des Herzens bei.

Andere Bananenarten

Kochbanane

Sie wird in Süd- und Zentralamerika sowie in Afrika angebaut. Sie ist größer und viel weniger süß, aber reich an Stärke. Der Kaliumgehalt ist ebenfalls sehr hoch.

Die Kochbanane sollte nicht roh gegessen werden. Sie eignet sich aber sehr gut für viele gekochte Gerichte und kann wie Kartoffeln verwendet werden. Man kann daraus auch ein Mehl gewinnen, das sich zur Herstellung von Brot eignet. Diese Bananenart gilt in vielen tropischen Ländern als Grundnahrungsmittel.

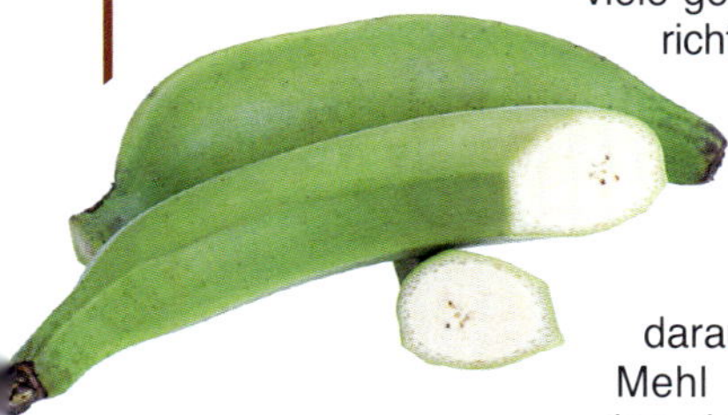

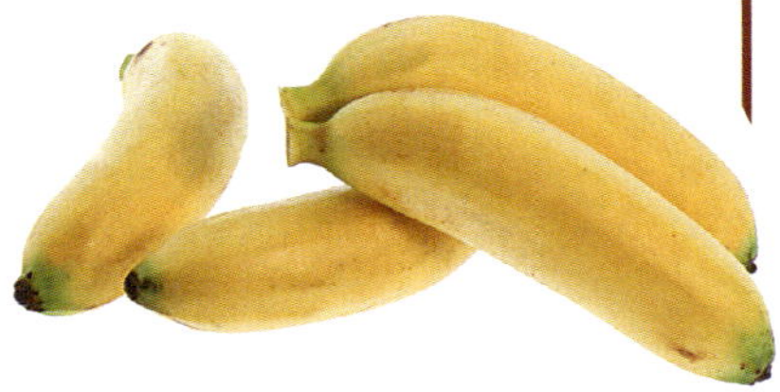

Zwergbanane

Sie ist kleiner, süßer und intensiver im Geschmack als die gewöhnliche Banane. Diese Bananenart findet man auf den Kanarischen Inseln und in Südostasien.

Rote Banane

Diese Verwandte der gewöhnlichen Banane kommt in Malaysia vor. Die Schale ist dunkelrot, der Geschmack der bekannteren Banane ähnlich. Man genießt sie roh.

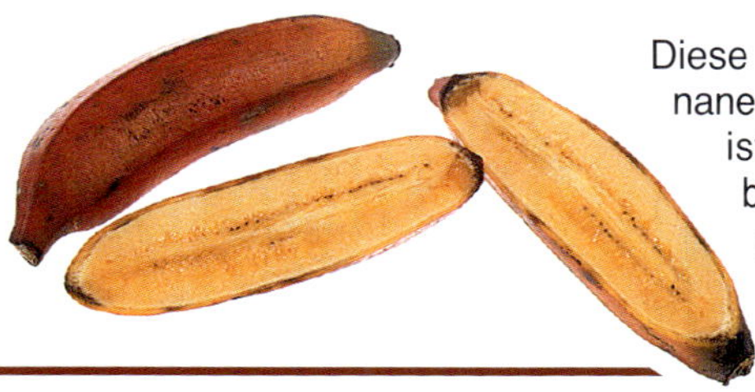

Harnsäure, die unter anderem Arthritis und Gicht verursacht.

• **Natriumarme Diät:** Bananen sind das ideale Obst, wenn eine natriumarme Diät eingehalten werden muss, weil sie Energie, Vitamine und Mineralstoffe liefern, ohne zu belasten. Besonders empfehlenswert ist eine solche Diät bei Leberzirrhose, Aszites (Flüssigkeitseinlagerungen in der Bauchhöhle) und Ödemen (Wasseransammlungen im Gewebe), die durch Herz- und Nierenprobleme verursacht werden. Gleiches gilt bei eingeschränkter Nierentätigkeit.

• **Diabetes:** Diabetiker können Bananen in begrenztem Rahmen essen, die Kohlenhydrate, die in Form von Zucker enthalten sind, müssen jedoch berechnet werden. Im Gegensatz zu raffiniertem, weißem Zucker wird der Zucker der Banane langsam ans Blut abgegeben und bewirkt somit keinen allzu raschen Blutzuckeranstieg.

Die Erbse

ein Herzensfreund

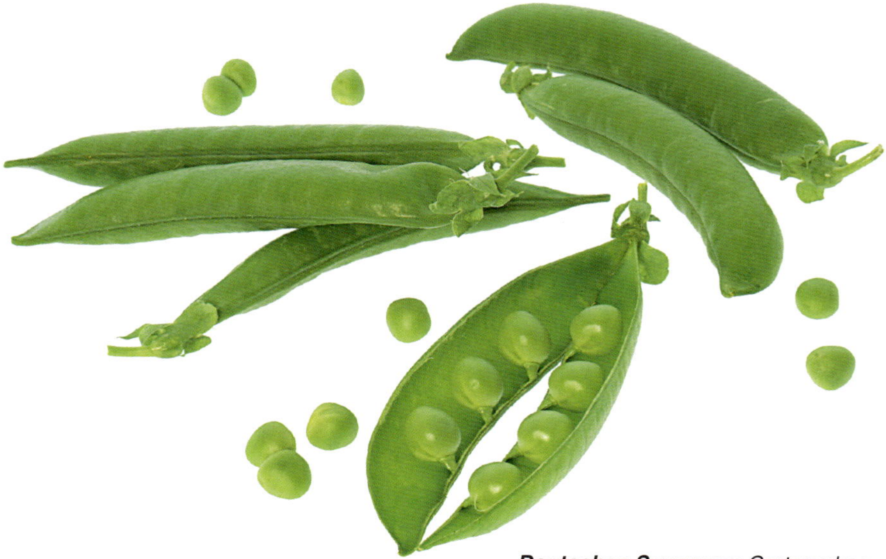

ERBSEN
Inhaltsstoffe
je 100 g rohen, verzehrbaren Anteil

Energie	81,0 kcal = 339 kj
Eiweiß	5,42 g
Kohlenhydrate	9,36 g
Ballaststoffe	5,10 g
Vitamin A	64,0 µg RÄ
Vitamin B_1	0,266 mg
Vitamin B_2	0,132 mg
Niacin	2,71 mg NÄ
Vitamin B_6	0,169 mg
Folsäure	65,0 µg
Vitamin B_{12}	—
Vitamin C	40,0 mg
Vitamin E	0,390 mg α-TÄ
Kalzium	25,0 mg
Phosphor	108 mg
Magnesium	33,0 mg
Eisen	1,47 mg
Kalium	244 mg
Zink	1,24 mg
Gesamtfett	*0,400 g*
Gesättigtes Fett	*0,071 g*
Cholesterin	—
Natrium	*5,00 mg*

1% 2% 4% 10% 20% 40% 100%

% des täglichen Bedarfs,
den 100 g dieses Nahrungsmittels decken

Deutsches Synonym: *Gartenerbse.*

Englisch: *peas, garden peas, chickling vetches, green peas;* ***Französisch:*** *pois, petit pois;* ***Spanisch:*** *guisante, arveja, chícharo.*

Beschreibung: *Samen der Erbsenstaude (Pisum sativum L.), einer krautartigen Kletterpflanze aus der Familie der Hülsenfrüchte (Leguminosae). Je sieben bis neun Samen befinden sich in grünen Schoten von etwa zehn Zentimetern Länge.*

Haben auch Sie als Kind die Erbsen fein säuberlich am Tellerrand aussortiert, um sie nicht mitzuessen? Es ist noch nicht zu spät, um diesem Gemüse eine neue Chance zu geben, besonders wenn Sie Herzprobleme haben.

Eigenschaften und Anwendung: Rohe Erbsen bestehen zu 78,9 % aus Wasser. Folgende wichtige Nährstoffe sind ebenfalls zu finden:

✓ ***Kohlenhydrate:*** Erbsen enthalten genug davon (9,63 %), wenngleich weniger als die Kartoffel (16,4 %). Stärke macht den größten Teil davon aus, der Rest ist Saccharose.

✓ ***Eiweiße:*** Erbsen enthalten mehr Eiweiß (5,42 %) als Kartoffeln (2,07 %), fast so viel wie Getreide, z. B. Reis (6,61 %), aber viel weniger als andere Hülsenfrüchte wie Bohnen (23,4 %). Die Proteine sind ziemlich hochwertig, obwohl sie einen Mangel an Methionin, jedoch einen Überschuss an Lysin aufweisen. Andererseits ist es bei Getreide genau umgekehrt, und daher versorgt eine Kombination von Erbsen und Getreide den Körper im richtigen Verhältnis mit *allen* Aminosäuren, die zur Herstellung des körpereigenen Eiweißes notwendig sind.

✓ ***B-Vitamine:*** 100 g enthalten 0,266 mg ***Vitamin*** $\boldsymbol{B_1}$, das bedeutet 18 % des Tagesbedarfs eines erwachsenen Mannes. Außerdem finden sich die ***Vitamine*** $\boldsymbol{B_2}$, $\boldsymbol{B_6}$, ***Niacin*** und ***Folsäure*** – Stoffe, die für die Funktion des Herzens und des Nervensystems wichtig sind.

✓ ***Vitamin C:*** Erbsen enthalten 40 mg pro 100 g, fast so viel wie Zitronen (53 mg).

✓ ***Kalium:*** Erbsen enthalten 244 mg pro 100 g Kalium. Diesen Mineralstoff braucht das Herz unbedingt, um arbeiten zu können.

Zubereitung und Anwendung

❶ **Roh:** Junge, zarte Erbsen kann man roh essen. Sie sind äußerst schmackhaft und sehr gesund.

❷ **Tiefgekühlt:** Nach dem Auftauen kurz garen und sofort servieren.

❸ **Gegart:** Erbsen dürfen nicht länger als 5 – 10 Minuten gekocht werden, sonst verlieren sie beinahe alle Vitamine. Kurzes Abbrühen oder Dämpfen ist vorzuziehen.

❹ **Getrocknet:** Trockenerbsen sind sehr lange haltbar, enthalten aber kaum Vitamin C und Provitamin A. Eine Kochzeit von wenigen Minuten ist ausreichend.

❺ Erbsen aus **Konserven** können sofort verzehrt werden. Der Vitaminverlust liegt zwischen 15 und 30 %, der Salzgehalt ist meist hoch.

Außerdem sind Erbsen eine gute Quelle für ***Eisen*** (1,47 mg/100 g), ***Zink, Folsäure*** und ***Ballaststoffe.*** Sie verfügen auch über ***Provitamin A*** (Beta-Karotin), ***Vitamin E*** und ***Magnesium.*** Deshalb sind sie bei folgenden Beschwerden empfehlenswert:

- **Herzerkrankungen:** Erbsen weisen alle Stoffe auf, die das Herz begehrt. Außerdem enthalten sie kaum Fett oder Natrium, die – im Übermaß genossen – das Herz schädigen. Deshalb sind Erbsen für alle wichtig, die an diversen Erkrankungen des Herzens leiden.
- **Störungen des Nervensystems:** In Erbsen verbergen sich viele B-Vitamine und Mineralstoffe, die für die Funktionsfähigkeit des Nervensystems notwendig sind. Ihr Verzehr ist bei nervöser Erschöpfung (Neurasthenie), Reizbarkeit, Depressionen, Schlaflosigkeit und anderen funktionellen Beschwerden angeraten.
- **Schwangerschaft und Stillzeit:** Wegen ihres Gehalts an Eiweiß (besonders in Kombination mit Getreide), Vitaminen und Mineralstoffen eignen sich Erbsen gut als Nahrungsmittel für schwangere und stillende Frauen. Sie enthalten außerdem viel Folsäure, die Fehlbildungen im Nervensystem des Ungeborenen vorbeugt.
- **Diabetes:** Die Stärke in den Erbsen wird während der Verdauung langsam in Glukose umgewandelt und ist daher für Diabetiker gut verträglich.

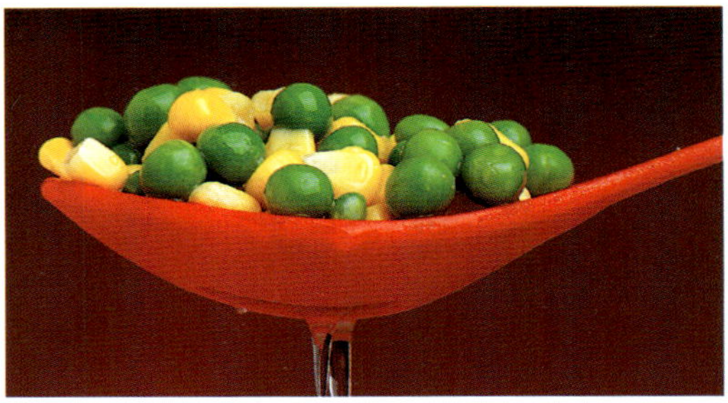

Erbsen sind mit oder ohne Getreide das ideale Nahrungsmittel für alle, die an Herzkrankheiten leiden.

Der Pfirsich

ideal für das Herz

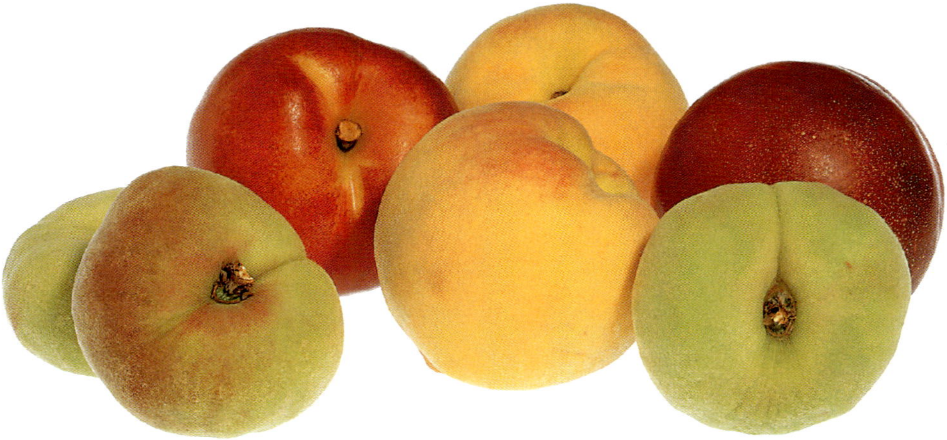

PFIRSICH
Inhaltsstoffe
je 100 g rohen, verzehrbaren Anteil

Energie	43,0 kcal = 180 kj
Eiweiß	0,700 g
Kohlenhydrate	9,10 g
Ballaststoffe	2,00 g
Vitamin A	54,0 µg RÄ
Vitamin B_1	0,017 mg
Vitamin B_2	0,041 mg
Niacin	1,02 mg NÄ
Vitamin B_6	0,018 mg
Folsäure	3,40 µg
Vitamin B_{12}	—
Vitamin C	6,60 mg
Vitamin E	0,700 mg α-TÄ
Kalzium	5,00 mg
Phosphor	12,0 mg
Magnesium	7,00 mg
Eisen	0,110 mg
Kalium	197 mg
Zink	0,140 mg
Gesamtfett	0,090 g
Gesättigtes Fett	0,010 g
Cholesterin	—
Natrium	1,00 mg

1% 2% 4% 10% 20% 40% 100%

% des täglichen Bedarfs,
den 100 g dieses Nahrungsmittels decken

Englisch: *peach, Persian apple;*
Französisch: *pêche;* ***Spanisch:*** *melocotón.*

Beschreibung: *Frucht des Pfirsichbaums (Prunus persica [L] Batsch.), eines Baumes aus der Familie der Rosengewächse (Rosaceae). Der Pfirsich ist eine typische Steinfrucht: Saftiges Fruchtfleisch umhüllt einen harten Kern.*

Der Pfirsich ist weit herumgekommen. Die ältesten Kulturen finden sich in China, von dort kam er – etliche Jahrhunderte vor Christi Geburt – nach Persien. Nach zwei Jahrtausenden hatte der Pfirsich das gesamte Mittelmeergebiet erobert und wurde von den Spaniern in der Neuen Welt eingeführt. Er hat sich an jedes Anbaugebiet angepasst, heute kommt mehr als die Hälfte der weltweiten Pfirsichernte aus Amerika.

EIGENSCHAFTEN UND ANWENDUNG: Das Besondere am Pfirsich ist die ausgewogene Kombination von ***Provitamin A*** (Beta-Karotin), ***B-Vitaminen, Vitamin C, Vitamin E, Kalium, Magnesium*** und ***Ballaststoffen,*** alles im richtigen Verhältnis. Er enthält fast kein Natrium oder Fett, nur 9 % ***Fruktose***

und andere ***Zucker*** und weniger als 1 % Eiweiß.

Man kann sagen, dass die Zusammensetzung des Pfirsichs perfekt für das Herz ist. Die ***Vitamine A, C*** und ***E*** sind die besten Antioxidantien der Natur, und wenige Lebensmittel bieten alle drei in so ausgewogenen Mengen an. Das wirkt sich positiv auf die Gesundheit der Arterien im Allgemeinen und besonders auf die der Herzkranzgefäße aus.

Die ***B-Vitamine*** (B_1, B_2, Niacin und B_6), die reichlich vorhanden sind, werden für den Kontraktionsvorgang der Herzmuskelzellen benötigt, bei dem die Energie aus Fettsäuren und Zucker gewonnen wird.

Kalium, das reichlich enthalten ist, und ***Magnesium*** sind die Mineralstoffe, die dafür sorgen, dass das Herz gleichmäßig schlägt.

Der Pfirsich enthält weniger Fett als alles andere Obst, und der Gehalt an ***Natrium*** gehört mit nur einem Milligram (mg) pro 100 g Fruchtfleisch ebenfalls zu den niedrigsten. Eine natriumarme Diät beugt Bluthochdruck vor und unterstützt das Herz bei seiner Arbeit.

Der Verzehr von Pfirsichen ist bei folgenden Erkrankungen empfehlenswert:

- **Herzbeschwerden:** Der Genuss von Pfirsichen wirkt sich bei allen Formen der Herzinsuffizienz (eingeschränkte Herztätigkeit) günstig aus. Pfirsiche regen das Herz zwar nicht unmittelbar an, erleichtern aber die Arbeit dieses wichtigen Organs.
- **Verdauungsbeschwerden:** Reife Pfirsiche sind sehr gut verdaulich. Die löslichen Ballaststoffe, die sie enthalten, beruhigen die Organe des Verdauungstrakts und wirken leicht abführend.
- **Nierenerkrankungen:** Pfirsiche zeigen eine leicht harntreibende Wirkung, was sie zusammen mit ihrem niedrigen Gehalt an Natrium und Eiweiß sehr geeignet für alle Patienten mit eingeschränkter Nierenfunktion macht.
- **Übergewicht:** Pfirsiche rufen ein Sättigungsgefühl hervor und helfen so, den Appetit zu zügeln. Sie enthalten nicht viel Energie (43 kcal/100 g) und kurbeln mit ihrer blutreinigenden Wirkung die Ausscheidung von Säureresten an, die durch den Stoffwechsel des Körpers entstehen.

Zubereitung und Anwendung

❶ **Roh:** Die samtige Haut sollte abgezogen werden, weil diese bei empfindlichen Personen Allergien hervorrufen kann und durch Pflanzenschutzmittel belastet ist. Der Verlust an Vitaminen kann durch den Verzehr von etwas mehr Pfirsichen ausgeglichen werden.

❷ **Konserve:** Der Gehalt an Vitaminen und Mineralstoffen leidet, aber auf diese Weise sind Pfirsiche das ganze Jahr hindurch verfügbar. Achten Sie auf einen möglichst niedrigen Zuckergehalt.

❸ **Konfitüre** und **Saft.**

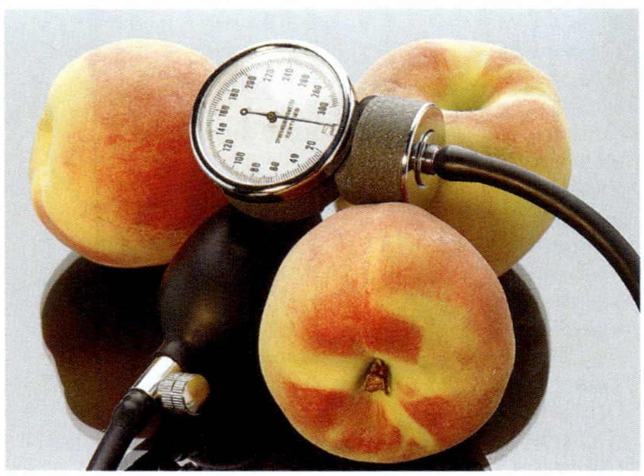

Die Form des Pfirsichs erinnert ein wenig an die Form des Herzens, damit wir vielleicht darauf aufmerksam werden, wie hilfreich er für die Gesundheit dieses wichtigen Organs ist.

Die Weintraube

stärkt das Herz und verflüssigt das Blut

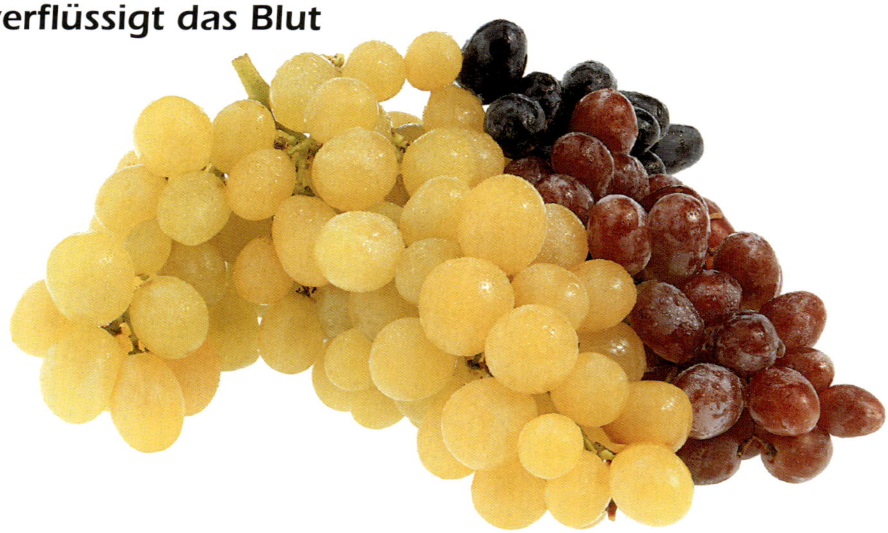

WEINTRAUBE
Inhaltsstoffe
je 100 g rohen, verzehrbaren Anteil

Energie	**71,0 kcal = 297 kj**
Eiweiß	**0,660 g**
Kohlenhydrate	**16,8 g**
Ballaststoffe	**1,00 g**
Vitamin A	**7,00 µg RÄ**
Vitamin B_1	**0,092 mg**
Vitamin B_2	**0,057 mg**
Niacin	**0,350 mg NÄ**
Vitamin B_6	**0,110 mg**
Folsäure	**3,90 µg**
Vitamin B_{12}	**—**
Vitamin C	**10,8 mg**
Vitamin E	**0,700 mg α-TÄ**
Kalzium	**11,0 mg**
Phosphor	**13,0 mg**
Magnesium	**6,00 mg**
Eisen	**0,260 mg**
Kalium	**185 mg**
Zink	**0,050 mg**
Gesamtfett	***0,580 g***
Gesättigtes Fett	***0,189 g***
Cholesterin	**—**
Natrium	***2,00 mg***

1% 2% 4% 10% 20% 40% 100%

% des täglichen Bedarfs,
den 100 g dieses Nahrungsmittels decken

Deutsches Synonym: *Weinbeere.*

Englisch: *grape;* ***Französisch.:*** *raisin;* ***Spanisch:*** *uva.*

Beschreibung: *Frucht der Weinrebe (Vitis vinifera L.), eines Kletterstrauchs aus der Familie der Weinrebengewächse (Vitaceae). Es handelt sich um eine Beerenfrucht, die mit einigen wenigen bis zu mehr als hundert Früchten in einer Traube wächst.*

Die Weintraube ist nach der Orange die am zweithäufigsten angebaute Obstsorte weltweit. Leider wird nur ein kleiner Teil als Tafelobst genossen, der Großteil ist für die Produktion alkoholischer Getränke, vor allem für Wein, bestimmt.

Weintrauben sind ein wichtiger Bestandteil der Mittelmeerdiät und der regionalen Kultur. Es gibt gute Gründe, warum sie seit Tausenden von Jahren um dieses warme Meer herum kultiviert werden!

Neueste Studien schreiben den guten Zustand der Herzen der Mittelmeerbevölkerung unter anderem einigen Substanzen zu, die sich in der Weintraube finden.

EIGENSCHAFTEN UND ANWENDUNG: Zwei Nährstoffe herrschen vor: ***Zucker*** und ***B-Vitamine.*** Andererseits enthalten Weintrauben wenig Eiweiße und Fette. Dennoch weisen die wenigen Eiweiße alle essenziellen Aminosäuren auf. Der Mineralstoffgehalt ist nicht übermäßig hoch. Die wichtigsten Nährstoffe sind:

✓ ***Zucker*** ist in schwankenden Anteilen zwischen 15 % und 30 % enthalten, je nach Sorte und Anbaugebiet. Weintrauben aus kälteren Gegenden sind nicht so süß wie die aus warmen, trockenen Herkunftsländern.

Die beiden am meisten vertretenen Zuckerarten sind ***Glukose*** (Traubenzucker) und ***Fruktose*** (Fruchtzucker). Chemisch betrachtet handelt es sich um ***Monosaccharide*** oder Einfachzucker, die direkt ins Blut übergehen, ohne einen Verdauungsprozess durchlaufen zu müssen.

✓ ***Vitamine:*** Mit 0,11 mg/100 g ***Vitamin*** B_6 gehören Weintrauben zu den frischen Früchten mit dem höchsten Gehalt an diesem Vitamin. Nur tropische Früchte wie Avocados, Bananen, Cherimoyas, Guaven und Mangos übertreffen sie. Die ***Vitamine*** B_1, B_2 und B_3 oder ***Niacin*** sind ebenfalls in höheren Mengen vorhanden als bei den meisten Obstsorten.

Diese Vitamine sind unter anderem für den Ablauf des Zuckerstoffwechsels verantwortlich. Sie ermöglichen die chemische „Verbrennung" innerhalb der Zellen, um Energie zu gewinnen. Wie gut, dass der hohe Zuckergehalt der Weintrauben mit den passenden Vitaminen kombiniert wird, um die Energieumwandlung zu gewährleisten!

Weintrauben enthalten ebenfalls beträchtliche Mengen Provitamin A (7 µg RÄ/100 g), Vitamin C (10,8 mg/ 100 g) und E (0,7 mg/100 g).

✓ ***Mineralstoffe:*** Kalium und Eisen kommen in Weintrauben reichlich vor, es finden sich auch die Stoffe Kalzium, Phosphor und Kupfer.

✓ ***Ballaststoffe:*** Weintrauben enthalten 1 % lösliche Pflanzenfasern (Pektin). Das ist für eine frische Frucht recht viel.

✓ ***Sekundäre Pflanzenstoffe:*** Weintrauben enthalten viele Substanzen, die nicht in die klassischen Nährstoffgruppen einzuordnen sind, aber auf den Körper großen Einfluss in verschiedenen Bereichen ausüben. Manche sind in ihrer genauen Wirkung noch völlig unbekannt:

- ***Organische Säuren:*** Sie sind für den leicht sauren Geschmack verantwortlich. Paradoxerweise bewirken sie eine Alkalisierung des Blutes. Alkalisiertes Blut und Urin ermöglichen den besseren Abbau von Stoffwechselschlacken, die meist aus Säuren, wie der Harnsäure, bestehen.
- ***Flavonoide:*** Kürzlich hat sich herausgestellt, dass sie antioxidativ wirken, d. h. sie unterbinden die Oxidation von Cholesterin, welche Arteriosklerose hervorruft. Flavonoide verhindern auch die Bildung von Blutgerinnseln.
- ***Resveratrol*** wirkt der Arteriosklerose[22] entgegen und hat sich vor kurzem als wirkungsvolles Antikarzinogen erwiesen.
- ***Anthozyanine:*** Diese pflanzlichen Farbstoffe finden sich in den Schalen der weißen, vor allem aber der dunklen Trauben. Sie wirken stark antioxidativ und können Herz-Kreislauf-Erkrankungen vorbeugen.

Alles in allem ist die Weintraube ein Nahrungsmittel, das unsere Zellen mit Energie versorgt und hilft, die Arterien, insbesondere die Herzkranzgefäße, gesund zu erhalten. Darüber hinaus wirkt sie abführend, entgiftend, harntreibend, gegen Blutarmut und gegen Tumore. Ihre wichtigsten Anwendungsgebiete sind:

• **Herzerkrankungen** generell: Weintrauben sind aus folgenden Gründen bei allen Herzkrankheiten sehr zu empfehlen:

- Sie liefern Energie in Form von Einfachzuckern, die der Herzmuskel für seine Kontraktionen braucht. Obwohl die Hauptenergiequelle Fettsäuren sind, benötigt das Herz auch Glukose.
- Weintrauben enthalten viel Kalium und auch Kalzium und Magnesium - Mineralstoffe, die für die Herztätigkeit nötig sind.
- Es finden sich beinahe kaum Natrium oder gesättigte Fettsäuren, die zwei «Hauptfeinde» von Herz und Blutgefäßen.

Wie man selbst köstlichen Traubensaft zubereitet

1. Mit einem **Entsafter:** Die ganzen Trauben mit dem Gerät zerkleinern. Obwohl es Zeit kostet, empfiehlt es sich, die Kerne vorher zu entfernen – der Geschmack ist viel angenehmer. Diese Methode ist zu empfehlen,
   - wenn man einen optimalen Nutzen aus der Heilwirkung der Traubenschalen auf das Herz und die Arterien ziehen will
   - und wenn es auf die Anti-Krebs-Wirkung der Traube ankommen soll. Das Resveratrol ist vor allem in der Schale enthalten.

   In beiden Fällen sind blaue Trauben wirksamer als weiße.
2. Mit einer **Püreepresse:** Hier werden die Kerne und die Schalen entfernt. Man erhält einen köstlichen, nicht zu dicken Saft, der sich als heilendes Nahrungsmittel auf vielen Gebieten einsetzen lässt.

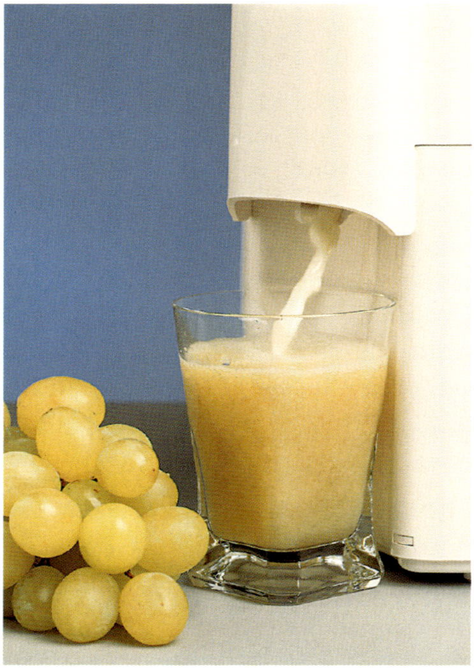

Der unvergorene Saft der Weintraube enthält die gleichen herzschützenden Substanzen wie Wein, aber stärker konzentriert und ohne die schädigenden Wirkungen des Alkohols.
Weintrauben und Traubensaft liefern auch sehr energiereiche Zucker und Vitamine, die im Wein fehlen.

• **Erkrankungen der Herzkranzgefäße:** Die in Trauben enthaltenen phenolischen Substanzen (Flavonoide und Resveratrol) üben folgende positive Wirkung auf die Durchblutung der Arterien, vor allem der Herzkranzgefäße, aus:

– Sie wirken **gefäßerweiternd,** lösen so Arterienkrämpfe und erhöhen den Blutstrom.

– Sie setzen die **Blutgerinnung** und damit die Gefahr der Bildung von Blutgerinnseln herab. Damit verringert sich das Risiko von Verstopfungen der Arterien als Folge der Kalkablagerungen (Arteriosklerose). Das lässt sich auch mit Äthylalkohol erzielen, allerdings nur in gesundheitsschädlicher Konzentration (2 g/l).

– Sie **hemmen die Oxidation des Cholesterins,** das von Lipoproteinen niedriger Dichte (LDL) transportiert wird. Die Oxidation dieses «schlechten» Cholesterins begünstigt Ablagerungen an den Innenwänden der Arterien und somit Arteriosklerose.

Zusammengefasst zeigen Studien, dass Weintrauben und Traubensaft die Arterien erweitern, den Blutfluss verbessern, Blutgerinnselbildung verhindern und der Ablagerung von Cholesterin an den Arterieninnenwänden vorbeugen. Wahrlich ein Heilmittel für Herz und Kreislauf!

Rotwein (nicht Weißwein) wirkt ähnlich, da er einige aktive Stoffe aus dem Traubensaft bewahrt hat. Dennoch weist er bedeutende Nachteile auf: Wein enthält kaum Zucker und Vitamine, dafür ***Alkohol*** – für den Körper ein Giftstoff, der über die Leber «verbrannt» werden muss.

Deshalb sind Weintrauben oder Traubensaft wesentlich wirkungsvoller als Wein, wenn es um die Gesundheit des Herz-Kreislauf-Systems geht. Zudem zeitigen sie keine unerwünschten Nebenwirkungen.

Herzpatienten, die im Sommer und Herbst regelmäßig Weintrauben essen und in der übrigen Zeit Rosinen und Traubensaft zu sich nehmen, werden feststellen, dass ihr Herz mit kleineren Anstrengungen immer besser zurechtkommt. Das gilt vor allem für Herzinfarktpatienten, die gesund werden wollen.

• **Thrombose:** Mit dem Verzehr von Weintrauben, Rosinen oder Traubensaft lässt sich die Gerinnungsneigung des Blutes in den Gefäßen verringern, was für alle, die einen Infarkt überlebt haben oder einen befürchten, wichtig ist.

i

Rosinen

Sie enthalten weniger als 300 kcal je 100 g, dafür aber viel Eisen: 100 g decken ein Viertel des Tagesbedarfs ab. Rosinen bieten viel Kalium (825 mg je 100 g) und Ballaststoffe (6,8 %). Ihr Fettgehalt entspricht dem der frischen Früchte (0,54 %). Während die B-Vitamine konzentrierter vorkommen, ist der Vitamin-C-Gehalt niedriger als in den Weintrauben. Das Vitamin A ist nicht mehr vorhanden.

• **Blutarmut:** Weintrauben gehören zu jenen frischen Früchten, die am meisten Eisen bieten (0,26 mg/100 g). Rosinen sind konzentrierter und weisen einen noch höheren Gehalt (2,59 mg/100 g) auf. Sie übertreffen sogar das Lammfleisch (2-2,5 mg/100 g).

Das ***Eisen*** der Weintrauben ist nicht hämoglobingebunden und kann daher nicht so gut aufgenommen werden wie Eisen aus Fleisch. Die Aufnahmefähigkeit wird jedoch durch die Anwesenheit des ebenfalls in den Trauben vorhandenen Vitamins C verbessert.

Wer zu Blutarmut neigt, kann durch regelmäßigen Verzehr von Weintrauben und Rosinen eine deutliche Verbesserung seines Zustandes erreichen.

• **Lebererkrankungen:** Weintrauben regen die Entgiftungsfunktion der Leber an und erhöhen die Produktion von Gallenflüssigkeit (choleretische Wirkung). Außerdem verbessern sie die Blutzirkulation in der Pfortader und helfen so bei **Leberzirrhose** und **Aszites** (Bauchwassersucht), die durch Pfortaderhochdruck entstanden sind.

• **Darmerkrankungen:** Weintrauben wirken mild abführend und helfen bei **chronischer Verstopfung** infolge von Darmträgheit. Sie sorgen für eine ausgewogene Darmflora und wirken Fäulnisprozessen entgegen, die vor allem durch eine fleischreiche Ernährung entstehen.

• **Nierenerkrankungen:** Der harntreibende und entstauende Effekt der Weintraube sowie ihre Kombination von Mineralstoffen und ihr geringer Eiweißgehalt wirken sich bei eingeschränkter Nierentätigkeit günstig aus.

• **Gicht und Harnsäureüberschuss:** Trauben helfen hier mit ihrer harntreibenden und alkalisierenden Wirkung, besonders bei Gelenkentzündungen, Übergewicht und hohem Fleischkonsum.

• **Krebserkrankungen:** Das Resveratrol, das in den Weintrauben, besonders in den Schalen, entdeckt wurde, hat sich in Versuchen als krebswidrig erwiesen. Obwohl die Untersuchungen noch nicht beendet sind, wird der regelmäßige Verzehr von Weintrauben als Unterstützung zu Krebstherapien oder zur Vorbeugung auf jeden Fall empfohlen.

5

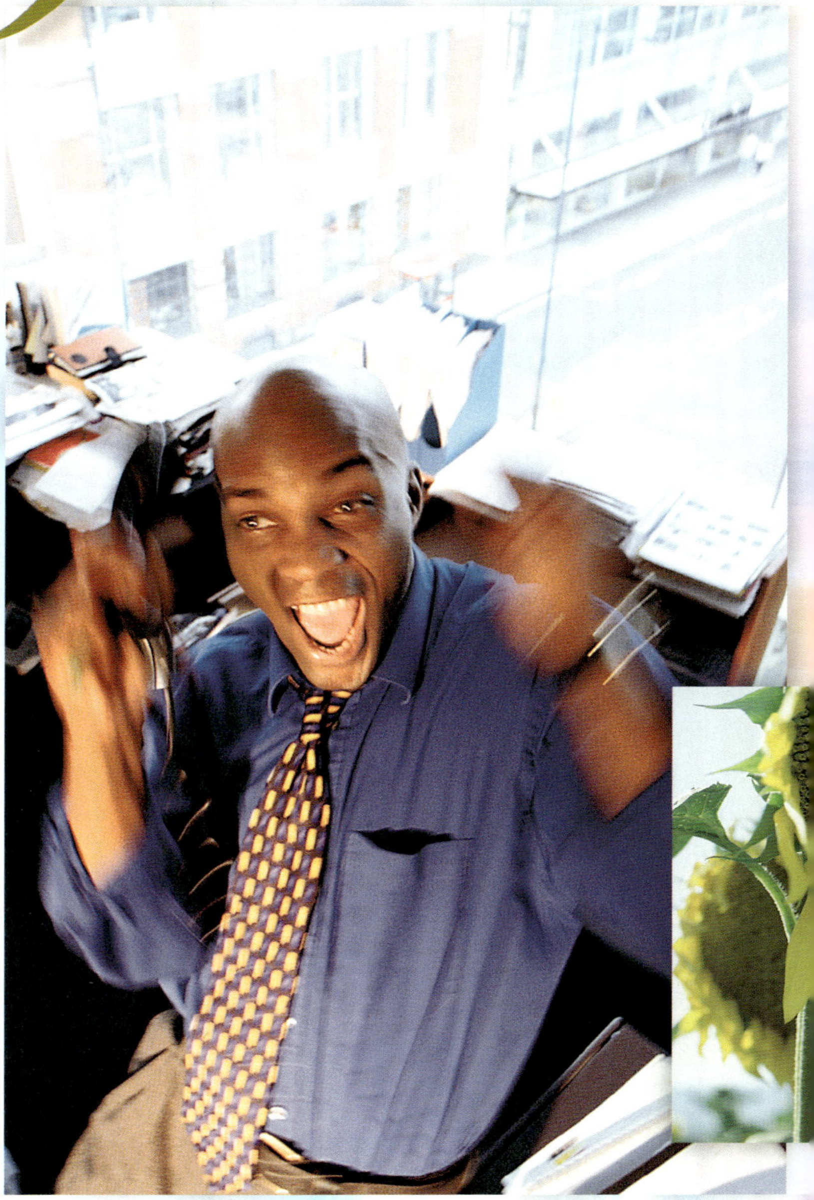

Nahrungsmittel für die Arterien

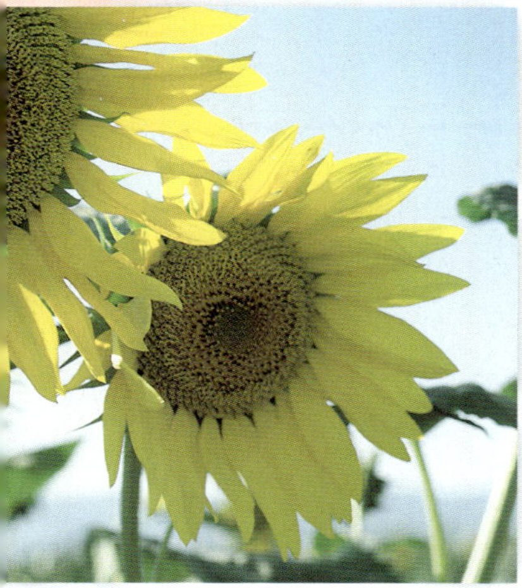

Die Gesundheit der Arterien hängt von der Ernährung ab. Einige Nährstoffe fördern sie, andere beeinträchtigen sie:

• **Schädliche Bestandteile:** Natrium (vor allem aus Speisesalz), gesättigtes Fett und Cholesterin, das nur in tierischen Nahrungsmitteln enthalten ist.

• **Heilende Bestandteile:** Antioxidantien (vor allem in Obst und Gemüse zu finden), lösliche Ballaststoffe (aus Obst, Gemüse und Hülsenfrüchten) und ungesättigte Fettsäuren (aus Nüssen, Samen und pflanzlichen Ölen).

Cholesterin, der Hauptfeind der Arterien

• Cholesterin ist für den Organismus notwendig und sollte an sich nicht als eine gesundheitsgefährdende Substanz angesehen werden.

Der Organismus kann selbst genügend Cholesterin herstellen, es muss nicht zugeführt werden.

• Cholesterin ist nur deshalb schädlich, weil es sich an den Arterienwänden ablagert und Arteriosklerose verursacht. Ab einem gewissen Cholesterinspiegel im Blut steigt das Risiko, an Arteriosklerose zu erkranken oder einen Herzinfarkt zu erleiden.

• Cholesterin ist an der Entstehung von Arteriosklerose beteiligt, aber nicht allein dafür verantwortlich. Eine Kombination von verschiedenen Faktoren verursacht die Krankheit:

- **Erhöhter Blutcholesterinspiegel**
- **Mangel an Antioxidantien** wie Provitamin A, den Vitaminen C und E, an Flavonoiden und anderen sekundären Pflanzenstoffen, aufgrund einer Ernährung, die wenig Obst, Gemüse, Nüsse und Vollkorngetreide umfasst.
- **Überschuss an gesättigten Fetten** aufgrund von zu viel Milch, Eiern, Fisch, Fleisch und tierischen Produkten in der Ernährung
- **Mangel an körperlicher Betätigung,** Tabakkonsum, Stress, Hormone und erbliche Veranlagung.

• Aus diesem Grund genügt es nicht, allein auf seinen Cholesterinspiegel zu achten. Einige Ärzte verschreiben Medikamente und Diäten zur Senkung des Cholesterinspiegels, aber solch halbherzige Maßnahmen reichen nicht aus, um Arteriosklerose zu verhindern.

Tatsache ist, dass viele Menschen mit normalem Cholesterinspiegel einen Herzinfarkt erleiden.

• Man unterscheidet – je nach den Lipoproteinen, die sie transportieren – **zwei Arten** von Cholesterin im Blut:

- **LDL** oder ***schädliches* Cholesterin** ist mit Lipoproteinen niedriger Dichte verbunden und begünstigt Arteriosklerose.

- **HDL** oder ***schützendes* Cholesterin** ist mit Lipoproteinen hoher Dichte verbunden, welche vor Arteriosklerose schützen. Der Genuss von Olivenöl und Bewegung erhöhen den HDL-Cholesterinspiegel im Blut.

  Die Messung des Cholesterinspiegels im Blut bezieht sich in der Regel auf das gesamte Cholesterin, also die Summe beider Arten.

• Um die Arterien gesund zu erhalten und das Risiko von Arteriosklerose und damit von Herzinfarkt, Thrombose und Durchblutungsstörungen zu senken, muss man:

- den gesamten **Cholesterinspiegel senken**

- und die Menge an **Antioxidantien** im Blut **erhöhen.**

• Dies lässt sich mit einer Ernährungsform, die reich an frischen pflanzlichen Nahrungsmitteln ist, leicht erreichen.

Als normal gelten folgende Werte:

Cholesterin insgesamt:
5 – 6 mmol/l (193 – 231 mg/dl).

HDL-Cholesterin:
1 mmol/l (38 mg/dl).

LDL-Cholesterin:
die Differenz zwischen dem Cholesterin insgesamt und dem HDL-Cholesterin (4 – 5 mmol/l = 155 – 193 mg/dl).[3]

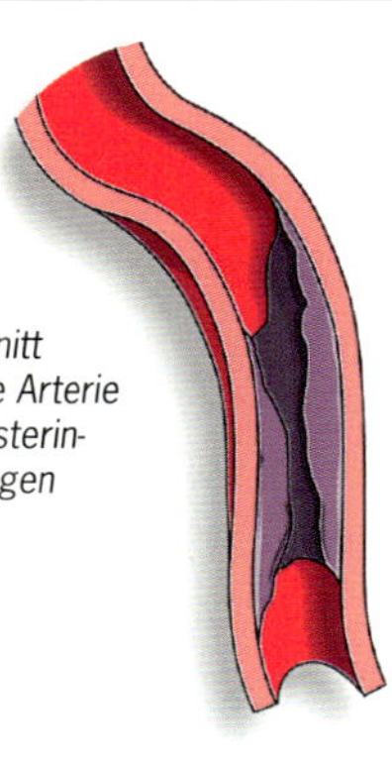

Längsschnitt durch eine Arterie mit Cholesterinablagerungen

ARTERIOSKLEROSE

Beschreibung

Dieser degenerative Prozess kann die Arterien im ganzen Körper betreffen. Er beginnt mit der Ablagerung von Cholesterin an den inneren Gefäßwänden.

Die Verdickung und Verhärtung der Arterien zusammen mit der Verkleinerung des Innendurchmessers verringert die Blutzirkulation. Ein eingeschränkter Blutfluss bedeutet eine Verkürzung des Lebens.

Ernährung

Die Ernährung ist vermutlich der einflussreichste Faktor bei Arteriosklerose, die als eines der Hauptübel der Zivilisation gilt. Bei Naturvölkern, die sich von naturbelassenen, nicht raffinierten Lebensmitteln ernähren, ist sie praktisch unbekannt. Im Gegensatz dazu tritt sie in den Industrieländern immer stärker auf, weil der Konsum von stark raffinierten Nahrungsmitteln zunimmt.

Ursachen

Tabakkonsum in Verbindung mit falscher Ernährung ist eine Hauptursache für Arteriosklerose.

vermehrt konsumieren

Obst
Vollkorngetreide
Hülsenfrüchte
Gemüse
Nüsse
Ballaststoffe
Knoblauch
Pflanzenöle
Antioxidantien
Folsäure

reduzieren oder meiden

Cholesterin
gesättigtes Fett
Transfettsäuren
Fleisch
Hartkäse
Eier
Milchprodukte
Eiweiss
Alkohol
Kaffee
raffinierten Zucker
Salz

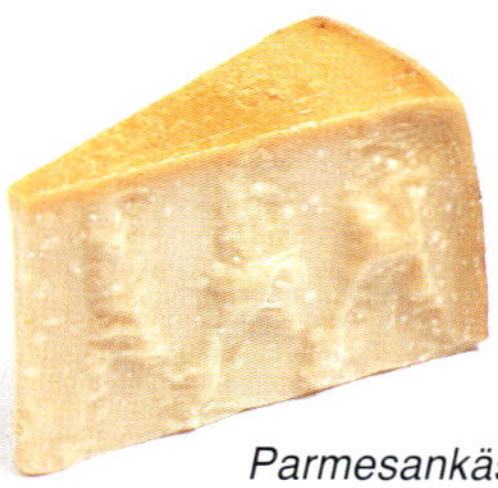

Parmesankäse

Hartkäse wie Parmesan enthält viel Salz, gesättigtes Fett und Cholesterin, drei «Feinde» gesunder Arterien.

SCHLAGANFALL

Beschreibung

Dazu kommt es, wenn ein Bereich des Gehirns aufgrund eines der folgenden Geschehnisse plötzlich nicht mehr durchblutet wird:

- Eine **Arterie** ist **geplatzt** und verursacht eine Gehirnblutung.
- Eine **Arterie** wird durch ein Blutgerinnsel, einen Thrombus (an dieser Stelle entstanden) oder eine Embolie (einen Blutklumpen, der sich an anderer Stelle gelöst hat und bis zu dieser Stelle transportiert worden ist) **verstopft**.

Ursachen

Arteriosklerose ist die Hauptursache für einen Schlaganfall, weil sie das Platzen von Arterien sowie die Entstehung von Blutgerinnseln fördert. Andere Faktoren wie **Bluthochdruck, Tabakkonsum** und **Diabetes** erhöhen das Risiko, einen Schlaganfall zu erleiden.

vermehrt konsumieren

Obst
Gemüse
Knoblauch
Olivenöl
Fischöl
Selen

reduzieren oder meiden

dieselben Nahrungsmittel wie bei Arteriosklerose

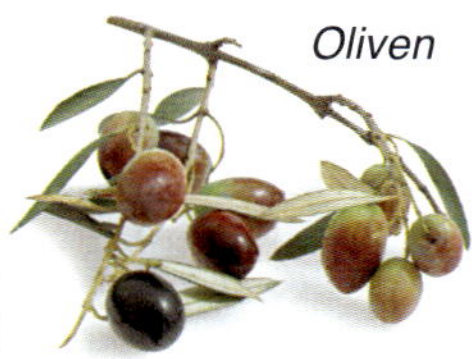

Oliven

Olivenöl verringert die Neigung zu Thrombose.

GEFÄSSBRÜCHIGKEIT

Beschreibung und Symptome

Das ist eine Schwäche der kleinen Blutgefäße. Nach geringfügigen Verletzungen entstehen leicht **Blutungen** oder **Blutergüsse**.

Ursachen

Gefäßbrüchigkeit ist meist auf eine erblich bedingte Schwäche des Bindegewebes zurückzuführen, das die Wände der Blutgefäße bildet. Ein Vitaminmangel (besonders an Vitamin C) verschlimmert den Zustand.

vermehrt konsumieren

Zitrone
Zitrusfrüchte
Vitamin C
Flavonoide

Flavonoide schützen und stärken die Gefäßwände. Das in diesem Zusammenhang wichtigste Flavonoid ist Hesperidin, das in Zitronen enthalten ist.

BLUTHOCHDRUCK

Beschreibung

Blut ist in den Arterien auf einen gewissen Druck angewiesen, um das ganze Gewebe versorgen zu können. Man spricht von Bluthochdruck, wenn einer der folgenden Druckwerte erreicht wird:

- Der systolische Druck (Oberwert) übersteigt 140 mm Hg.
- Der diastolische Druck (Unterwert) übersteigt 90 mm Hg.

Bluthochdruck zeigt keine Beschwerden, aber er schädigt langsam die Arterien und verschiedene Organe.

Ernährung

Die Ernährung kann viel dazu beitragen, den Blutdruck unter Kontrolle zu halten. Einfach zubereitetes Obst und Gemüse senkt das Risiko, Bluthochdruck zu entwickeln, bedeutend.

Gut zu wissen

Nikotin hat eine gefäßverengende Wirkung. Deshalb erhöht es den Blutdruck – das kann man bereits nach einer einzigen Zigarette messen.

vermehrt konsumieren	reduzieren oder meiden
Harntreibendes	Salz
Obst	Natrium
Gemüse	Schinken
Gemüsebrühe	Wurst
Hülsenfrüchte	Fleisch
Sellerie	Eiweiss
Kürbis	Alkohol
Knoblauch	gesättigtes Fett
Guave	Kaffee
Birne	anregende Getränke
Grapefruit	Pfeffer
Ballaststoffe	reifen Käse
Kalium	Eier
Kalzium	
Magnesium	
Fischöl	

Reinigende Gemüsebrühe

Sie wird durch das Auskochen verschiedener alkalisierender und harntreibender Gemüse, vor allem Zwiebeln und Sellerie, in viel Wasser hergestellt. Ein wenig Olivenöl kann beigefügt werden.

Diese Brühe ist sehr gesund und daher ein wichtiger Bestandteil einer entschlackenden Diät. Man trinkt täglich einen halben bis einen ganzen Liter davon anstelle von Wasser. So wirkt sie:

- **Reinigend**: Sie alkalisiert Blut und Urin. Das verbessert die Ausscheidung von Stoffwechselschlacken, besonders Harnsäure.
- **Harntreibend:** Sie steigert die Nierentätigkeit und erhöht die Harnmenge.
- **Mineralisierend:** Sie liefert viele Mineralstoffe und Spurenelemente, vor allem Kalium, Magnesium und Eisen. Kalium bekämpft den Bluthochdruck.

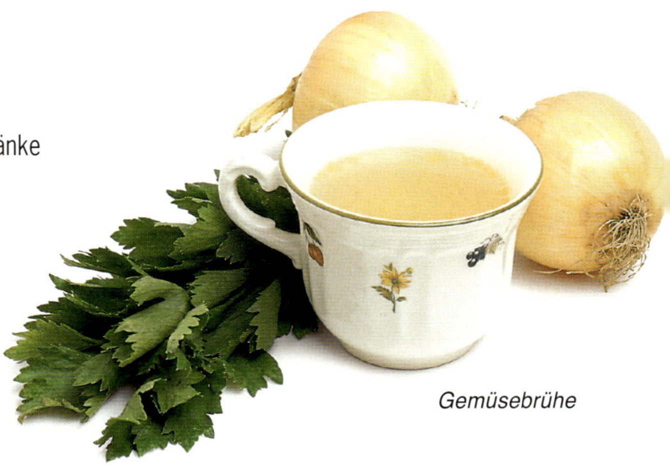

Gemüsebrühe

Knoblauch

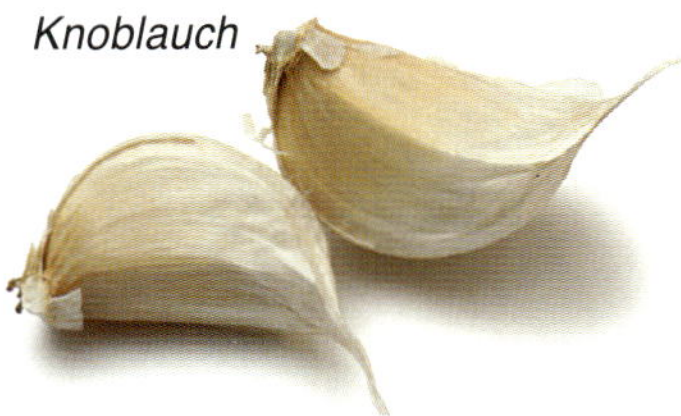

Knoblauch wirkt gefäßerweiternd und blutdrucksenkend. Für diese positive Wirkung muss man allerdings mehrere Zehen pro Tag essen.

RAYNAUD-SYNDROM

Beschreibung und Symptome

Wegen plötzlicher Krämpfe der distralen Arterien, meist in den Händen, werden diese zuerst weiß, dann violett und schließlich rot, wenn der Krampf abklingt.

Ursachen

Frauen nach den Wechseljahren sind häufiger betroffen. Folgende Faktoren können die Krankheit auslösen oder verschlimmern:

- Rauchen
- emotionale Anspannung
- Kälte
- die Bedienung von vibrierenden Geräten wie Haartrocknern oder Küchenmaschinen

Gut zu wissen

Obwohl es gelegentlich ratsam ist, Medikamente einzunehmen oder eine Operation zu erwägen, können einige Nahrungsmittel dabei helfen, die Krankheit in den Griff zu bekommen.

vermehrt konsumieren

Knoblauch
Nüsse
Vitamin E
Flavonoide
Fischöl

reduzieren oder meiden

Alkohol
anregende Getränke

FROSTBEULEN

Beschreibung

Frostbeulen (Erythema pernio) werden durch mangelhafte Blutzirkulation in den kleinen Kapillargefäßen hervorgerufen. Kälte oder drückende Schuhe können sie verursachen oder verschlimmern.

Symptome

Sie machen sich an Füßen und Händen als rötliche, stechende und schmerzende Schwellungen bemerkbar. In der Regel verschwinden sie von selbst, aber manchmal bilden sie Geschwüre und infizieren sich.

Gut zu wissen

Neben einer lokalen Behandlung mit Kompressen bestimmter Heilpflanzen können einige Nahrungsmittel den Zustand der Kapillargefäße und der Blutzirkulation verbessern.

Tabakkonsum fördert die Bildung von Frostbeulen, weil er die Arterien verengt und den Durchfluss des Blutes mindert.

vermehrt konsumieren

Zitrusfrüchte
Knoblauch
Vitamin C
Vitamin E
Flavonoide

reduzieren oder meiden

Alkohol
anregende Getränke

Wurst

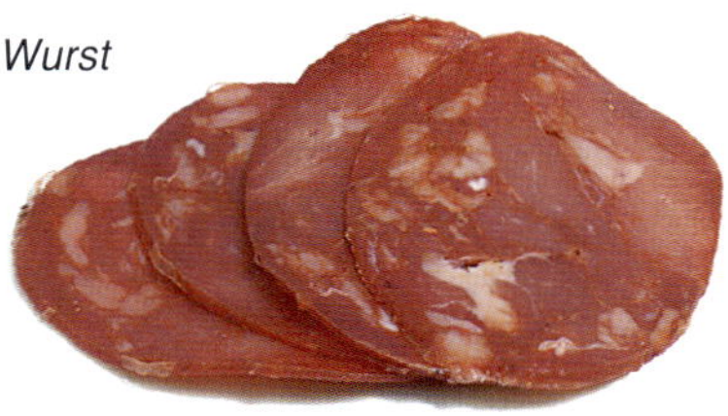

Wurst enthält viel Natrium, wegen des natürlichen Gehalts des Fleisches und wegen der Zugabe von Kochsalz und Zusatzstoffen (Nitrate und Nitrite zur Konservierung). Außerdem enthält sie viele gesättigte Fette, die Arterienverhärtung und Bluthochdruck begünstigen.

Bluthochdruck kann am besten vermieden werden, wenn man möglichst naturbelassenes Obst und Gemüse in ausreichender Menge zu sich nimmt.

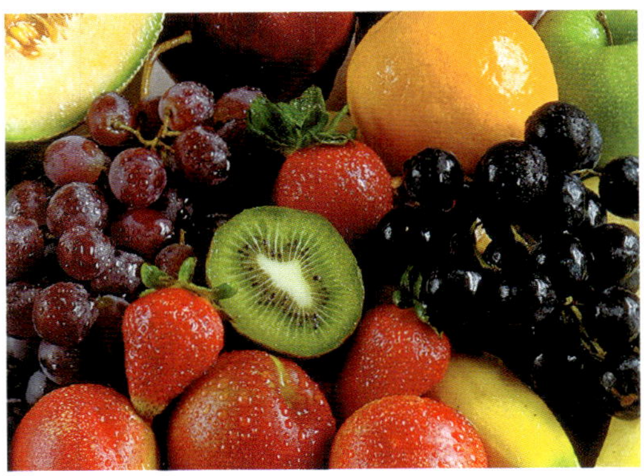

Nahrungsmittel

Cholesterinspiegel

Ersetzt man jedes der hier aufgeführten Nahrungsmittel durch das rechts neben ihm stehende, so kann man damit den Cholesterinspiegel senken. Je mehr der angegebenen Alternativen bevorzugt werden, um so größer ist die Möglichkeit, den Cholesterinspiegel wieder auf ein normales Maß zu bringen. Darüber hinaus ist es sinnvoll, die hinsichtlich der Arteriosklerose gegebenen Empfehlungen zu befolgen (siehe S. 95).

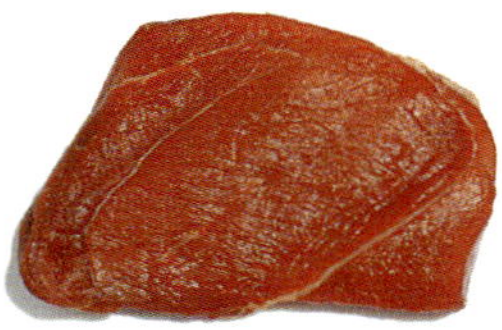

rotes Fleisch, Meeresfrüchte und Wurst

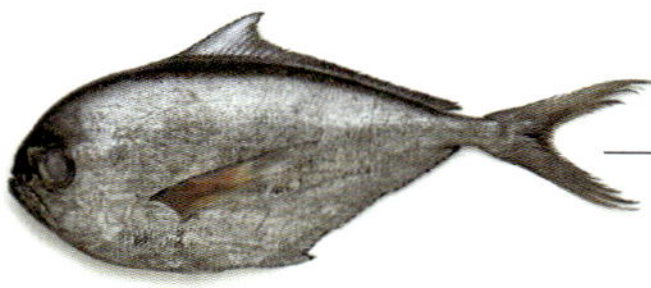

Fisch und Geflügelfleisch (ohne Haut)

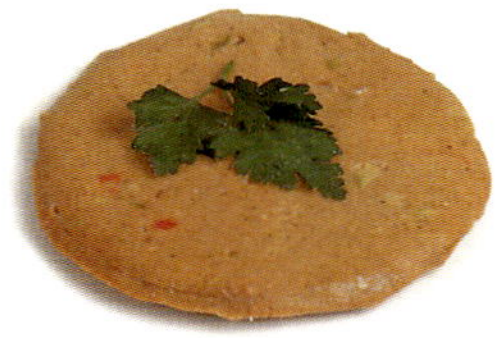

Hülsenfrüchte, Sojaprodukte, Alternativen zu Fleisch

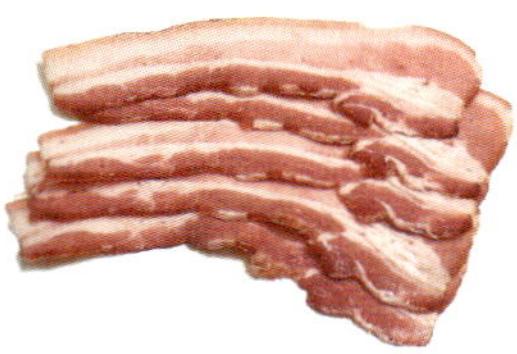

Butter und Speck

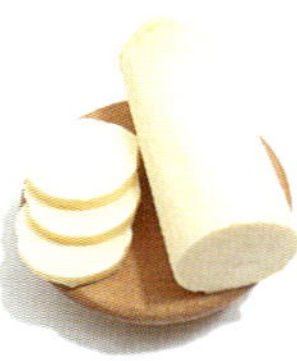

Margarine

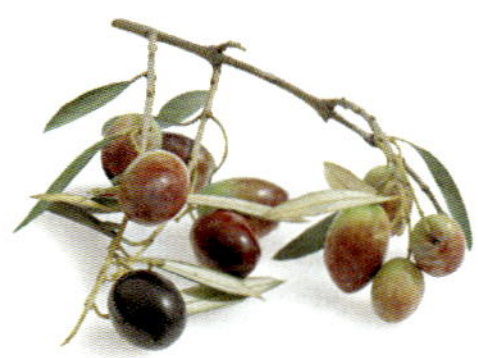

kaltgepresstes Olivenöl und Öl aus Samen

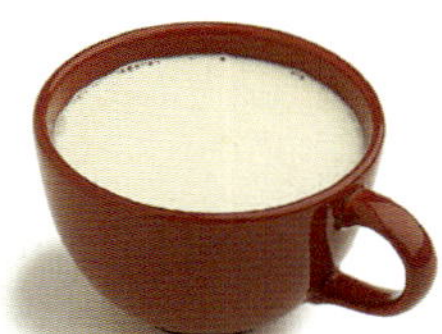

Vollmilch

entrahmte Milch

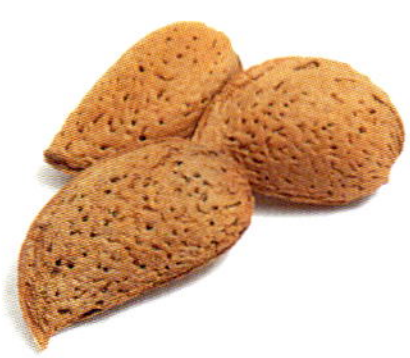

Sojamilch und Mandelmilch

ersetzen, um den

zu senken

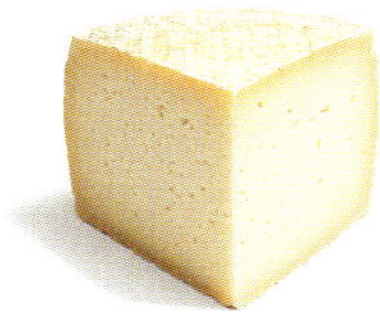

Hartkäse

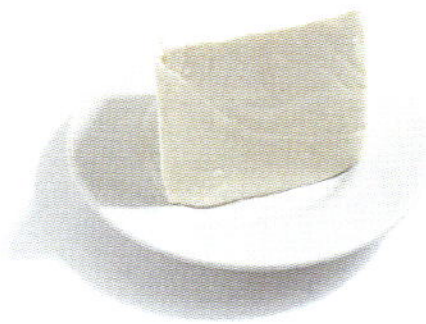

fettarmer Frischkäse

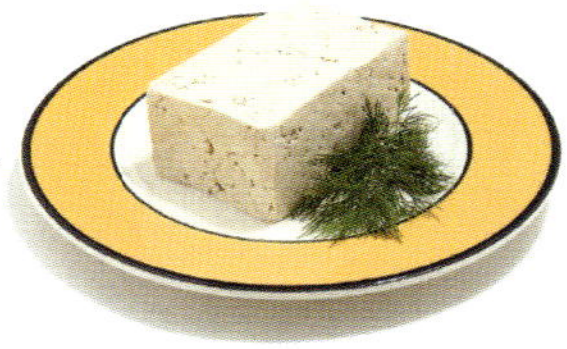

Tofu und Avocados

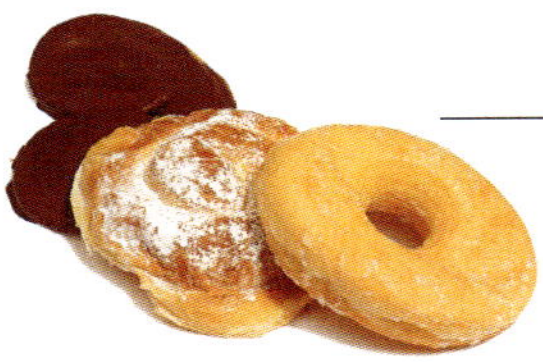

Törtchen, Kuchen und Feingebäck

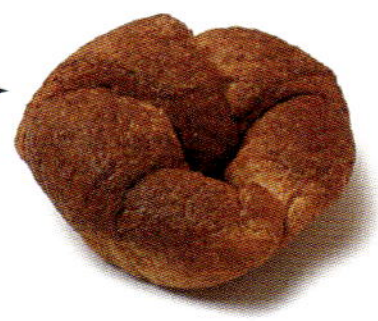

Feingebäck aus Vollkorngetreide

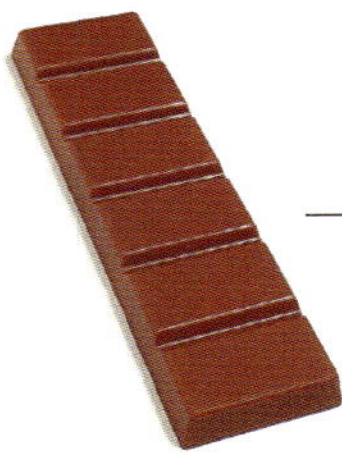

Süßigkeiten und Schokolade

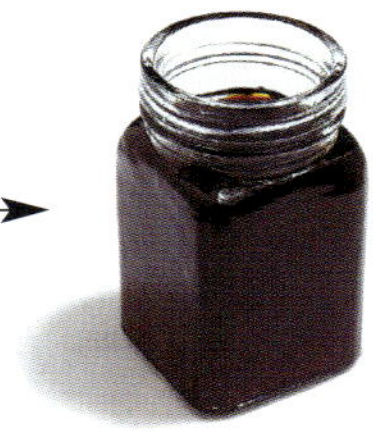

Trockenobst, Honig und Melasse

Verschiedene Fettsäuren

- **Gesättigte Fettsäuren** sind in Milch, Eidotter, Fleisch und den daraus hergestellten Produkten zu finden und erhöhen die Cholesterinbildung im Körper.
- **Ungesättigte Fettsäuren:**
  - ***Einfach ungesättigte Fettsäuren*** wie die in Olivenöl enthaltene Ölsäure senken den schädlichen LDL-Cholesterinspiegel und erhöhen die Menge des HDL-Cholesterins, das vor Arteriosklerose schützt (siehe S. 95).
  - ***Mehrfach ungesättigte Fettsäuren*** findet man in Ölen aus Samen. Sie reduzieren das LDL-Cholesterin. Omega-3-Fettsäuren sind vor allem in fettem Fisch vorhanden und gehören ebenfalls zu dieser Gruppe.
- **Transfettsäuren** sind ungesättigte Fettsäuren, die durch Hitze oder industrielle Verfahren verändert worden sind. Sie bilden sich beim Erhitzen pflanzlicher Öle oder während der industriellen Verarbeitung, wenn sie in halbfeste Fette wie Margarine umgewandelt wurden.
  - ***Auswirkungen auf die Gesundheit:*** Transfettsäuren erhöhen den schädlichen LDL-Cholesterinspiegel, senken das gute HDL-Cholesterin, fördern die Arteriosklerose und steigern das Risiko von Herzkrankheiten.[1,2] Dennoch sind sie nicht so schädlich wie das gesättigte Fett in Milch, Käse, Eidotter, Fleisch und Wurstwaren.[3]

Die Kichererbse

ideal für den modernen Menschen

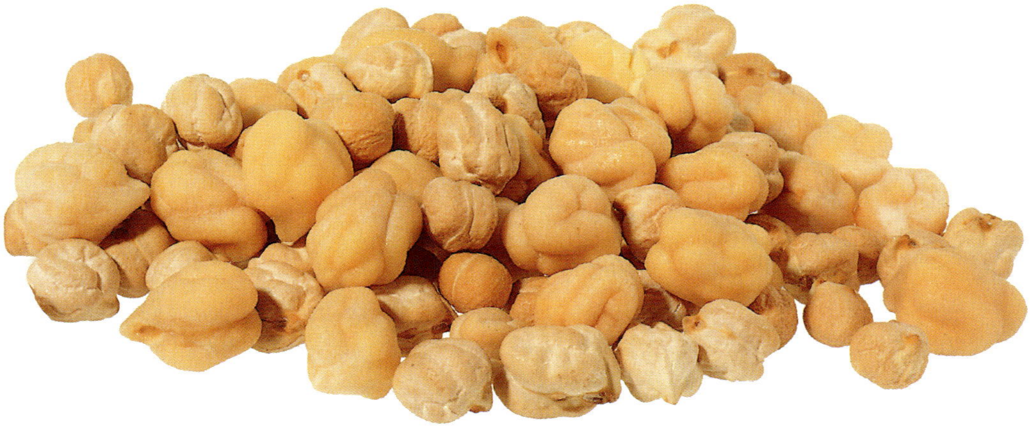

Deutsche Synonyme: *Kaffee-Erbse, Echte Kicher.*

Englisch: *chick-pea, gram pea;* **Französisch:** *pois chiche;* **Spanisch:** *garbanzo, chícharo.*

Beschreibung: *Samen der Kichererbsenpflanze (Cicer arietinum L.) aus der Familie der Hülsenfrüchtler (Leguminosae). Die Frucht gleicht einer ovalen Hülse, in der sich zwei Samen – die Kichererbsen – befinden.*

KICHERERBSE
Inhaltsstoffe
je 100 g rohen, verzehrbaren Anteil

Energie	364 kcal = 1.525 kj
Eiweiß	19,3 g
Kohlenhydrate	43,3 g
Ballaststoffe	17,4 g
Vitamin A	7,00 µg RÄ
Vitamin B_1	0,477 mg
Vitamin B_2	0,212 mg
Niacin	4,62 mg NÄ
Vitamin B_6	0,535 mg
Folsäure	557 µg
Vitamin B_{12}	—
Vitamin C	4,00 mg
Vitamin E	0,820 mg α-TÄ
Kalzium	105 mg
Phosphor	366 mg
Magnesium	115 mg
Eisen	6,24 mg
Kalium	875 mg
Zink	3,43 mg
Gesamtfett	*6,04 g*
Gesättigtes Fett	*0,626 g*
Cholesterin	—
Natrium	*24,0 mg*

1% 2% 4% 10% 20% 40% 100% 200% 500%

% des täglichen Bedarfs,
den 100 g dieses Nahrungsmittels decken

Eigenschaften und Anwendung: Die bemerkenswerten therapeutischen Eigenschaften der Kichererbse machen diese einfache Hülsenfrucht zum idealen Nahrungsmittel für moderne Menschen: sie senken den Cholesterinspiegel, verhindern Verstopfung und stärken das Nervensystem.

Außerdem ist die Kichererbse sehr energiereich (364 kcal/100 g), nahrhaft und in ihren Inhaltsstoffen ausgewogen. Sie liefert die wichtigsten Nährstoffe außer Vitamin B_{12} (nicht in pflanzlichen Lebensmitteln enthalten). Sogar Provitamin A und die Vitamine C und E kommen, wenn auch nur in geringen Mengen, vor. Folgende Nährstoffe gibt es ausreichend:

✓ ***Eiweiß:*** Kichererbsen enthalten genug (19,3 %) davon, ähnlich wie Fleisch und Eier, aber weniger als proteinreichere Hülsenfrüchte wie Soja, Linsen oder Bohnen (siehe die Seiten 130, 254 und 330). Die Kombination von Kichererbsen und Getreide ergibt biologisch sehr hochwertiges Eiweiß.[4]

✓ ***Kohlenhydrate:*** Kichererbsen enthalten viele Kohlenhydrate (43,3 %), vor allem ***Stärke.*** Diese wird bei der Verdauung langsam in Glukose umgewandelt, wenn die Kichererbsen gut gekaut und eingespeichelt werden.

✓ ***Fett:*** In Kichererbsen finden sich 6,04 % Fett. Das ist mehr als in Linsen, aber weniger als in Soja. Der Großteil davon sind ***mehrfach ungesättigte Fettsäuren.***

✓ ***Vitamine:*** Kichererbsen sind eine gute Quelle für die **Vitamine B_2** und **B_6**. ***Folsäure,*** die das Nervensystem stärkt und das Herzinfarktrisiko senkt, kommt reichlich vor: 100 Gramm Kichererbsen enthalten fast das Dreifache des empfohlenen Tagesbedarfs.

✓ ***Mineralstoffe:*** Am bedeutendsten sind ***Eisen*** (6,24 mg/100 g, fast drei Mal mehr als in Fleisch), ***Phosphor*** (366 mg/100 g), ***Kalium*** (875 mg/100 g), ***Magnesium*** (115 mg/100 g), ***Kalzium*** (105 mg/100 mg) und ***Zink*** (3,43 mg /100 g).

Zubereitung und Anwendung

❶ **Gekocht** bevorzugen die westlichen Genießer ihre Kichererbsen. Diese können gut bei Suppen und Eintöpfen verwendet oder mit Reis kombiniert werden.

❷ **Im Ofen geröstet oder frittiert:** In dieser Form sind sie nicht so leicht verträglich, weil ein Teil der Stärke nicht verdaut werden kann.[5]

❸ **Mehl aus Kichererbsen:** Es wird in Indien und den arabischen Ländern zur Herstellung vieler köstlicher Gerichte, z. B. von Falafel, verwendet.

Kichererbsen sind ein nahezu vollwertiges Lebensmittel mit ausgewogenen Bestandteilen. Deshalb können sie als Hauptspeise verwendet werden, wie das auch in der Mittelmeer-Küche geschieht. Der regelmäßige Genuss von Kichererbsen empfiehlt sich bei:

- **Erhöhtem Cholesterinspiegel:** Kichererbsen enthalten mäßig Fett (6,04 %) von hoher Qualität (einfach und mehrfach ungesättigte Fettsäuren), das beim Senken des Cholesterinspiegels hilft. Die enthaltenen Ballaststoffe hemmen im Darm die Aufnahme von Cholesterin, das durch andere Nahrungsmittel zugeführt worden ist (Kichererbsen enthalten keines). Der Genuss von mehr Kichererbsen und weniger Fleisch senkt den Cholesterinspiegel und verbessert den Zustand der Arterien. Schließlich schützen Kichererbsen vor **Arteriosklerose** und allen Folgekrankheiten wie Herzinfarkt.

- **Verstopfung:** Die Ballaststoffe stimulieren die peristaltischen Bewegungen und beschleunigen die Darmpassage.

- **Funktionellen Störungen des Nervensystems** aufgrund von Vitamin-B-Mangel wie Reizbarkeit, Nervosität und Konzentrationsmangel. Kichererbsen werden allen empfohlen, die unter Stress oder Depressionen leiden.

- **Schwangerschaft:** Schwangere Frauen schätzen vor allem den hohen Gehalt an Folsäure, die das Nervensystem des Ungeborenen schützt. Zusätzlich verfügen Kichererbsen über viel Eiweiß, Eisen und andere Mineralstoffe.

Zinkmangel

*Einige Wissenschaftler vertreten die Ansicht, eine **vegetarische Ernährung** könne zu Zinkmangel führen. 100 g Kichererbsen enthalten jedoch mehr Zink (3,43 mg) als dieselbe Menge Fleisch (2,97 mg). Kichererbsen, Linsen und Soja sind also ausgezeichnete Zinkquellen.*

Die Grapefruit

macht die Arterien frei und reinigt das Blut

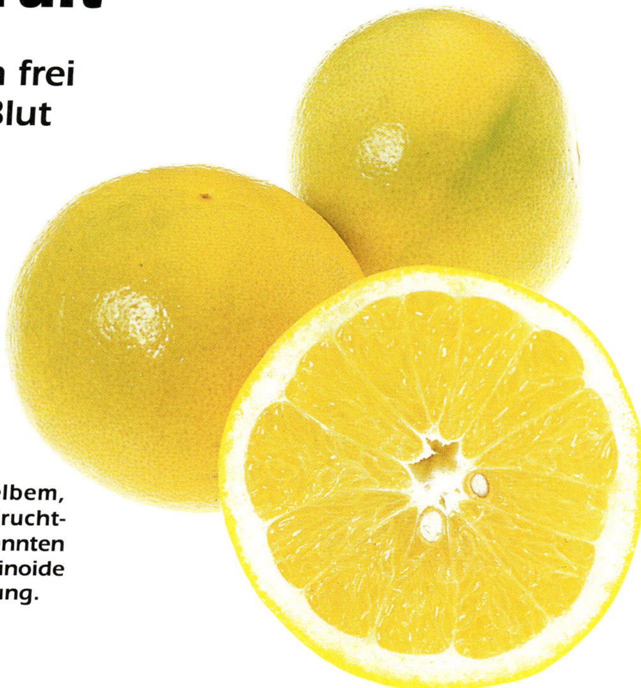

Es gibt Grapefruits mit gelbem, orangem oder rosarotem Fruchtfleisch. Die beiden letztgenannten Sorten enthalten viele Karotinoide mit krebsschützender Wirkung.

GRAPEFRUIT
Inhaltsstoffe
je 100 g rohen, verzehrbaren Anteil

Energie	**32,0 kcal = 134 kj**
Eiweiß	**0,630 g**
Kohlenhydrate	**6,98 g**
Ballaststoffe	**1,10 g**
Vitamin A	**12,0 µg RÄ**
Vitamin B_1	**0,036 mg**
Vitamin B_2	**0,020 mg**
Niacin	**0,283 mg NÄ**
Vitamin B_6	**0,042 mg**
Folsäure	**10,2 µg**
Vitamin B_{12}	**—**
Vitamin C	**34,4 mg**
Vitamin E	**0,250 mg α-TÄ**
Kalzium	**12,0 mg**
Phosphor	**8,00 mg**
Magnesium	**8,00 mg**
Eisen	**0,090 mg**
Kalium	**139 mg**
Zink	**0,070 mg**
Gesamtfett	***0,100 g***
Gesättigtes Fett	***0,014 g***
Cholesterin	**—**
Natrium	**—**

1% 2% 4% 10% 20% 40% 100%

% des täglichen Bedarfs,
den 100 g dieses Nahrungsmittels decken

Wissenschaftl. Synonyme: *Citrus maxima (Burm.) Merr., Citrus decumanus L;*

Deutsche Synonyme: *Riesenorange, Pampelmuse.*

Englisch: *grapefruit, shaddock;* ***Französisch:*** *pamplemousse;* ***Spanisch:*** *pomelo.*

Beschreibung: *Frucht des Baumes Citrus paradisi MacFad. aus der Familie der Rautengewächse (Rutaceae). Sie hat die Form einer Orange, ist aber größer. Die Schale ist meist gelb, kann aber auch rosa oder grün sein.*

EIGENSCHAFTEN UND ANWENDUNG: Das Fruchtfleisch enthält mäßig Kohlenhydrate und kaum Fett oder Eiweiß. Bei den Vitaminen dominiert ***Vitamin C*** (34,4 mg/100 g), das allerdings in geringerem Maß vorkommt als in Orangen (53,2 mg/100 g) oder Zitronen (46 mg/100 g). Was die Mineralstoffe betrifft, ist der beinahe völlige Mangel an Natrium bemerkenswert, dazu kommt der erhöhte Gehalt an ***Kalium***, kombiniert mit etwas ***Kalzium*** und ***Magnesium***.

Der ***Nährstoffgehalt*** der Grapefruit ist eher gering, die Heilwirkung ist daher auf die sekundären Pflanzenstoffe zurückzuführen.

✓ ***Pektin:*** Dies ist ein pflanzlicher ***Ballaststoff,*** der in vielen Obstsorten wie Zitrusfrüchten und Äpfeln vorkommt (siehe S. 216). Diese in den Pflanzen enthaltenen Faserstoffe waren die ersten Begleitstoffe, die auf ihre mögliche Heilfunktion hin untersucht wurden. Bei der Grapefruit findet sich das Pektin im Fruchtfleisch, in der weißen Schicht direkt unter der Schale und zwischen den Fruchtstücken. Pektin schützt die Arterien. Seine Anticholesterin-Wirkung wurde in vielen wissenschaftlichen Studien belegt.

✓ ***Flavonoide*** verbessern die Fließeigenschaften des Blutes und besitzen antioxidative und antikarzinogene Eigenschaften.

✓ ***Karotinoide:*** Rosa Grapefruits liefern viel ***Beta-Karotin,*** die Vorläufersubstanz von Vitamin A.

✓ ***Limonoide:*** Das sind Terpenoide, aus denen die ätherischen Öle der Zitrusfrüchte bestehen. Die Grapefruit enthält besonders viel Limonen, das der Frucht ihren bitteren Geschmack verleiht und den Großteil der nachgewiesenen Anti-Krebs-Wirkung ausmacht.

Die Nähr- und Begleitstoffe der Grapefruit lassen sich wie folgt zu Heilzwecken einsetzen:

- Bei **Arteriosklerose:** Die Grapefruit schützt die Wände der Arterien vor Verdickung und Verhärtung, die durch die Ablagerung von Cholesterin und die daraus entstehende Verkalkung entstehen.
- Bei anderen **Herz-Kreislauferkrankungen:** Der Mangel an Natrium und Fett sowie der hohe Gehalt an Kalium machen die Grapefruit zu einem wichigen Heilmittel für Herzkranke, besonders für jene, die an Herzschwäche leiden. Menschen, deren Blutdruck zu hoch ist, sollen ebenfalls reichlich davon essen, weil Grapefruits leicht harntreibend wirken und so das Kreislaufsystem entlasten. Hierfür ist das Trinken des Saftes **{❷}** ausreichend, obwohl der Verzehr der ganzen Frucht **{❶}** stärkere Heilwirkung zeigt.
- Bei **Harnsäureüberschuss** in allen Erscheinungsformen: Gicht, Arthritis, Nierensteine usw.
- Bei **Blutreinigungskuren:** Wenn jemand seinen Körper bei dessen entgiftenden Funktionen (besonders in der Leber) unterstützen möchte, empfiehlt es sich, jeden Morgen ein Glas Grapefruitsaft auf nüchternen Magen zu trinken, am besten einen Monat lang.
- Bei **Infektionen:** Die Grapefruit regt die Tätigkeit des Immunsystems ähnlich wie die Orange wegen ihres Gehalts an Vitamin C und an Flavonoiden an (siehe S. 346).
- Bei **Übergewicht:** Wegen ihrer reinigenden und entgiftenden Eigenschaften ist sie eine gute Ergänzung bei Schlankheitskuren.
- Als **Schutz vor Krebs:** Die spezielle Kombination von Vitamin C, Pektin und Limonoiden schützt vor Krebs, indem sie die Wirksamkeit von krebserregenden Substanzen abschwächt. Regelmäßiger Verzehr von Grapefruits und anderen Zitrusfrüchten ist eine wirksame Form der Krebsvorbeugung (siehe S. 345).

Zubereitung und Anwendung

❶ **Frische Frucht:** Wer die gesamte Frucht mit Fruchtfleisch und weißer Haut isst, zieht am meisten Nutzen aus der Grapefruit, weil er so alles enthaltene Pektin verwerten kann.

❷ **Saft:** Grapefruitsaft ist eine Alternative zu Zitronen- oder Orangensaft und kann mit ihnen gemischt oder mit Honig gesüßt werden.

❸ **Grapefruitkur:** Sie kann mit der ganzen Frucht oder dem Saft durchgeführt werden. Man beginnt mit einer Grapefruit auf nüchternen Magen, dann täglich eine mehr bis zu fünf Stück pro Tag. Dann isst man täglich eine weniger, bis man wieder bei einer einzigen angekommen ist.

Die nächsten fünf Tage isst man je eine Grapefruit pro Tag, bis die **zweiwöchige Kur** abgeschlossen ist.

Der Kürbis

meint es sehr gut mit den Arterien

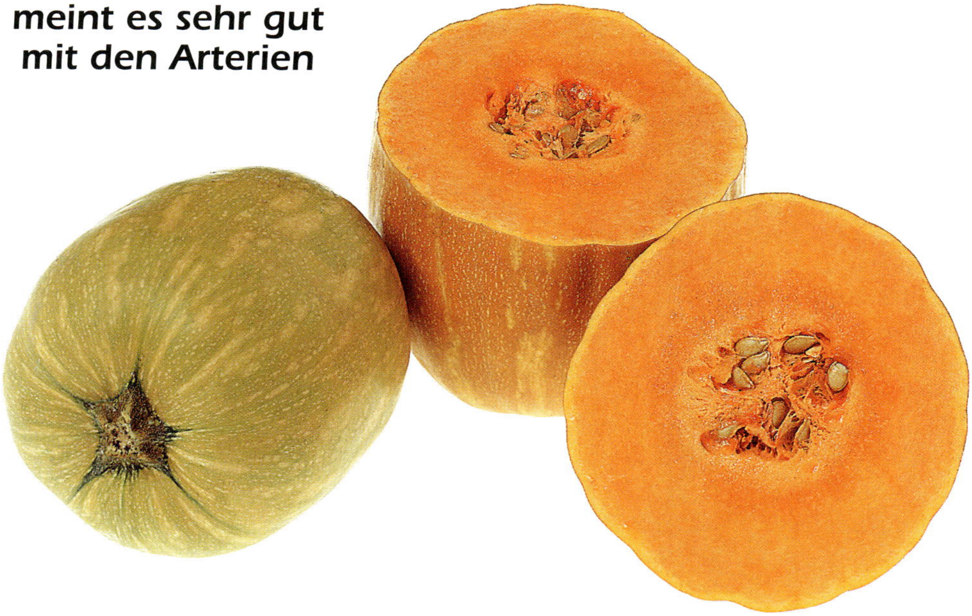

KÜRBIS
Inhaltsstoffe
je 100 g rohen, verzehrbaren Anteil

Energie	26,0 kcal = 109 kj
Eiweiß	1,00 g
Kohlenhydrate	6,00 g
Ballaststoffe	0,500 g
Vitamin A	160 µg RÄ
Vitamin B_1	0,050 mg
Vitamin B_2	0,110 mg
Niacin	0,800 mg NÄ
Vitamin B_6	0,061 mg
Folsäure	16,2 µg
Vitamin B_{12}	—
Vitamin C	9,00 mg
Vitamin E	1,06 mg α-TÄ
Kalzium	21,0 mg
Phosphor	44,0 mg
Magnesium	12,0 mg
Eisen	0,800 mg
Kalium	340 mg
Zink	0,320 mg
Gesamtfett	0,100 g
Gesättigtes Fett	0,052 g
Cholesterin	—
Natrium	1,00 mg

1% 2% 4% 10% 20% 40% 100%

% des täglichen Bedarfs,
den 100 g dieses Nahrungsmittels decken

Verwandte Art: *Cucurbita maxima L.*

Englisch: *squash, pumpkin;* ***Französisch:*** *courge;* ***Spanisch:*** *calabaza, zapallo, chayote.*

Beschreibung: *Frucht der Kürbispflanze (Cucurbita pepo L.) aus der Familie der Kürbisgewächse (Cucurbitaceae). Kürbisse treten in den verschiedensten Formen auf: rund abgeflacht, oval länglich, flaschenförmig ... Die Farbe der Schale kann orange, gelb, grün, weiß, schwarz oder sogar dunkelviolett sein. Das Fruchtfleisch ist in der Regel orange oder gelb und im Mittelteil mit Samen durchsetzt.*

EIGENSCHAFTEN UND ANWENDUNG: Die Heilkraft des Kürbisses ist teilweise auf die Stoffe zurückzuführen, die er enthält, aber auch darauf, dass manche Stoffe fehlen, zum Beispiel ***Fett*** und ***Natrium,*** beides ausgesprochen schädlich für das Herz und die Arterien.

Der Nährstoffgehalt des Fruchtfleisches ist eher gering: 6 % Kohlenhydrate, 1 % Eiweiß und beinahe kein Fett. Andererseits enthält es viel ***Beta-Karotin*** (Provitamin A) und Mineralstoffe wie ***Kalium*** und ***Kalzium.*** Die löslichen ***Ballaststoffe*** sind ebenfalls gut vertreten, was erklärt, warum Kürbis gut satt macht.

Alle Kürbisarten haben dieselbe blutdrucksenkende, entwässernde, leicht abführende und krebsvorbeugende Wirkung. Daraus ergeben sich folgende Anwendungsmöglichkeiten:

• **Bluthochdruck:** Kürbis erfreut durch sehr niedrigen Natrium- und sehr hohen Kaliumgehalt. Natrium fördert den Bluthochdruck, während Kalium blutdrucksenkend wirkt und so den negativen Folgen (arterielle Thrombose, Schlaganfall) vorbeugt.[6, 7]
Bluthochdruckpatienten dürfen täglich Kürbis in jeder Form essen, aber ihn nicht zusätzlich salzen, um den Heileffekt nicht aufzuheben. Eintägige Kuren auf Basis von Kürbispüree wirken ebenfalls gut **[❸]**.

• **Erkrankungen der Herzkranzgefäße und Arteriosklerose:** Menschen mit Angina pectoris oder nach einem Herzinfarkt sollten mindestens dreimal pro Woche Kürbis zu sich nehmen.

Zubereitung und Anwendung

❶ **Gebacken:** Man schneidet den Kürbis in handliche Stücke, bäckt ihn im Ofen, bis er eine goldene Farbe bekommt, und serviert ihn mit Honig oder Früchten.

❷ **Gekocht:** Kürbis bereichert Suppen und Eintöpfe sowie andere warme Speisen.

❸ **Püree:** Kürbis kochen, zerkleinern und mit Kuh- oder Sojamilch mixen. Nach Geschmack süßen, vorzugsweise mit Honig.

Einen Kürbis zum Kochen vorbereiten

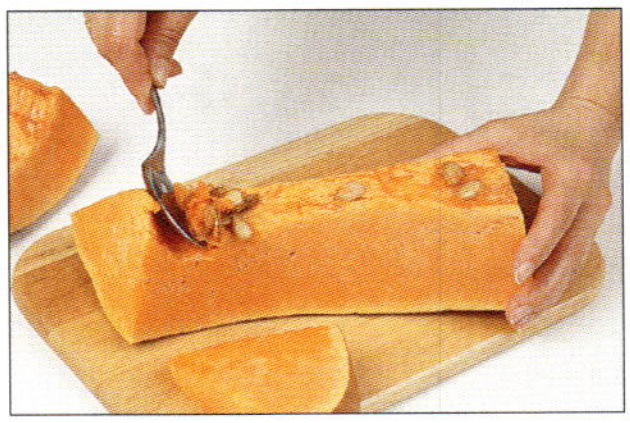

1. Den Kürbis mit einem großen Messer in Stücke zerteilen. Mit einem Löffel die Kerne und das faserige Innere entfernen.

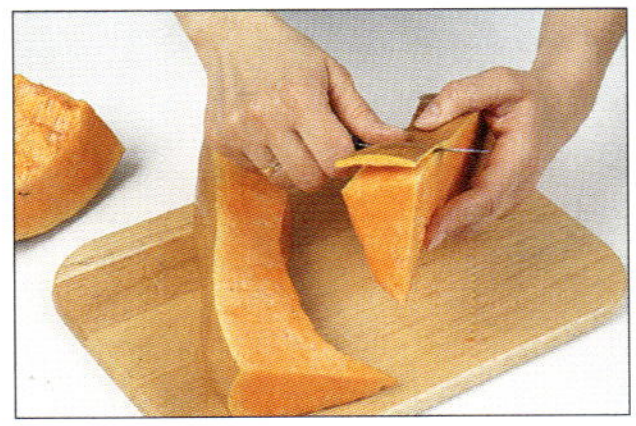

2. Die Schale entfernen.

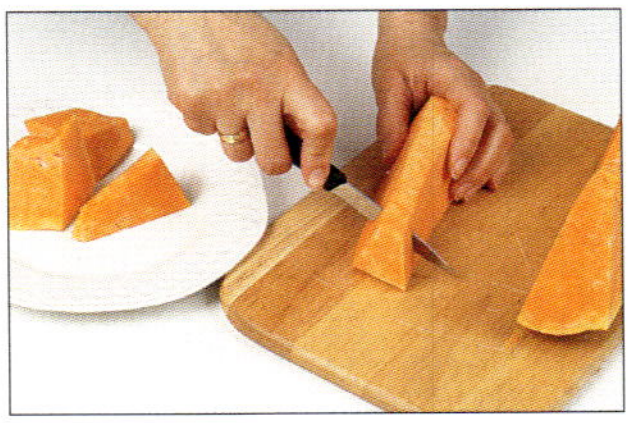

3. Das Kürbisfleisch je nach Rezept in kleine Stücke schneiden.

• **Nierenbeschwerden:** Kürbis wirkt im Bereich der Nieren sanft harntreibend und entwässernd.

• **Magenbeschwerden:** Das Fruchtfleisch des Kürbisses kann aufgrund seines hohen Gehalts an alkalischen Mineralstoffen einen Magensäureüberschuss abbauen. Es wirkt beruhigend und schützend auf die Magenschleimhaut. Besonders als Püree **[❸]** mit Milch oder Sojamilch wirkt es gut gegen Magensäureüberschuss, Verdauungsschwäche, Sodbrennen, Magenschleimhautentzündung und bei Zwölffingerdarmgeschwüren.

• **Verstopfung:** Die löslichen Faserstoffe des Kürbisses wirken mild abführend, ohne die Organe zu reizen.

• **Krebsvorbeugung:** Der Kürbis enthält die drei wirksamsten, nachgewiesenen krebshemmenden Stoffe aus dem Pflanzenreich: Beta-Karotin, Vitamin C und Ballaststoffe. Deshalb gehört die Familie der Kürbisse, gemeinsam mit allen Kohlsorten (siehe S. 186), zu den Nahrungsmitteln mit der stärksten Antikrebs-Wirkung.

Die Yamswurzel

nahrhaft und blutfettsenkend

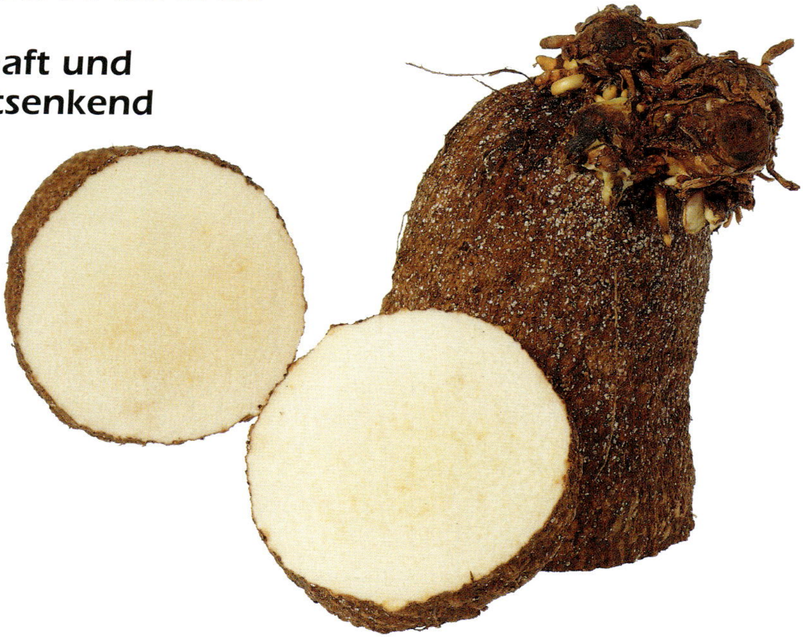

YAMSWURZEL
Inhaltsstoffe
je 100 g rohen, verzehrbaren Anteil

Energie	**118 kcal = 494 kj**
Eiweiß	**1,53 g**
Kohlenhydrate	**23,8 g**
Ballaststoffe	**4,10 g**
Vitamin A	—
Vitamin B_1	**0,112 mg**
Vitamin B_2	**0,032 mg**
Niacin	**0,752 mg NÄ**
Vitamin B_6	**0,293 mg**
Folsäure	**23,0 µg**
Vitamin B_{12}	—
Vitamin C	**17,1 mg**
Vitamin E	**0,160 mg α-TÄ**
Kalzium	**17,0 mg**
Phosphor	**55,0 mg**
Magnesium	**21,0 mg**
Eisen	**0,540 mg**
Kalium	**816 mg**
Zink	**0,240 mg**
Gesamtfett	***0,170 g***
Gesättigtes Fett	***0,037 g***
Cholesterin	—
Natrium	***9,00 mg***

1% 2% 4% 10% 20% 40% 100%

% des täglichen Bedarfs,
den 100 g dieses Nahrungsmittels decken

Englisch: *yam;* ***Französisch:*** *igname;* ***Spanisch:*** *name, papa, batata de China.*

Beschreibung: *Knollen verschiedener Kletterpflanzen der Gattung Dioscorea, vor allem der Dioscorea alata L., die alle zur Familie der Yamswurzelgewächse (Dioscoreaceae) gehören. Die verschiedenen Arten der Yamswurzel unterscheiden sich hinsichtlich Form, Farbe und Größe, wiegen aber alle zwischen zwei und fünf Kilogramm und haben ein weißliches Fleisch.*

Neben der hier vorgestellten **Gemeinen** oder **Weißen Yamswurzel** gibt es noch viele Knollen, die manchmal ebenso Yamswurzel genannt werden:

- Andere Arten der Gattung *Dioscorea.*
- die **Yamsbohne,** eine ähnliche Knolle aus der Familie der Windengewächse (Convolvulaceae).
- Die **Taro-** und **Tannia-Knollen** aus der Familie der Aaronstabgewächse (Araceae).

Eigenschaften und Anwendung: Sowohl die Weiße Yamswurzel als auch die anderen,

Maniok

auch eine gesunde, nahrhafte Wurzel

Wissenschaftliche Synonyme: *Manihot esculenta, Manihot utilissima.*

Maniok ist die Knolle eines Busches, der in den tropischen Gegenden Amerikas, Afrikas und Asiens angebaut wird. Sie wird wie Kartoffeln gekocht und stellt für viele Menschen der Dritten Welt ein Grundnahrungsmittel dar.

Sie enthält viele Kohlenhydrate (25,3 %), B-Vitamine, Vitamin C (48,2 mg/100 g), Magnesium, Kalium, Eisen und Kalzium. Provitamin A oder Vitamin B_{12} fehlen völlig, und Fett ist kaum vorhanden. Maniok bremst die Schilddrüsenfunktion.[8]

Achtung: Die **Wurzeln** und **rohen Blätter** des Maniok sind **giftig,** weil sie Blausäure enthalten. Sie müssen in Wasser gewaschen und gekocht oder getrocknet werden, bevor sie genießbar sind.[9]

Tapioka ist das Mehl, das aus Maniok gewonnen und in Milch oder Gemüsebrühe gekocht wird. Es enthält 88 % Kohlenhydrate (Stärke) und sehr wenig Eiweiß oder Fett. Es ist leicht verdaulich und energiereich, daher besonders zu empfehlen bei:

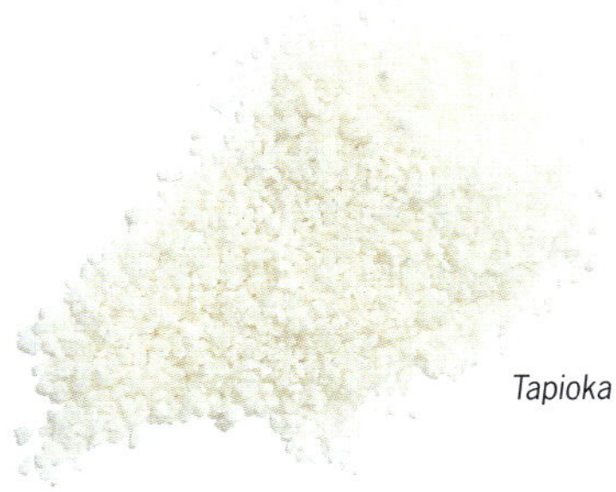

Tapioka

- **Verdauungsbeschwerden:** Tapiokamehl hält wegen seines hohen Gehalts an Schleimstoffen viel Wasser zurück und wirkt erweichend und schützend auf die Schleimhäute des Verdauungstrakts. Das hilft bei Magensäureüberschuss, Magenschleimhautentzündung, Zwölffingerdarmgeschwüren und allen Formen von Dickdarmentzündungen.
- **Zöliakie:** Tapioka enhält kein Gluten.
- **Lebererkrankungen:** Weil Tapioka leicht verdauliche Kohlenhydrate, aber kaum Fett und Eiweiß enthält, wird die Tätigkeit der Leber unterstützt.
- **Rekonvaleszenz**: Tapioka eignet sich gut als erste feste Nahrung nach schwerer Krankheit, Operationen oder Fastenzeiten.

Zubereitung und Anwendung

❶ **Roh:** Obwohl man reife Yamswurzeln roh essen kann, ist das nicht empfehlenswert, weil unreife (und vor allem wilde) Wurzeln einen Giftstoff enthalten, der Verdauungsbeschwerden hervorruft. Dieser toxische Stoff verflüchtigt sich beim Erhitzen.

❷ **Gekocht:** Yamswurzeln können wie Kartoffeln gekocht, gebacken und gebraten werden. In Westafrika kocht man sie und bereitet mit ihnen ein köstliches Püree zu.

Yamswurzeln genannten Knollen, sind in vielen tropischen Regionen ein Grundnahrungsmittel, weil sie viele ***Kohlenhydrate*** in Form von ***Stärke*** (23,8 %) enthalten. Weil sie aber sehr arbeitsaufwendig zu kultivieren sind und eher wenig ***Eiweiß*** (1,53 %) aufweisen, werden sie langsam durch den Maniok und die Süßkartoffel (siehe S. 288) verdrängt.

Der Energiegehalt ist hoch (118 kcal/100 g). Außerdem finden sich mäßige Mengen an B-Vitaminen, Vitamin C und Mineralstoffen, unter denen ***Kalium*** bedeutend ist (816 mg /100 g). Das Provitamin A fehlt völlig.

Es wurde bewiesen,[10] dass die Yamswurzeln ein Steroid besitzen, das die Oxidation abgelagerter Fette in den Arterien verhindert (die Hauptursache für Arteriosklerose) und den Triglyzeridspiegel (eine Fettart) im Blut senkt. Diese Tatsache, der Mangel an Fett und der Gehalt an Kalium machen die Yamswurzel sehr heilsam bei **Herz-Kreislaufbeschwerden,** vor allem **Arteriosklerose.**

Die Erdbeere

das Obst mit der stärksten antioxidativen Wirkung

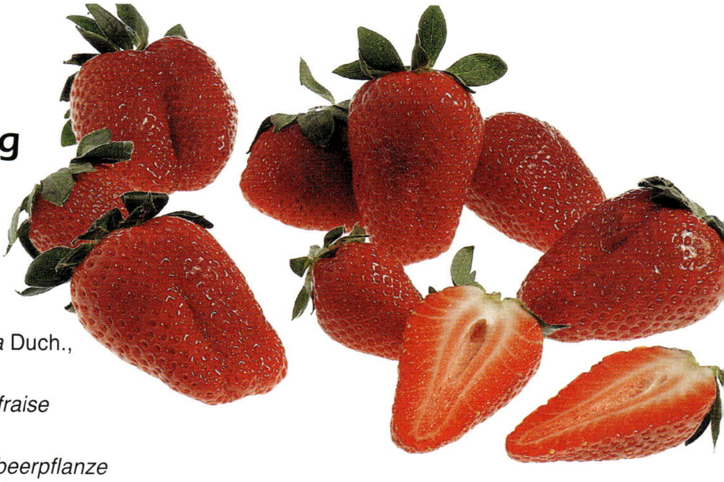

Verwandte Arten: *Fragaria virginiana* Duch., *Fragaria chiloensis* Duch.

Englisch: *strawberry;* ***Französisch:*** *fraise [sauvage];* ***Spanisch:*** *fresa, frutilla.*

Beschreibung: *Scheinfrucht der Erdbeerpflanze (Fragaria vesca L. oder verwandte Art) aus der Familie der Rosengewächse (Rosaceae). Die echten Früchte sind die kleinen Nüsschen an der Oberfläche der Erdbeere, welche die Samen enthalten. Die Erdbeere ist eine fleischige Blütenachse, die sich in der Blüte durch die Vereinigung des weiblichen und männlichen Teils bildet.*

ERDBEERE
Inhaltsstoffe
je 100 g rohen, verzehrbaren Anteil

Energie	**30,0 kcal = 127 kj**
Eiweiß	**0,610 g**
Kohlenhydrate	**4,72 g**
Ballaststoffe	**2,30 g**
Vitamin A	**3,00 µg RÄ**
Vitamin B_1	**0,020 mg**
Vitamin B_2	**0,066 mg**
Niacin	**0,347 mg NÄ**
Vitamin B_6	**0,059 mg**
Folsäure	**17,7 µg**
Vitamin B_{12}	**—**
Vitamin C	**56,7 mg**
Vitamin E	**0,140 mg α-TÄ**
Kalzium	**14,0 mg**
Phosphor	**19,0 mg**
Magnesium	**10,0 mg**
Eisen	**0,380 mg**
Kalium	**166 mg**
Zink	**0,130 mg**
Gesamtfett	***0,370 g***
Gesättigtes Fett	***0,020 g***
Cholesterin	**—**
Natrium	***1,00 mg***

1% 2% 4% 10% 20% 40% 100%

% des täglichen Bedarfs,
den 100 g dieses Nahrungsmittels decken

Eigenschaften und Anwendung: Die Erdbeere gehört zu den Früchten mit dem niedrigsten Energiewert (30 kcal/100 g), weniger als die Zuckermelone (35 kcal/100 g) oder die Wassermelone (32 kcal). Sie enthält außerdem sehr wenig Eiweiß, Fett und Natrium.

Die wichtigsten ***Nährstoffe*** der Erdbeere sind Zucker – mit einem Anteil von 5 % mäßig vertreten – dazu Vitamin C, Folsäure, Kalium und Eisen.

Die Farbe der Erdbeeren ist auf einen pflanzlichen Farbstoff zurückzuführen, der Anthozyan genannt wird und ähnlich wie ***Bioflavonoide*** wirkt. Die in bestimmten Obstarten wie Erdbeeren vorkommenden ***Anthozyanine*** stellen wirksame ***Antioxidantien*** dar und unterbinden die Bildung von Cholesterin in der Leber.

Eine Studie der Tufts University in Boston (USA) wies nach, dass Erdbeeren die stärkste antioxidative Wirkung aller Obstsorten erzielen,[11] gefolgt von Pflaumen, Orangen und Weintrauben. Hierbei wurde die Fähigkeit gemessen, freie Radikale zu neutralisieren.

Die antioxidative Wirkung der Erdbeere ist vor allem auf ihren Gehalt an Vitamin C, an Bioflavonoiden und an Anthocyaninen zurückzuführen. Die Inhaltsstoffe der Erdbeere sowie ihre antioxidative und alkalisierende Wirkung machen sie bei folgenden Beschwerden empfehlenswert:

- **Arteriosklerose:** Wegen ihrer starken antioxidativen Wirkung, welche die Auswirkungen der freien Radikale verhindern, beugen Erdbeeren äußerst wirksam der Bildung von Cholesterinablagerungen an den Arterienwänden vor. Zusätzlich wirkt sich hier positiv aus, dass Erdbeeren sehr wenig Fett und Natrium, aber viel Kalium enthalten und so dem Bluthochdruck entgegenwirken.

Wer die Erdbeersaison gut nützt, kann Arteriosklerose vermeiden bzw. der Verschlimmerung des Krankheitsbildes vorbeugen. Alle, die einen **Herzinfarkt** erlitten haben oder an **Angina pectoris** erkrankt sind, und jene, die unter **Durchblutungsstörungen** der Gehirnarterien oder der unteren Gliedmaßen leiden, sollen reichlich Erdbeeren essen.

- **Harnsäureüberschuss:** Erdbeeren wirken diuretisch (erhöhen die Harnproduktion) und fördern wegen ihres alkalisierenden Effekts die Ausscheidung von Harnsäure mit dem Urin. Deshalb werden sie bei Gicht und Arthritis empfohlen.

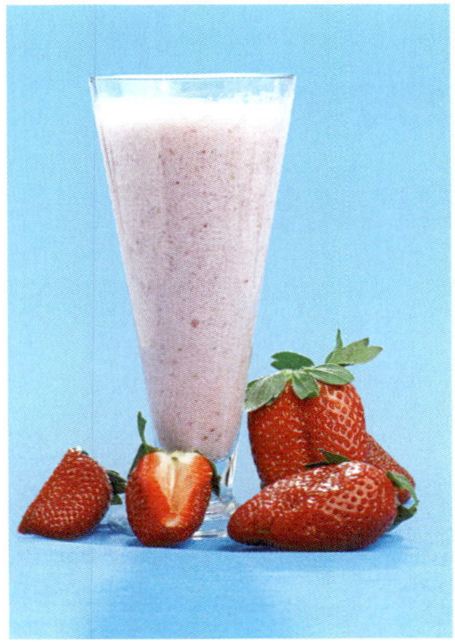

Erdbeeren eignen sich besonders für Menschen, die die Blutzirkulation in den Arterien verbessern wollen.

- **Verstopfung:** Weil sie viele Ballaststoffe enthalten, erleichtern die Erdbeeren den Durchgang der Nahrung. Sie entlasten die Blutzirkulation im Pfortadersystem (Venen der Bauchhöhle) und sind bei **Hämorrhoiden,** Aszites (Flüssigkeit in der Bauchhöhle) und **Leberbeschwerden** wie chronischer Hepatitis und Zirrhose heilsam.
- **Krebs:** Wegen ihrer antioxidativen Wirkung ist die Erdbeere auch krebshemmend.

Zubereitung und Anwendung

❶ **Frisch:** Erst kurz vor dem Verzehr waschen. Erdbeeren passen gut zu Äpfeln, Orangensaft, Getreide und Joghurt.

❷ **Erdbeermixgetränk:** Zerkleinerte Erdbeeren werden mit Orangensaft, Kuh- oder Sojamilch gemischt.

❸ **Konfitüre und Kompott:** Bis auf Vitamin C bleiben alle Nähr- und Wirkstoffe erhalten. So kann man das ganze Jahr über von den Heilkräften der Erdbeere zehren. Der einzige Nachteil ist der hohe Zuckergehalt (um 50 %) der Konserven.

❹ **Tiefgefroren:** Tiefgekühlte Erdbeeren werden immer beliebter, weil sie das ganze Jahr über verfügbar sind. Sie enthalten weniger Zucker (0 % – 20 %) als Konfitüre, und ihre Nähr- und Wirkstoffe bleiben, einschließlich Vitamin C, besser erhalten.

Die Sonnenblumenkerne

bekämpfen Arteriosklerose

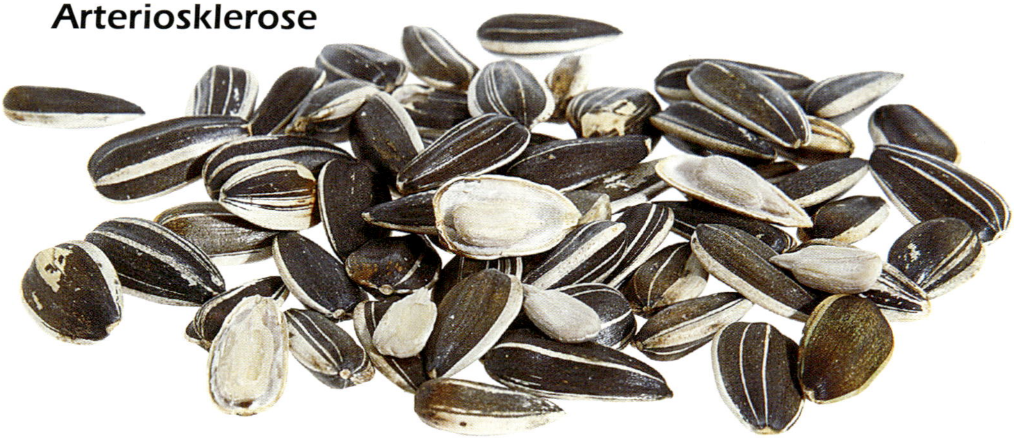

SONNENBLUMENKERNE
Inhaltsstoffe
je 100 g rohen, verzehrbaren Anteil

Energie	570 kcal = 2.386 kj
Eiweiß	22,8 g
Kohlenhydrate	8,26 g
Ballaststoffe	10,5 g
Vitamin A	5,00 µg RÄ
Vitamin B_1	2,29 mg
Vitamin B_2	0,250 mg
Niacin	10,3 mg NÄ
Vitamin B_6	0,770 mg
Folsäure	227 µg
Vitamin B_{12}	—
Vitamin C	1,40 mg
Vitamin E	50,3 mg α-TÄ
Kalzium	116 mg
Phosphor	705 mg
Magnesium	354 mg
Eisen	6,77 mg
Kalium	689 mg
Zink	5,06 mg
Gesamtfett	*49,6 g*
Gesättigtes Fett	*5,20 g*
Cholesterin	—
Natrium	*3,00 mg*

1% 2% 4% 10% 20% 40% 100% 200% 500%

% des täglichen Bedarfs,
den 100 g dieses Nahrungsmittels decken

Englisch: *sunflower seeds;* ***Französisch:*** *graines du tournesol;* ***Spanisch:*** *semillas de girasol.*

Beschreibung: *Samen der Sonnenblume (Helianthus annuus L.), einer einjährigen Pflanze aus der Familie der Korbblütler (Compositae), die mehr als zwei Meter hoch werden kann.*

Eigenschaften und Anwendung: Sonnenblumenkerne bestehen aus bis zu 49,6 % ***Fett,*** aus dem ein wohlschmeckendes Öl gewonnen wird, aus 22,8 % ***Eiweiß,*** ähnlich wie Fleisch, und aus bis zu 8,3 % ***Kohlenhydraten.***

Während die Vitamine A und C völlig fehlen, sind Sonnenblumenkerne eine der reichsten Quellen für ***Vitamin E*** (sie enthalten doppelt so viel wie Mandeln, siehe S. 58) und ***Vitamin*** $\boldsymbol{B_1}$ (nur die Bierhefe ist noch ergiebiger).

Dazu sind sie reich an den Mineralstoffen ***Magnesium, Eisen*** (6,8 mg/100 g), ***Kalzium*** und ***Phosphor.***

Daraus folgt, dass die Sonnenblumenkerne zu den Nahrungsmitteln mit der höchsten Nährstoffkonzentration gehören, welche die Natur hervorbringt, besonders, was Fette, Mineralstoffe und die Vitamine B_1 und E betrifft. Dennoch sind sie leicht verdaulich, wenn sie gut gekaut werden.

Ungesalzene Sonnenblumenkerne sollen bei folgenden Beschwerden reichlich genossen werden:

• Bei **Arteriosklerose** und **Herzbeschwerden:** Die essenziellen Fettsäuren der Sonnenblumenkerne (vor allem Linolsäure) senken den Cholesterinspiegel des Blutes und beugen der Arteriosklerose vor.

Das Vitamin E, das reichlich vorhanden ist, gilt als wirksames Antioxidans, das die Arterien schützt. Es reduziert das **Thromboserisiko** und verhindert so Blutgerinnsel und **Herzinfarkt.**[12, 13]

• Bei **erhöhtem Cholesterinspiegel:** Wenn man Sonnenblumenkerne als Ersatz für fette oder kalorienreiche Nahrungsmittel wählt, wird der Cholesterinspiegel deutlich gesenkt.[14] Sonnenblumenöl wirkt ebenso gut.

• Bei **Hautkrankheiten:** Linolsäure und Vitamin E machen die Haut elastischer und schützen die Zellen vor Alterung (antioxidative Wirkung). Sonnenblumenkerne helfen bei Ekzemen, rissiger und trockener Haut und bei Hautkrankheiten im Allgemeinen. Sie stärken die **Nägel** und das **Haar**. Außerdem verringern sie die Anzahl der grauen Haare.

• Bei **Nervenleiden:** Sonnenblumenkerne enthalten so viel Vitamin B_1 wie Weizenkeime (siehe S. 296). Alle, die unter Stress, Depressionen, Schlaflosigkeit oder Nervosität leiden, finden hier wirksame Hilfe.

• Bei **Diabetes:** Sonnenblumenkerne werden gut vertragen und sollten in den Speiseplan aufgenommen werden.

• Bei **erhöhtem Nährstoffbedarf:** Sonnenblumenkerne liefern viel Energie und wichtige Nährstoffe. Sie eignen sich für schwangere oder stillende Frauen, Sportler, an Anämie Leidende, Unterernährte und Rekonvaleszente, die sich von schweren Krankheiten erholen – ganz allgemein für jeden, der einen erhöhten Nährstoffbedarf aufweist.

• Bei **Krebs:** Zahlreiche epidemiologische und experimentelle Untersuchungen haben ergeben, dass Vitamin E krebshemmend wirkt, möglicherweise sogar heilende Wirkung ausübt.

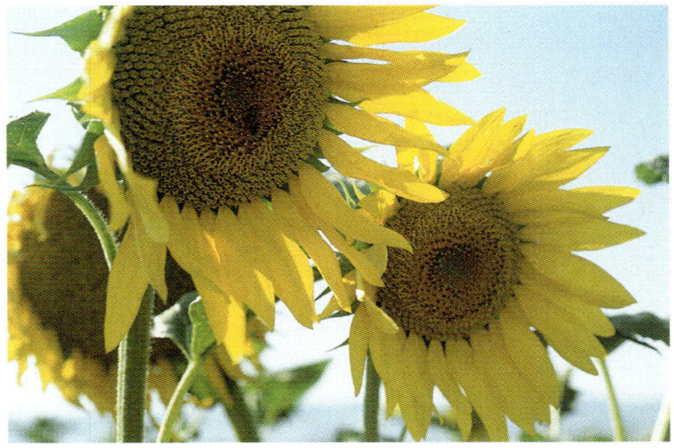

Die unauffälligen Sonnenblumenkerne sind überaus reich an Linolsäure und an den Vitaminen B_1 und E, weswegen sie günstig bei Arteriosklerose oder erhöhtem Cholesterinspiegel wirken.

Zubereitung und Anwendung

❶ **Roh:** Am besten lässt man die frischen Sonnenblumenkerne einige Tage auf einer flachen Oberfläche trocknen.

❷ **Geröstet:** Der Geschmack wird verstärkt, aber durch das Erhitzen büßen sie teilweise ihre Heilwirkung ein.

❸ **Zu Mus zerkleinert:** Nach dem Schälen werden die Kerne zu Mus zerkleinert, das Kinder, ältere Menschen und Leute mit schlechten Zähnen gut vertragen können.

Die Avocado

senkt den Cholesterinspiegel und hilft bei Blutarmut

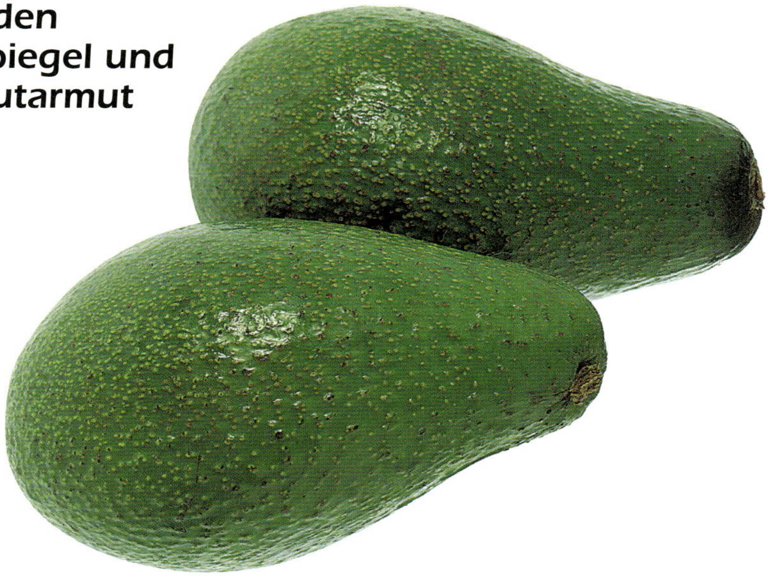

AVOCADO
Inhaltsstoffe
je 100 g rohen, verzehrbaren Anteil

Energie	161 kcal = 674 kj
Eiweiß	1,98 g
Kohlenhydrate	2,39 g
Ballaststoffe	5,00 g
Vitamin A	61,0 μg RÄ
Vitamin B_1	0,108 mg
Vitamin B_2	0,122 mg
Niacin	2,27 mg NÄ
Vitamin B_6	0,500 mg
Folsäure	61,9 μg
Vitamin B_{12}	—
Vitamin C	7,90 mg
Vitamin E	2,30 mg α-TÄ
Kalzium	11,0 mg
Phosphor	41,0 mg
Magnesium	39,0 mg
Eisen	1,02 mg
Kalium	599 mg
Zink	0,420 mg
Gesamtfett	*15,3 g*
Gesättigtes Fett	*2,44 g*
Cholesterin	—
Natrium	*10,0 mg*

1% 2% 4% 10% 20% 40% 100%

% des täglichen Bedarfs,
den 100 g dieses Nahrungsmittels decken

Wissenschaftl. Synonym: *Persea gratissima* Gaertn;

Deutsches Synonym: *Alligatorbirne.*

Engl.: *avocado, alligator pear, zuttano, fuerte;*
Franz.: *avocat;* ***Span.:*** *aguacate, palta, avocado.*

Beschreibung: *Frucht des Avocadobaums (Persea americana Miller), eines immergrünen Baumes aus der Familie der Lorbeergewächse (Lauraceae), der bis zu 16 Meter hoch wird.*

Eigenschaften und Anwendung: Die Zusammensetzung der Avocado weist einige Besonderheiten auf:[15]

✓ ***Wasser:*** Die Avocado enthält, verglichen mit anderem Obst, wenig Wasser (74,2 % oder weniger). Nur Bananen und Oliven sind noch «wasserärmer». Daraus folgt, dass die Avocado ein konzentriertes Nahrungsmittel mit hohem Nähr- und Brennwert ist (bis zu 200 kcal je 100 g rohen, verzehrbaren Anteil).

✓ ***Fette:*** Zusammen mit den Oliven ist die Avocado eine der fettreichsten Früchte (bis zu 20 %, je nach Sorte).

Diese Fette setzen sich wie folgt zusammen:

- Neutralfette oder ***Glyzeride*** bestehen aus einem Glyzerinmolekül und einem, zwei oder drei Fettsäuremolekülen. Deshalb werden sie Mono-, Di- und Triglyzeride genannt. Die Letzteren kommen in der Avocado am häufigsten vor. Die ***Ölsäure*** ist die mengenmäßig am stärksten vertretene Fettsäure, die auch in der Olive und im Olivenöl vorkommt.
- ***Phospholipide:*** Diese Fette enthalten Phosphor in ihren Molekülen. Sie übernehmen wichtige Funktionen im Gewebe des Nervensystems.
- ***Freie Fettsäuren*** sind nicht mit Glyzerin verbunden. Sie kommen nur in geringen Mengen vor und sind teilweise für das typische Aroma der Avocado verantwortlich.

An dieser Zusammensetzung erkennt man, dass die Fette der Avocado biologisch hochwertig und zum Großteil ungesättigt sind. Wie alle pflanzlichen Nahrungsmittel enthält auch die Avocado selbstverständlich kein Cholesterin.

✓ ***Eiweiß:*** Die Avocado gehört zu den eiweißreichsten frischen Früchten. Sie kann je nach Art bis zu 2 % ihres Gewichts aus Eiweiß bestehen. Sie enthält ***alle essentiellen Aminosäuren,***[16] auch wenn deren Zusammenstellung nicht in einem optimalen Verhältnis steht, wie das bei pflanzlichen Nahrungsmitteln mit Ausnahme von Soja (siehe S. 254) meist der Fall ist. Dennoch sind sie sowohl in quantitativer als auch in qualitativer Hinsicht sehr wertvoll.

Die Wertigkeit der Eiweiße der Avocado lässt sich durch die Kombination mit anderen pflanzlichen Eiweißen noch steigern.

✓ ***Vitamin E:*** Mit ihren 2,3 mg Tokopherol (= Vitamin E) per 100 g rohen verzehrbaren Anteil ist die Avocado die vitamin-E-reichste Frucht, die es gibt. Auch tierische Nahrungsmittel können da nicht mithalten, nicht einmal Eier (1,05 mg) oder Butter (1,58 mg). Einzig Nüsse, Weizenkeime und Oliven können diesen Vitamin E-Gehalt überbieten.

Dieses wichtige Vitamin unterstützt nicht nur die Fortpflanzungsfähigkeit, sondern schützt wegen seiner antioxidativen Eigenschaften vor Krebs und Zellalterung.

✓ ***Vitamin B_6:*** Zusammen mit der Banane ist die Avocado die Frucht, die am meisten davon liefert: 0,5 mg/100 g, das übertrifft sogar Rindfleisch mit 0,37 mg/100 g.

✓ ***Eisen:*** Die Avocado enthält mehr Eisen (1,02 mg/100 g) als alle anderen frischen Früchte.

Die Untersuchung der Inhaltsstoffe der Avocado zeigt, dass sie eine der nahrhaftesten Früchte überhaupt ist. Der angenehme Geschmack und die vielfältigen Einsatzmöglichkeiten in der Küche erklären, warum sie für die Ureinwohner Amerikas so wichtig war. Sie schätzten sie als **Fleischersatz**.

✓ ***Ballaststoffe:*** Mit 5 % oder mehr ist die Avocado die ballaststoffreichste Frucht.

Zubereitung und Anwendung

➊ **Frisch:** Die Avocado ist eine Frucht, aber kein Obst im eigentlichen Sinn, weil sie nicht süß oder säuerlich schmeckt. Wegen ihres neutralen Geschmacks passt sie sehr gut zu süßen und pikanten Salaten und Speisen.

Avocados werden am besten roh gegessen, mit Zitronensaft beträufelt, der verhindert, dass sie sich dunkel verfärben, weil die enthaltenen Eisensalze oxidieren. Als Brotaufstrich ist die Avocado ein hervorragender Ersatz für Butter oder Margarine.

➋ **Guacamole:** Diese herzhafte Avocadocreme wird nach mexikanischem Originalrezept mit zerdrücktem Avocadofleisch, gehackten Zwiebeln, Zitronensaft, Salz und Chili zubereitet.

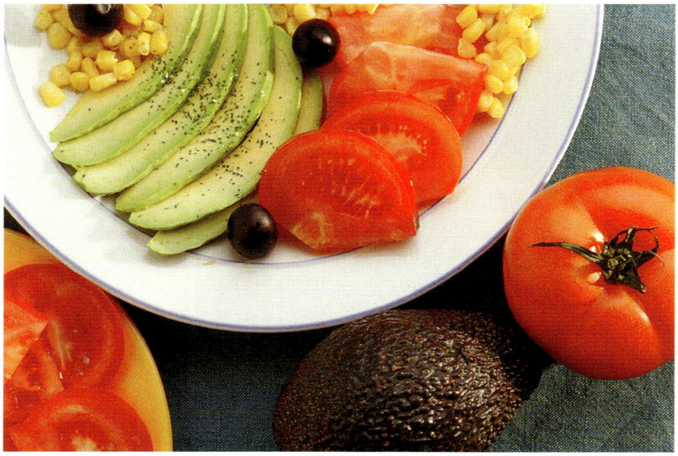

Die Avocado ist eine Frucht mit einem sehr hohen Gehalt an hochwertigen Fetten, an Eiweiß, Vitamin E und B_6, Eisen und Ballaststoffen. Sie passt zu vielen Salaten und vegetarischen Gerichten.

Wenn Avocados statt Käse auf der Salatplatte liegen, ergibt sich eine messbare Verringerung von Kalorien, gesättigtem Fett, Cholesterin und Natrium.

Die Avocado ist wegen ihres Geschmacks und Nährwerts heute sehr beliebt. Diättherapeutisch lässt sie sich folgendermaßen einsetzen:

- **Erhöhter Cholesterinspiegel:** 1960 stellte sich ein erstaunliches Paradoxon heraus, als W. C. Grant[17] entdeckte, dass der Genuss der fettreichen Avocado den Cholesterinspiegel im Blut unerwarteterweise senkt. Er ließ 16 Männer zwischen 27 und 72 Jahren verschiedene Mengen Avocados essen (eine halbe bis zu anderthalb pro Tag). Bei der Hälfte der Versuchspersonen zeigte sich eine Senkung des Cholesterinspiegels, in keinem Fall kam es zu einer Erhöhung.

1992 wurde eine ähnliche Studie im General Hospital von Morelia (Mexico) durchgeführt.[18] Bei dieser Kost wurden 30 % der Kalorien mit Fett zugeführt, das zu 75 % aus Avocados stammte. Nach zwei Wochen war eine erhebliche Senkung des Cholesterinspiegels festzustellen, besonders des schädlichen LDL-Cholesterins (Cholesterin in Verbindung mit Lipoproteinen geringer Dichte). Der Triglyzeridspiegel des Blutes wurde ebenfalls gesenkt (Triglyzeride sind eine im Blut zirkulierende Fettart, siehe S. 275).

Es ist schon erstaunlich, dass der Verzehr von Avocados, einer Frucht mit hohem eigenen Triglyzeridgehalt, den Plasmaspiegel genau dieser Fettart im Blut senkt – eine angenehme Überraschung, die man bei pflanzlichen Nahrungsmitteln immer wieder erleben kann.

Die Ursache für die **blutfettsenkende Wirkung** liegt vielleicht bei der ausgewogenen Zusammensetzung der Fettsäuren oder dem hohen Gehalt an Ballaststoffen, vielleicht gibt es aber andere Ursachen, die noch nicht bekannt sind.

Aus diesen Gründen ist der regelmäßige Verzehr von Avocados allen Personen anzuraten, die unter erhöhtem Cholesterinspiegel oder zu hohen Triglyzerid- und Blutfettwerten leiden.

- **Kreislaufbeschwerden:** Die Avocado ist ein wahres Heilmittel bei Arteriosklerose, Bluthochdruck und allgemein bei Herzkrankheiten. Der herz- und kreislaufschützende Effekt geht einerseits auf die blutfettsenkende Wirkung, andererseits auf den sehr geringen Gehalt an Natrium und den hohen Kaliumgehalt zurück.

- **Blutarmut (Anämie):** Das Eisen der Avocado kann gut aufgenommen werden. Deshalb wird der Verzehr allen, die einen hohen Eisenbedarf haben, wie Heranwachsenden (vor allem Mädchen) und Schwangeren, angeraten.

Avocados sollten von allen genossen werden, die als Folge von Blutverlust oder Eisenmangel an Blutarmut leiden.

Normalerweise wird das Eisen aus pflanzlichen Nahrungsmitteln, das nicht an Hämoglobin gebunden ist, nicht so gut aufgenommen wie das Eisen aus tierischen Produkten. Beim Eisen der Avocado ist das jedoch ganz anders, viel-

Blutbildende Wirkung der Avocado[14]

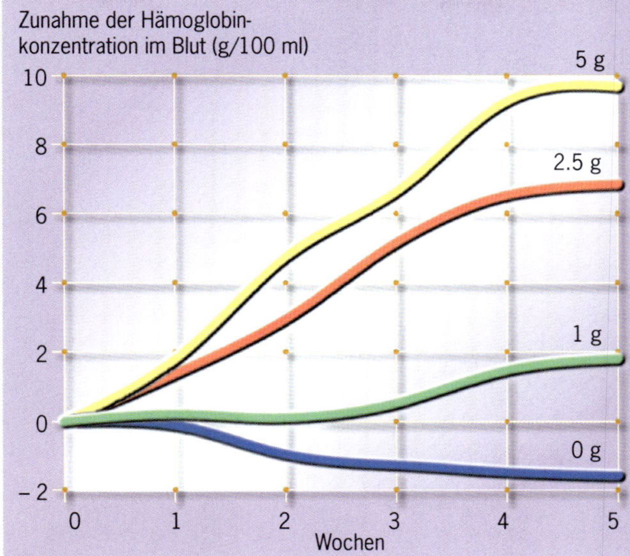

In einem Experiment wurden Ratten mit Blutarmut verschiedene Tagesmengen an Avocado (0 – 1 – 2,5 – 5 g) verabreicht. Es stellte sich heraus, dass mit steigender Avocadozufuhr der Hämoglobinspiegel des Blutes stieg und die Blutarmut verschwand.

leicht wegen des Vitamin C-Gehalts, der dabei wichtig ist.

- **Nervenleiden:** Avocados enthalten Fette, die eine wichtige Rolle beim Stoffwechsel des Nervensystems spielen, wie die Linolsäure und die Phospholipide. Außerdem sind sie reich an Vitamin B_6, das für das Funktionieren der Neuronen essenziell ist. Aus diesem Grund sind Avocados wichtige Heilmittel für alle, die unter Nervosität, Reizbarkeit oder Depressionen leiden.

- **Verdauungsbeschwerden:** Avocados helfen Patienten mit Magengeschwüren oder Magenschleimhautentzündung durch ihre alkalische Reaktion und die beruhigende und schützende Wirkung ihrer Fette auf die Schleimhäute.

- **Diabetes:** Früher riet man Diabetikern vom Genuss der Avocados ab, weil sie Mannoheptulose (ein Monosaccharid mit sieben Kohlenstoffatomen) enthält, bei der man in Experimenten mit hohen Dosen feststellte, dass sie den Zuckergehalt des Blutes ansteigen ließ.[19]

Neuere Studien belegen,[20] dass der Verzehr von Avocados besonders empfehlenswert für Diabetiker ist. Er reguliert nicht nur den Blutzuckerspiegel, sondern trägt auch zu einer Senkung des Cholesterinspiegels und einer Verbesserung des Fettprofils (der Verhältnisse der Blutfette untereinander) bei.

- **Aufbauende Ernährung:** Wegen ihres hohen Nährwerts, der leichten Verdaulichkeit und ihres Vitamin-E-Gehalts sollten Avocados von Kindern, Heranwachsenden, Sportlern, erschöpften oder gestressten Erwachsenen, Senioren und allen, die ihre Lebenskraft auf natürliche und gesunde Weise stärken wollen, reichlich genossen werden.

Die Birne

hält den Bluthochdruck unter Kontrolle

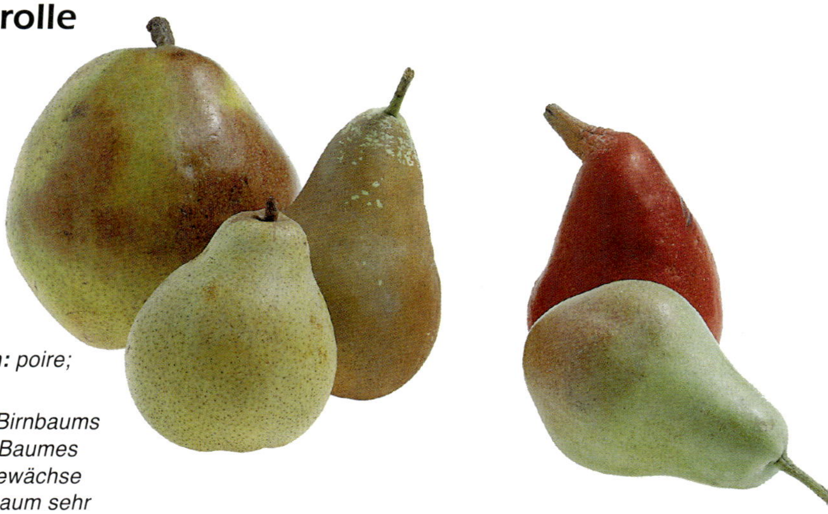

Englisch: *pear;* ***Französich:*** *poire;* ***Spanisch:*** *pera.*

Beschreibung: *Frucht des Birnbaums (Pyrus communis L.), eines Baumes aus der Familie der Rosengewächse (Rosaceae), der dem Apfelbaum sehr ähnlich ist.*

BIRNE
Inhaltsstoffe
je 100 g rohen, verzehrbaren Anteil

Energie	59,0 kcal = 247 kj
Eiweiß	0,390 g
Kohlenhydrate	12,7 g
Ballaststoffe	2,40 g
Vitamin A	2,00 µg RÄ
Vitamin B_1	0,020 mg
Vitamin B_2	0,040 mg
Niacin	0,100 mg NÄ
Vitamin B_6	0,018 mg
Folsäure	7,30 µg
Vitamin B_{12}	—
Vitamin C	4,00 mg
Vitamin E	0,500 mg α-TÄ
Kalzium	11,0 mg
Phosphor	11,0 mg
Magnesium	6,00 mg
Eisen	0,250 mg
Kalium	125 mg
Zink	0,120 mg
Gesamtfett	0,400 g
Gesättigtes Fett	0,022 g
Cholesterin	—
Natrium	—

1% 2% 4% 10% 20% 40% 100%

% des täglichen Bedarfs,
den 100 g dieses Nahrungsmittels decken

Eigenschaften und Anwendung: Birnen enthalten reichlich ***Zucker*** (12,7 %), aber wenig Eiweiß (0,39 %) und Fett (0,4 %). Die am reichlichsten enthaltene Zuckerart ist der Fruchtzucker ***(Fruktose)***, was sie für Diabetiker gut verträglich macht.

Birnen enthalten geringe Mengen an den Vitaminen C, E und B. An ***Mineralstoffen*** finden sich ***Kalium***, Magnesium und Eisen. Außerdem liefern sie ***Spurenelemente*** wie Kupfer, Mangan und etwas Zink.

Sowohl bei den Vitaminen als auch bei den Mineralstoffen übertrifft die Birne den Apfel (siehe s. 216) leicht.

Die Birne liefert ebenfalls ***Ballaststoffe*** (2,4 %), allerdings etwas weniger als der Apfel (2,7 %). Sie enthält jedoch mehr nicht lösliche Fasern wie z. B. Lignin (welches Holz und Weizenkleie hart macht).[21]

Lösliche Fasern wirken eher cholesterinsenkend, nicht lösliche haben einen stärker abführenden Effekt.

Was die übrigen Bestandteile betrifft, so enthält die Birne weniger ***organische Säuren*** als der Apfel, aber mehr ***Tannine.*** Diese sorgen für die entzündungshemmende und absorbierende Wirkung dieses Obstes.

Die Birne wirkt harntreibend, remineralisierend, leicht adstringierend (zusammenziehend, trocknend) und erfrischend. Ihre wichtigsten Anwendungsgebiete sind:

- **Bluthochdruck:** Die blutdrucksenkende Wirkung der Birne, die auf ihrer harntreibenden Eigenschaft beruht, ist seit langem bekannt. Heute weiß man, dass die Birne kein Natrium enthält. Dieses Mineral hält Wasser im Körper zurück und steigert so den Blutdruck.

Im Gegensatz dazu ist die Birne sehr reich an Kalium, dem Gegenspieler des Natrium. Studien zeigen,[22] dass mit steigender Zufuhr von Kalium das Risiko, an Bluthochdruck zu erkranken, sinkt. Immer häufiger belegen neue Studien überraschende Zusammenhänge zwischen Bluthochdruck und Ernährung, ohne dass man schon die genauen Ursachen kennt.

- **Niereninsuffizienz:** Weil die Birne die Nierentätigkeit anregt, ist sie bei eingeschränkter Nierentätigkeit, die durch Nierenentzündung oder Nephrose hervorgerufen wurde, heilsam. Sie enthält nicht nur kein Natrium und sehr wenig Eiweiß, sondern liefert auch genügend Kalium und wirkt leicht harntreibend, was bei allen Nierenleiden hilfreich ist.

Reichlicher Birnenkonsum wird bei Flüssigkeitsansammlungen im Gewebe **(Ödemen)** empfohlen, die durch Herz- oder Nierenleiden verursacht werden.

- **Harnsäureüberschuss:** Die Birne fördert die Ausscheidung von Harnsäure und anderen stickstoffhaltigen Substanzen mit dem Urin. Sie macht das Blut alkalischer, was bei Blutreinigungskuren vorteilhaft ist. Die durch fleischreiche Kost entstandenen Säuren werden abgebaut.

- **Übergewicht:** Birnen sollten wegen ihrer leicht harntreibenden und blutreinigenden Wirkung bei keiner Gewichtsreduktionskur fehlen.

- **Verdauungsbeschwerden:** Wenn sie reif und weich ist, ist die Birne leicht und schnell verdaulich. Untersuchungen haben gezeigt, dass Birnen schon 90 Minuten nach dem Verzehr verdaut waren und sich im Dickdarm befanden. Sie wirken mild zusammenziehend und bekämpfen Fäulnisprozesse und Blähungen, die durch eine Dickdarmentzündung (Kolitis) oder schlechte Verdauung (Dyspepsie) hervorgerufen werden.

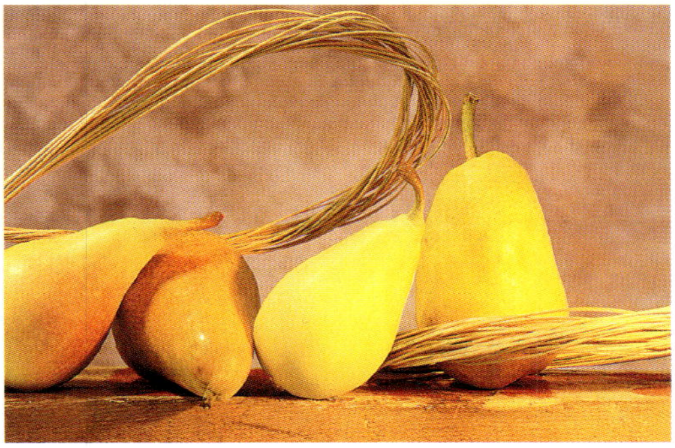

Die Birne ist eine sehr saftige Frucht, die den Durst besser stillt als etwa Eis oder süße Getränke. Darüber hinaus regt sie die Harnproduktion an und beugt Bluthochdruck vor.

Zubereitung und Anwendung

❶ **Roh:** Birnen müssen gut gekaut werden, besonders wenn ihr Fruchtfleisch hart ist. Obst sollte meist geschält werden, weil viele Schadstoffe in der Schale zu finden sind. Bei der Birne (möglichst aus biologischem Anbau) empfiehlt es sich jedoch, die Schale gut abzuwaschen und mitzuessen, weil so die harntreibende Wirkung intensiver ist.

❷ **Gekocht:** Gekochte Birnen sind leichter verdaulich, aber die Hitzeeinwirkung zerstört die meisten Vitamine. Die Zucker und Mineralstoffe bleiben jedoch erhalten.

❸ **Kompott, Konfitüre und Saft.**

Die Guave

senkt Blutdruck und Cholesterinspiegel

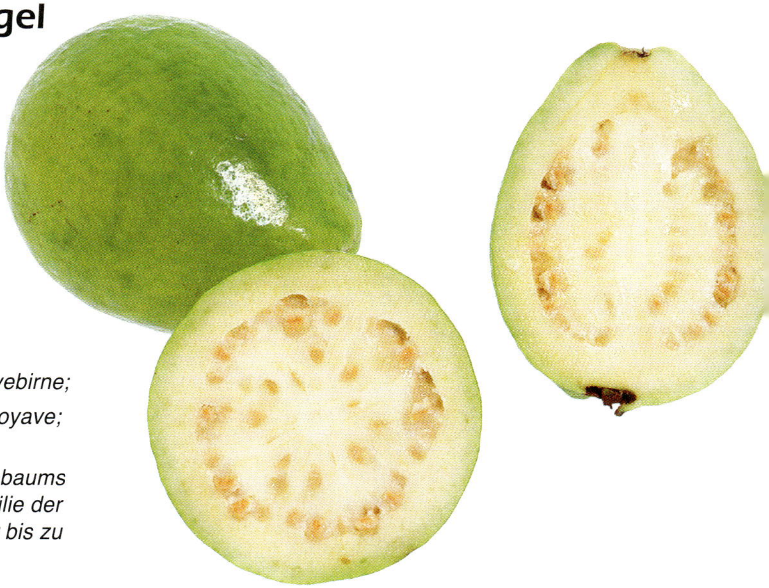

Dt. Synonyme: *Guaveapfel, Guavebirne;*

Englisch: *guava;* ***Französisch:*** *goyave;* ***Spanisch:*** *guayaba, guava.*

Beschreibung: *Frucht des Guavebaums (Psidium guajaba L.) aus der Familie der Myrtengewächse (Myrtaceae), der bis zu sechs Meter hoch wird.*

GUAVE
Inhaltsstoffe
je 100 g rohen, verzehrbaren Anteil

Energie	51,0 kcal = 211 kj
Eiweiß	0,820 g
Kohlenhydrate	6,48 g
Ballaststoffe	5,40 g
Vitamin A	79,0 µg RÄ
Vitamin B_1	0,050 mg
Vitamin B_2	0,050 mg
Niacin	1,32 mg NÄ
Vitamin B_6	0,143 mg
Folsäure	14,0 µg
Vitamin B_{12}	—
Vitamin C	184 mg
Vitamin E	1,12 mg α-TÄ
Kalzium	20,0 mg
Phosphor	25,0 mg
Magnesium	10,0 mg
Eisen	0,310 mg
Kalium	284 mg
Zink	0,230 mg
Gesamtfett	*0,600 g*
Gesättigtes Fett	*0,172 g*
Cholesterin	—
Natrium	*3,00 mg*

1% 2% 4% 10% 20% 40% 100% 200% 500%

% des täglichen Bedarfs,
den 100 g dieses Nahrungsmittels decken

Eigenschaften und Anwendung: Die Guave enthält wenig ***Eiweiß, Fette*** (weniger als jeweils 1 %) und ***Kohlenhydrate*** (6 %). Ihr Wert liegt in folgenden Nährstoffen begründet:

✓ ***Vitamin C:*** Mit 183 mg/100 g gehört die Guave zu den Früchten mit dem höchsten Gehalt, nur die Acerola-Kirsche (siehe S. 354) und die Hagebutte übertreffen sie. Außerdem enthält die Guave geringe Mengen an ***organischen Säuren*** wie ***Zitronen- und Apfelsäure***, welche die Aufnahme des ***Vitamin C*** fördern und ihr den säuerlichen Geschmack verleihen.

✓ ***Karotinoide:*** Sie bilden die Vorstufe für das Vitamin A und wirken in den Zellen stark antioxidativ. Der Karotingehalt der Guave beträgt 79 µg Retinoläquivalent, was bedeutet, dass 100 g Fruchtfleisch 8 % des Tagesbedarfs an Vitamin A decken. Sorten mit rötlichem

Fruchtfleisch enthalten mehr Karotinoide und zusätzlich ***Lycopin,*** das gleiche Karotinoid, das auch in Tomaten vorkommt.

✓ ***Ballaststoffe:*** Mehr als 5,4 % der Faserstoffe sind löslich und bestehen aus ***Pektin*** und ***Schleimstoffen.***

Die Guave enthält außerdem beachtliche Mengen an B-Vitaminen (außer B_{12}) und Vitamin E, dazu Kalzium, Phosphor, Magnesium und Eisen. Kalium ist das am stärksten vertretene Mineral. Wir finden ebenfalls etliche ***Spurenelemente*** wie Zink, Kupfer und Mangan in dieser Frucht.

Die medizinischen Anwendungsgebiete der Guave sind:

• **Bluthochdruck:** Eine in Indien durchgeführte und im *American Journal of Cardiology* veröffentlichte Studie[20] hat ergeben, dass der tägliche Genuss von Guaven über drei Monate hinweg bei 61 freiwilligen Bluthochdruckpatienten den systolischen Blutdruck um 9 mm/Hg und den diastolischen um 8 mm/Hg senkte (das entspricht einem Rückgang von 150/90 mm Hg auf 141/82 mm/Hg). Auch wenn das nicht spektakulär scheint, ist es doch ein Beitrag zur Behandlung des Bluthochdrucks. Welcher Nährstoff genau für diese sanfte blutdrucksenkende Wirkung verantwortlich ist, ist noch unbekannt, aber die Tatsache, dass diese Frucht sehr wenig Natrium und viel Kalium und Ballaststoffe enthält, spricht für sich.

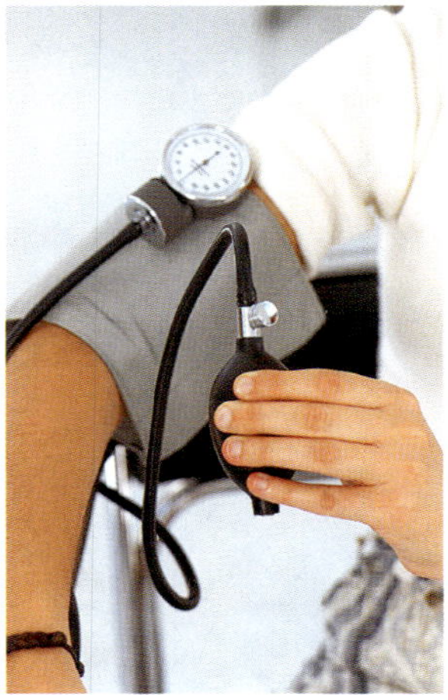

Guaven senken den Blutdruck, den Cholesterinspiegel und die Fettwerte im Blut. Wegen ihres hohen Vitamin-C-Gehalts neutralisieren sie auch die Wirkungen des Nikotins.

Eine Guave (ca. 100 g) enthält das Dreifache des Tagesbedarfs eines Erwachsenen an Vitamin C.

• **Erhöhter Cholesterinspiegel:** Das gleiche Experiment[23] brachte den Teilnehmern eine Cholesterinreduktion von durchschnittlich 9,9 % und eine Senkung des Triglyzeridspiegels um 7,7 % (siehe S. 275). Diese blutfettsenkende Wirkung beruht auf den Ballaststoffen (Pektin), die den Darm reinigen, Gallensäuren binden und deren Ausscheidung fördern. Beim Bilden neuer Gallensäure wird Cholesterin verbraucht.

• **Arteriosklerose:** Die Guave hält die Arterien gesund. Ihr Genuss verhindert die Vorläufer der Arteriosklerose: Bluthochdruck und hohen Cholesterinspiegel.

• **Nikotinsucht:** Das Rauchen fördert die Verhärtung der Arterien. Der hohe Gehalt an Vitamin C, der in Guaven gefunden wird, hilft allen, die von ihrer Nikotinsucht loskommen wollen, weil dieses Vitamin das Nikotin neutralisiert. Zwei oder drei Guaven als Nachtisch helfen Rauchern, leichter über die schwierige Entwöhnungsphase hinwegzukommen.

• **Körperliche Erschöpfung:** Die Guave wirkt auf den Körper kräftigend. Sie ist in der Genesungszeit nach Infektionskrankheiten und bei chronisch bedingten Schwäche- und Ermüdungszuständen sehr zu empfehlen.

Zubereitung und Anwendung

❶ **Frisch:** Der innere Teil der Guave muss gut gekaut oder passiert werden, der äußere Bereich des Fruchtfleisches enthält keine Samen und ist milder. Wenn die Frucht überreif ist, gehen Vitamin C und Ballaststoffe verloren.

❷ **Fertigprodukte:** Aus der Guave lassen sich köstliche Sirupe, Gelees und Konfitüren herstellen.

❸ **Guavenmus:** Dieses typisch brasilianische Erzeugnis wird durch Zugabe von Zucker zum Fruchtfleisch und langsames Kochen eingedickt (ähnlich wie Quitten).

Der Roggen

macht die Arterien dehnbar

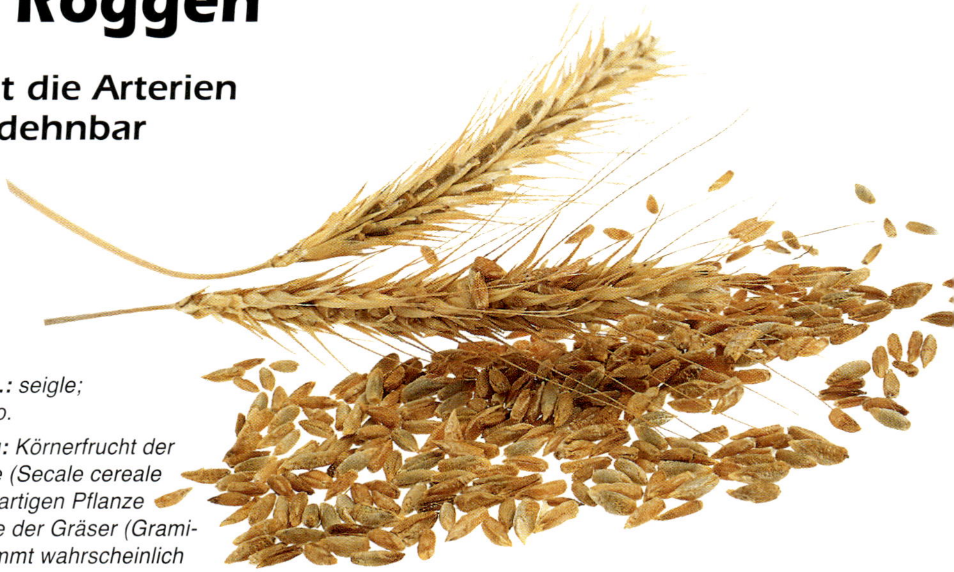

Engl.: *rye;* ***Frz.:*** *seigle;* ***Span.:*** *centeno.*

Beschreibung: *Körnerfrucht der Roggenpflanze (Secale cereale L.), einer krautartigen Pflanze aus der Familie der Gräser (Gramineae). Sie stammt wahrscheinlich vom Taumellolch (Lollium temulentum) ab, der in Weizen- und Gerstekulturen als Unkraut gilt.*

ROGGEN
Inhaltsstoffe
je 100 g rohen, verzehrbaren Anteil

Energie	**335 kcal = 1403 kj**
Eiweiß	**14,8 g**
Kohlenhydrate	**55,2 g**
Ballaststoffe	**14,6 g**
Vitamin A	—
Vitamin B1	**0,316 mg**
Vitamin B2	**0,251 mg**
Niacin	**6,84 mg NÄ**
Vitamin B6	**0,294 mg**
Folsäure	**60,0 µg**
Vitamin B12	—
Vitamin C	—
Vitamin E	**1,87 mg α-TÄ**
Kalzium	**33,0 mg**
Phosphor	**374 mg**
Magnesium	**121 mg**
Eisen	**2,67 mg**
Kalium	**264 mg**
Zink	**3,73 mg**
Gesamtfett	***2,50 g***
Gesättigtes Fett	***0,287 g***
Cholesterin	—
Natrium	***6,00 mg***

1% 2% 4% 10% 20% 40% 100%

% des täglichen Bedarfs,
den 100 g dieses Nahrungsmittels decken

EIGENSCHAFTEN UND ANWENDUNG: Roggen ähnelt in seinen Inhaltsstoffen dem Weizen, enthält aber mehr Eiweiß und Ballaststoffe. Der Energiegehalt beträgt 331 kcal/100 g, ähnlich dem Weizen (335 kcal/100 g).

Obwohl, wie bei allen Getreiden, das Provitamin A, die Vitamine C und B12 fehlen, finden sich etliche andere Nährstoffe (außer Fetten und Kalzium) in ausreichender Menge.

✓ **Kohlenhydrate:** Sie machen den Hauptanteil aus (55,2 %) und bestehen vor allem aus Stärke. Die Zellulosehülle der einzelnen Stärkekörnchen ist beim Roggen dichter als bei anderen Getreidearten, was die Verdauung verlangsamt. Weil die Glukose nur nach und nach ins Blut abgegeben wird, kommt es nicht zu einem raschen Anstieg des Blutzuckerspiegels – deshalb wird Roggen gut von Diabetikern vertragen und sättigt lange.

✓ **Eiweiß:** Roggen hat einen höheren Eiweißgehalt (14,8 %) als Weizen (10,4 %), enthält aber weniger Glutenin und Gliadin, die Gluten bilden. Deshalb ist Roggenbrot schwerer als Weizenbrot.

✓ ***Vitamine:*** Roggen ist eine gute Quelle für die Vitamine B_1, B_2, B_6, E, Niacin und Folsäure. Weil weder Provitamin A noch Vitamin C enthalten sind, sollte Roggen mit frischem Obst und Gemüse kombiniert werden, die reich an diesen Vitaminen sind.

✓ ***Mineralstoffe:*** Roggen weist einiges an Phosphor, Magnesium und Eisen auf, sowie Zink, Selen und andere Spurenelemente. Weil kaum Kalzium enthalten ist, empfiehlt es sich, Roggen mit Milch oder Milchprodukten zu kombinieren.

100 g Roggen liefern mehr als ein Viertel des Tagesbedarfs an ***Eisen*** und mehr als ein Drittel an ***Magnesium;*** gleichzeitig enthält es fast kein Natrium.

Roggen besitzt mehr Nährstoffe als Weizen, ist aber schwerer verdaulich. Seine Verwendung empfiehlt sich vor allem bei:

• **Arteriosklerose und Erkrankungen der Herzkranzgefäße:** Roggen macht die Arterienwände elastischer, das Blut flüssiger und verbessert so die Durchblutung. Diese Heilwirkung auf die Arterien ist allen Vollkorngetreiden[21] gemeinsam, obwohl sie beim Roggen ausgeprägter zu erkennen ist.

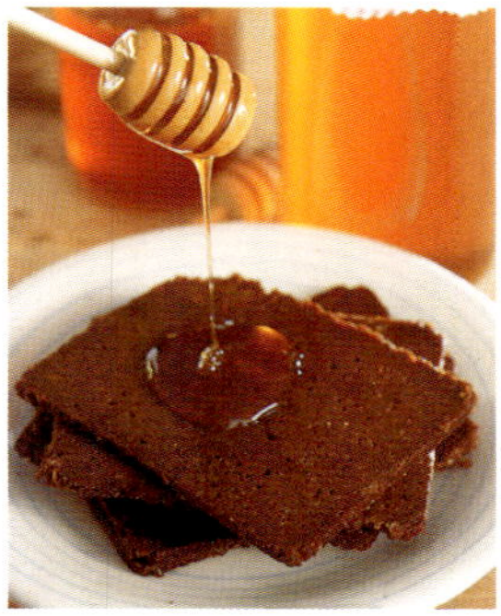

«Pumpernickel» ist ein typisch deutsches Vollkornroggenbrot, das sehr viele B-Vitamine enthält und einen hohen Zellulosegehalt aufweist.

Der Gehalt an Antioxidantien wie Vitamin E und Selen sowie der hohe Zelluloseanteil erklären diese Eigenschaften teilweise.

Wer an Arteriosklerose in irgendeinem Teil des Körpers leidet, vor allem in den Herzkranzgefäßen (Angina Pectoris, Herzinfarkt), wird vom regelmäßigen Roggenkonsum Nutzen ziehen.

• **Bluthochdruck:** Wegen der schützenden Wirkung auf die Arterien und des sehr geringen Natriumgehalts hilft Roggen auch allen, die an Bluthochdruck leiden. Als Brot genossen, sollte dieses allerdings möglichst wenig gesalzen sein.

• **Verstopfung:** Der hohe Anteil an Zellulosefaser, der zum Großteil nicht löslich ist, beugt Verstopfung natürlich vor.

• **Vorbeugung von Darmkrebs:** Roggen hilft, Verstopfung zu vermeiden – ein Risikofaktor für Darmkrebs. Zusätzlich hat sich herausgestellt, dass Roggenbrot mehr als alle anderen Brotsorten die Konzentration der Gallensäuren, Lithochol- und Desoxicholsäure, im Darm verringert.[24] Diese Säuren, die mit der Gallenflüssigkeit ausgeschieden werden, wirken im Bereich der Darmschleimhaut krebserregend. Außerdem verstärken sie die Wirkung anderer Krebs auslösender Stoffe im Darm, die meist vom Fleischgenuss herrühren.

Somit eignet sich Roggen besonders für Personen mit erhöhtem Darmkrebsrisiko und bei bereits erfolgter Darmkrebsoperation, um ein Wiederauftreten zu vermeiden.

Zubereitung und Anwendung

❶ **Ganze Körner:** Obwohl die Schale sehr hart ist, können Roggenkörner als Flocken oder eingeweicht auch roh als Bestandteil von Müsli verzehrt werden.

❷ **Gekocht:** Nach stundenlangem Einweichen kann Roggen wie Reis gekocht werden. Im Dampfdruckkochtopf ist sichergestellt, dass die Körner auch wirklich weich werden.

❸ **Mehl:** Roggen enthält nicht so viel Gluten wie Weizen, daher ist Roggenbrot recht schwer. Normalerweise wird Roggenmehl mit Weizenmehl vermischt, um die Backeigenschaften zu verbessern.

❹ **Roggenkekse:** Dieses knusprige und leichte Gebäck wird viel in deutschsprachigen und skandinavischen Ländern angeboten.

6

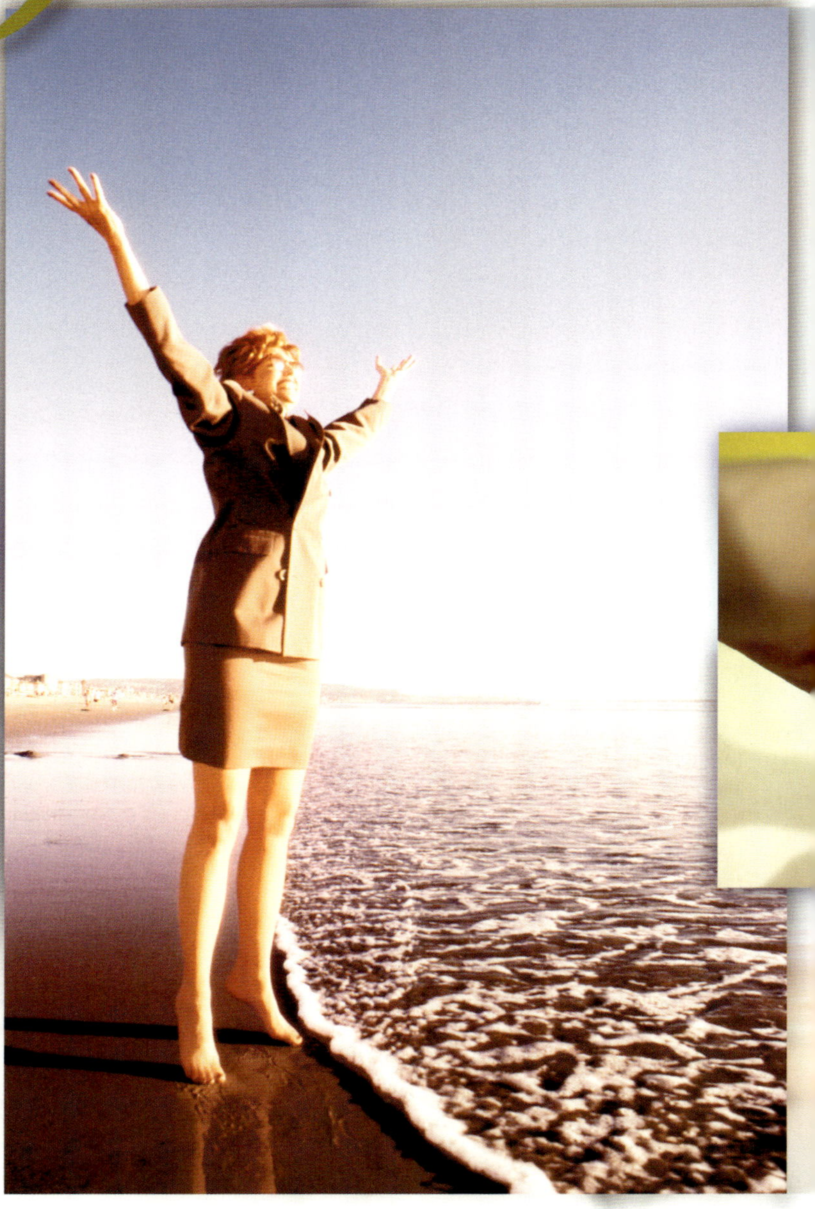

Nahrungsmittel für das Blut

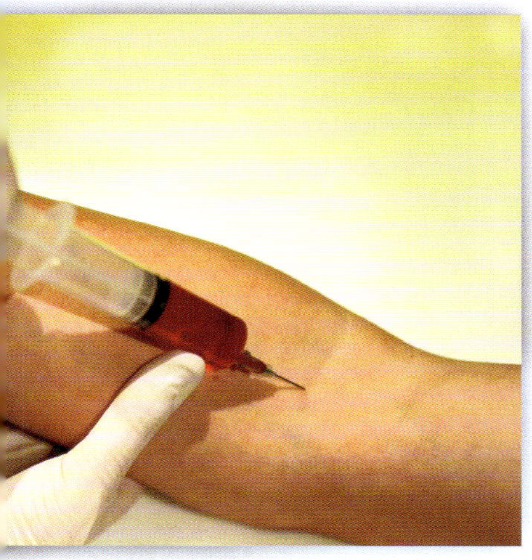

Das meiste mit der Nahrung aufgenommene Eisen besteht aus eisenhaltigen Salzen (nicht hämoglobingebunden), die in Obst, Gemüse und Eiern vorkommen. Leider wird diese Form des Eisens im Darm schlechter aufgenommen als das in Fleisch und Fisch enthaltene hämoglobingebundene Mineral.

Zahlreiche Experimente belegen, dass Vitamin C, besonders im Zitronensaft, die Absorption von nicht hämoglobingebundenem Eisen im Darm verdoppeln oder verdreifachen kann.[1] Das kann sogar die negativen Auswirkungen der Phytate (im Vollkorn enthalten) oder Polyphenole (Tannine) auf die Eisenaufnahme ausgleichen.[2]

Blutarmut wird meist durch einen Mangel an Eisen, Folsäure und Vitamin B_{12}, die der Körper zur Produktion der roten Blutkörperchen braucht, hervorgerufen. Die Verwendung von Zitrone zusammen mit eisenhaltigen pflanzlichen Nahrungsmitteln wie Hülsenfrüchten

(Bohnen, Linsen, Sojabohne), grünen Blattgemüsen (Spinat, Lauch) oder Getreiden (Weizen, Reis) erhöht die Aufnahme dieses wichtigen Mineralstoffes beträchtlich.

Für die optimale Ausnutzung des Eisens werden pro Mahlzeit 25 mg Vitamin C empfohlen.[3] Diese Menge ist in einer halben Zitrone enthalten.

Fleisch ist für die Blutbildung nicht notwendig. Blut, das aus pflanzlicher Kost gebildet wurde, ist qualitativ dem überlegen, das aus Fleischkost gebildet wurde.

THROMBOSE

Beschreibung

Blut besitzt die Fähigkeit, spontan zu gerinnen, damit Blutungen gestillt werden. Wenn diese Gerinnung allerdings innerhalb der Blutgefäße stattfindet, formt sich ein festes Blutgerinnsel (Thrombus) und verhindert wie ein Pfropfen die Blutzirkulation. Diesen Vorgang nennt man Thrombose. Sie kann sowohl in den Arterien als auch in den Venen auftreten. Die Auswirkungen sind immer schwerwiegend, z. B. Herzinfarkt oder Schlaganfall.

Ursachen

Folgende Faktoren begünstigen das Auftreten einer Thrombose:

- **Arteriosklerose**
- Ernährung, die viel **gesättigtes Fett** und **Salz** enthält
- Große Mengen von **Gift-** oder **Abfallstoffen** im Blut
- **Tabakkonsum** und **Bewegungsmangel**

Ernährung

Einige Nahrungsmittel, vor allem Obst, können die Neigung zur Bildung von Blutgerinnseln innerhalb der Adern nachhaltig senken.

vermehrt konsumieren	reduzieren oder meiden
Knoblauch	gesättigtes Fett
Zitrone	Cholesterin
Orange	Salz
Zwiebel	
Weintraube	
Obst	
Soja	
Olivenöl	
Fischöl	

Sojamilch

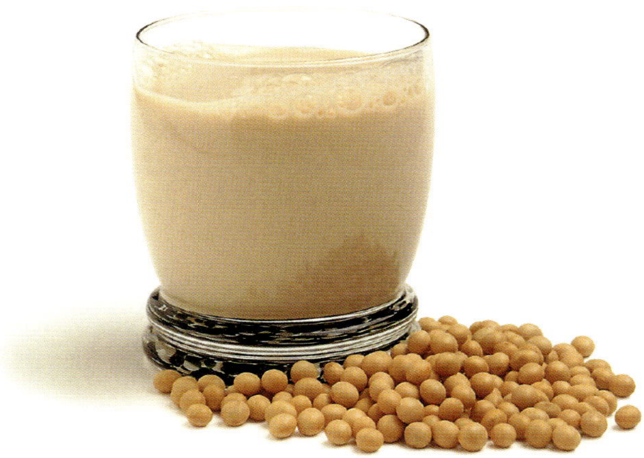

Soja ist die eisenreichste Hülsenfrucht. Auch die daraus hergestellten Produkte sind gute Eisenlieferanten. Tofu z. B. enthält 5,36 mg /100 g Eisen (dreimal mehr als Fleisch oder Frischkäse) und Sojamilch bietet 0,58 mg/100 g Eisen (etwa zehnmal so viel wie Kuhmilch).

Orangen

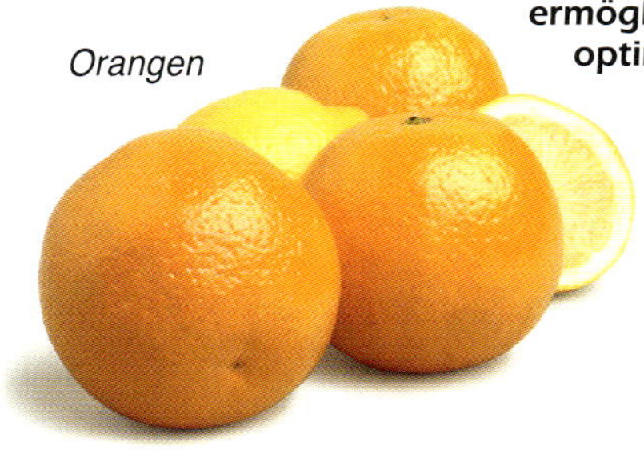

Zitronen oder Orangen, die mit Sojaprodukten genossen werden, ermöglichen die optimale Ausnutzung des im Soja enthaltenen Eisens.

ANÄMIE

Beschreibung

Wörtlich bedeutet Anämie «Blutarmut», aber gewöhnlich wird damit ein Mangel an roten Blutkörperchen (Erythrozyten) bezeichnet. Diese Zellen verleihen dem Blut seine rote Farbe und transportieren den lebensspendenden Sauerstoff zu allen Körperzellen.

Ernährung

Die Ernährung spielt eine wesentliche Rolle, denn sie liefert die Nährstoffe, die für die Produktion der Blutzellen notwendig sind:

- Eisen, Eiweiß, Vitamin B_{12} und Folsäure sind die wichtigsten dieser Nährstoffe.
- Die Vitamine B_1, B_2, B_6, C, E und Kupfer werden zur Blutherstellung ebenfalls gebraucht.

Ursachen

- **Unzureichende Blutbildung:** Erythrozyten (rote Blutkörperchen) leben etwa hundert Tage. Deshalb bildet das Knochenmark fortlaufend neue. Dazu braucht es Eisen, Eiweiß, Folsäure und viele Vitamine. Wenn zu wenig Eisen vorhanden ist – und das ist häufig der Fall – spricht man von einer Blutarmut durch Eisenmangel (Eisenmangelanämie).
- **Blutverlust,** entweder durch akute Blutungen oder chronische, kleinere Blutungen, die manchmal unbemerkt bleiben, wie z. B. Magen- oder Darmblutungen.
- **Zerstörung der roten Blutkörperchen:** Bei dieser hämolytischen Anämie werden die roten Blutkörperchen aufgrund verschiedener Ursachen und Krankheiten zerstört.

vermehrt konsumieren

Hülsenfrüchte
Soja
Obst
grünes Blattgemüse
Luzerne
Kresse
Rote Rübe
Spinat
Avocado
Sonnenblumenkerne
Pistazie
Weintraube
Passionsfrucht
Aprikose
Zitrone
Spirulina
Melasse
Eisen, Fleisch
Vitamin B_{12}
Folsäure
Vitamine B, E und C

reduzieren oder meiden

Tee
Weizenkleie
Alkohol
Milch

Luzernesprossen

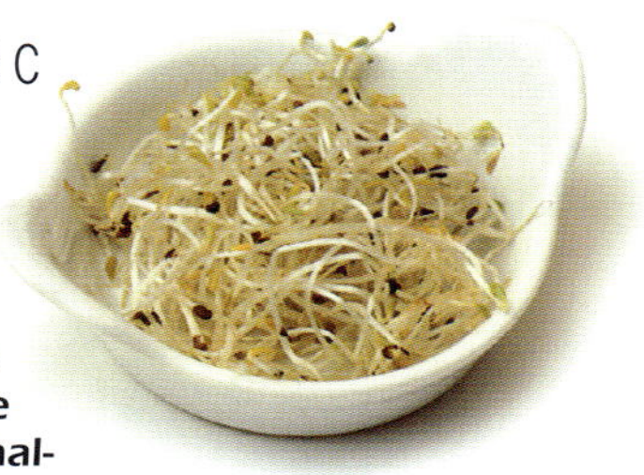

Luzernesprossen enthalten 1 mg/100 g an Eisen, d.h. etwa gleich viel wie Fleisch. Sie enthalten auch Vitamin C, was die Aufnahme des Eisens fördert. Luzerne (Alfalfa) wirkt somit antianämisch und belebend.

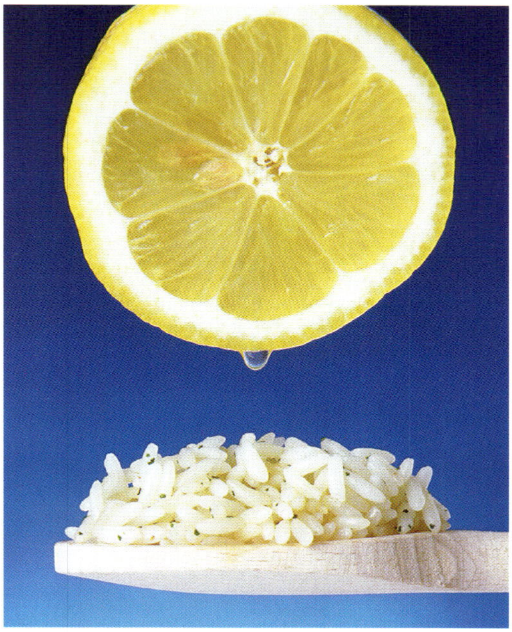

Die Gewohnheit, Nahrungsmittel mit Zitrone zu würzen, hat einen zweifachen Nutzen:

- **Das Eisen der Nahrungsmittel wird besser verwertet und**
- **man braucht weniger Salz, um den Geschmack der Speise hervorzuheben.**

Es empfiehlt sich, bei jeder Mahlzeit ca. 30 mg Vitamin C zu sich zu nehmen, um die Verwertung des zugeführten Eisens sicherzustellen.[4] Bereits der Saft einer halben Zitrone liefert diese Menge.

Die Rote Rübe

ihr roter Saft hilft bei Blutarmut

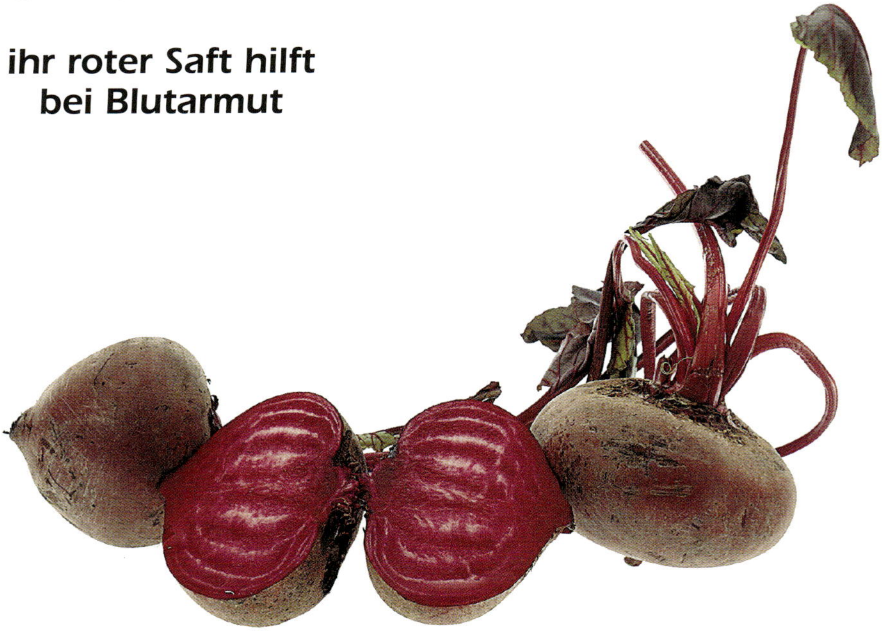

ROTE RÜBE
Inhaltsstoffe
je 100 g rohen, verzehrbaren Anteil

Energie	**43,0 kcal = 179 kj**
Eiweiß	**1,61 g**
Kohlenhydrate	**6,76 g**
Ballaststoffe	**2,80 g**
Vitamin A	**4,00 µg RÄ**
Vitamin B_1	**0,031 mg**
Vitamin B_2	**0,040 mg**
Niacin	**0,651 mg NÄ**
Vitamin B_6	**0,067 mg**
Folsäure	**109 µg**
Vitamin B_{12}	**—**
Vitamin C	**4,90 mg**
Vitamin E	**0,300 mg α-TÄ**
Kalzium	**16,0 mg**
Phosphor	**40,0 mg**
Magnesium	**23,0 mg**
Eisen	**0,800 mg**
Kalium	**325 mg**
Zink	**0,350 mg**
Gesamtfett	***0,170 g***
Gesättigtes Fett	***0,027 g***
Cholesterin	**—**
Natrium	***78,0 mg***

1% 2% 4% 10% 20% 40% 100%

% des täglichen Bedarfs,
den 100 g dieses Nahrungsmittels decken

Dt. Synonyme: *Rote Bete, Rote Rohne, Salatrübe.*

Engl.: *red beet;* ***Frz:*** *betterave;* ***Span.:*** *remolacha.*

Beschreibung: *Knollenartige Wurzel der Roten Rübe (Beta vulgaris L. ssp. vulgaris var. conditiva Alef.), einer krautartigen Pflanze aus der Familie der Gänsefußgewächse (Chenopodiaceae).*

Die blutrote Farbe der Roten Rübe verleiht Salaten und Kartoffelgerichten eine fröhliche Note. Kann es sein, dass die Rote Rübe tatsächlich Blut enthält?

Das könnte man denken, wenn man wenige Stunden nach dem Genuss dieser Rüben roten Urin oder Stuhl ausscheidet. So ein Schreck! Aber es ist kein Blut, sondern ein Farbstoff, der dieser Pflanze eigen ist und ***Betazyanin*** heißt.

Gemäß einer Studie der University of Sheffield (UK) tritt roter Urin oder Stuhl nach dem Verzehr von Roten Rüben bei 10 bis 14 % der Bevölkerung auf, vor allem bei Menschen, die einen Eisenmangel aufweisen oder Schwierigkeiten bei der Aufnahme von Eisen im Darm haben. Wenn Sie davon betroffen sind, seien

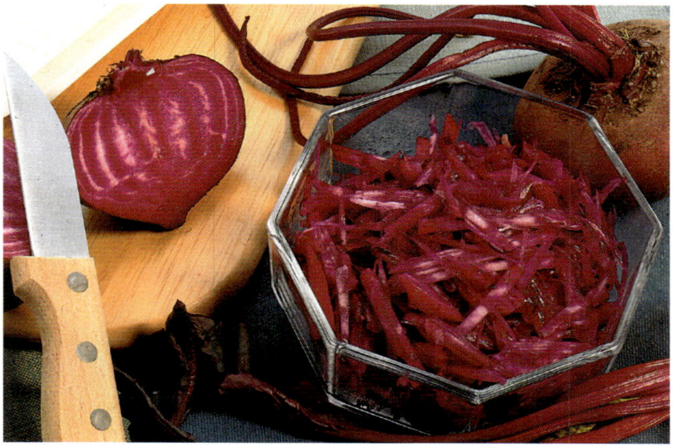

Sie dem Gemüse dankbar, das Sie auf ein mögliches Problem aufmerksam gemacht hat.

Machen Sie sich keine zu großen Sorgen: Die Roten Rüben zeigen nicht nur das Problem auf, sondern helfen auch, es mit ihren antianämischen und verdauungsfördernden Stoffen zu bewältigen.

EIGENSCHAFTEN UND ANWENDUNG: ***Kohlenhydrate*** (Zucker) wie ***Saccharose*** und ***Fruktose*** sind reichlich vorhanden und machen bis zu 10 % des Gewichts aus. Die Rote Rübe ist eines der ***zuckerreichsten*** Gemüse und wird nur von wenigen anderen Rübenarten übertroffen. Ihre wichtigsten Eigenschaften sind:

• **Antianämisch:** Diese Wirkung ist gut bekannt und wurde unter anderem auch von Dr. Schneider[10] beschrieben. Die Menge an Eisen (1,80 mg/100 g) und der Vitamin C-Gehalt (30 mg /100 g, ermöglicht die Eisenaufnahme) sind eher mager und erklären den antianämischen Effekt nicht. Man nimmt an, dass noch unentdeckte Wirkstoffe die Bildung von Blutzellen im Knochenmark anregen.

Der Genuss von 50 bis 100 ml rohem, frischgepresstem Saft ❨❶❩ zweimal am Tag vor dem Essen hat die stärkste anti-anämische Wirkung.

Zubereitung und Anwendung

❶ **Frischer Saft:** Der strenge Geschmack kann durch die Zugabe anderer Säfte oder von Honig gemildert werden. Um Verdauungsbeschwerden zu vermeiden, sollte man nicht mehr als 50 – 100 ml auf einmal trinken.

❷ **Rohkost:** Rohe, geriebene Rote Rüben werden mit Zitronensaft und Öl angerichtet.

❸ **Gekocht:** Rote Rüben, die mindestens eine Stunde gekocht wurden, sind leichter verdaulich. Noch heiß in kaltes Wasser tauchen, dann lassen sie sich leichter schälen.

Gerade dann, wenn der Patient auf eine Behandlung mit Eisen nicht gut anspricht, was vor allem bei **hypoplastischer Anämie** (zu geringe Produktion von Blutkörperchen im Knochenmark) der Fall ist, ist diese Anwendung zu empfehlen.

• **Alkalisierend:** Der Gehalt an Kalium, Kalzium und Magnesium erklärt den basenbildenden Einfluss auf das Blut. Das ist wichtig bei Fällen von **Gicht,** erhöhten **Harnsäurewerten** im Blut und fettreicher, gemüsearmer Ernährung.

• **Blutfettsenkend:** Die Knolle enthält genügend Ballaststoffe, welche den Durchgang der Nahrung durch den Darm erleichtern und vor allem den Cholesterinspiegel des Blutes senken, weil sie die Aufnahme dieses Stoffes im Darm verringern. Wer seinen Cholesterinspiegel senken will, sollte oft Rote Rüben in seinen Speiseplan aufnehmen ❨❷,❸❩.

• Sanft **abführend** wegen der Ballaststoffe.

• **Appetitanregend:** Die Knollen regen die Produktion von Magensaft an und stärken den Magen.

• **Antikarzinogen:** Dr. Schneider[5] berichtet von Versuchen in Ungarn und Deutschland, bei denen Krebsgeschwüre durch den täglichen Verzehr von 250 g roh geriebenen Roten Rüben bzw. 300 – 500 ml Saft kleiner wurden bzw. ganz verschwanden. Diese Wirkung wurde auch erzielt, wenn aufgekochter und konzentrierter Saft verwendet wurde, um den Magen zu schonen. Das zeigt, dass die unbekannte, krebshemmende Substanz hitzebeständig ist.

Die Zitrone

regeneriert und reinigt das Blut

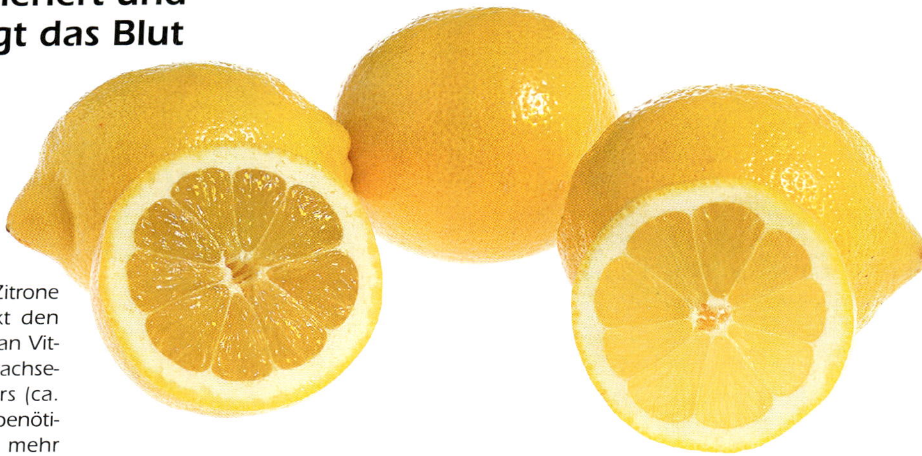

Eine mittelgroße Zitrone (ca. 150 g) deckt den täglichen Bedarf an Vitamin C eines erwachsenen Nichtrauchers (ca. 60 mg). Raucher benötigen etwa 50 % mehr von diesem Vitamin.

ZITRONE
Inhaltsstoffe
je 100 g rohen, verzehrbaren Anteil

Energie	29,0 kcal = 123 kj
Eiweiß	1,10 g
Kohlenhydrate	6,52 g
Ballaststoffe	2,80 g
Vitamin A	3,00 µg RÄ
Vitamin B_1	0,040 mg
Vitamin B_2	0,020 mg
Niacin	0,100 mg NÄ
Vitamin B_6	0,080 mg
Folsäure	10,6 µg
Vitamin B_{12}	—
Vitamin C	53,0 mg
Vitamin E	0,240 mg α-TÄ
Kalzium	26,0 mg
Phosphor	16,0 mg
Magnesium	8,00 mg
Eisen	0,600 mg
Kalium	138 mg
Zink	0,060 mg
Gesamtfett	*0,300 g*
Gesättigtes Fett	*0,039 g*
Cholesterin	—
Natrium	*2,00 mg*

1% 2% 4% 10% 20% 40% 100%

% des täglichen Bedarfs,
den 100 g dieses Nahrungsmittels decken

***Englisch:** lemon; **Französich:** citron;*
***Spanisch:** limón, limón agrio.*

***Beschreibung:** Frucht des Zitronenbaums (Citrus limon Burm.), eines stacheligen, immergrünen Baumes aus der Familie der Rautengewächse (Rutaceae), der etwa drei bis sechs Meter hoch wird.*

EIGENSCHAFTEN UND ANWENDUNG: *Vitamin C* überragt alle Inhaltsstoffe der Zitrone. Nicht viele Früchte können da mithalten. Außerdem enthält die Zitrone fast kein Fett, kaum Eiweiß und nur 8,23 % Kohlenhydrate.

Die ernährungsphysiologisch interessantesten Bestandteile der Zitrone sind nicht ihre Nährstoffe, sondern bestimmte, hochwirksame ***bioaktive Substanzen.*** Diese haben keinen Brennwert, sind weder Vitamine noch Mineralsalze und werden deshalb nicht zu den Nährstoffen gezählt.

✓ ***Organische Säuren*** (6 – 8 %), vor allem ***Zitronensäure,*** dazu noch ***Apfel-***, ***Essig-*** und ***Ameisensäure***. Sie verstärken die Wirkung der Ascorbinsäure ***(Vitamin C)*** und zeigen antiseptische Effekte.

✓ ***Flavonoide***, vor allem Hesperidin und Diosmin. Sie kommen in der Schale und im

Fruchtfleisch vor und haben zahlreiche physiologische Wirkungen:

- Antioxidativ (gegen freie Radikale)
- Schutz der Haargefäße
- Antikarzinogen (krebswidrig)

✓ ***Terpene:*** Sie sind für das besondere Aroma der Zitrusfrüchte verantwortlich und kommen vor allem in der Schale vor. Am stärksten vertreten ist das ***D-Limonen*** mit seinen erwiesenen entgiftenden und krebswidrigen Wirkungen.

Obwohl die Zitrone dem ganzen Körper zugute kommt, wird sie vor allem wegen ihrer Heilkraft auf das Blut medizinisch genutzt:

- Blutbildend: Verbessert die Absorption von Eisen.
- Blutverflüssigend: Verhindert Thrombosen.
- Blutreinigend: Unterstützt die Ausscheidung giftiger Substanzen aus dem Blut.

Deshalb werden Zitronen in folgenden Fällen empfohlen:

• **Blutarmut (Anämie):** Zitronen sollten von allen, die unter Blutarmut leiden, regelmäßig verzehrt werden. Obwohl ihr Eisengehalt sehr niedrig ist, wirken sie stark antianämisch, weil sie die Absorption von Eisen aus anderen pflanzlichen Nahrungsmitteln steigern.

• **Kreislaufbeschwerden:** Hesperidin und die anderen in Zitronen enthaltenen Flavonoide stärken die Wände der Haargefäße, machen die Arterien elastischer, setzen die Blutgerinnung herab und beugen Thrombosen vor.

Der Verzehr von Zitronen ist bei allen Fällen von **Arteriosklerose**, Neigung zu **Thrombosen** und **Ödemen** (Flüssigkeitsansammlung in den Geweben) und wenn die Fließeigenschaften des Blutes und der Kreislauf zu verbessern sind, anzuraten.

• **Harnsäureüberschuss:** Die Zitrone wirkt stark harnsäureausscheidend. Harnsäure ist ein Abfallprodukt, das der Körper ständig erzeugt und das mit dem Urin ausgeschieden wird. Überschüssige Harnsäure wird in den Gelenken abgelagert und verursacht **Arthritis** und **rheumatische** Schmerzen, dazu **Nierenentzündungen**.

• **Nierensteine:** Eine Zitronenkur **[❸]** kann Nierensteine auflösen helfen, besonders wenn sie aus Harnsäuresalzen bestehen.

• **Infektionen:** Wegen des hohen Gehalts an Vitamin C und bioaktiven Substanzen stärken Zitronen das körpereigene **Immunsystem**. Sie helfen bei allen durch Viren oder Bakterien ausgelösten Infektionskrankheiten.

Krebsschutz: D-Limonen, ein aromatisches Terpen, das sich vor allem in der Schale findet, kann erwiesenermaßen bestimmte Krebserreger neutralisieren.[6]

Zubereitung und Anwendung

❶ **Frischer Saft:** Wegen des hohen Säuregehalts werden Zitronen meist nicht wie anderes Obst gegessen. Man trinkt nur den Saft. Es ist wichtig, die ungespritzte Schale ebenfalls zu verwenden, um die aromatischen Terpene, die medizinisch wertvoll sind, zu nutzen.

❷ **Verfeinern von Gerichten:** Zitronensaft verstärkt den Geschmack, fördert die Verdaulichkeit und verbessert die Heilwirkung aller grünen Blattgemüse, ebenso von Reis und allen Hülsenfrüchten.

❸ **Zitronenkur:** Sie dauert zwei Wochen. Am ersten Tag trinkt man den Saft einer Zitrone mit Wasser verdünnt eine halbe Stunde vor dem Frühstück. Jeden Tag nimmt man eine Zitrone dazu, bis man bei sieben ankommt. Dann geht es wieder zurück, bis man bei einer Zitrone angelangt ist.

Kinder, **ältere Menschen**, Personen mit Kalziummangel, Niereninsuffizienz oder Blutarmut sollen diese Kur ***nicht durchführen.*** Sie dürfen nicht so viele Zitronen zu sich nehmen.

Die Linse

eisen- und ballaststoffreich

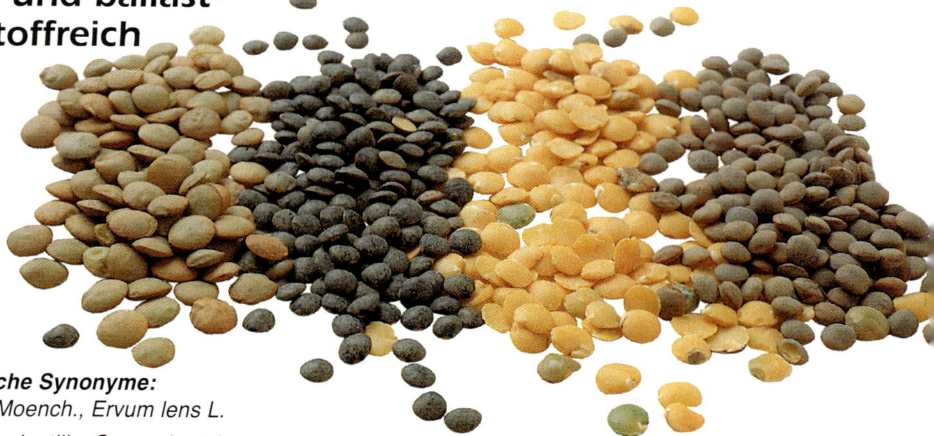

Wissenschaftliche Synonyme: *Lens esculenta Moench., Ervum lens L.*

Engl.: *lentil;* ***Frz.:*** *lentille;* ***Span.:*** *lenteja.*

Beschreibung: *Samen der Linsenpflanze (Lens culinaris Medik.), einer krautartigen Pflanze aus der Familie der Hülsenfrüchte (Leguminosae). Die Frucht enthält einen oder zwei Samen (die Linsen).*

LINSE
Inhaltsstoffe
je 100 g rohen, verzehrbaren Anteil

Energie	338 kcal = 1.413 kj
Eiweiß	28,1 g
Kohlenhydrate	26,6 g
Ballaststoffe	30,5 g
Vitamin A	4,00 µg RÄ
Vitamin B_1	0,475 mg
Vitamin B_2	0,245 mg
Niacin	6,80 mg NÄ
Vitamin B_6	0,535 mg
Folsäure	433 µg
Vitamin B_{12}	—
Vitamin C	6,20 mg
Vitamin E	0,330 mg α-TÄ
Kalzium	51,0 mg
Phosphor	454 mg
Magnesium	107 mg
Eisen	9,02 mg
Kalium	905 mg
Zink	3,61 mg
Gesamtfett	*0,960 g*
Gesättigtes Fett	*0,135 g*
Cholesterin	—
Natrium	*10,0 mg*

1% 2% 4% 10% 20% 40% 100% 200% 500%

% des täglichen Bedarfs,
den 100 g dieses Nahrungsmittels decken

EIGENSCHAFTEN UND ANWENDUNG: Linsen sind ein sehr konzentriertes Nahrungsmittel. Sie enthalten nur 11,2 % Wasser und sind daher eine wichtige Energiequelle (338 kcal/100 g). Da die Linsen wenig Fett enthalten (unter 1 %), liefern Eiweiß und Kohlenhydrate diese Energie.

Einhundert Gramm rohe Linsen (eine große oder zwei kleine Portionen dieser Hülsenfrucht) stillen in etwa den Tagesbedarf eines erwachsenen Mannes an folgenden Nährstoffen:

- ✓ ***Eiweiß*** (28,1 g): über die Hälfte (53 %)
- ✓ ***Ballaststoffe*** (30,5 g): beinahe 125 %
- ✓ ***Vitamin*** B_1 (0,475 mg): ein Drittel (32 %)
- ✓ ***Vitamin*** B_6 (0,535 mg): ein Viertel (27 %)
- ✓ ***Folsäure*** (433 µg): mehr als das Doppelte (216 %)
- ✓ ***Magnesium*** (107 mg): ein Drittel (31 %)
- ✓ ***Eisen*** (9 mg): 90 %
- ✓ ***Kalium*** (905 mg): fast die Hälfte (45 %)

✓ ***Zink*** (3,61 mg): ein Viertel (24 %)

✓ ***Kupfer*** (0,852 mg): über die Hälfte (57 %)

Und all das in einem einzigen Teller Linsen! So gesehen verwundert es nicht, dass Esau seinem Bruder Jakob für eine Mahlzeit Linsen sein Erstgeburtsrecht verkaufte, wie uns die Bibel berichtet.

Obwohl Linsen wichtige Nährstoffe in so hoher Konzentration enthalten, fehlen andere beinahe völlig:

- Mehrfach ungesättigte Fettsäuren, weil Linsen kaum Fett enthalten;
- Provitamin A und die Vitamine C und E;
- Kalzium;
- Vitamin B12, wie bei allen pflanzlichen Nahrungsmitteln.

Der Verzehr von Linsen wird besonders in folgenden Fällen empfohlen:

- **Anämie (Blutarmut):** Linsen sind ein ausgezeichneter Eisenlieferant, da sie 9 mg/100 g enthalten. Das übertrifft Fleisch (etwa 2 mg/100 g) und Eier (1,44 mg/100 g).

Zubereitung und Anwendung

❶ **Gekocht:** Das ist die übliche Zubereitungsart. Durch die Hitzeeinwirkung werden die Zellulosefasern weicher, was die Verdauung erleichtert. Außerdem werden die Lektine (giftige Eiweiße, die in allen rohen Hülsenfrüchten vorkommen) zerstört. Vor dem Kochen sollen Linsen einige Stunden eingeweicht werden.

❷ **Püree:** Es ist leichter verdaulich als die ganzen Linsen, besonders wenn die Schalen entfernt werden. Sie enthalten unverdauliche Vielfachzucker, die Blähungen verursachen können.

❸ **Mehl:** In Nordafrika und im Nahen Osten wird Linsenmehl mit Getreidemehl gemischt, um den Eiweißgehalt der Kost zu erhöhen.

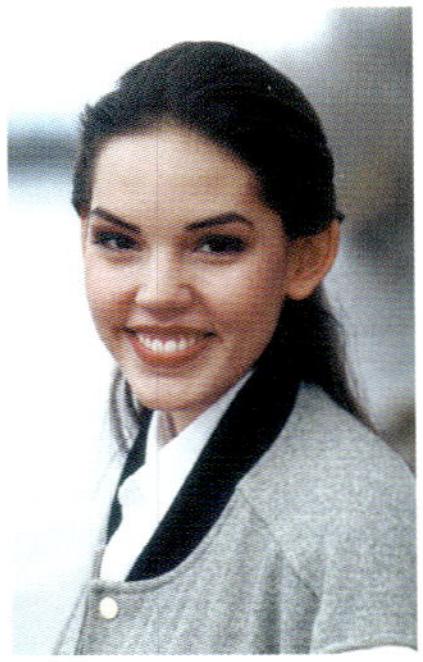

Linsen sind reich an Folsäure und Eisen, die für junge Frauen und Frauen mit Kinderwunsch sehr wichtige Nährstoffe darstellen. Folsäure und Eisen beugen Blutarmut vor.

Abgesehen vom Eisen liefern Linsen unserem Körper in größeren Mengen noch weitere Nährstoffe, die zu einer verstärkten Bildung roter Blutkörperchen beitragen: Folsäure (ein Vitamin der B-Gruppe) und Kupfer (ein Spurenelement).

- **Verstopfung**: Der hohe Anteil an Ballaststoffen, der für einen empfindlichen Darm sogar zu hoch sein kann, regt die Darmbewegungen (Peristaltik) an.
- **Diabetes:** Linsen enthalten zwar sehr viele Kohlenhydrate, setzen deren Glukosemoleküle aber nur allmählich frei, weshalb der Blutzuckerspiegel langsam ansteigt. Sie sind deshalb, wie alle Hülsenfrüchte und entgegen früheren Empfehlungen und Verboten, auch als Nahrungsmittel für Diabetiker geeignet.[7]
- **Erhöhter Cholesterinspiegel:** Die Ballaststoffe der Linse sorgen dafür, dass das Cholesterin aus anderen Nahrungsmitteln sowie die Gallensäuren, die aus Cholesterin gebildet werden, mit dem Stuhl aus dem Körper ausgeschieden werden. Linsen sind daher ein sehr empfehlenswertes Nahrungsmittel für alle Personen, die ihren Cholesterinspiegel senken möchten.
- **Schwangerschaft:** Der Verzehr von Linsen bringt Schwangeren ausreichend Eisen, um einer Blutarmut aufgrund der Schwangerschaft entgegenzuwirken, zudem Ballaststoffe zur Verdauungsförderung und viel Folsäure, die der Entstehung von Neuralrohrdefekten beim Ungeborenen vorbeugen.

(Beachten Sie die Infobox «Nahrungsmittel, die gut zu Linsen passen» auf Seite 135!)

Die Passionsfrucht

ist sehr reich an Eisen

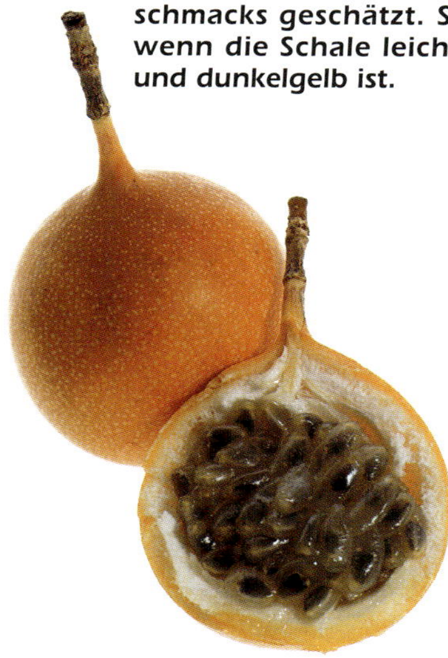

Die gelbe Passionsfrucht wird wegen ihres ausgezeichneten Geschmacks geschätzt. Sie ist reif, wenn die Schale leicht runzelig und dunkelgelb ist.

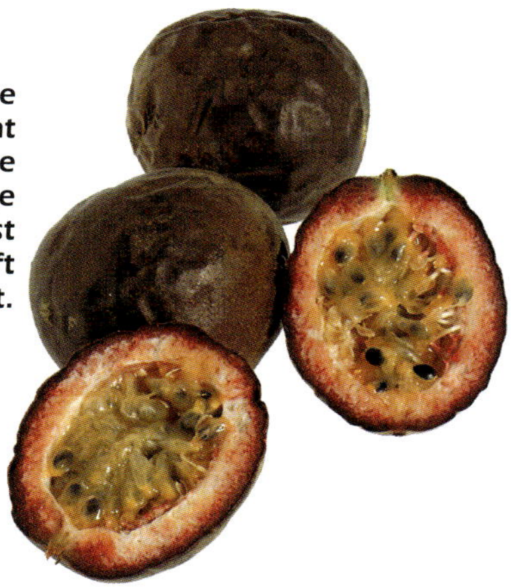

Die purpurne Passionsfrucht besitzt eine runzelige Schale und ist ausgereift dunkelviolett.

PASSIONSFRUCHT
Inhaltsstoffe
je 100 g rohen, verzehrbaren Anteil

Energie	97,0 kcal = 408 kj
Eiweiß	2,20 g
Kohlenhydrate	13,0 g
Ballaststoffe	10,4 g
Vitamin A	70,0 µg RÄ
Vitamin B_1	—
Vitamin B_2	0,130 mg
Niacin	1,50 mg NÄ
Vitamin B_6	0,100 mg
Folsäure	14,0 µg
Vitamin B_{12}	—
Vitamin C	30,0 mg
Vitamin E	1,12 mg α-TÄ
Kalzium	12,0 mg
Phosphor	68,0 mg
Magnesium	29,0 mg
Eisen	1,60 mg
Kalium	348 mg
Zink	0,100 mg
Gesamtfett	*0,700 g*
Gesättigtes Fett	*0,059 g*
Cholesterin	—
Natrium	*28,0 mg*

1% 2% 4% 10% 20% 40% 100%

% des täglichen Bedarfs,
den 100 g dieses Nahrungsmittels decken

Deutsche Synonyme: *Maracuja, Granadilla.*

Englisch: *passion fruit;.**Französisch:** grenadille;* ***Spanisch:*** *fruta de la pasión, pasionaria.*

Beschreibung: *Frucht der Passiflora edulis, einer Kletterpflanze aus der Familie der Passionsblumengewächse (Passifloraceae). Sie hat ungefähr die Form und Größe eines Eies. Ihre Farbe ist, je nach Sorte, dunkelviolett bis gelb. Das gallertartige Fruchtfleisch enthält viele schwarze Samen.*

Es gibt verschiedene Arten der Gattung *Passiflora* mit essbaren Früchten, die alle sauer schmecken, aber sehr aromatisch sind. Am weitesten verbreitet sind die Passionsfrüchte, auch **Granadillas** oder **Maracujas** genannt.

EIGENSCHAFTEN UND ANWENDUNG: Das Fruchtfleisch ist gallertartig und sehr aromatisch. Folgende Inhaltsstoffe werden hervorgehoben:

✓ ***Zucker:*** Trotz ihres sauren Geschmacks enthalten Passionsfrüchte beachtliche Mengen an Zucker (13 %), der aus einer Mischung von beinahe gleichen Anteilen von Glukose, Fruktose und Saccharose besteht.

✓ ***Eiweiß:*** Mit 2,2 % gehört die Passionsfrucht zu den eiweißreichsten frischen Früchten.

✓ ***Eisen:*** Sie ist vermutlich das eisenreichste Frischobst (1,6 mg/100 g), gefolgt von der Quitte (0,7 mg), der Zitrone (0,6 mg), der Himbeere (0,57 mg) und der Cherimoya (0,5 mg). Sie übertrifft somit die Eier (1,41 mg) und kommt dem Fleisch nahe (etwa 2 mg pro 100 g). Obwohl dieses Eisen nicht an Hämoglobin gebunden und somit schwerer nutzbar als tierisches Eisen ist, erhöht der Gehalt an Vitamin C die Aufnahme dieses Minerals im Körper.

✓ ***Andere Mineralstoffe:*** Die Passionsfrucht liefert ziemlich viel Magnesium, Kalzium, Phosphor und Kalium.

✓ ***Vitamine:*** Einhundert Gramm Fruchtfleisch enthalten 30 mg ***Vitamin C,*** die Hälfte der empfohlenen täglichen Menge. Außerdem finden sich das Provitamin A, die Vitamine B_2, B_6 und E, dazu Niacin und Folsäure.

✓ ***Ballaststoffe:*** Das Fruchtfleisch weist einen für Pflanzen sehr hohen Gehalt an löslichen Fasern (Pektin und Schleimstoffe) auf.

✓ ***Aromatische Begleitsubstanzen:*** Das angenehme Aroma der Passionsfrucht ist auf eine Kombination von über hundert chemischen Substanzen zurückzuführen.[8] Sie dürften auch die leicht beruhigende Wirkung dieses Obstes hervorrufen. Allerdings sind sie in den Blättern und Blüten der als Heilpflanze verwendeten Passionsblume (*Passiflora incarnata* L.) wesentlich stärker konzentriert.

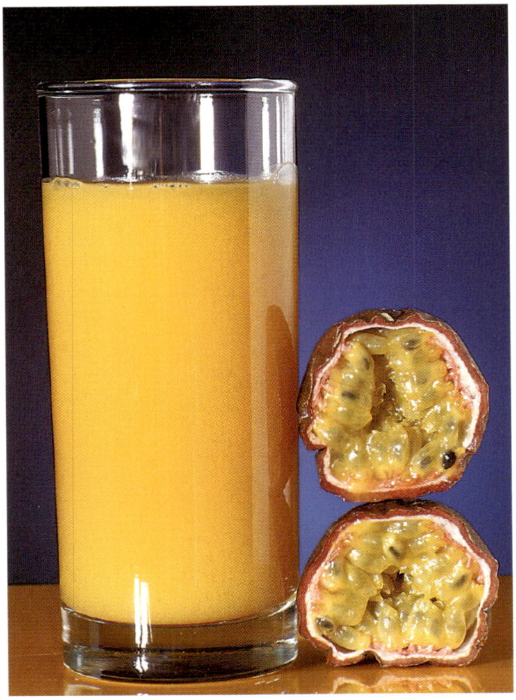

Wie man Maracujasaft herstellen kann:
1. **Das Fruchtfleisch herauslöffeln.**
2. **Durch ein Sieb drücken, Samen entfernen.**
3. **Mixen, bis der Saft eine gleichmäßige Konsistenz aufweist.**

Sowohl das Fruchtfleisch als auch der Saft der Passionsfrucht erfrischen, regen den Appetit an, beruhigen leicht und helfen vor allem gegen Blutarmut. Sie werden empfohlen bei:

- **Blutarmut durch Eisenmangel:** Durch den sehr hohen Gehalt an Eisen und an Vitamin C ist die Maracuja allen zu empfehlen, die unter **Anämie** leiden.
- **Verstopfung:** Das geleeartige Fruchtfleisch **[❶]** und etwas schwächer auch der daraus gewonnene Saft führen leicht ab und schützen gleichzeitig die Darmwände.
- **Nervosität und Angstzuständen:** Obwohl die beruhigende Wirkung schwächer ist als die der Blätter und Blüten der Passionsblume,[9] ist die Passionsfrucht dennoch allen zu empfehlen, die ihr Nervensystem beruhigen möchten.

Zubereitung und Anwendung

❶ **Frisch:** Das Fruchtfleisch wird aus der Schale gelöffelt. Die Samen können mitgegessen werden.

❷ **Saft:** Das Fruchtfleisch wird durch ein Sieb passiert und mit einem Mixer verrührt.

❸ Als Beigabe zu Obstsalaten, Eis und Desserts, um ihnen Nährstoffe und Aroma zu verleihen.

Die Pistazie

ist die eisenhaltigste Nuss

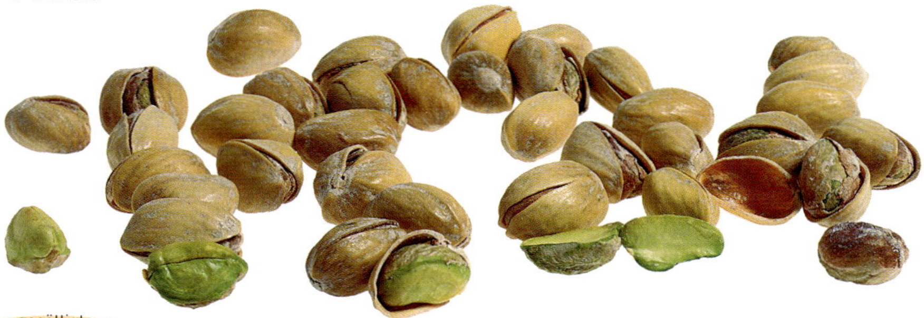

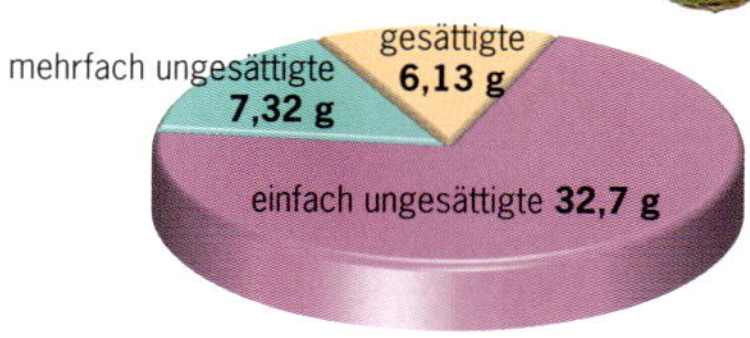

Verteilung der Fettsäuren

Englisch: *pistachio nut, pistache;* ***Französisch:*** *pistache;* ***Spanisch:*** *pistacho.*

Beschreibung: *Samen der Pistazie (Pistacia vera L.), eines kleinen, immergrünen Baumes aus der Familie der Sumachgewächse (Anacardiaceae).*

PISTAZIE
Inhaltsstoffe
je 100 g rohen, verzehrbaren Anteil

Energie	577 kcal = 2.416 kj
Eiweiß	20,6 g
Kohlenhydrate	14,0 g
Ballaststoffe	10,8 g
Vitamin A	23,0 µg RÄ
Vitamin B_1	0,820 mg
Vitamin B_2	0,174 mg
Niacin	5,80 mg NÄ
Vitamin B_6	0,250 mg
Folsäure	58,0 µg
Vitamin B_{12}	—
Vitamin C	7,20 mg
Vitamin E	5,21 mg α-TÄ
Kalzium	135 mg
Phosphor	503 mg
Magnesium	158 mg
Eisen	6,78 mg
Kalium	1.093 mg
Zink	1,34 mg
Gesamtfett	*48,4 g*
Gesättigtes Fett	*6,13 g*
Cholesterin	—
Natrium	*6,00 mg*

1% 2% 4% 10% 20% 40% 100%

% des täglichen Bedarfs,
den 100 g dieses Nahrungsmittels decken

Schon 1700 vor Christus zählte der Patriarch Jakob, der in Palästina lebte, Pistazien zusammen mit Honig und Mandeln zu den "Schätzen des Landes".[10] Seit jener Zeit haben sie sich in alle Länder des Mittelmeerraumes ausgebreitet und wurden vor kurzem sogar in Nordamerika angesiedelt.

EIGENSCHAFTEN UND ANWENDUNG: In Form und Inhaltsstoffen ähnelt die Pistazie den Pinienkernen (siehe S. 56), enthält aber mehr ***Eiweiß*** (bis zu 20,6 %) und weniger ***Fett*** (48,4 %). Der Gehalt an ***Kohlenhydraten*** ist ebenfalls beträchtlich (bis zu 14 %).

Provitamin A und ***Vitamin C*** finden sich kaum, aber die Pistazie ist sehr reich an ***Mineralstoffen*** wie Kalium, Magnesium, Phosphor und Kalzium.

Die Pistazie ist wegen ihres hohen Eisengehalts (6,8 mg /100 g) hervorzuheben, der dem der Linsen nahe kommt (siehe S. 130). Sie enthält wertvolle Spurenelemente wie Kupfer

Zubereitung und Anwendung

❶ **Geröstet:** Pistazien werden meist geröstet angeboten. Zu viel Salz ist zu vermeiden!

❷ Wegen des erlesenen Geschmacks werden sie gerne für **Desserts** und **Eiscreme** verwendet.

(1,2 mg /100 g), das – nach neuesten Erkenntnissen – die Aufnahme und Verwertung von Eisen fördert.[11] Die Kombination von Eisen und Kupfer wirkt viel intensiver gegen Blutarmut als pharmazeutische Eisenpräparate.

Die **blutbildende** Wirkung kann noch vervielfacht werden, wenn Pistazien zusammen mit ***vitamin-C-reichem,*** frischem Obst und Gemüse verzehrt werden. Es ist gut belegt, dass Vitamin C die Absorption von Eisen im Darm erheblich steigert.

Wer an Blutarmut aufgrund von Eisenmangel leidet, profitiert besonders vom regelmäßigen Genuss von Pistazien.

▪ ▪ ▪ ▪ ▪

Ergänzung zu Seite 131

Nahrungsmittel, die gut zu Linsen passen

Diese Nahrungsmittel gleichen die ernährungsphysiologischen Defizite von Linsen aus und sollten deshalb mit ihnen kombiniert werden.

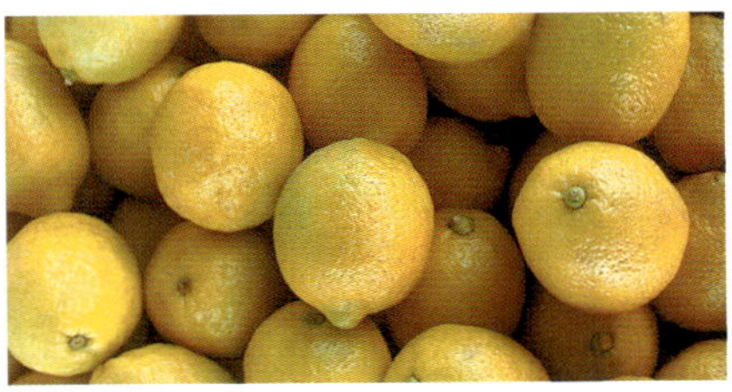

Zitronen

liefern **Vitamin C,** das die Aufnahme des Eisens aus Linsen fördert, und verbessern den Geschmack von Linsengerichten.

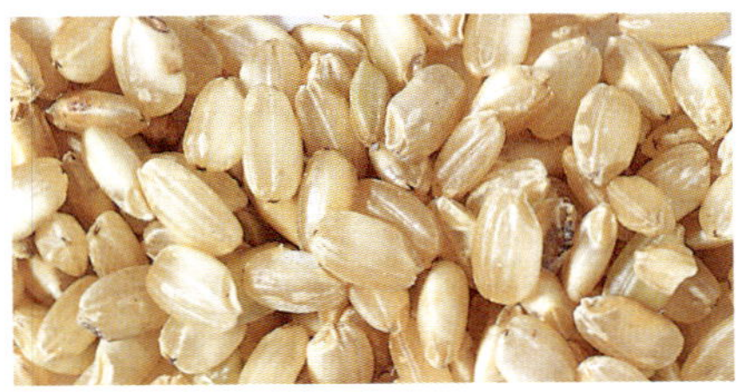

Getreide

enthält reichlich die essentielle Aminosäure **Methionin,** die allen Hülsenfrüchten fehlt. Reis lässt sich am besten mit Linsen kombinieren.

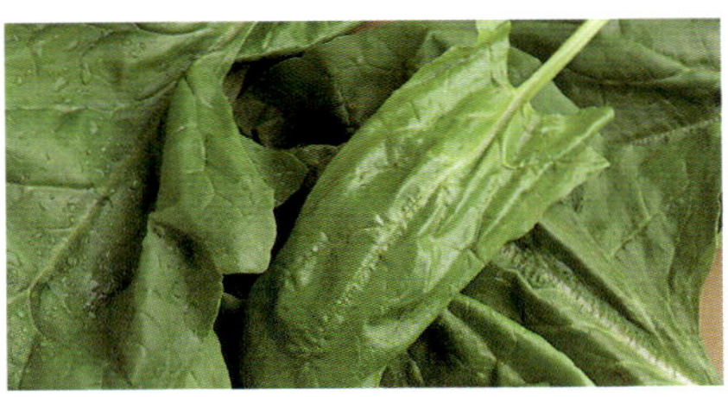

Kohl, Spinat und Milchprodukte

weisen einen hohen Gehalt an **Kalzium** auf, der Linsen fehlt.

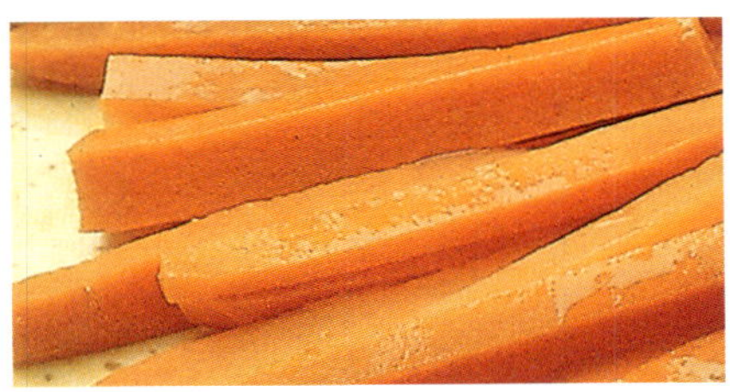

Karotten

enthalten **Provitamin A,** das Linsen nicht bieten können.

Die Fava-Bohne

nahrhaft und stark eisenhaltig

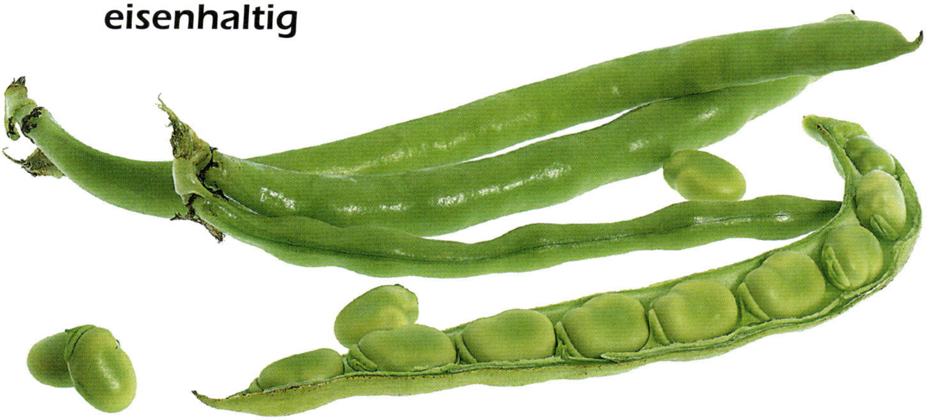

Deutsche Synonyme: *Dicke Bohne, Saubohne.*

Engl.: *broad bean;* ***Frz.:*** *fève;* ***Span.:*** *haba.*

Beschreibung: *Samen der Bohnenfrucht (Vicia faba L.), einer krautartigen Pflanze aus der Familie der Hülsenfrüchtler (Leguminosae), deren Stängel etwa einen Meter lang werden. Diese Hülsenfrucht besteht aus einer 15 bis 25 cm langen grünen Schote, die sechs oder sieben Samen (die dicken Bohnen) enthält.*

FAVA-BOHNE
Inhaltsstoffe
je 100 g rohen, verzehrbaren Anteil

Energie	72 kcal = 301 kj
Eiweiß	5,6 g
Kohlenhydrate	7,5 g
Ballaststoffe	4,2 g
Vitamin A	35,00 µg RÄ
Vitamin B_1	0,17 mg
Vitamin B_2	0,11 mg
Niacin	2,43 mg NÄ
Vitamin B_6	0,038 mg
Folsäure	96,3 µg
Vitamin B_{12}	—
Vitamin C	33,0 mg
Vitamin E	—
Kalzium	22,0 mg
Phosphor	95,0 mg
Magnesium	38,0 mg
Eisen	1,9 mg
Kalium	250 mg
Zink	0,58 mg
Gesamtfett	*0,6 g*
Gesättigtes Fett	*0,138 g*
Cholesterin	—
Natrium	*50,0 mg*

1% 2% 4% 10% 20% 40% 100%

% des täglichen Bedarfs,
den 100 g dieses Nahrungsmittels decken

Die Menschen essen seit Jahrtausenden Bohnen, daher gehören diese wohl zu den ältesten angebauten Hülsenfrüchten.

Eigenschaften und Anwendung: Frische Bohnen enthalten viel ***Eiweiß*** von hoher biologischer Wertigkeit (5,6 %), Kohlenhydrate in Form von Stärke (7,5 %) und praktisch kein Fett (0,6 %). Bei den Vitaminen dominieren vor allem Vitamin B_1 (0,17 mg/100 g), Folsäure (96,3 µg/100 g) und Vitamin C (33 mg /100 g, halb so viel, wie die Zitrone enthält).

Eisen ist das häufigste ***Mineral*** in Bohnen (1,9 mg/100 g), beinahe so viel wie in Fleisch.

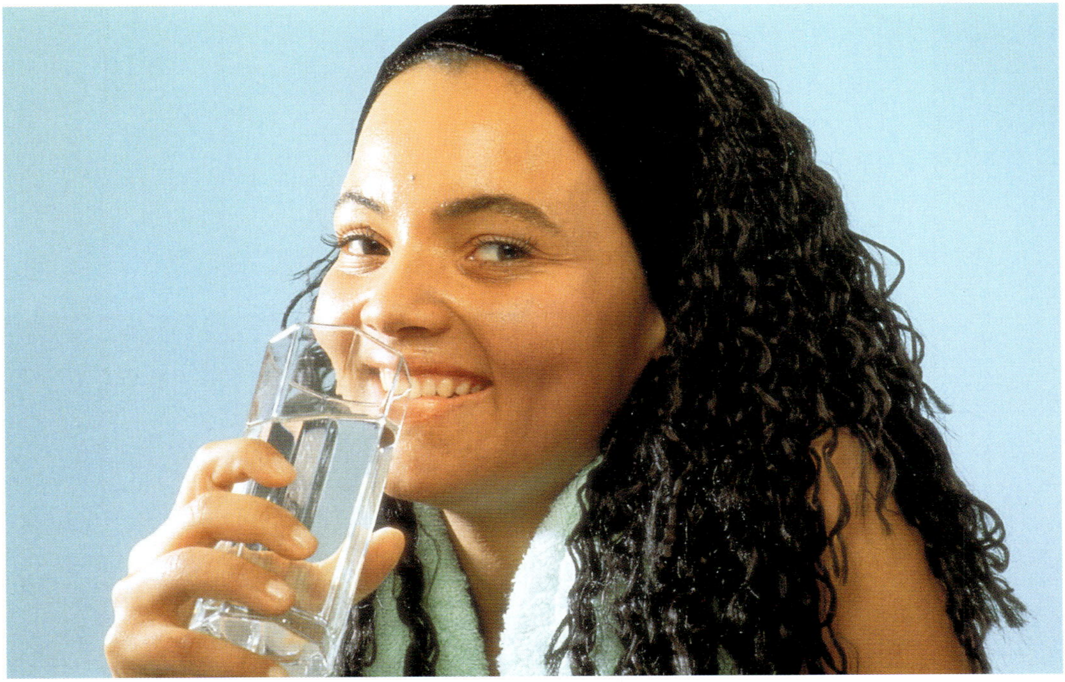

Bohnen sind ein guter Eisenlieferant, deshalb sind sie Athleten und Jugendlichen zur Blutbildung sehr zu empfehlen.

Zubereitung und Anwendung

❶ **Roh:** Wenn sie frisch und zart sind, kann man geringe Mengen Bohnen roh essen, obwohl sie nicht immer gut vertragen werden. Ohne Schale sind sie leichter verdaulich und blähen nicht so sehr.

❷ **Gekocht:** Das ist der beste Weg, Bohnen zuzubereiten. Die Hitze und das Wasser zerstören die Lektine (giftige Eiweißstoffe), die wie in allen Hülsenfrüchten enthalten sein können. Kurzes Dämpfen oder Kochen reicht aus, um die Bekömmlichkeit zu gewährleisten.

❸ **Getrocknet:** Seit jeher werden Bohnen durch Trocknen haltbar gemacht. Dabei verlieren sie die meisten Vitamine, aber nicht die Mineralstoffe. Sie müssen bedeutend länger gekocht werden als frische Bohnen.

Es handelt sich um nicht hämoglobingebundenes Eisen, dessen Absorption durch das ebenfalls vorhandene ***Vitamin C*** verstärkt wird. Deshalb eignen sich Fava-Bohnen für alle, die unter Blutarmut aufgrund von Eisenmangel leiden, für Schwangere, Jugendliche, Sportler und Personen, die sich von Infektionskrankheiten oder Operationen erholen.

Favismus

Ein kleiner Prozentsatz der Bevölkerung des Mittelmeergebietes leidet unter einer genetisch bedingten Bohnenunverträglichkeit. Der Genuss von Fava-Bohnen kann unter Umständen bei Betroffenen eine lebensbedrohliche Zerstörung von Blutzellen und andere Schäden bewirken.

7

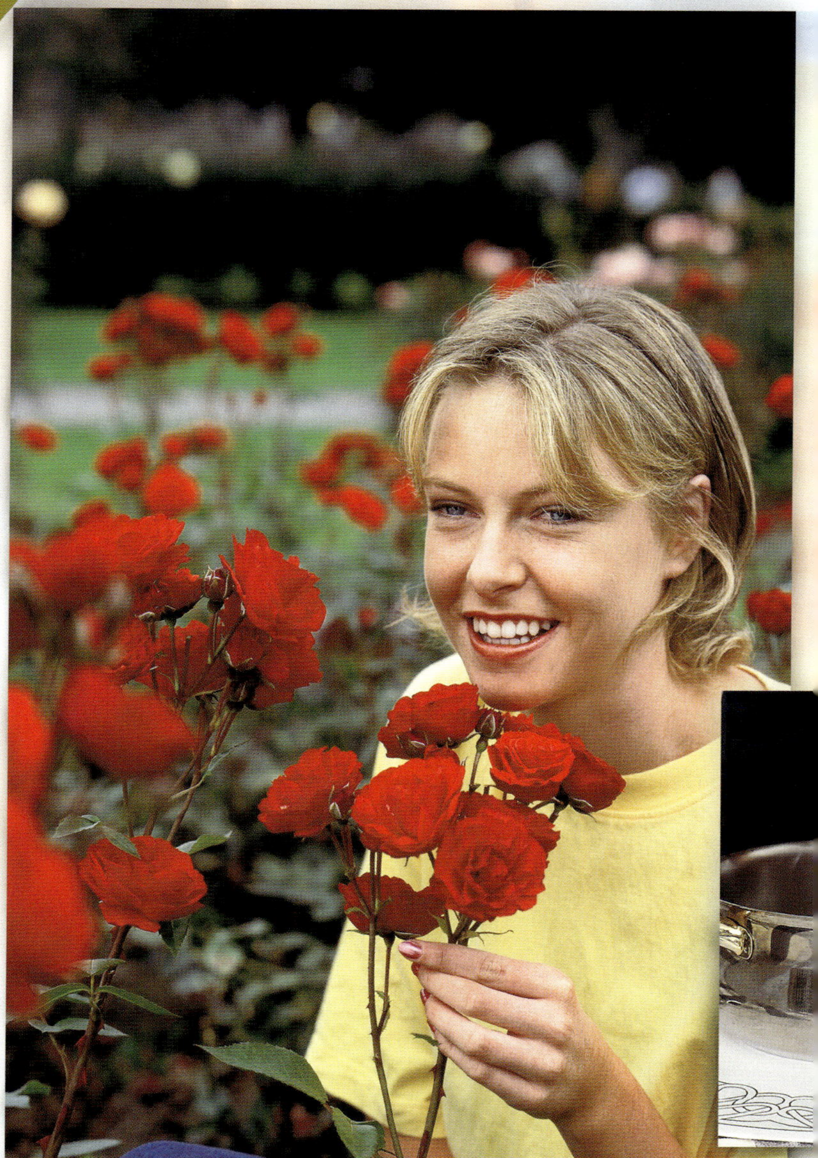

Nahrungsmittel für die Atmungsorgane

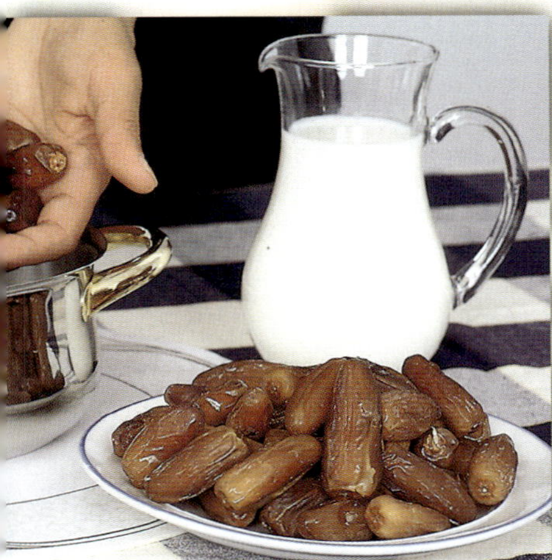

Die Ernährung beeinflusst die Gesundheit der Atmungsorgane mehr, als man annehmen möchte. Einige Lebensmittel wie Milch oder Eier können asthmatische Anfälle auslösen, andere (wie Zwiebeln oder Knoblauch) Bronchitis bekämpfen. Obst und Gemüse, das viel Beta-Karotin liefert, schützt vor Lungenkrebs.

Eine Untersuchung in England und Wales hat ergeben, dass Kinder, die täglich zwei oder mehr Portionen Obst pro Tag essen, eine bessere Atemfunktion und ein geringeres Risiko von Dyspnoe (Atemnot) zeigen. Andererseits verschlechterte sich die Lungenfunktion bei denen, die geräuchertes und gepökeltes Fleisch (Schinken, Wurst usw.) aßen.[1]

HUSTEN

Beschreibung

Husten ist das häufigste Symptom einer Atemwegserkrankung. Er ist ein Abwehrmechanismus des Körpers, um fremde oder reizende Stoffe aus den Bronchien zu entfernen.

Ernährung

Einige Lebensmittel können den Husten lindern, indem sie die Ursachen ausschalten, während andere ihn verstärken.

vermehrt konsumieren	reduzieren oder meiden
Zwiebel	Salz
Honig	Milchprodukte
Zitrone	
Vitamin A	
Vitamin C	

Milch

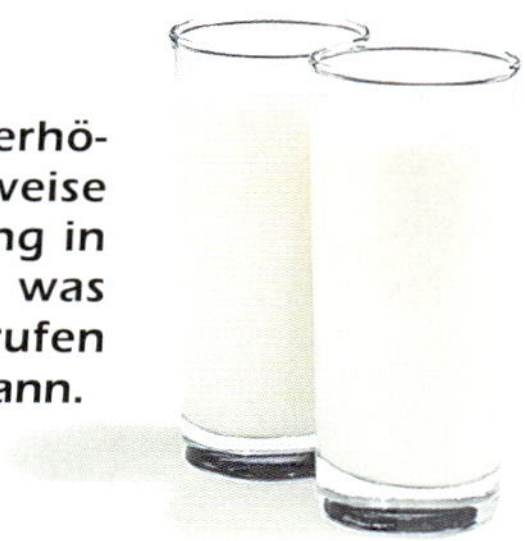

Milchprodukte erhöhen möglicherweise die Schleimbildung in den Atemwegen, was Husten hervorrufen oder verstärken kann.

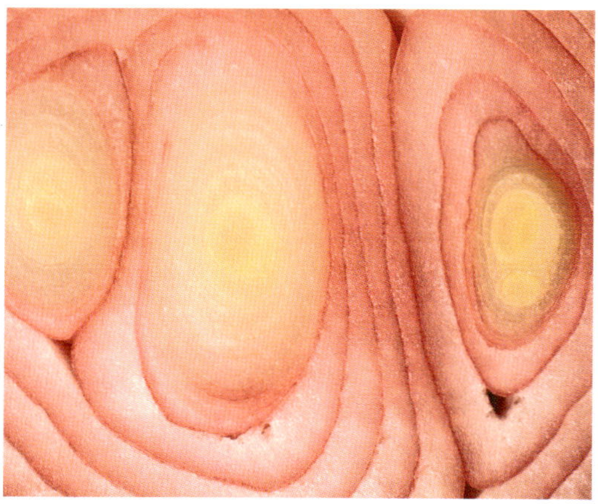

Bereits das Einatmen der ätherischen Öle, die von rohen Zwiebeln ausgeschieden werden, hilft bei Husten. Die Schwefelverbindungen wirken krampflösend, beruhigend, schleimlösend und antibiotisch.

BRONCHITIS

Beschreibung

Es handelt sich um die Entzündung der Schleimhaut, die das Innere der Bronchien auskleidet. Sie wird normalerweise durch Infektionen verursacht und durch das Einatmen reizender Dämpfe wie **Tabakrauch** verschlimmert.

Ernährung

Die Heileigenschaften verschiedener Nahrungsmittel können bei Bronchitis wohltuend wirken:

- **Schleimlösend:** Sie lösen den Schleim und fördern sein Abhusten, wie Zwiebeln oder Radieschen.
- **Weichmachend:** Sie machen die Schleimhäute geschmeidig und wirken entzündungshemmend (Datteln, Feigen).
- **Antibiotisch** und **antiseptisch:** Knoblauch und Propolis z. B. bekämpfen eingedrungene Viren und Bakterien.

vermehrt konsumieren	reduzieren oder meiden
Zwiebel	Salz
Knoblauch	Alkohol
Radieschen	gesättigtes Fett
Meerrettich	
Lauch	
Kresse	
Dattel	
Borretsch	
Feige	
Honig	
Propolis	
Vitamin A	

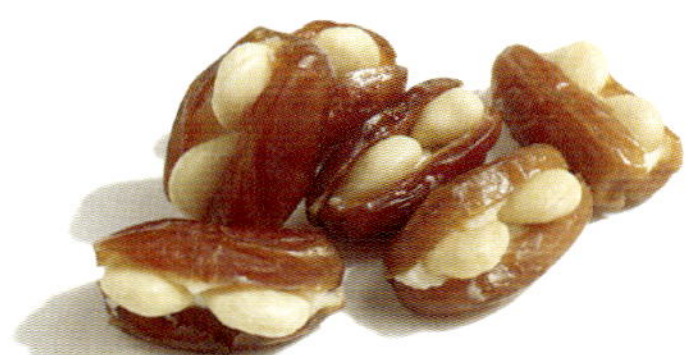

Datteln

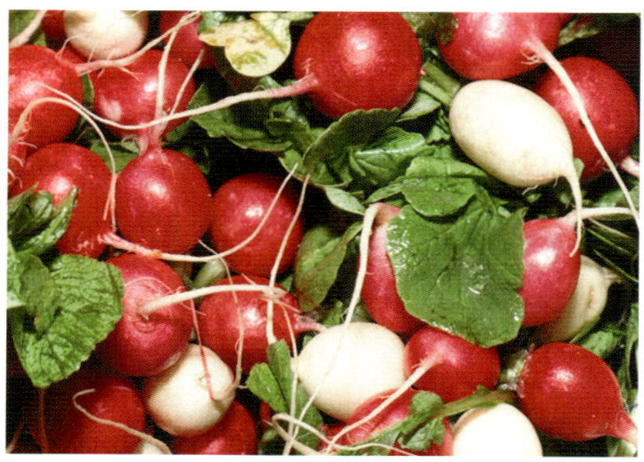

Die für den scharfen Geschmack von Radieschen verantwortlichen Inhaltsstoffe fördern die Schleimlösung.

ASTHMA

Beschreibung

Asthma äußert sich durch Anfälle von *Atemnot* (Dyspnoe), begleitet von pfeifendem Atem, Husten, Auswurf und Beklemmungsgefühlen in der Brust. Eine meist durch **allergische Reaktionen** ausgelöste Verkrampfung und Entzündung der Bronchien ist die Ursache.

Ernährung

Der reichliche Genuss bestimmter Nahrungsmittel hilft, die Empfindlichkeit der Bronchien und die Veranlagung zu Asthmaanfällen zu vermindern.

Eine eingeschränkte Salzzufuhr und das Meiden von Nahrungsmitteln, die häufig Allergien verursachen, können viel dazu beitragen, die Häufigkeit und Intensität von Asthmaanfällen zu reduzieren.

Gut zu wissen

Außerdem können Umweltverschmutzung, Staub und physischer oder psychischer Stress für Asthmaerkrankungen verantwortlich sein.

vermehrt konsumieren	reduzieren oder meiden
Zwiebel	Salz
Orange	Zusatzstoffe
Meerrettich	Wein
pflanzliche Öle	Bier
Honig	Fisch
Joghurt	Meeresfrüchte
Gemüse	reifen Käse
Magnesium	Eier
B-Vitamine	Bierhefe
Antioxidantien	Gelée Royale
	Milch
	Nüsse

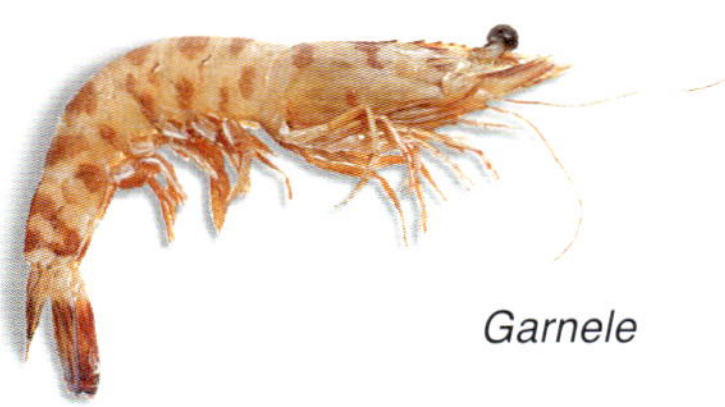

Garnele

Meeresfrüchte sind eine häufige Ursache für Asthma und können Anfälle auslösen oder verschlimmern.

NIKOTINSUCHT

Ernährung

Die Ernährung spielt bei der Tabakentwöhnung eine wichtige Rolle. Wer mit dem Rauchen aufhören möchte, sollte folgendes beachten:

- **Nikotin** und andere Gifte aus dem Körper **entfernen:** Wasser, Obst und Gemüse mit entschlackender Wirkung helfen dabei.
- **Schäden reparieren:** Pflanzliche Nahrungsmittel, die Antioxidantien enthalten, schützen die Zellen vor den aggressiven Giften des Tabaks und reparieren bereits entstandene Schäden.
- **Das Rauchverlangen dämpfen:** Man sollte Nahrungsmittel oder Produkte meiden, die die Sucht verstärken können, wie z. B. scharfe Gewürze.

vermehrt konsumieren	reduzieren oder meiden
Wasser	Alkohol
Obst	anregende Getränke
Gemüse	gesättigtes Fett
Vitamin C	Fleisch
Weizenkeime	scharfe Gewürze
Antioxidantien	

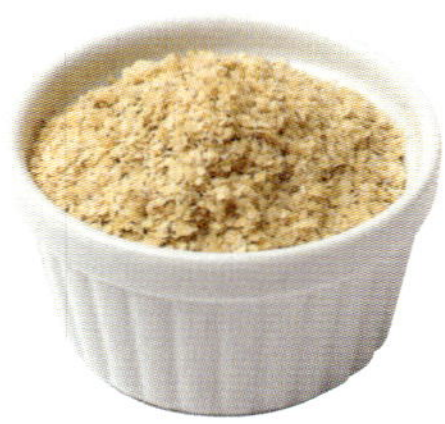

Weizenkeime

Weizenkeime liefern reichlich B-Vitamine und Mineralstoffe, die für das Nervensystem wichtig sind. So kann die Nervosität, die beim Entzug auftritt, gemildert werden.

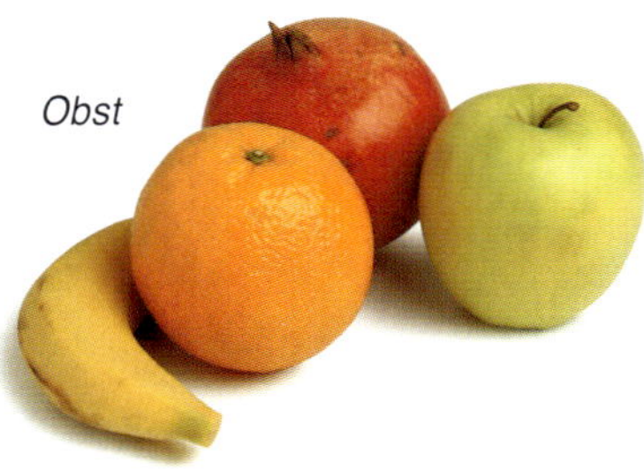

Obst

Obst enthält antioxidative Vitamine und sekundäre Pflanzenstoffe, die einen Teil der Gifte des Tabaks neutralisieren.

Die Zwiebel

ist wirksam bei Bronchitis und Asthma

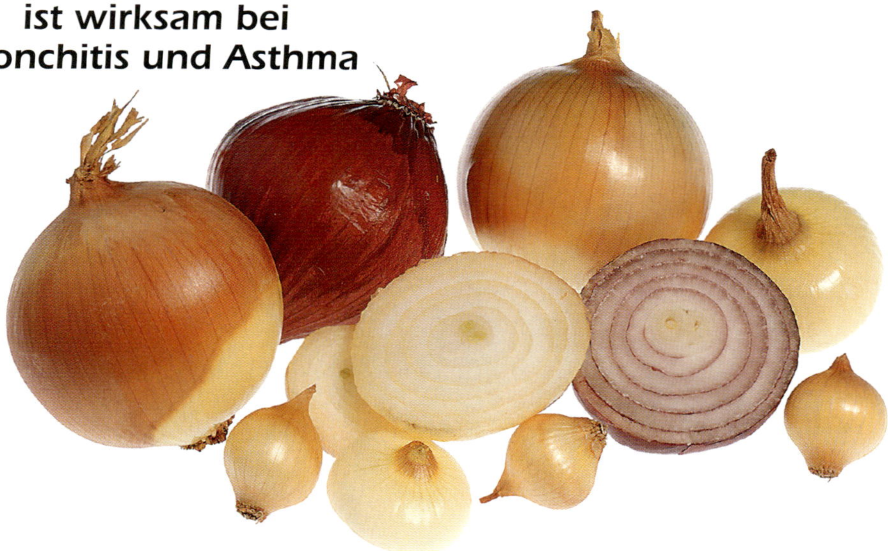

ZWIEBEL
Inhaltsstoffe
je 100 g rohen, verzehrbaren Anteil

Energie	**38,0 kcal = 158 kj**
Eiweiß	**1,16 g**
Kohlenhydrate	**6,83 g**
Ballaststoffe	**1,80 g**
Vitamin A	**—**
Vitamin B_1	**0,042 mg**
Vitamin B_2	**0,020 mg**
Niacin	**0,431 mg NÄ**
Vitamin B_6	**0,116 mg**
Folsäure	**19,0 µg**
Vitamin B_{12}	**—**
Vitamin C	**6,40 mg**
Vitamin E	**0,130 mg α-TÄ**
Kalzium	**20,0 mg**
Phosphor	**33,0 mg**
Magnesium	**10,0 mg**
Eisen	**0,220 mg**
Kalium	**157 mg**
Zink	**0,190 mg**
Gesamtfett	***0,160 g***
Gesättigtes Fett	***0,026 g***
Cholesterin	**—**
Natrium	***3,00 mg***

1% 2% 4% 10% 20% 40% 100%

% des täglichen Bedarfs,
den 100 g dieses Nahrungsmittels decken

Englisch: *onion;* ***Französisch:*** *oignon;* ***Spanisch:*** *cebolla.*

Beschreibung: *Knolle der Zwiebelpflanze (Allium cepa L.) aus der Familie der Liliengewächse (Liliaceae). Sie ist keine Wurzel, sondern eine Verdickung des Stängels. Die eigentliche Wurzel besteht aus den Auswüchsen, die sich am unteren Ende der Knolle befinden.*

Im vierten Buch Mose, auch Numeri genannt, wird berichtet, wie sich die in der Wüste umherziehenden Israeliten sehnsuchtsvoll an das Essen in Ägypten erinnerten. Zwiebeln, Knoblauch und Lauch wurden besonders hervorgehoben.[2] So zeigt sich, dass die Zwiebel mit anderen Gemüsen ein wichtiger Bestandteil der Ernährung der hart arbeitenden ägyptischen Sklaven war.

Weil jedoch die Zwiebel weder viele Kalorien für harte körperliche Arbeit liefert noch besonders delikat schmeckt, darf man annehmen, dass die befreiten Sklaven dieses Gemüse vor allem wegen seiner Heilkraft schätzten. Viele verdankten ihm ihre robuste Gesundheit unter härtesten Lebensbedingungen.

In der Zwiebel fanden die Menschen damals ebenso wie im Knoblauch und im Lauch ein therapeutisches Nahrungsmittel, das ihnen half, Erkrankungen der Atemwege vorzubeugen, sie zu heilen und generell Gesundheit und Stärke zu fördern.

Auch heute noch gehört die Zwiebel zu den heilkräftigsten Nahrungsmitteln.

EIGENSCHAFTEN UND ANWENDUNG: Bei der Zwiebel gibt es keinen Nährstoff von herausragender Bedeutung. Die 38 kcal/100 g, die sie liefert, stammen vor allem von ihrem Gehalt an ***Kohlenhydraten*** (6,83 %). ***Eiweiß*** ist auch vorhanden (1,16 %), zwar nicht viel, aber für ein Gemüse beachtlich. Der ***Fettgehalt*** ist zu vernachlässigen (0,16 %).

Alle ***Vitamine*** sind vorhanden (außer B_{12}), wenn auch in geringen Mengen. Das Gleiche gilt für die ***Mineralstoffe,*** von denen nur ***Kalium*** (157 mg/100 g) nennenswert ist. Was die Spurenelemente betrifft, ist nur ***Schwefel*** zu erwähnen, der Teil des ätherischen Öls ist.

Die Mineralstoffe der Zwiebel verwandeln sich in Karbonate, die alkalisierend wirken, wenn sie ins Blut übergehen.[3] Alkalisierende Nahrungsmittel erleichtern die Ausscheidung von Abfallstoffen, die im Körper anfallen und die alle säurehaltig sind.

Im Gegensatz zu den nicht Aufsehen erregenden Nährstoffen enthält die Zwiebel viele ***sekundäre Pflanzenstoffe*** mit hoher Heilwirkung:

✓ ***Ätherisches Öl:*** Dieses sich leicht verflüchtigende Öl ist für den typischen Zwiebelgeruch verantwortlich. Es besteht aus über hundert verschiedenen Substanzen, besonders aus den schwefelhaltigen Verbindungen ***Allyldisulfid*** und ***Thiosulfinat***.

✓ ***Flavonoide:*** Diese Substanzen verbessern die Blutzirkulation, verhindern die Bildung von Blutgerinnseln und blockieren die Oxidation der Lipoproteine (LDL = Transportform der Fette im Blut), die Arteriosklerose verursachen. Die Zwiebel hat einen hohen Gehalt an ***Quercetin,*** einem der wirksamsten Flavonoide. Eine Studie der Universität von Wageningen (in den Niederlanden) zeigt, dass das Quercetin vom Darm gut aufgenommen wird, egal, ob die Zwiebeln roh oder gekocht verzehrt worden sind.[4]

Dem ätherischen Öl und den Flavonoiden wird der Großteil der antibiotischen, bronchialen, anti-asthmatischen, herz- und gefäßschützenden, harntreibenden und krebshemmenden Eigenschaften der Zwiebel zugeschrieben.

Zubereitung und Anwendung

❶ **Roh:** Frische, junge Zwiebeln sollten, wenn möglich, roh gegessen werden. Die Schärfe kann gemildert werden, indem man sie kurz mit Wasser abspült und mit Zitronensaft versetzt. Wer unter Magengeschwüren oder Magenschleimhautentzündung (Gastritis) leidet, sollte lieber auf gedünstete oder gebratene Zwiebeln ausweichen.

❷ **Gedünstet:** Die Zwiebeln sollten nur wenige Minuten gedünstet werden, weil sie sonst ihre Heilkräfte einbüßen.

❸ **Gebraten:** So sind sie sehr schmackhaft. Je länger sie erhitzt werden, desto weniger wirksam sind die medizinischen Inhaltsstoffe.

❹ **Zwiebelsirup:** In Scheiben geschnittene Zwiebeln werden gekocht und püriert. Einige Löffel Rohzucker oder Honig dazurühren.

❺ **Zwiebelwasser:** Eine rohe, gehackte Zwiebel für einige Stunden in ein Glas Wasser einweichen, den Auszug trinken.

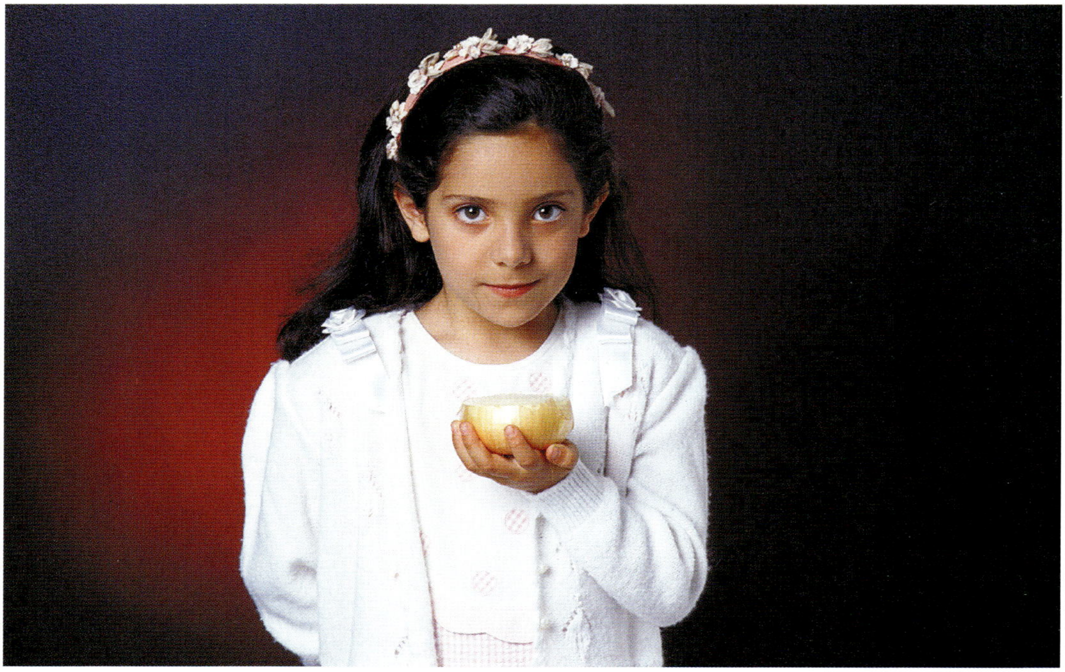

Der Genuss von rohen Zwiebeln kann wegen ihrer antiallergischen und bronchienerweiternden Wirkung einen Asthmaanfall stoppen oder lindern, und das bis zu zwölf Stunden lang. Auch die Inhalation der ätherischen Öle wirkt zuverlässig und ist bei Kindern leichter anzuwenden.

Zwiebeln enthalten noch viele weitere Stoffe, deren Wirksamkeit nicht so gut belegt ist wie die der bereits erwähnten. Es handelt sich um:

✓ ***Enzyme:*** Die Zwiebel enthält viele Enzyme wie Oxidasen und Diastasen,[3] die den Verdauungsprozess anregen.

✓ ***Glukokinin:*** Dr. Schneider[5] bezeichnet es als «pflanzliches Hormon», das den Blutzuckerspiegel senkt. Das erklärt die günstige Wirkung der Zwiebel bei Diabetes.

✓ ***Ballaststoffe*** (1,8 %): Diese tragen zu einer verringerten Absorption von Cholesterin bei und verlangsamen die Aufnahme von Zucker im Blut (anti-diabetische Wirkung).

Viele medizinische Eigenschaften der Zwiebel helfen bei zahlreichen Erkrankungen. Ihr ätherisches Öl ist sehr flüchtig und erreicht schnell sämtliche Gewebe des Organismus. Die Vermutung liegt daher nahe, dass die Zwiebel gleichzeitig auf mehrere Organe einwirkt. Wissenschaftlich gesichert sind folgende Anwendungsgebiete.

• **Atemwegserkrankungen:** Die Schwefelbestandteile des ätherischen Öls werden rasch vom Magen ins Blut abgegeben und in den Lungen freigesetzt. Das erklärt, warum der Atem wenige Minuten nach dem Genuss der Zwiebel den charakteristischen Geruch annimmt. Zwiebeln wirken **schleimlösend** (mukolytisch), **auswurffördernd** und **antibiotisch** (antibakteriell).[6, 7]

Alle Atemwegserkrankungen, von der Nasennebenhöhlenentzündung (Sinusitis) bis zur Bronchitis und Lungenentzündung (Pneumonie) werden durch den Genuss von Zwiebeln, vorzugsweise roh **[❶]**, sonst gekocht **[❷]**, gebraten **[❸]** oder als Sirup **[❹]**, gemildert.

• **Bronchialasthma:** In der Kinderklinik der Ludwig-Maximilian-Universität in München (Deutschland) wurde bewiesen, dass Thiosulfinat als Bestandteil des ätherischen Öls der Zwiebel bronchiale allergische Reaktionen bei Asthma aufhalten kann.[8, 9]

Außerdem hat sich gezeigt, dass Thiosulfinat gleichzeitig auf das Atmungszentrum des Stammhirns wirkt und zu einer Erweiterung der Bronchien führt.[10]

Diese Ergebnisse rechtfertigen den Einsatz roher Zwiebeln bei Bronchialasthma aufgrund der antiallergenen und Bronchien erweiternden Wirkung. Die Heilkraft der Zwiebeln auf die Bronchien wird bereits wenige Minuten nach dem Genuss dieses Gemüses spürbar.

• **Arteriosklerose und Erkrankungen der Herzkranzgefäße:** Immer mehr Anzeichen sprechen dafür, dass die Zwiebel Arterienverkalkung vorbeugt, die Bildung von Blutgerinnseln in den Arterien und Venen **(Thrombose)** verhindert und den Blutfluss in den Herzkranzgefäßen verbessert. Während 1989 eine Studie der Universität von Limburg (Niederlande)[11] noch angab, dass die Wirkung der Zwiebel auf das Herz-Kreislauf-System noch nicht ausreichend belegt sei, zeigten mehrere 1996 durchgeführte Untersuchungen,[12, 13] dass der Genuss von Zwiebeln und Äpfeln (sie haben den höchsten Gehalt am Flavonoid Quercetin) das Risiko, an einem Herzinfarkt zu sterben, bedeutend senkt.

Regelmäßiger Zwiebelkonsum in irgendeiner Weise **[❶,❷,❸]** verhindert Arteriosklerose, fördert den Blutfluss in allen Arterien und verringert das Herzinfarktrisiko.

• **Erhöhter Triglyzeridspiegel:** Triglyzeride bestehen aus Fettsäuren und Glyzerin und zirkulieren im Blut. Ein hoher Triglyzeridspiegel verursacht Arteriosklerose und Herzkrankheiten. Es hat sich gezeigt, dass ein Extrakt aus Zwiebelwasser **[❺]**) die Triglyzeride in Blut und Leber senkt.[14] Außerdem steigern Zwiebeln die Bildung von HDL-Cholesterin (des «guten» Cholesterins), das ebenfalls der Arterienverkalkung vorbeugt.

• **Nierenerkrankungen:** Zwiebeln steigern die Harnmenge und erleichtern aufgrund ihrer alkalisierenden Wirkung die Ausscheidung von Abfallstoffen. So hilft die Zwiebel verlässlich bei **Nierensteinen, Harnwegsinfektionen** oder **Niereninsuffizienz.**

• **Diabetes:** Da Zwiebeln den Blutzuckerspiegel senken, sind sie für Diabetiker ideal.

• **Lebererkrankungen:** Zwiebeln regen die entgiftenden Funktionen der Leber an und fördern zugleich die Produktion der Verdauungssäfte. Deshalb helfen sie bei Leberinsuffizienz, die durch chronische Gelbsucht oder Leberzirrhose hervorgerufen worden ist.

• **Krebs:** Eine in China durchgeführte Studie des Nationalen Institutes für Krebsforschung (USA) zeigt, dass Menschen, die viel Knoblauch und Zwiebeln essen, ein geringeres Risiko eingehen, an **Magenkrebs** zu erkranken.[15, 16] Andere Untersuchungen[17] beweisen die Fähigkeit der Zwiebel und des Knoblauchs, die Entwicklung von Tumorzellen aufzuhalten und Krebserreger zu neutralisieren.

Es empfiehlt sich also, zur Vorbeugung wie zur unterstützenden Behandlung bestimmter Krebsarten, wie Magen- oder Darmkrebs, regelmäßig Zwiebeln zu essen. Andere Studien, die in den Niederlanden durchgeführt wurden, belegen aber, dass bei Brust- oder Lungenkrebs keine Besserung zu verzeichnen war.[18, 19]

Obgleich der starke Geschmack nicht jedermanns Gaumen erfreut, ist der regelmäßige Genuss von Zwiebeln ein einfaches, aber wirksames Heilmittel, das viele Krankheiten gar nicht erst entstehen lässt.

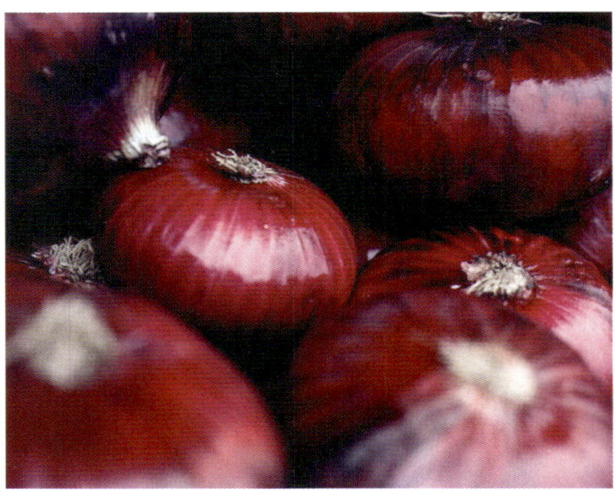

Die Feige

beruhigt die Bronchien und liefert neue Energie

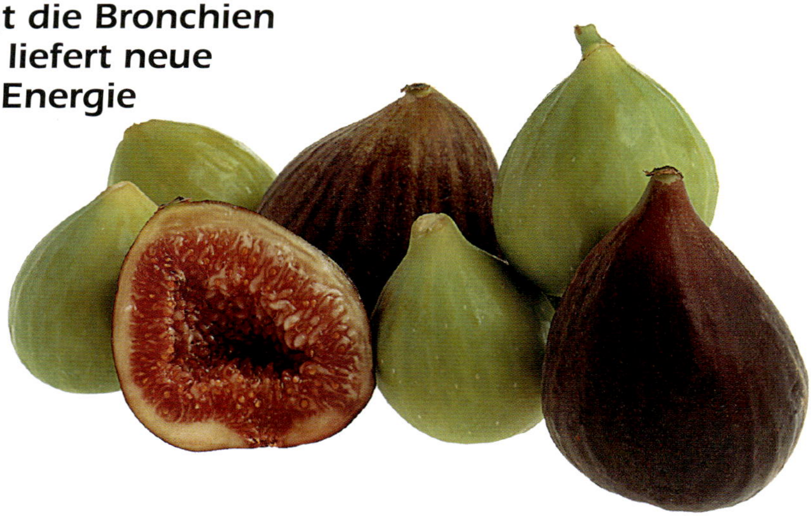

FEIGE
Inhaltsstoffe
je 100 g rohen, verzehrbaren Anteil

Energie	**74,0 kcal = 310 kj**
Eiweiß	**0,750 g**
Kohlenhydrate	**15,9 g**
Ballaststoffe	**3,30 g**
Vitamin A	**14,0 µg RÄ**
Vitamin B_1	**0,060 mg**
Vitamin B_2	**0,050 mg**
Niacin	**0,500 mg NÄ**
Vitamin B_6	**0,113 mg**
Folsäure	**6,00 µg**
Vitamin B_{12}	—
Vitamin C	**2,00 mg**
Vitamin E	**0,890 mg α-TÄ**
Kalzium	**35,0 mg**
Phosphor	**14,0 mg**
Magnesium	**17,0 mg**
Eisen	**0,370 mg**
Kalium	**232 mg**
Zink	**0,150 mg**
Gesamtfett	***0,300 g***
Gesättigtes Fett	***0,060 g***
Cholesterin	—
Natrium	***1,00 mg***

1% 2% 4% 10% 20% 40% 100%

% des täglichen Bedarfs,
den 100 g diese Nahrungsmittels decken

Englisch: *fig;* ***Französisch:*** *figue;* ***Spanisch:*** *figo*

Beschreibung: *Scheinfrucht des Feigenbaums (Ficus carica L.) aus der Familie der Maulbeergewächse (Moraceae). Sie besteht aus einem fleischigen Blütenstand (einer Gruppe von Blüten). Manche Arten bringen jährlich zwei Ernten hervor: die Frühfeigen, die sehr zart und saftig sind, sowie die Feigen, die im Sommer und Herbst geerntet werden.*

Eigenschaften und Anwendung: Die ***Kohlenhydrate*** sind die wichtigsten Bausteine der Feigen und machen 15,9 % ihres Gewichts aus. Dabei überwiegen die Einfachzucker (Monosaccharide: Glukose und Fruktose). Ein kleiner Teil besteht auch aus Zweifachzuckern oder Disacchariden (Saccharose). Sie weisen weniger als 1 % Eiweiß und nur 0,3 % Fett auf.

Feigen enthalten recht viel ***Vitamin*** E, B_6, B_1 und B_2. Die Vitamine A und C sind nur spärlich vorhanden. Bei den ***Mineralstoffen*** finden sich Kalium, Kalzium, Magnesium und Eisen. Auch ***Spurenelemente*** wie Zink, Kupfer und Mangan sind in ausreichender Menge vertreten.

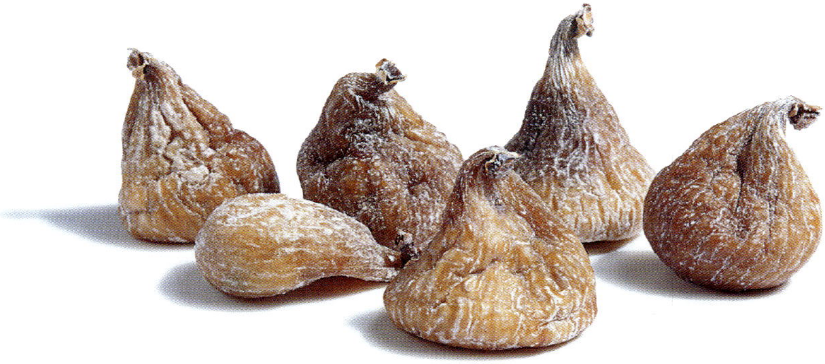

Getrocknete Feigen enthalten die meisten Nährstoffe in konzentrierter Form, nur die Vitamine E und C gehen beinahe vollständig verloren.

Die Heilwirkung auf die Bronchien und den Verdauungsapparat ist sogar stärker als bei frischen Feigen.

Feigen sind leicht verdaulich und wirken beruhigend auf die Atemwege und die Verdauungsorgane. Sie wirken ebenfalls abführend und harntreibend. Deshalb ist der Genuss von Feigen ratsam, wenn folgende Beschwerden vorliegen:

- **Bronchialerkrankungen:** Feigen in jeder Form, aber besonders getrocknet und eingeweicht [❷] oder in Milch gekocht [❸] wirken befreiend auf die Brust und gegen Infektionen.[20] Sie lindern den Hustenreiz, erleichtern das Abhusten und beruhigen die Atemwege. So helfen sie bei chronischer Bronchitis wie bei akuten Atemwegsinfektionen aufgrund von Grippe oder Erkältungen.

- **Verstopfung:** Frische Feigen [❶] und eingeweichte Trockenfrüchte [❷] sind besonders bei Darmträgheit von Nutzen, ähnlich wie Pflaumen. Sie beruhigen den Verdauungstrakt und regen die Darmbewegungen (Peristaltik) an, die den Stuhl rasch abtransportieren.

- **Erhöhter Nährstoffbedarf:** Feigen sind wegen ihrer tonisiernden Wirkung in jeder Form bei Blutarmut (Anämie) oder Ermüdungszuständen mit organischer oder psychischer Ursache sehr empfehlenswert. Schwangere oder Stillende, Heranwachsende sowie körperlich (z. B. Sportler) oder geistig (z. B. Studenten) geforderte Menschen schätzen die leicht verdauliche, nahrhafte Feige besonders.

Zubereitung und Anwendung

❶ **Frisch:** Am Baum gereifte Feigen sind süßer und aromatischer als unreif geerntete, die niemals reif werden. Sie sind nur kurz erhältlich, weil sie nicht haltbar und schwierig zu transportieren sind.

❷ **Getrocknet:** Trockenfeigen haben $^{2}/_{3}$ ihres Wassergehalts verloren, ihr Gehalt an Zucker, Vitaminen und Mineralstoffen ist daher konzentriert. Sie sind das ganze Jahr über verfügbar und sollten vor dem Verzehr über Nacht eingeweicht werden.

❸ **In Milch gekocht:** Etwa sechs Feigen in einem halben Liter Milch oder Sojamilch gekocht erleichtern das Abhusten und lindern den Hustenreiz. Nach dem Abkühlen können einige Teelöffel Honig beigefügt werden, um die Wirkung zu verstärken.

❹ **Feigenbrot:** Diese Nascherei wird aus Trockenfeigen, Mandeln und Gewürzen hergestellt und belebt den ganzen Körper mit einem Energieschub.

Die Dattel

beruhigt den Husten und die Bronchien

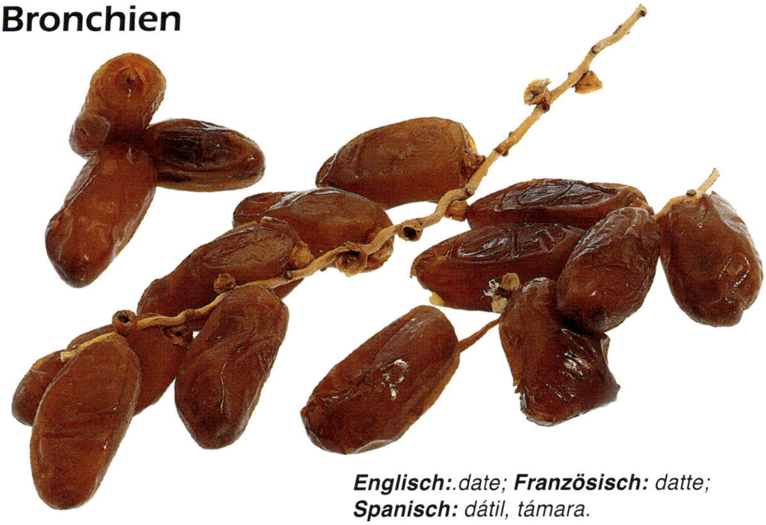

Englisch: *.date;* ***Französisch:*** *datte;* ***Spanisch:*** *dátil, támara.*

Beschreibung: *Frucht der Dattelpalme (Phoenix dactylifera L.) aus der Familie der Palmengewächse (Palmaceae), die bis zu zwanzig Meter hoch werden kann.*

DATTEL
Inhaltsstoffe
je 100 g rohen, verzehrbaren Anteil

Energie	**275 kcal = 1.151 kj**
Eiweiß	**1,97 g**
Kohlenhydrate	**66,0 g**
Ballaststoffe	**7,50 g**
Vitamin A	**5,00 µg RÄ**
Vitamin B_1	**0,090 mg**
Vitamin B_2	**0,100 mg**
Niacin	**3,03 mg NÄ**
Vitamin B_6	**0,192 mg**
Folsäure	**12,6 µg**
Vitamin B_{12}	—
Vitamin C	**3,00 mg**
Vitamin E	**0,100 mg α-TÄ**
Kalzium	**32,0 mg**
Phosphor	**40,0 mg**
Magnesium	**35,0 mg**
Eisen	**1,15 mg**
Kalium	**652 mg**
Zink	**0,290 mg**
Gesamtfett	***0,450 g***
Gesättigtes Fett	***0,191 g***
Cholesterin	—
Natrium	***3,00 mg***

1% 2% 4% 10% 20% 40% 100%

% des täglichen Bedarfs,
den 100 g dieses Nahrungsmittels decken

Die in der Wüste lebenden Araber betrachten die Dattelpalme als «Quelle des Lebens», denn sie schenkt ihnen nahrhafte Früchte, ein süßes Getränk (das aus dem Stamm gewonnen wird), Textilfasern zur Herstellung von Kleidung und Seilen sowie den erfrischenden Schatten.

EIGENSCHAFTEN UND ANWENDUNG: Datteln gehören zu den energiereichsten Früchten: 100 g (etwa 10 Datteln) enthalten 275 kcal, was 11 % des Tagesbedarfs eines erwachsenen Mannes entspricht. Die wichtigsten Nährstoffe sind:

✓ ***Zucker*** (66 %), vor allem ***Glukose*** und ***Fruktose.*** Datteln gehören zu den zuckerreichsten Früchten.

✓ ***B-Vitamine,*** vor allem B_1, B_2, Niacin und B_6. Neben anderen Aufgaben fördern diese Vitamine die Verwertung der Zucker in den Körperzellen. Die Datteln enthalten beträchtliche Mengen dieser Vitamine, was die belebende und stärkende Wirkung erklärt.

✓ ***Mineralstoffe:*** Datteln enthalten vergleichsweise viele wichtige Mineralien wie ***Kalium, Eisen, Magnesium, Phosphor*** und ***Kalzium***. Die Spurenelemente Kupfer, Mangan und Zink sind ebenfalls reichlich vertreten.

✓ ***Ballaststoffe:*** Einhundert Gramm Datteln liefern beinahe ein Drittel des Tagesbedarfs an Ballaststoffen. Es sind vor allem lösliche Ballaststoffe wie ***Pektin*** und ***Gummi,*** aber auch nicht lösliche Zellulosefasern. Beide Ballaststoffarten ergänzen sich in ihrer günstigen Wirkung auf den Darm.

Datteln sind somit ein sehr nahrhaftes und energiereiches Lebensmittel. Der Eiweißgehalt von 2 % ist eher niedrig, übertrifft aber die meisten Früchte außer der Avocado (siehe S. 112). Diese biologisch hochwertigen ***Eiweiße*** werden vom Körper gut aufgenommen. Der ***Fettgehalt*** liegt bei 0,5 %.

Folgende therapeutische Anwendungsgebiete der Dattel sind von besonderer Bedeutung:

• **Atemwegserkrankungen:** Traditionellerweise wendet man Datteln als Hustenmittel an, denn sie lindern trockenen Husten und bekämpfen Atemwegskatarrhe. Sie wirken beruhigend auf die Bronchien und stillen den Hustenreiz. Dies liegt an ihrem hohen Zuckergehalt und einigen bis jetzt noch nicht nachgewiesenen Wirkstoffen.

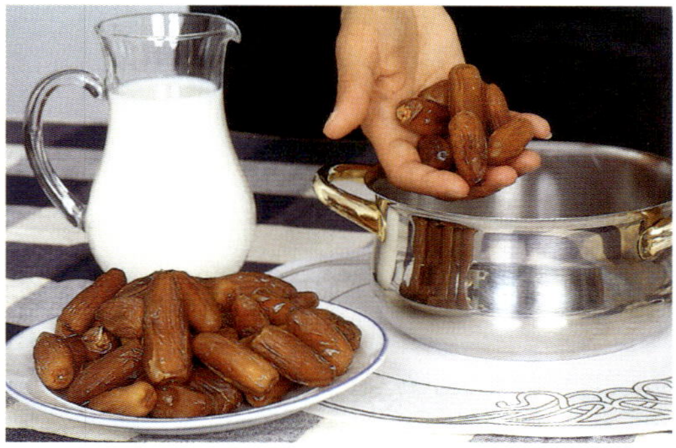

In Milch gekochte Datteln sind ein traditionelles Heilmittel gegen Husten und Atemwegserkrankungen.

Am besten wirken die Datteln zu diesem Zweck, wenn sie in Milch gekocht werden **(❸)**.

• **Eiweißarme Kost:** Obwohl Datteln kaum Eiweiß enthalten, liefern sie viel Energie. Das ist von Vorteil, wenn die Eiweißzufuhr niedrig gehalten werden muss, wie z. B. bei Niereninsuffizienz.

• **Zusätzlicher Energiebedarf:** Datteln wirken kräftigend auf den gesamten Organismus. Sie helfen bei Müdigkeit oder Schwäche in jedem Alter. Wegen ihres hohen Gehalts an Zuckern, Vitaminen und Mineralstoffen (darunter Eisen) sind sie besonders für Heranwachsende, Jugendliche, Sportler, Schwangere und Stillende geeignet.

Zubereitung und Anwendung

❶ **Frisch:** Frische Datteln sind weicher und aromatischer als getrocknete. Manchmal werden Datteln nach der Ernte tiefgekühlt und kurz vor dem Verkauf aufgetaut. Wegen des geringen Wassergehalts leiden sie nicht sehr darunter, aber frisch geerntete Früchte sind besser – und teurer.

❷ **Getrocknet:** Traditionell werden Datteln getrocknet. Um sie leichter verdaulich zu machen, sollten sie vor dem Verzehr in Wasser oder Milch eingeweicht werden.

❸ **In Milch gekocht:** Hundert Gramm Datteln werden in einem halben Liter Kuh- oder Sojamilch einige Minuten lang gekocht. Sie werden mit der Milch zusammen eingenommen, um den besten Effekt auf die Atemwege zu erzielen. Ein Löffel Honig kann hinzugefügt werden.

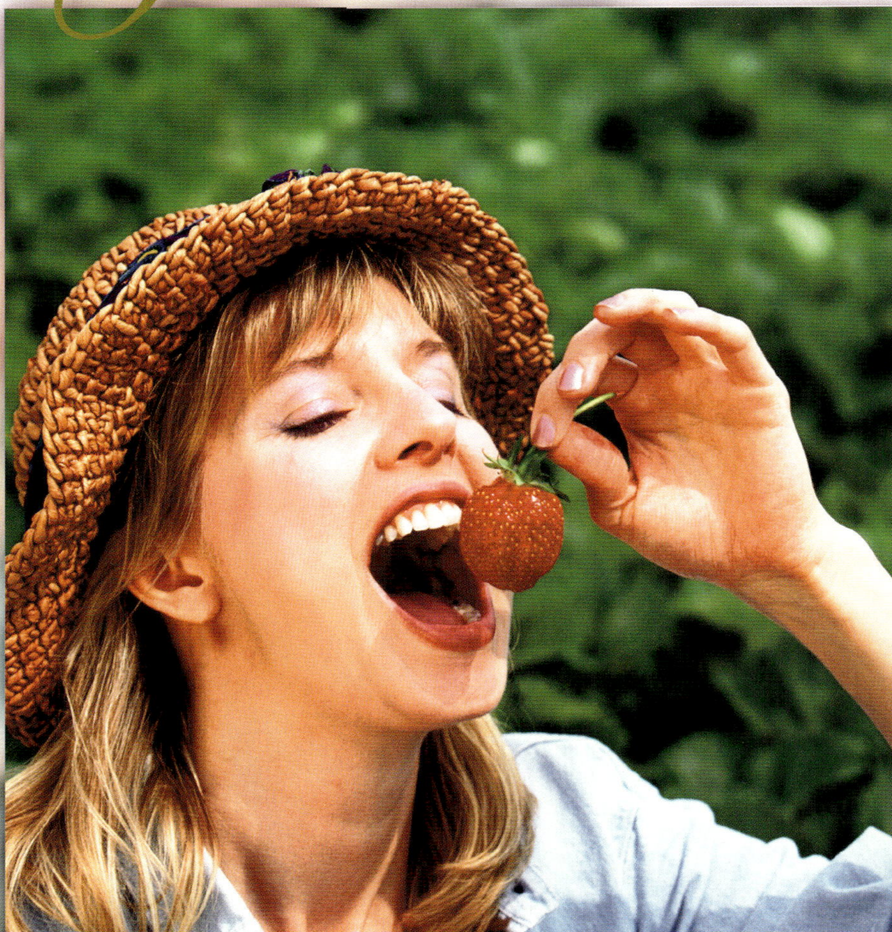

Nahrungsmittel für den Verdauungsapparat

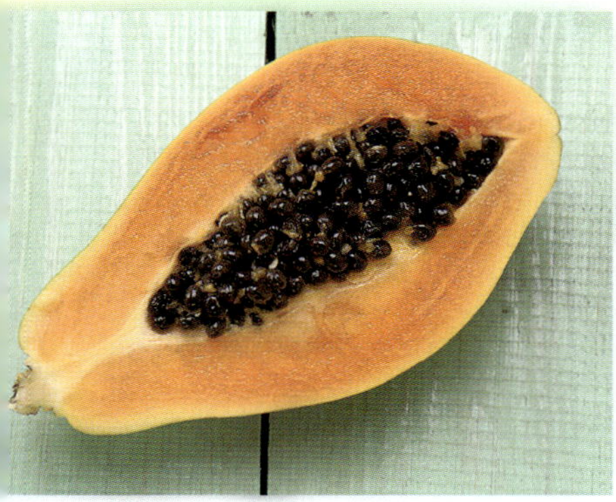

In diesem Kapitel geht es um die Erkrankungen des Verdauungsapparates, die nicht die Leber, die Gallenblase, den Magen oder den Darm betreffen, da diese Organe jeweils in einem eigenen Kapitel behandelt werden.

Die ersten Abschnitte des Verdauungskanals

Mund, Rachen, Speiseröhre und Magen sind die ersten Abschnitte des Verdauungsweges, den der Speisebrei durchläuft. Sie reagieren besonders empfindlich auf folgende Eigenschaften der Nahrungsmittel:

- **Chemische Zusammensetzung:** Zucker fördert Karies; die krebserregenden Substanzen, die in bestimmten Fleischsorten und in alkoholischen Getränken enthalten sind, begünstigen Mund-, Speiseröhren- und Magenkrebs (siehe die Seiten 364 und 365).
- **Physischer Aufbau:** Harte Nahrungsmittel, die kräftig gekaut werden müssen, stärken Zahnfleisch und Zähne und steigern den Speichelfluss. Wenn sie aber nicht gut gekaut werden, reizen sie die Speiseröhre und den Magen.
- **Temperatur:** Sehr heiße oder kalte Nahrungsmittel reizen die Schleimhäute des Verdauungsapparates und können sogar Krebs begünstigen.

APHTHEN (MUNDFÄULE)

Beschreibung

Hierbei handelt es sich um kleine, schmerzhafte Geschwüre an der Mundschleimhaut mit weißlicher Farbe und roter Umrandung.

Ursachen

Aphthen können verschiedene Ursachen haben:

- **Mangel an Nährstoffen,** vor allem an Eisen und B-Vitaminen. Mundfäule kann das erste Anzeichen einer Anämie aufgrund von Eisenmangel sein.
- **Nahrungsmittelallergie,** oft nicht bekannt
- **Immundepression** (schwache Abwehrkräfte)
- **Stress** und emotionale **Anspannung**
- **Virusinfektionen**

vermehrt konsumieren	reduzieren oder meiden
Eisen	Alkohol
B-Vitamine	Essig
Folsäure	Salz
Zink	
Joghurt	
Sauermolke	

Die Papaya unterstützt mit dem in ihr enthaltenen Papain alle Verdauungsvorgänge. Das Enzym spaltet Eiweiß auf und kann teilweise den Verdauungssaft ersetzen.

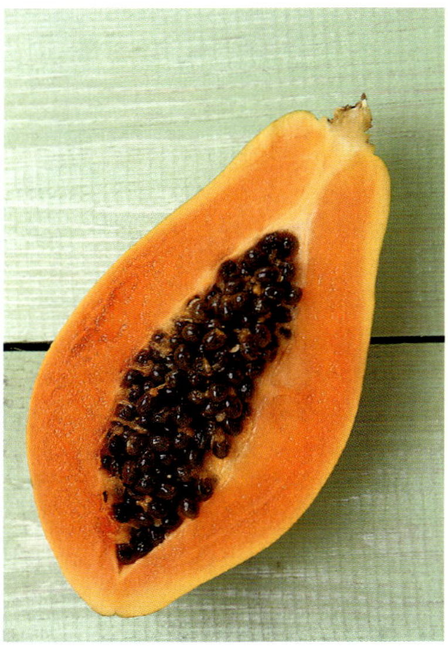

MUNDGERUCH

Ursachen

Eine schlechte Mundhygiene, Verdauungsstörungen, Verstopfung, Alkoholkonsum und Rauchen sind die häufigsten Ursachen für Mundgeruch.

Ernährung

Eine Ernährung auf Grundlage pflanzlicher Nahrungsmittel ist Basis für eine gute Verdauung, und das Meiden von Alkohol und Tabak kann in vielen Fällen das Problem rasch lösen.

vermehrt konsumieren	reduzieren oder meiden
Weizenkleie	Alkohol
Apfel	raffinierten Zucker
Joghurt	süsse Erfrischungsgetränke
Wasser	

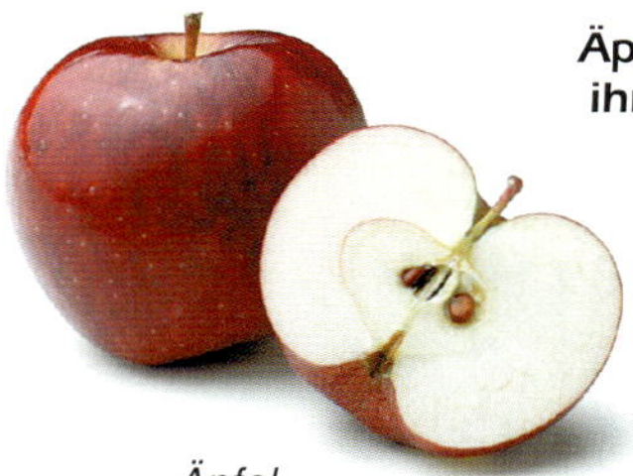

Äpfel

Äpfel regulieren wegen ihres Gehalts an Pektin die Darmflora und bringen sie ins Gleichgewicht. Dadurch kann sich Mundgeruch erheblich bessern.

KARIES

Beschreibung

Karies wird durch bestimmte Bakterienarten verursacht, die im Mund leben. Sie ernähren sich von Zucker und sondern ein Säure ab, die den Zahnschmelz angreift.

Ernährung

Die in Erfrischungsgetränken und in Obst enthaltenen Säuren können den Zahnschmelz ebenfalls schädigen und die Entstehung von Karies begünstigen.

Eine gute **Zahn- und Mundhygiene** sowie eine zuckerarme Kost sind notwendig, um Karies vorzubeugen.

vermehrt konsumieren	reduzieren oder meiden
Karotte	Süssigkeiten
Vollkorngetreide	Schokolade
	zuckerhaltige Getränke
	Fruchtsäfte
	Zitrusfrüchte

GINGIVITIS UND PERIODONTITIS

Beschreibung

Bei Gingivitis handelt es sich um eine Entzündung des Zahnfleisches, das leicht anschwillt und blutet. Wenn die Entzündung fortschreitet, kann sie das ganze Gewebe, das die Zähne umgibt (Periodontium), befallen und eine Entzündung der Wurzelhaut (Periodontitis) verursachen.

Periodontitis schädigt Teile des Kiefers, bis Zähne locker werden und schließlich ausfallen.

Ernährung

Ein Mangel an bestimmten Nährstoffen kann Gingivitis verursachen oder sie bis zur Periodontitis hin verschlimmern. Gleiches gilt für bestimmte Nahrungsmittel.

vermehrt konsumieren

Obst
Vitamin C
Folsäure
Vitamin A

reduzieren oder meiden

raffinierten Zucker
Alkohol
Phosphor
Fleisch

Kiwis

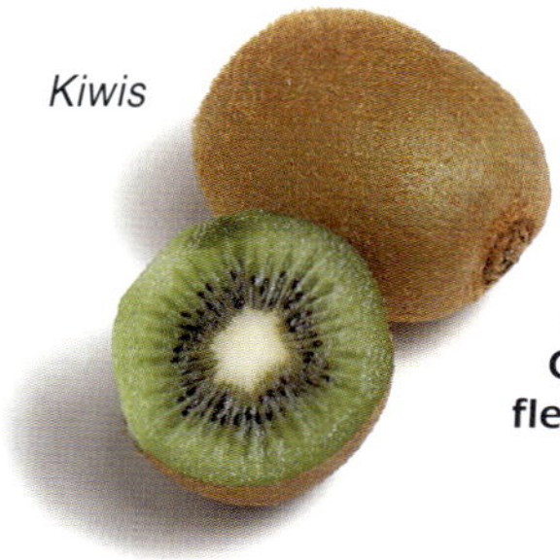

Kiwis liefern Folsäure und Vitamin C, die das Zahnfleisch schützen.

APPETITLOSIGKEIT

Ursachen

Appetitlosigkeit kann verschiedene Ursachen haben. Sie sollte nie ignoriert werden, da sie in einigen Fällen auf bösartige Krankheiten wie z. B. Krebs hinweist.

Ernährung

Die angeführten Nahrungsmittel können den Appetit steigern und die Verdauung fördern.

vermehrt konsumieren

Gewürze
Olive
Meerrettich
Rhabarber
Löffelkraut
Schlehe
Pollen

Zitronen

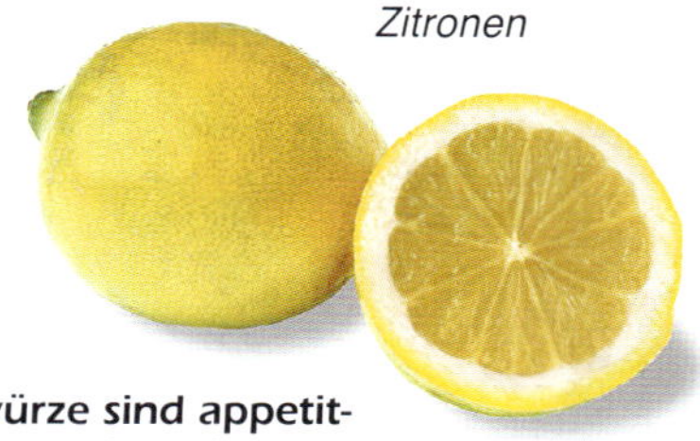

Gewürze sind appetitanregend und verdauungsfördernd. Empfehlenswert sind Knoblauch, Zitronen und Küchenkräuter.

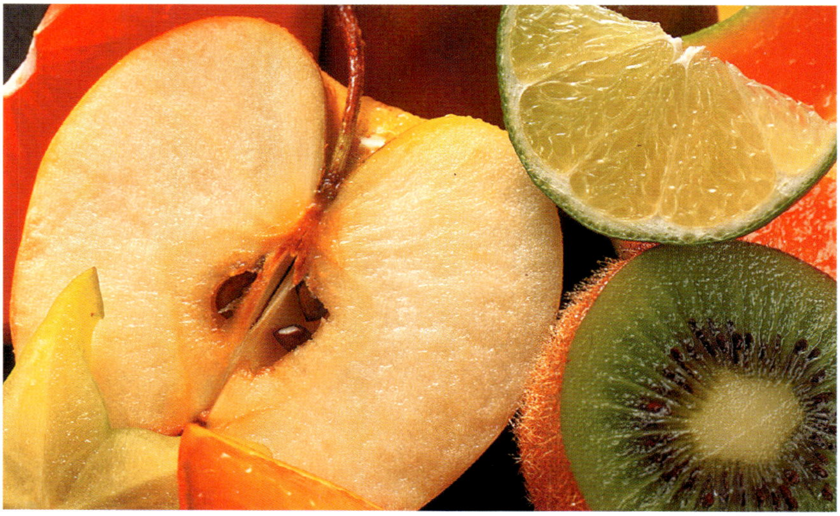

Reichlicher Obstgenuss ist Garant für eine gesunde Ernährung und erfreut durch die Vielfalt selbst den anspruchsvollsten Gaumen.

Der Blumenkohl

die am leichtesten verdauliche Kohlart

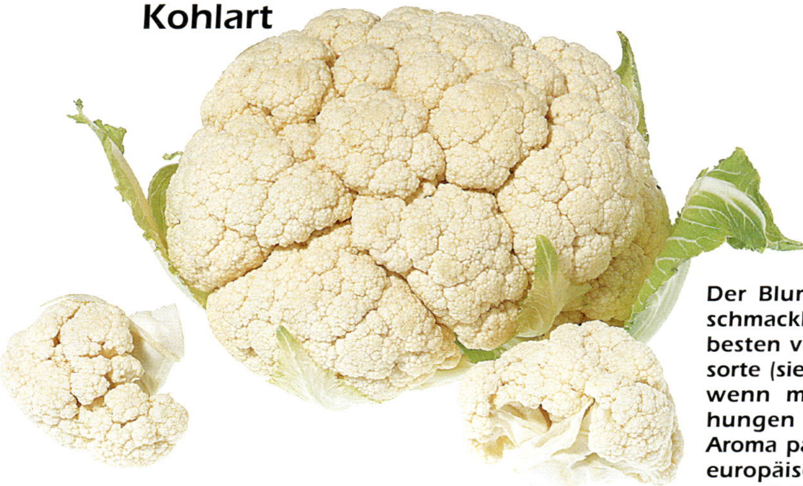

Der Blumenkohl gilt als schmackhafteste und am besten verdauliche Kohlsorte (siehe S. 186), auch wenn manche mit Blähungen reagieren. Sein Aroma passt sehr gut zur europäischen, aber auch zur asiatischen Küche.

BLUMENKOHL
Inhaltsstoffe
je 100 g rohen, verzehrbaren Anteil

Energie	25,0 kcal = 105 kj
Eiweiß	1,98 g
Kohlenhydrate	2,70 g
Ballaststoffe	2,50 g
Vitamin A	2,00 µg RÄ
Vitamin B_1	0,057 mg
Vitamin B_2	0,063 mg
Niacin	0,959 mg NÄ
Vitamin B_6	0,222 mg
Folsäure	57,0 µg
Vitamin B_{12}	—
Vitamin C	46,4 mg
Vitamin E	0,040 mg α-TÄ
Kalzium	22,0 mg
Phosphor	44,0 mg
Magnesium	15,0 mg
Eisen	0,440 mg
Kalium	303 mg
Zink	0,280 mg
Gesamtfett	*0,210 g*
Gesättigtes Fett	*0,032 g*
Cholesterin	—
Natrium	*30,0 mg*

1% 2% 4% 10% 20% 40% 100%

% des täglichen Bedarfs,
den 100 g dieses Nahrungsmittels decken

Deutsche Synonyme: *Karfiol, Brüsseler Kohl.*

Englisch: *cauliflower;* ***Französisch:*** *chou-fleur;* ***Spanisch:*** *coliflor, brécol de cabeza.*

Beschreibung: *Blütenstand der Pflanze Brassica oleracea L. var botrytis, aus der Familie der Kreuzblütler (Brassicaceae).*

Der essbare Teil des Karfiols ist genau genommen der Blütenstand der Pflanze, bevor sie aufblüht. Er besteht aus tausenden kleinen Blütenknospen. Botanisch sind Blumenkohl, Brokkoli (siehe S. 72) und alle Kohlsorten (siehe S. 186) Abarten derselben Familie.

Um die makellos weiße Farbe zu erhalten, müssen die Züchter die grünen Blätter über dem Blütenkopf zusammenbinden, damit die Sonne die Knospen nicht verfärbt.

Wenn das Sonnenlicht auf den Blütenstand trifft, färbt sich der Karfiol bunt: grün, wie der Romanesco (wegen des Chlorophylls) oder violett durch den Gehalt an Anthozyaninen.

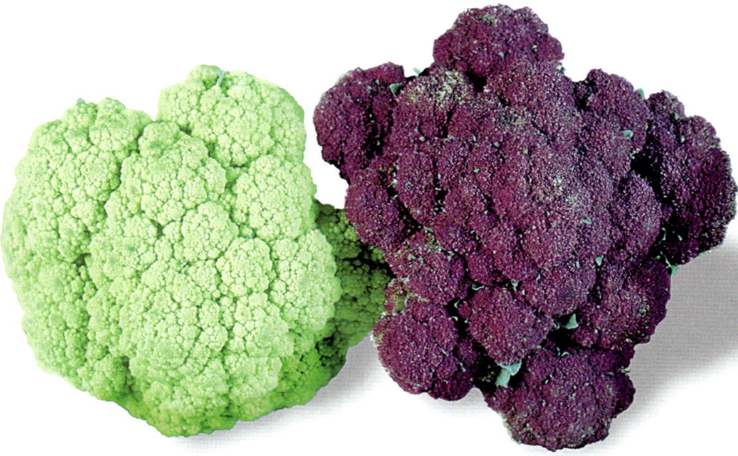

Manche Sorten sind grün oder violett, obwohl weiß am besten bekannt ist.

Blumenkohl wird oft mit Blähungen in Verbindung gebracht, doch meist sind die üppigen Menüs und die Zubereitung schuld daran. Am gesündesten und am leichtesten verdaulich ist Karfiol, der kurz dampfgegart und nur mit Zitrone und etwas Öl abgeschmeckt wird.

EIGENSCHAFTEN UND ANWENDUNG: Der Blumenkohl enthält geringe Mengen an Eiweiß und Kohlenhydraten, aber praktisch kein Fett. Er liefert Provitamin A (Beta-Karotin) und die ***Vitamine*** B, C und E, wobei das Vitamin C mit 46,4 mg/100 g hervorsticht. Was ***Minerale*** betrifft, findet sich viel Kalium und wenig Natrium. Außerdem enthält er beträchtliche Mengen an Kalzium, Magnesium, Phosphor und Eisen.

Blumenkohl enthält viele ***Spurenelemente*** wie Chrom, Zink, Mangan, Kupfer und Selen.

Zubereitung und Anwendung

❶ **Roh** im Salat, wenn er jung und zart ist.

❷ **Gegart** auf viele Arten: gekocht, gedämpft (am besten verträglich), gebacken, frittiert, zu Eintopf verarbeitet oder gratiniert.

Wie die anderen Kreuzblütler ist der Karfiol sehr reich an ***antikarzinogenen bioaktiven Substanzen***, die der Krebsvorbeugung dienen.

Die medizinischen Anwendungsgebiete sind:

- **Verdauungsstörungen:** Der Blumenkohl liefert Vitamine, Mineralstoffe und Spurenelemente, die den Verdauungsprozess fördern. Er wirkt auf den gesamten Verdauungskanal, vom Magen bis zum Darm. Weil er – im Vergleich zu anderen Kohlsorten – leicht verdaulich ist, ist er für Menschen mit Magenerkrankungen **(Gastritis, Magengeschwür, Dyspepsie)** sehr zu empfehlen. Er regelt die Darmpassage, sowohl bei Verstopfung als auch bei Durchfall, daher hilft er bei **Verstopfung, Dickdarmentzündung** und **Divertikulose.**

Karfiol ist – wie Karotten (siehe S. 32) und Spargel (siehe S. 234) – eines der ersten Gemüse, die Menschen mit Gastritis oder Magen-Darm-Entzündung wieder essen dürfen.

- **Herz-Kreislauf-Beschwerden:** Der niedrige Natriumgehalt, das vorhandene Kalium und das Fehlen von Fett machen Blumenkohl zum idealen Nahrungsmittel für alle, die an Krank-

Fortsetzung auf Seite 157

Zubereitung von Blumenkohl

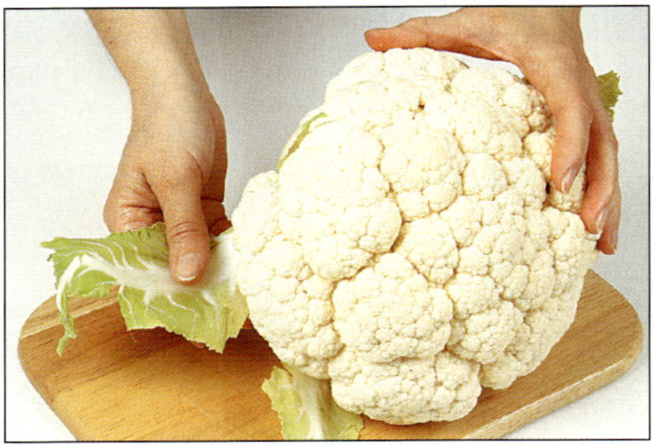

1. Die grünen Blätter entfernen, sie können aber auch als Gemüse verzehrt werden.

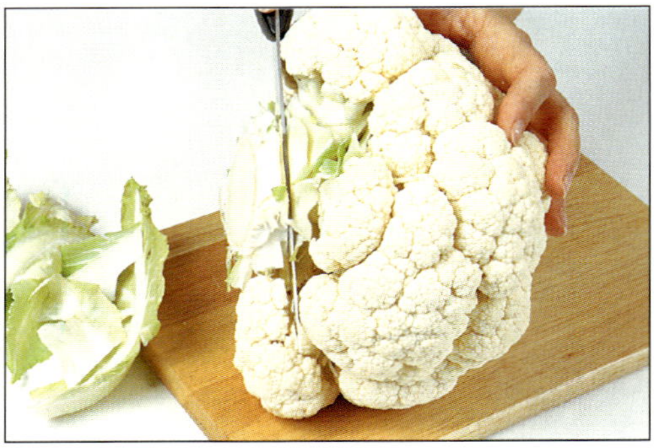

2. Den Strunk mit einem Messer abschneiden.

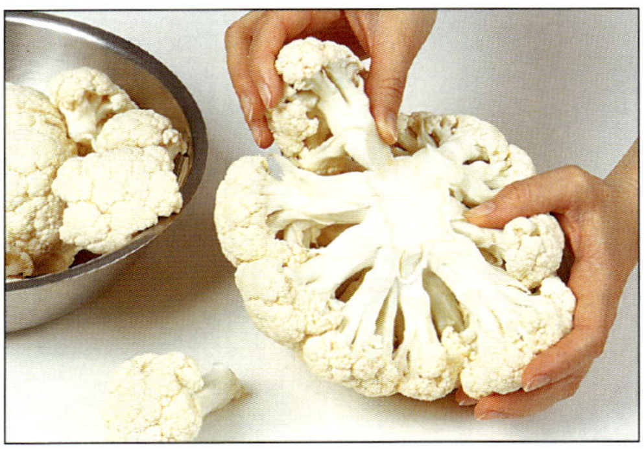

3. Die kleinen Röschen, aus denen das Gemüse besteht, abteilen.

4. Die Stücke unter fließendem Wasser abspülen.
5. Entweder roh genießen [❶] oder auf eine der vielen Weisen garen. [❷]

Fortsetzung von Seite 155

heiten des Herzens oder des Kreislaufsystems leiden. Er sollte bei allen, die unter Herzkrankheiten, Bluthochdruck oder Arteriosklerose jeder Art leiden, nicht auf dem Tisch fehlen.

• **Übergewicht und Diabetes:** Obwohl der Blumenkohl wenige Kalorien (28 kcal/100 g) enthält, macht er lange satt. Ob gekocht oder gedünstet, er ist ein ideales Essen für Menschen, die gerne abnehmen möchten, und für Diabetiker.

• **Nierenerkrankungen:** Blumenkohl ist harntreibend und blutreinigend, er ermöglicht die Ausscheidung von überschüssigem Wasser im Gewebe (Ödeme) und Abfallstoffen wie Harnstoff. Karfiol hilft deshalb bei Niereninsuffizienz, Arthritis, Gicht, nierenbedingten Ödemen und Nierensteinen.

• **Krebs:** Vor wenigen Jahren hat man begonnen, die krebsfeindliche Wirkung von Blumenkohl, Brokkoli, Kohl und anderen Kreuzblütlern genauer zu erforschen (siehe S. 361). Sie wird auf zwei sekundäre Pflanzenstoffe zurückgeführt: mit Schwefel verbundene Glykoside und Indole.[1, 2] Im Tierversuch hat sich gezeigt, dass beide Substanzen die Bildung von bösartigen Tumoren verhindern können[3]

Blumenkohl empfiehlt sich für Menschen, die entweder genetisch vorbelastet sind oder durch Genussgifte wie Tabak oder andere Faktoren ein erhöhtes Krebsrisiko tragen. Kranke, bei denen Krebs festgestellt wurde und die in Behandlung sind, sollten jeden Tag ein Gemüse aus der Familie der Kreuzblütler wie Karfiol, Brokkoli (siehe S. 72), Kohl (siehe S. 182) oder Radieschen (siehe S. 174) zu sich nehmen.

Warnhinweise

Obwohl Blumenkohl bei Magen- und Darmbeschwerden empfohlen wird, sollte er nur vorsichtig eingesetzt werden bei:

- ***Cholelithiasis** (Gallensteinen), weil Kohl Verdauungsstörungen durch Dyspepsie verursachen kann.*
- ***Blähungen:** Wegen des hohen Zellulosegehalts regt Blumenkohl in dazu veranlagten Menschen verstärkt die Bildung von Darmgasen an.*

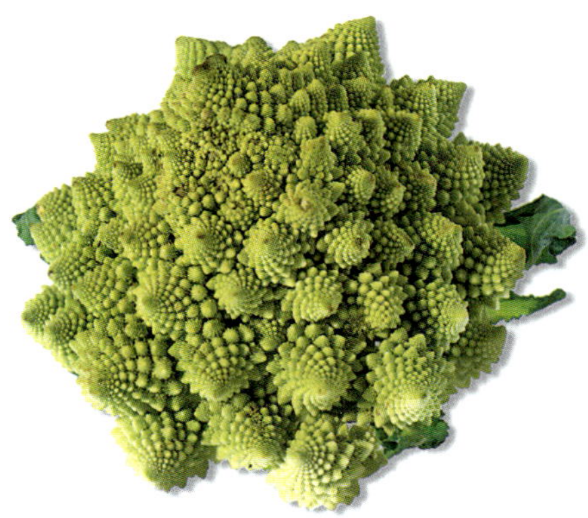

Der Romanesco oder Minarett ist ein gelbgrüner Blumenkohl, der immer beliebter wird. Die kunstvolle Form sollte möglichst bewahrt werden, indem man das Gemüse als Ganzes dünstet und serviert.

Die Papaya

unterstützt die Verdauung

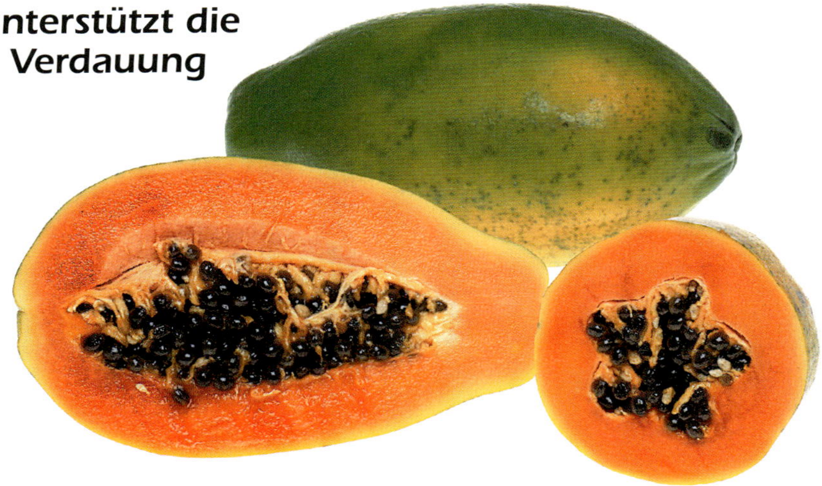

PAPAYA
Inhaltsstoffe
je 100 g rohen, verzehrbaren Anteil

Energie	39,0 kcal = 161 kj
Eiweiß	0,610 g
Kohlenhydrate	8,01 g
Ballaststoffe	1,80 g
Vitamin A	175 µg RÄ
Vitamin B_1	0,027 mg
Vitamin B_2	0,032 mg
Niacin	0,471 mg NÄ
Vitamin B_6	0,019 mg
Folsäure	38,0 µg
Vitamin B_{12}	—
Vitamin C	61,8 mg
Vitamin E	1,12 mg α-TÄ
Kalzium	24,0 mg
Phosphor	5,00 mg
Magnesium	10,0 mg
Eisen	0,100 mg
Kalium	257 mg
Zink	0,070 mg
Gesamtfett	*0,140 g*
Gesättigtes Fett	*0,043 g*
Cholesterin	—
Natrium	*3,00 mg*

1% 2% 4% 10% 20% 40% 100% 200% 500%

% des täglichen Bedarfs,
den 100 g dieses Nahrungsmittels decken

Deutsches Synonym: *Baummelone.*

Englisch: *papaya, pawpaw;* ***Französisch:*** *papaye;* ***Spanisch:*** *papaya, lechosa.*

Beschreibung: *Frucht des Melonenbaums (Carica papaya L.), eines rasch wachsenden, astlosen Baums von drei bis sechs Metern Höhe aus der Familie der Melonenbaumgewächse (Caricaceae). Die Früchte wiegen 0,5 bis 2 kg, manchmal bis zu 6 kg. Die grüne oder gelbe Schale umschließt gelbes oder orangefarbiges Fruchtfleisch. In der Mitte sind die ungenießbaren, schwarzen Samen.*

EIGENSCHAFTEN UND ANWENDUNG: Die Papaya besteht zu 88,8 % aus Wasser, ähnlich wie die Melone (92 %). Deshalb wird sie auch Baummelone genannt. Die beiden Früchte gehören jedoch zu unterschiedlichen botanischen Familien und unterscheiden sich auch sonst.

Der Gehalt an energiereichen ***Nährstoffen*** ist ziemlich dürftig: Kohlenhydrate (8 %), Eiweiße (0,61 %) und Fette (0,14 %). Die meisten Kohlenhydrate sind Zucker: Saccharose, Glukose und Fruktose.

Der ***Vitamingehalt*** hingegen überrascht: 100 g Fruchtfleisch liefern 103 % des Tagesbedarfs eines Erwachsenen an Vitamin C und 18 % an Vitamin A.

Die B-Vitamine sind in geringen Mengen vorhanden, nur die Folsäure ist reichlich mit 38 µg/100 g vertreten. Das entspricht dem Gehalt der Mango (siehe S. 326) oder der Feijoa (siehe S. 252), des Obstes mit dem höchsten Folsäuregehalt.

Von den ***Mineralstoffen*** enthält die Papaya besonders viel Kalium (257 mg/100 g) und beachtliche Mengen an Kalzium, Magnesium, Phosphor und Eisen. ***Pektin*** (löslicher Ballaststoff) macht 1,8 % des Gewichts aus.

Papain ist ein so genanntes proteolytisches Enzym, das Eiweiß ähnlich wie das Pepsin im Magensaft aufspaltet. Es kommt vor allem in den Blättern und den unreifen Früchten der Papaya vor. Im reifen Obst ist der Gehalt niedrig.

Die Papaya ist leicht verdaulich und fördert die Verdauung anderer Speisen. Sie hilft bei:

- **Magenbeschwerden:** Papayas werden empfohlen bei gestörter Verdauung, Magensenkung (Gastroptose), Gastritis (Magenschleimhautentzündung) und bei Verdauungsträgheit durch entzündete Magenschleimhäute.

Zubereitung und Anwendung

❶ **Frisch** schmeckt die Papaya am besten. Für den Export werden die Früchte allerdings grün geerntet und verlieren so an Güte und Geschmack. Sie bereichern Frühstück und Nachspeisen, passen aber auch gut zu Kopfsalat, mit etwas Zitronensaft abgeschmeckt.

❷ **Kulinarische Zubereitungsarten:** Die Papaya lässt sich gut zu Erfrischungsgetränken, Shakes und Eiscreme verarbeiten. In den amerikanischen Tropen ist Papayagelee sehr beliebt.

❸ **Konserviert:** Als Kompott oder Trockenobst sind Papayas überall erhältlich.

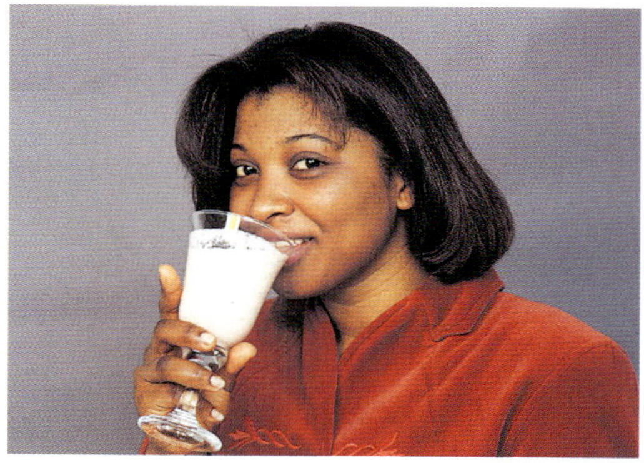

Wegen ihrer guten Verdaulichkeit und des hohen Gehalts an Vitaminen wird die Papaya in tropischen Ländern gerne zum Frühstück gegessen. Ein Mixgetränk aus dieser Frucht ist eine wohlschmeckende Art, Papayas zu sich zu nehmen.

Da Papayas überschüssige Magensäure neutralisieren, helfen sie bei **Zwölffingerdarmgeschwüren, Zwerchfelldurchbruch** (Hiatushernie) und **Sodbrennen** (Pyrosis).

- **Gallendyspepsie und chronischer Entzündung der Bauchspeicheldrüse:** Papayas stärken den gesamten Verdauungstrakt und enthalten kaum Fett.

- **Darmerkrankungen:** Die beruhigende und antiseptische Wirkung der Papaya auf die Darmschleimhaut ist bei Magen-Darm-Entzündungen (Gastroenteritis) oder Dickdarmentzündungen (Kolitis) jeder Art ideal.

In Japan durchgeführte Studien[4] zeigen, dass die Papaya (vor allem unreif) das Wachstum jener Bakterien hemmt, welche Darmerkrankungen verursachen. Unreife Papayas sind somit auf jeden Fall bei **infektiösem Durchfall** zu empfehlen.

- **Darmparasiten:** Die Pflanzenmilch[5] und in geringerem Maße das Fruchtfleisch haben auf Darmparasiten, besonders Bandwürmer, eine wurmabtreibende (vermifuge) Wirkung.

- **Hauterkrankungen:** Wegen des hohen Gehalts an Vitamin A hilft die Papaya bei verschiedenen Hautkrankheiten wie Ekzemen, Furunkulose und Akne.

Cucurbita pepo L. var. oblonga

Die Zucchini

beruhigt den Verdauungstrakt

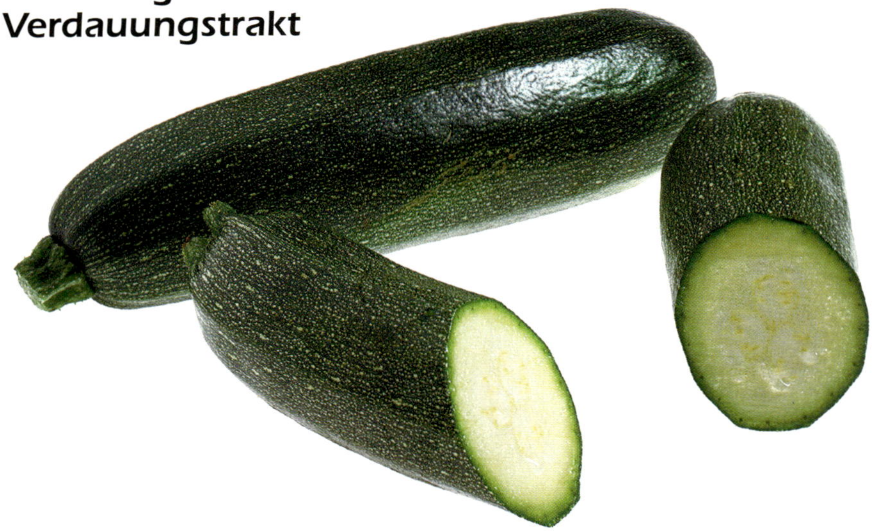

ZUCCHINI
Inhaltsstoffe
je 100 g rohen, verzehrbaren Anteil

Energie	14,0 kcal = 60,0 kj
Eiweiß	1,16 g
Kohlenhydrate	1,70 g
Ballaststoffe	1,20 g
Vitamin A	34,0 µg RÄ
Vitamin B_1	0,070 mg
Vitamin B_2	0,030 mg
Niacin	0,567 mg NÄ
Vitamin B_6	0,089 mg
Folsäure	22,1 µg
Vitamin B_{12}	—
Vitamin C	9,00 mg
Vitamin E	0,120 mg α-TÄ
Kalzium	15,0 mg
Phosphor	32,0 mg
Magnesium	22,0 mg
Eisen	0,420 mg
Kalium	248 mg
Zink	0,200 mg
Gesamtfett	*0,140 g*
Gesättigtes Fett	*0,029 g*
Cholesterin	—
Natrium	*3,00 mg*

1% 2% 4% 10% 20% 40% 100%

% des täglichen Bedarfs,
den 100 g dieses Nahrungsmittels decken

Verwandte Art: *Cucurbita pepo L., var. giromontina.*

Deutsches Synonym: *Gemüsekürbis, Zucchetti.*

Engl.: *vegetable marrow;* ***Franz.:*** *courgette;* ***Span.:*** *calabacín, zapallo.*

Beschreibung: *Beerenfrucht der Zucchinipflanze (Cucurbita pepo L. var. oblonga), einer Abart der Kürbispflanze (Cucurbita pepo L., siehe S. 104). Sie ist eine einjährige Pflanze aus der Familie der Kürbisgewächse (Cucurbitaceae), die eine Länge von bis zu einem Meter erreichen kann.*

Die Zucchini ähnelt der Gurke (siehe S. 324), obwohl sie botanisch näher mit dem Kürbis verwandt ist (siehe S. 104). Das Fruchtfleisch aller Arten ist weiß oder gelblich, ähnlich wie jenes der Gurke, aber fester. Der delikate Geschmack (der an Walnüsse erinnert) und die ernährungsphysiologischen und therapeutischen Eigenschaften haben der Zucchini einen guten Ruf erworben.

Eigenschaften und Anwendung: Obwohl die Zucchini eine Kürbisart ist, hat sie doch ganz eigene Merkmale. Zum Beispiel ent-

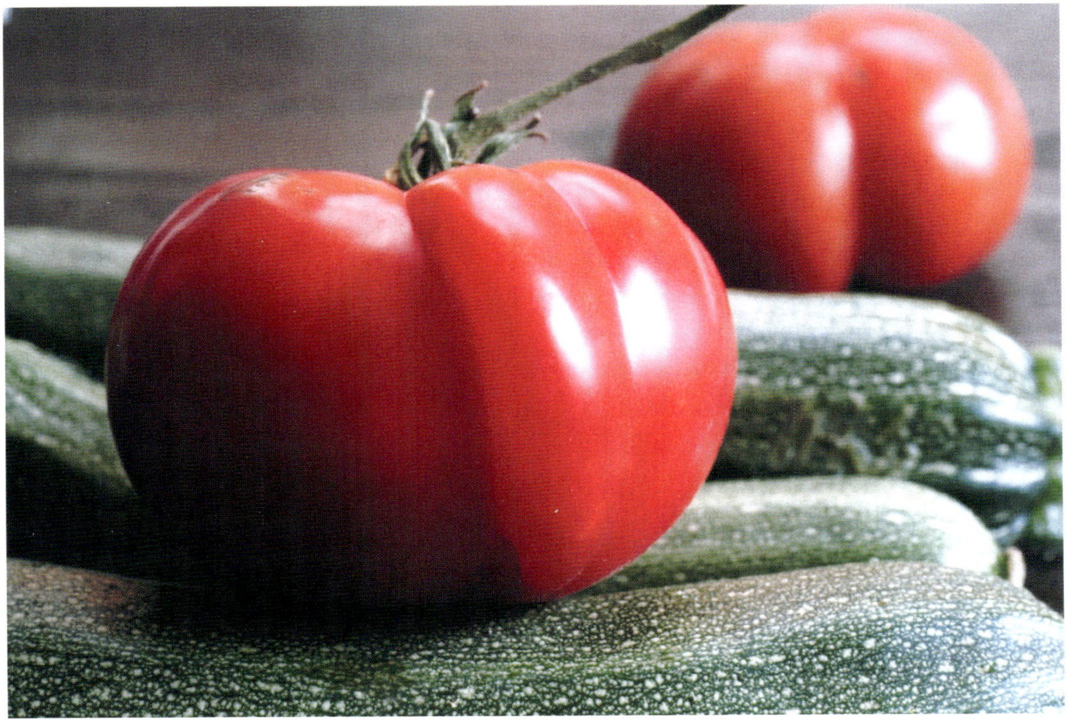

Zucchini passen gut zu Tomaten. Solange sie nicht in Fett herausgebacken werden, sind sie leicht verdaulich und harntreibend. Beide Gemüse sind ideal für Gewichtsreduktionskuren.

hält sie nur wenig Beta-Karotin, während andere Kürbisse reich an dieser wichtigen Vitaminvorstufe sind. Andererseits enthalten Zucchini 1,16 % Eiweiß, ähnlich wie andere Kürbisse.

Kürbis und Zucchini weisen wenig ***Fett, Natrium*** und ***Kalorien*** auf. Der Kürbis ist überhaupt nur sehr begrenzt mit diesen Nährstoffen ausgestattet.

Zucchini sind wegen ihrer entzündungshemmenden oder beruhigenden Wirkung auf die Verdauungsorgane so wertvoll. Sie wirken auch leicht harntreibend. Deshalb helfen sie in folgenden Fällen:

- **Schlechte Verdauung** (Dyspepsie), **Gastritis** (Magenschleimhautentzündung), **Reizdarm** und **Kolitis** (Darmentzündung).
- **Bei Gewichtsabnahme:** Zucchini enthalten wenig Fett und Energie, aber reichlich Eiweiß.
- **Herz- und Gefäßerkrankungen** wie Bluthochdruck, Arterienverkalkung (Arteriosklerose) und Erkrankungen der Herzkranzgefäße.

Zubereitung und Anwendung

❶ **Gegart** auf verschiedene Weisen. In Öl zubereitet sind Zucchini sehr schmackhaft, sie nehmen dabei aber viel Fett auf.

❷ **Püree:** Klein geschnittene Zucchini werden in verdünnter Milch oder Sojamilch gekocht und dann püriert. Die Stärke kann als Verdickungsmittel eingesetzt werden.

Die Gerste

erleichtert die Verdauung

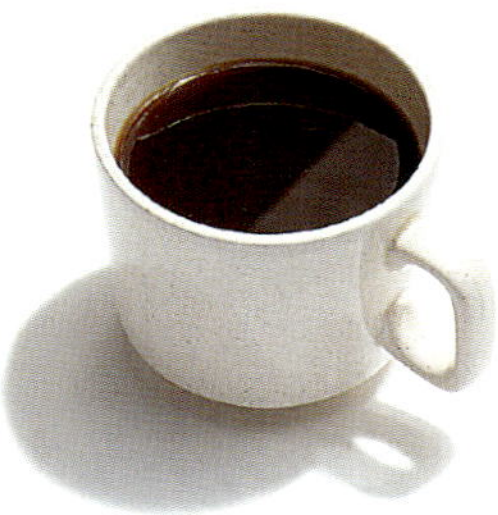

Malzkaffee ist ein sehr aromatisches Getränk sowie ein guter Kaffeeersatz: leicht verdaulich, nahrhaft und gesund.

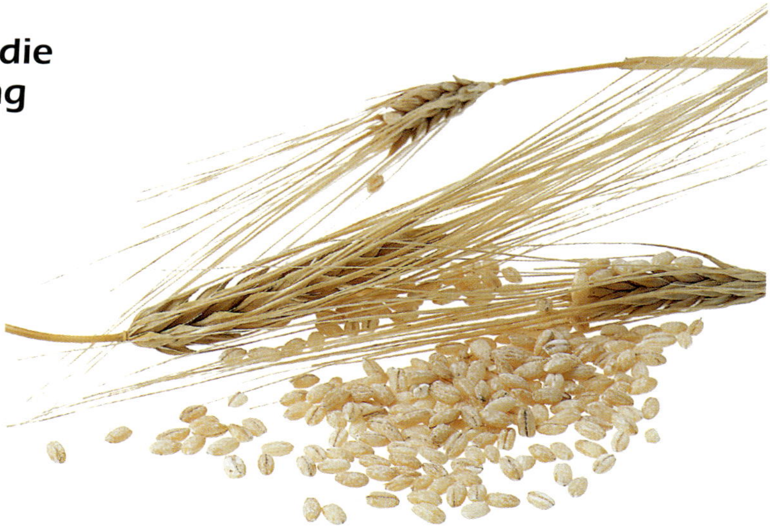

Englisch: *barley;* ***Französisch:*** *orge;* ***Spanisch:*** *cebada.*

Beschreibung: *Körnerfrucht der Gerstenpflanze (Hordeum vulgare L.), einer Pflanze aus der Familie der Gräser (Gramineae).*

GERSTE
Inhaltsstoffe
je 100 g rohen, verzehrbaren Anteil

Energie	354 kcal = 1.481 kj
Eiweiß	12,5 g
Kohlenhydrate	56,2 g
Ballaststoffe	17,3 g
Vitamin A	2,00 µg RÄ
Vitamin B_1	0,646 mg
Vitamin B_2	0,285 mg
Niacin	8,07 mg NÄ
Vitamin B_6	0,318 mg
Folsäure	19,0 µg
Vitamin B_{12}	—
Vitamin C	—
Vitamin E	0,600 mg α-TÄ
Kalzium	33,0 mg
Phosphor	264 mg
Magnesium	133 mg
Eisen	3,60 mg
Kalium	452 mg
Zink	2,77 mg
Gesamtfett	*2,30 g*
Gesättigtes Fett	*0,482 g*
Cholesterin	*—*
Natrium	*12,0 mg*

1% 2% 4% 10% 20% 40% 100%

% des täglichen Bedarfs,
den 100 g dieses Nahrungsmittels decken

Eigenschaften und Anwendung: Die Zusammensetzung von Gerste ist der des Weizens sehr ähnlich (siehe S. 292), doch es gibt einige Unterschiede.

✓ ***Eiweiß:*** Gerste enthält etwas mehr Eiweiß (12,5 %) als Weizen (11,3 %), aber weniger Gluten. Deshalb ist Gerstenbrot nicht so locker wie Weizenbrot.

Wie allen Getreidearten fehlt es der Gerste an Lysin. Durch die Ergänzung mit lysinreichen Hülsenfrüchten und Milchprodukten wird das Getreideeiweiß jedoch aufgewertet.

✓ ***Kohlenhydrate:*** Gerste enthält 56,2 %, etwas weniger als Weizen (61,7 %). Beide Getreide bestehen aus ***Stärke.*** Diese ist fein gemahlen leichter verdaulich als Vollkornprodukte[6] (gekochte Gerste, Flocken). Am leichtesten verdaulich ist Gerste, wenn sie gemälzt worden ist, als Korn, Mehl **{❻}** oder Malz **{❼}**.

✓ ***Vitamine:*** Gerste enthält mehr Vitamine B_1 und B_2 als Weizen, aber nur die Hälfte an Vitamin E. Wie allen Getreidearten fehlen ihr Provitamin A, Vitamin C und Vitamin B_{12}.

✓ ***Mineralstoffe:*** Die Zusammensetzung ähnelt der des Weizens: Reich an Phosphor, Magnesium und Eisen sowie an Zink und anderen ***Spurenelementen.*** Wie dem Weizen fehlt es auch der Gerste an Kalzium.

✓ ***Ballaststoffe:*** Gerste enthält 17,3 g Zellulosefasern per 100 g; etwa 5 g mehr als Weizen.

Gerste ist zu empfehlen bei:

• **Verdauungsbeschwerden:** Perlgerste **{❷}**, Gerstenmehl **{❺}** und vor allem gemälzte Gerstenkörner und Malzmehl **{❻}** werden von empfindlichen Mägen gut vertragen. Sie helfen bei Magenschleimhautentzündung (Gastritis), Verdauungsproblemen, Zwölffingerdarmgeschwür, Magen- und Darmentzündungen (Gastroenteritis) und Dickdarmentzündung (Kolitis).

Gerstenwasser **{❸}** und Malzgetränke **{❼}** sind bei Verdauungsproblemen ebenfalls hilfreich.

Wie Weizen und Roggen darf Gerste von Zöliakiekranken nicht verwendet werden.

• **Hohem Cholesterinspiegel:** Der Genuss von Gerste in jeder Form: Vollkorn (poliert) **{❶}**, Flocken **{❹}**, Vollkornmehl **{❺}** oder gemälzte Körner oder Mehl **{❻}**) reduziert den Gesamtcholesterinspiegel, den LDL-Cholesterinspiegel (schädliches Cholesterin) und die Triglyzeride.

Gerste ist, wie alle Vollkorngetreide, zur Vorbeugung von **Arteriosklerose** (Arterienverkalkung) anzuraten. Sie sollte bei einem erhöhten **Herzinfarktrisiko** regelmäßig gegessen werden.

• **Diabetes:** Diabetische Versuchstiere, die mit Gerste gefüttert wurden, kamen auf einen besseren Blutzuckerspiegel als solche, die Weizen erhielten.[7] Verantwortlich dafür ist eine blutzuckersenkende Substanz der Gerste, die noch nicht erforscht ist.

• **Darmbeschwerden:** Die in Gerste enthaltenen Ballaststoffe schützen vor Verstopfung und ihren Folgen bis hin zum Darmkrebs.[8]

Zubereitung und Anwendung

❶ **Polierte Gerste (Vollkorn):** Die unverdaulichen Spelzen und Teile der Schale werden abpoliert. Nachdem sie in Wasser eingeweicht wurden, können die Körner eine Stunde lang mit Gemüsen oder als Suppe gekocht werden.

❷ **Perlgerste (Graupen):** Die Gerstenkörner werden intensiv geschliffen, bis die äußere Schale, die Kleie und der Großteil des Keims entfernt sind und gleichmäßig runde Körner entstehen. Sie werden wie Reis gekocht, doch ihr Geschmack ist intensiver. Die Kochzeit beträgt mindestens 45 Minuten.

❸ **Gerstenwasser:** 50 – 100 g Gerstenkörner werden in Wasser gekocht.

❹ **Flocken:** Sie werden aus eingeweichten, gedämpften und gewalzten Gerstenkörnern hergestellt. Sie bereichern das Müsli oder können in Milch oder Brühe gekocht werden. Die Kochzeit beträgt nur noch 10 Minuten.

❺ **Mehl:** Es wird aus Vollkorngerste (poliert) oder Perlgerste (Graupen) gewonnen.

❻ **Gemälzte Körner und Malzmehl.**

❼ **Malz:** Ein flüssiger Extrakt aus gekeimten und gerösteten Gerstenkörnern.

Die Olive

Perle des Mittelmeeres

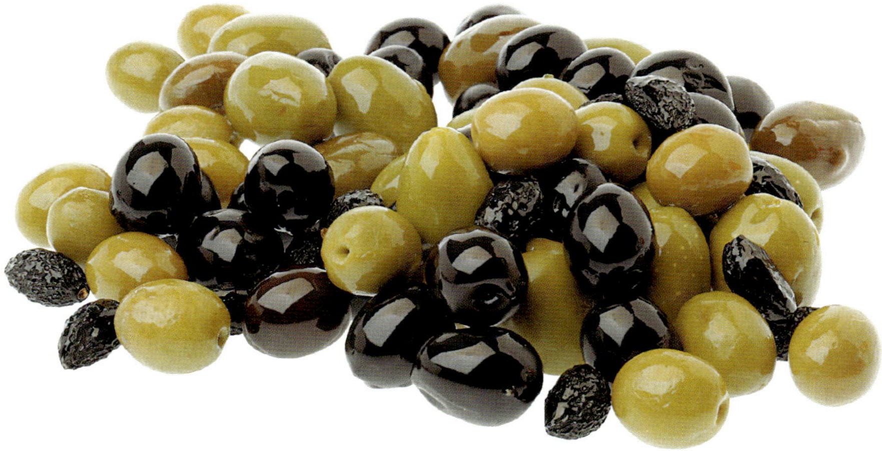

Engl.: *olive;* ***Frz.:*** *olive;* ***Span.:*** *aceituna, oliva.*

Beschreibung: *Frucht des Olivenbaums (Olea europaea L.) aus der Familie der Ölbaumgewächse (Oleaceae). Die grünen Oliven werden zu Herbstbeginn unreif geerntet, die schwarzen erst Anfang Dezember, wenn sie ausgereift sind.*

OLIVE
Inhaltsstoffe
je 100 g rohen, verzehrbaren Anteil

Energie	**115 kcal = 480 kj**
Eiweiß	**0,840 g**
Kohlenhydrate	**3,06 g**
Ballaststoffe	**3,20 g**
Vitamin A	**40,0 µg RÄ**
Vitamin B_1	**0,003 mg**
Vitamin B_2	**—**
Niacin	**0,037 mg NÄ**
Vitamin B_6	**0,009 mg**
Folsäure	**—**
Vitamin B_{12}	**—**
Vitamin C	**0,900 mg**
Vitamin E	**3,00 mg α-TÄ**
Kalzium	**88,0 mg**
Phosphor	**3,00 mg**
Magnesium	**4,00 mg**
Eisen	**3,30 mg**
Kalium	**8,00 mg**
Zink	**0,220 mg**
Gesamtfett	***10,7 g***
Gesättigtes Fett	***1,42 g***
Cholesterin	**—**
Natrium	***872 mg***

1% 2% 4% 10% 20% 40% 100%

% des täglichen Bedarfs,
den 100 g dieses Nahrungsmittels decken

Der Ölbaum ist wohl das beste Symbol für alle Zivilisationen des Mittelmeerraumes. Von Anfang an nutzten die Menschen dort seine Frucht als Nahrungsmittel und zur Ölgewinnung.

Eigenschaften und Anwendung: Oliven sind Ölfrüchte, daher sehr reich an ***Fetten*** und somit Kalorien. Bemerkenswert ist auch der ***Eiweißgehalt,*** der jenen der meisten Früchte übertrifft. Dieses Eiweiß ist biologisch hochwertig, weil alle essenziellen Aminosäuren darin enthalten sind.

Die Schale der Olive enthält viele Pflanzenfarbstoffe (Anthozyanine) und flüchtige Substanzen, die das typische Aroma verursachen.

Das Fruchtfleisch ist reich an Ballaststoffen und Fettbestandteilen, den Triglyzeriden (bis zu 30 % des Gewichts). Triglyzeride bestehen aus einem Glyzerin- und drei Fettsäuremolekülen.

Oliven enthalten beträchtliche Mengen an ***Provitamin A*** und den ***Vitaminen B*** und ***E.*** Von den Mineralstoffen ist ***Kalzium*** am reichlichsten vorhanden, aber ***Kalium, Eisen*** und ***Phosphor*** finden sich ebenfalls. Der erhöhte ***Natriumgehalt*** wird von der Salzlake verursacht, mit der die Bitterstoffe entzogen werden.

Ihre Heilwirkung entfaltet die Olive besonders bei:

- **Appetitmangel:** Oliven regen die Verdauung und den Appetit an. Eine oder zwei Oliven vor dem Essen genossen, erhöhen die Magensaftproduktion, verbessern die Verdauung und regen den Appetit an.

Weil Oliven auch reich an Ballaststoffen sind, müssen sie gut gekaut werden, um leicht verdaulich zu sein.

- **Gallenblasenbeschwerden:** Oliven wie Olivenöl wirken galletreibend. Sie helfen daher bei Gallenblasenträgheit und damit einhergehender schlechter Verdauung. Bei **Gallensteinleiden** (Cholelithiasis) darf man Oliven essen, aber mit Vorsicht, da sich Gallensteine lösen und zu Beschwerden führen können.

- **Verstopfung:** Wegen ihres Öls und der Ballaststoffe haben Oliven eine sanfte, aber effektive abführende Wirkung. Sie gehören zu den Früchten mit dem höchsten Anteil an Ballaststoffen.

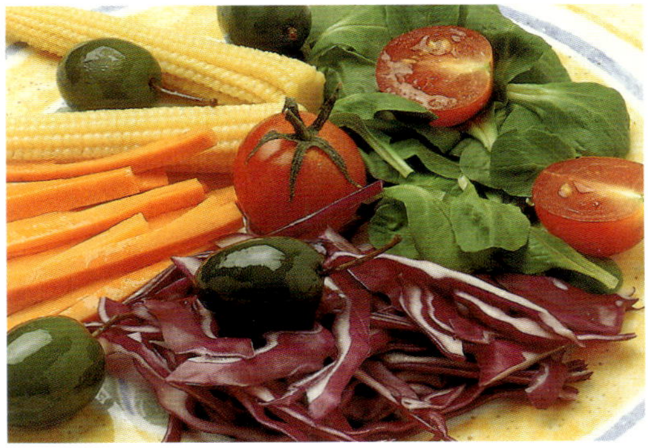

Kaltgepresstes Olivenöl eignet sich hervorragend zum Würzen von Salat oder Gemüse.

Zubereitung und Anwendung

❶ **Frisch:** Unbehandelt sind schwarze wie grüne Oliven hart und bitter. Um sie genießbar zu machen, werden sie eingeweicht, wobei das Wasser täglich gewechselt wird, bis sie nicht mehr bitter schmecken. Durch Einschneiden der Schale kann dies beschleunigt werden.

❷ **Behandelt:** Um diesen Prozess zu beschleunigen, werden 10 – 20 g Natriumhydroxid (Ätznatron) dem Wasser beigefügt. So sind 24 – 36 Stunden Einweichzeit ausreichend. Dann werden die Oliven in klarem Wasser gewaschen, das drei- oder viermal im Abstand von 2 Stunden gewechselt wird.

Wenn die Oliven den bitteren Geschmack verloren haben, werden sie in Salzlake (20 – 30 g Salz pro Liter Wasser) zusammen mit Würzkräutern wie Bohnenkraut, Oregano, Thymian, Lorbeer oder Rosmarin eingelegt. Nach 14 Tagen sind sie genussfertig.

❸ **Olivenpaste:** Schwarze, reife Oliven werden zu einem gleichmäßigen Brei zerdrückt, der ganz ausgezeichnet schmeckt.

9

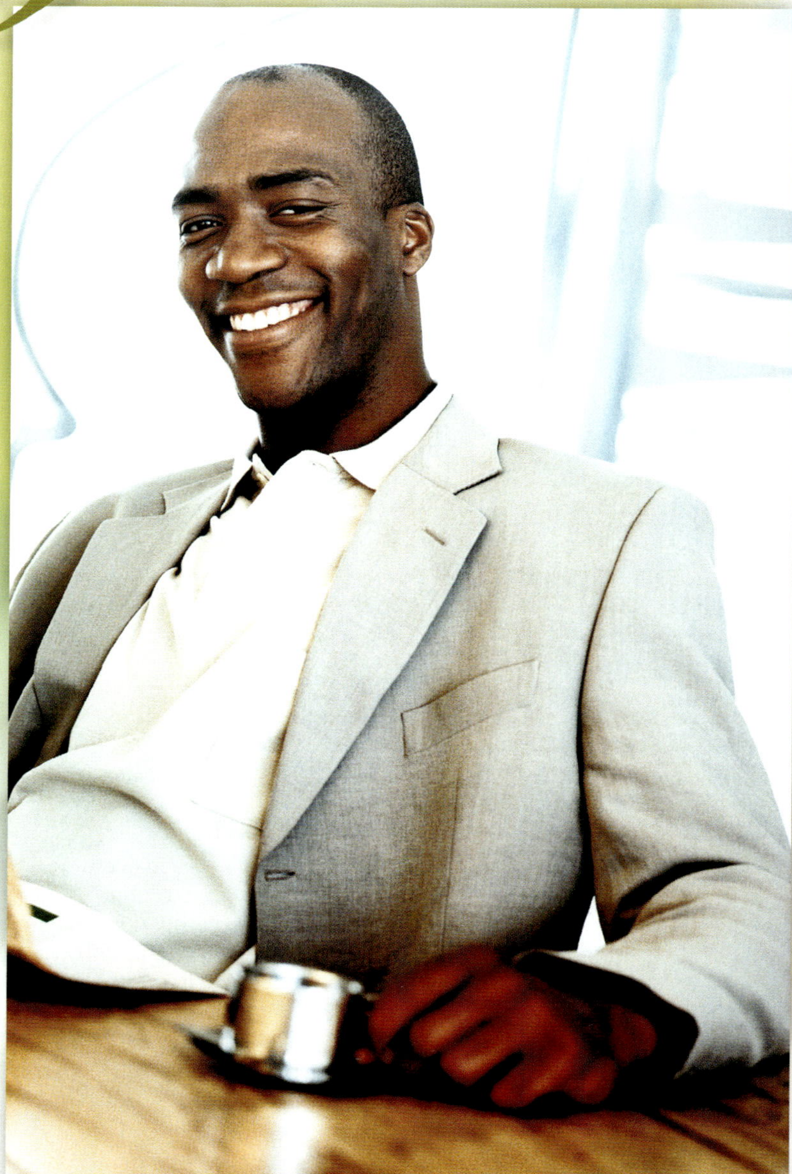

Nahrungsmittel für Leber und Gallenblase

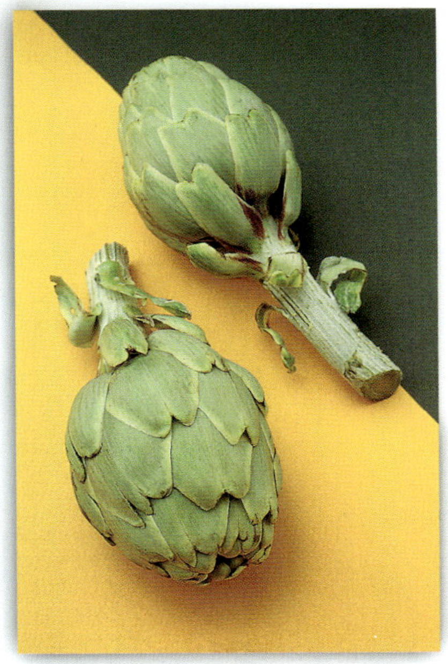

Mit einem Gewicht von 1.500 g ist die Leber das größte innere Organ unseres Körpers. Darin laufen die meisten chemischen Prozesse und Stoffwechselaktivitäten ab.

Bevor das Blut, das über die Pfortader eintrifft, aus dem Darm in den Körper gelangt, wird es durch die Leber gefiltert. Dort werden

- die Nährstoffe verarbeitet, welche die Pfortader aus dem Darm anliefert. Ein Teil der Glukose wird in Glykogen umgewandelt; Aminosäuren werden untereinander in einer spezifischen Reihenfolge zu körpereigenen Eiweißen verbunden; Fettsäuren werden mit Glyzerin zu Triglyzeriden, speicherbarem Fett, umgewandelt.
- Giftstoffe und fremde Substanzen aus dem Verdauungstrakt neutralisiert.

Außerdem sondert die Leber die Gallenflüssigkeit ab, die für die Verdauung notwendig ist (etwa einen Liter täglich), und speichert sie in der Gallenblase.

LEBERERKRANKUNGEN

Beschreibung

Es geht um allgemeine Erkrankungen, die bestimmte Funktionsänderungen in der Leber verursachen.

Ernährung

Gesunde Nahrung kann viel zur Erholung der Leberfunktionen beitragen. Demgegenüber wirken sich alkoholische Getränke und Nahrungsmittel, die reich an tierischem Eiweiß und Fett sind, ungünstig auf die Gesundheit der Leber aus.

Das Blut gelangt, nachdem es nähr- und schadstoffbeladen aus dem Darm gekommen ist, zunächst in die Leber. Bei Lebererkrankungen sind folgende Faktoren daher besonders wichtig:

- Sorgfältige Auswahl der **Nahrungsmittel**, um die Leber nicht zu überlasten.
- Vermeidung *von* **Alkoholkonsum.** Einige Leberleiden sind nur auf Alkohol zurückzuführen.
- **Vermeidung** (so gut es geht) von chemischen **Medikamenten, mit Schadstoffen belasteten Nahrungsmitteln** (z. B. durch Pestizide) und **Nahrungsmittelzusätzen,** die alle durch die Leber neutralisiert und ausgeschieden werden müssen.

vermehrt konsumieren

Vollkorn
Obst
Blattgemüse
Weintraube
Apfel
Pflaume
Kirsche
Mispel
Artischocke
Zwiebel
Sauerkraut
Rettich
Tamarinde
Tapioka
Honig
Lezithin
Bierhefe
Olivenöl

reduzieren oder meiden

Alkohol
Fett insgesamt
Eiweiss
Salz
Speck
Wurst
Meeresfrüchte
Fleisch
Sahne
Butter
Frittiertes
scharfe Gewürze

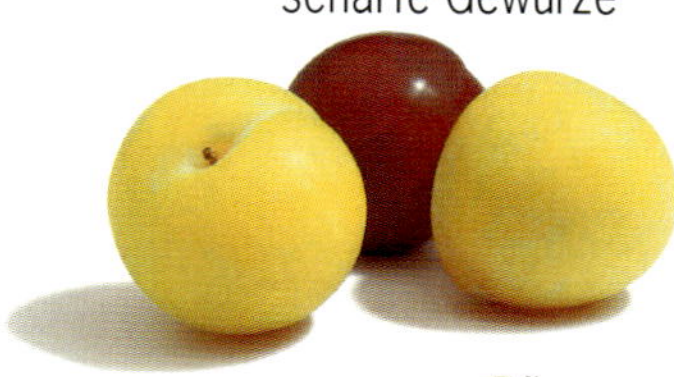

Pflaumen

HEPATITIS

Beschreibung

Sie ist eine Entzündung oder eine Infektion der Leber, verursacht durch Viren, Alkohol, Medikamente oder andere Giftstoffe.

Ernährung

Bei Hepatitis muss die Ernährung leicht, gesund und nährstoffreich sein. Zusätzlich zu den Nahrungsmitteln unter «Lebererkrankungen» sollten folgende beachtet werden:

vermehrt konsumieren

Gemüse
Vitamin C
B-Vitamine
Folsäure
Antioxidantien

reduzieren oder meiden

Alkohol
gesättigtes Fett
Eiweiss
raffinierten Zucker
Kaffee
Vitamin A

GALLENSTEINE

Das Vorhandensein von Steinen in der Gallenblase wird auch als Cholelithiasis bezeichnet. Diese Steine bestehen hauptsächlich aus Cholesterin, einem Bestandteil der Gallenflüssigkeit. Es ist schwer löslich und neigt dazu, auszukristallisieren und Gallensteine zu bilden.

Außer den Nahrungsmitteln, die im Abschnitt «Gallenblasenbeschwerden» (siehe S. 169) angeführt sind, sollten noch die Folgenden beachtet werden, denn eine entsprechende Ernährung kann der Bildung von Gallensteinen vorbeugen und die daraus resultierenden Komplikationen wie Gallenkoliken und Gallenblasenentzündung vermeiden.

vermehrt konsumieren

Obst
Hülsenfrüchte
Artischocke
Apfel
Rettich
Ballaststoffe
Sojagetränk
Lezithin
Vitamin C

reduzieren oder meiden

Fett insgesamt
Milchprodukte
raffinierten Zucker
Eiweiss

Lezithin kann zur Vermeidung von Gallensteinen beitragen.

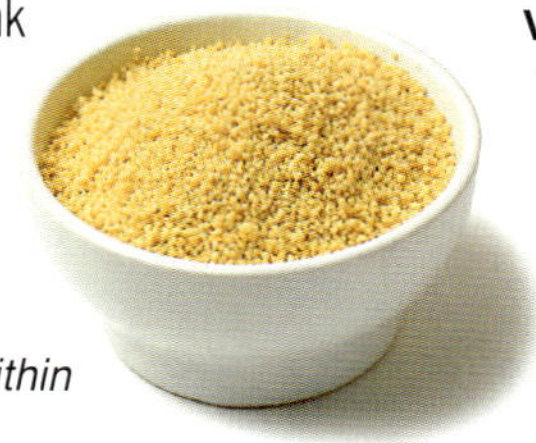

Lezithin

Leberzirrhose

Beschreibung

Leberzirrhose ist eine schwere Krankheit, in deren Verlauf ständig Leberzellen zerstört werden. Sie werden durch ein faseriges Gewebe ersetzt, das den Blutdurchfluss durch die Leber verhindert. Folgende Auswirkungen zeigen sich:

- **Druckanstieg im Pfortadersystem,** das das Blut aus dem Darm aufnimmt.
- **Flüssigkeitsansammlungen im Bauch** (Ascites)
- **Eingeschränkte Entgiftungsfunktionen** der Leber

Ernährung

Bestimmte Nahrungsmittel können die Auswirkungen der Zirrhose begrenzen, während andere sie verschlimmern und den Totalausfall der Leber verursachen können. Alkohol, Eiweiß und Fette tierischen Ursprungs sind bei Leberzirrhose die schädlichsten Nahrungsmittel.

Zusätzlich zu den unter «Lebererkrankungen» (siehe S. 168) angeführten Nahrungsmitteln sollten folgende ebenfalls berücksichtigt werden:

vermehrt konsumieren

Kohlenhydrate
B-Vitamine
Obst
Gemüse
Artischocke
Apfel
Weintraube
Mispel
Banane
Erdbeere
Zwiebel

reduzieren oder meiden

Alkohol
Fett insgesamt
Natrium
Fleisch
reifen Käse
Milchprodukte

Kartoffeln

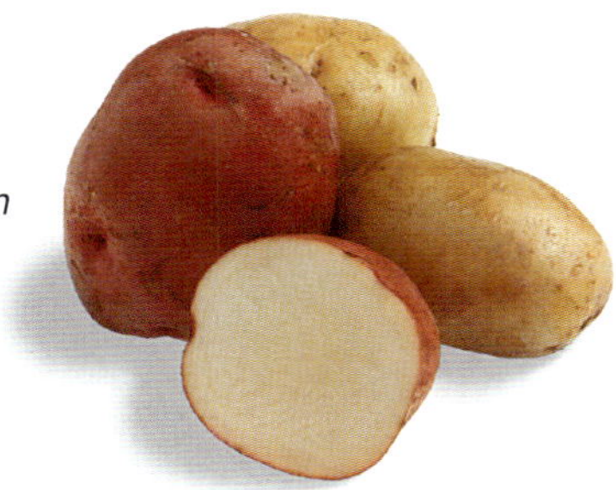

Komplexe Kohlenhydrate wie Stärke sind für die kranke Leber leicht verwertbar. Vollkorngetreide, Kartoffeln, Maniok und andere Knollenfrüchte sind dafür ideale Lieferanten.

Gallenblasenbeschwerden

Beschreibung

Die Gallenblase sammelt die Gallenflüssigkeit und muss sie jeweils dann, wenn fetthaltige Nahrung in den Zwölffingerdarm gelangt, richtig dosiert abgeben.

Aus verschiedenen Gründen wie Gallensteinen, Entzündungen oder dicker Gallenflüssigkeit kann es vorkommen, dass sich die Gallenblase nicht zur rechten Zeit oder nicht ausreichend entleert (Gallenträgheit).

Symptome

Die Beschwerden können sich durch Bauchdrücken, durch Schmerzen in der rechten Seite oder als Kopfschmerz bemerkbar machen.

Ernährung

Einige Nahrungsmittel können hier helfen. Sie erhöhen die Bildung von Gallenflüssigkeit (choleretische Wirkung) und regen die Entleerung der Gallenblase an (cholagoge Wirkung). Fetthaltige Nahrungsmittel jedoch verschlimmern das Problem.

vermehrt konsumieren

Artischocke
Chicorée
Endiviensalat
Rettich
Aubergine
Rhabarber
Tamarinde
Olive
Papaya

reduzieren oder meiden

Fett insgesamt
Zitrusfrüchte
Gemüse

Artischocken

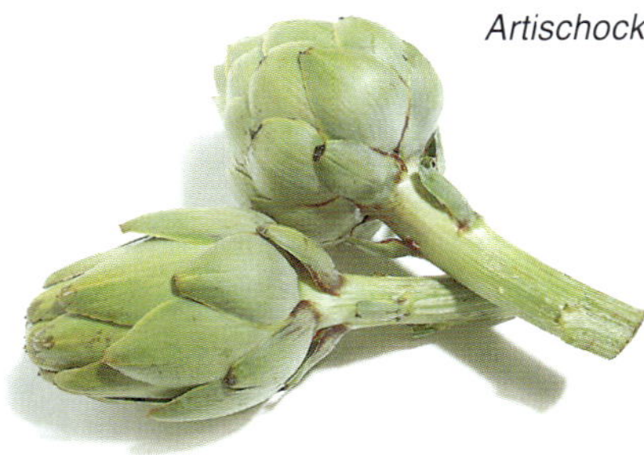

Artischocken erhöhen die Bildung von Gallenflüssigkeit und verbessern ihre Entleerung in den Darm. Sie lindern den schlechten Geschmack im Mund und Verdauungsbeschwerden infolge von Funktionsstörungen der Gallenblase.

Der Chicorée

erleichtert Gallenkranken die Verdauung

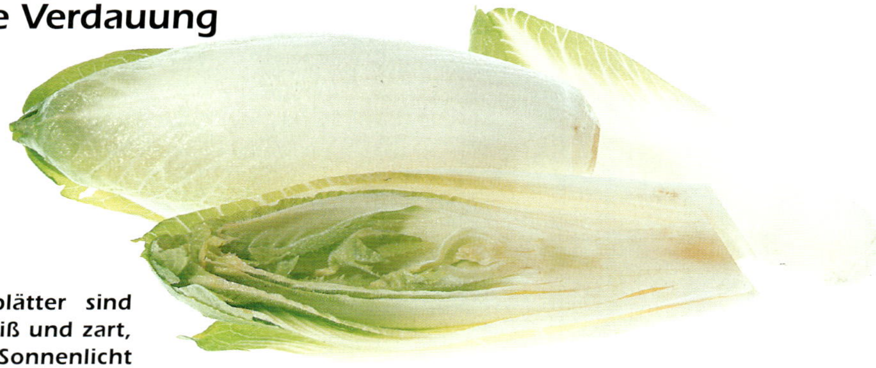

Die Chicoréeblätter sind deshalb so weiß und zart, weil sie kein Sonnenlicht bekommen. Aus diesem Grund enthalten sie auch weniger Vitamine und Nährstoffe als die grünen Blätter anderer Cichorium-Arten.

CHICORÉE
Inhaltsstoffe
je 100 g rohen, verzehrbaren Anteil

Energie	17,0 kcal = 72,0 kj
Eiweiß	0,900 g
Kohlenhydrate	0,900 g
Ballaststoffe	3,10 g
Vitamin A	3,00 µg RÄ
Vitamin B_1	0,062 mg
Vitamin B_2	0,027 mg
Niacin	0,427 mg NÄ
Vitamin B_6	0,042 mg
Folsäure	37,0 µg
Vitamin B_{12}	—
Vitamin C	2,80 mg
Vitamin E	—
Kalzium	19,0 mg
Phosphor	26,0 mg
Magnesium	10,0 mg
Eisen	0,240 mg
Kalium	211 mg
Zink	0,160 mg
Gesamtfett	*0,100 g*
Gesättigtes Fett	*0,024 g*
Cholesterin	—
Natrium	*2,00 mg*

1% 2% 4% 10% 20% 40% 100%

% des täglichen Bedarfs,
den 100 g dieses Nahrungsmittels decken

Deutsche Synonyme: *Bleichzichorie, Brüsseler Endivie.*

Engl.: *Belgian endive, chicory, witloof;* ***Frz.:*** *endive;* ***Span.:*** *endivia, achicoria blanca.*

Beschreibung: *Blätter des Chicorée (Cichorium intybus L. var. foliosum), einer krautartigen Pflanze aus der Familie der Korbblütler (Compositae). Sie sind der Sproß der Zichorienwurzel, die in einer dunklen, feuchten und warmen Umgebung keimt (Bleichgemüse).*

Man sagt, dass man – um den perfekten Chicorée zu finden – Brüssel nicht verlassen und die drei Hauptbedingungen für die Aufzucht dieses Gemüses nicht außer Acht lassen darf: Feuchtigkeit, Wärme und Dunkelheit.

EIGENSCHAFTEN UND ANWENDUNG: Chicorée schmeckt delikat, aber als künstlich gezogene Pflanze enthält er z. T. weniger Nähr- und Wirkstoffe als andere Zichorien, zu denen auch die Wegwarte zählt. Dennoch greifen immer mehr Feinschmecker zum Chicorée.

Chicorée besteht zu 94,5 % aus ***Wasser. Eiweiß*** macht 0,9 % des Gewichts aus, was für ein frisches Gemüse gut ist. Die ***Kohlenhydrate,*** vorherrschend ist ***Inulin,*** kommen nicht einmal auf 1 %. Der ***Fettgehalt*** ist

Endiviensalat

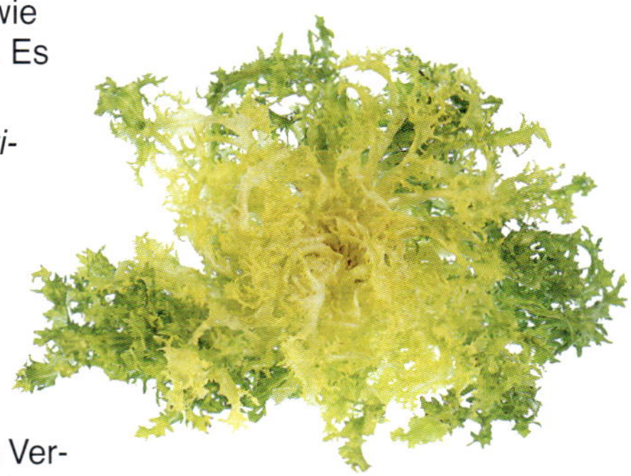

Endiviensalat gehört zur selben Gattung *Cichorium* wie der Chicorée, bildet aber eine eigenständige Spezies. Es gibt zwei Sorten:

- **Glatter Endiviensalat** (*Cichorium endivia* L. var. *latifolium*),
- **Krauser Endiviensalat** (*Cichorium endivia* L. var. *crispum*).

Beide enthalten viel Provitamin A (205 µg RÄ/100 g), Folsäure (142 µg/100 g) und Zink (0,79 mg/100 g), ein Spurenelement, das den meisten Pflanzen fehlt.

Endiviensalat enthält ebenfalls einen Bitterstoff, der die Verdauungsorgane anregt und die Entleerung der Gallenblase erleichtert. Zusätzlich zur choleretischen und cholagogen Wirkung alkalisiert Endiviensalat. Er wirkt leicht harntreibend und hilft besonders bei Gallenbeschwerden und Übergewicht.

praktisch null (0,1 %). Alles in allem bietet der Chicorée 17 kcal /100 g, er ist damit eines der kalorienärmsten Nahrungsmittel überhaupt.

Der Chicorée liefert bemerkenswert viel ***Folsäure*** (37 µg/100 g) und ***Vitamin B1*** (Thiamin). Die Vitamine B2, B6 und Niacin finden sich auch. Im Gegensatz zu den grünblättrigen Verwandten enthalten die weißen Blätter kaum Vitamin A oder C.

Was die ***Mineralstoffe*** betrifft, finden sich geringe Mengen an Kalzium, Phosphor, Magnesium und Eisen. Chicorée ist ziemlich reich an Kalium und verfügt über die Spurenelemente Zink, Kupfer und Mangan.

Chicorée enthält dieselben Bitterstoffe wie die grünen Zichorien, aber in geringerem Ausmaß, was ihm den leicht bitteren Geschmack verleiht. Diese Bitterstoffe wirken auf die Leber, erhöhen die Produktion der Gallenflüssigkeit (choleretische Wirkung) und erleichtern die Entleerung der Gallenblase (cholagoge Wirkung). Zusätzlich regt er den Appetit an und fördert die Verdauung. Daher ist der Chicorée hilfreich bei:

- **Gallenblasenbeschwerden** aufgrund von Gallensteinen (Cholelithiasis) oder Störungen bei der Entleerung der Gallenblase (Trägheit der Gallenblase). Die Bitterstoffe und der Mangel an Fett machen Chicorée leicht verdaulich.
- **Diabetes:** Chicorée ist das passende Nahrungsmittel für Diabetiker, weil er kaum Kohlenhydrate enthält. Die wenigen bestehen aus Fruktose (Inulin ist ein Polymer der Fruktose), die kein Insulin zur Verdauung benötigt.
- **Übergewicht:** Chicorée muss gut gekaut werden, liefert aber nur wenig Kalorien. So unterstützt er Gewichtsreduktionsdiäten wirkungsvoll.

Zubereitung und Anwendung

❶ **Roh:** Chicorée wird am besten roh als Salat gegessen und mit etwas Olivenöl und Zitronensaft abgeschmeckt.

❷ **Gekocht:** Entweder gedünstet (wie Spargel mit Soße) oder im Ofen überbacken, ist er zu vielen Gerichten passend.

Die Artischocke

entgiftet die Leber

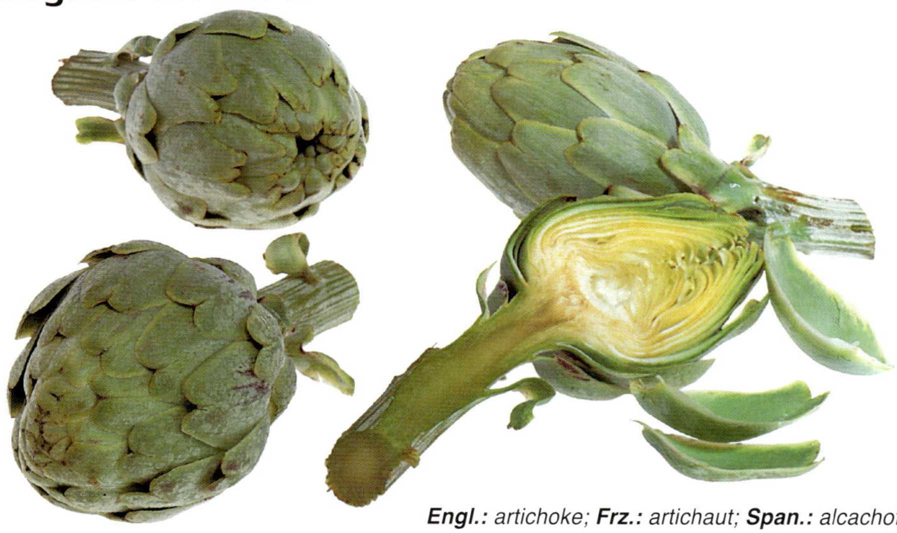

***Engl.:** artichoke; **Frz.:** artichaut; **Span.:** alcachofa.*

***Beschreibung:** Unreife Blüte bzw. Blütenkörbchen der Artischocke (Cynara scolymus L.), einer Pflanze aus der Familie der Korbblütler (Compositae), die bis zu zwei Meter hoch werden kann.*

ARTISCHOCKE
Inhaltsstoffe
je 100 g rohen, verzehrbaren Anteil

Energie	47,0 kcal = 196 kj
Eiweiß	3,27 g
Kohlenhydrate	5,11 g
Ballaststoffe	5,40 g
Vitamin A	18,0 µg RÄ
Vitamin B_1	0,072 mg
Vitamin B_2	0,066 mg
Niacin	1,05 mg NÄ
Vitamin B_6	0,116 mg
Folsäure	68,0 µg
Vitamin B_{12}	—
Vitamin C	11,7 mg
Vitamin E	0,190 mg α-TÄ
Kalzium	44,0 mg
Phosphor	90,0 mg
Magnesium	60,0 mg
Eisen	1,28 mg
Kalium	370 mg
Zink	0,490 mg
Gesamtfett	*0,150 g*
Gesättigtes Fett	*0,035 g*
Cholesterin	—
Natrium	*94,0 mg*

1% 2% 4% 10% 20% 40% 100%

% des täglichen Bedarfs,
den 100 g dieses Nahrungsmittels decken

Eigenschaften und Anwendung: Die Artischocke ist beinahe ***fettfrei,*** während der Gehalt an ***Kohlenhydraten*** (5,11 %) und ***Eiweiß*** (3,27 %) bedeutend ist. Am bemerkenswertesten sind jedoch einige Substanzen, die in geringsten Mengen vorkommen und doch eine große Wirkung zeigen. Das sind:

✓ ***Cynarin:*** Diese 1,5-Dicaffeoylchinasäure wirkt auf die Leberzellen und fördert die Gallenbildung. Sie beeinflusst die Nierenzellen und steigert die Urinabsonderung.

✓ ***Cynarosid:*** Dieses Flavonoid (Glycosidderivat des Luteolin) hat entzündungshemmende Eigenschaften.

✓ ***Cynaropikrin:*** Diese aromatische Substanz ist für den bitteren Geschmack verantwortlich.

✓ ***Organische Säuren:*** Unter anderem sind dies Apfel-, Milch-, Zitronen-, Glykol- und Glyzerinsäure. Obwohl ihre Wirkung noch nicht genau erforscht ist, nimmt man an, dass sie die Wirkung von Cynarin und Cynarosid wesentlich verstärken.

✓ ***Sterine:*** Beta-Sitosterin und Stigmasterin. In ihrer chemischen Struktur sind diese pflanzlichen Substanzen dem Cholesterin ähnlich. Sie *begrenzen* interessanterweise die Absorption von Cholesterin im Darm.

Die Artischocke ist für Gesunde und Kranke ein bekömmliches Gemüse. Durch ihre Inhaltsstoffe wird sie zu einem wahren medizinischen Nahrungsmittel, wenn folgende Leiden vorliegen:

• **Leberbeschwerden:** Cynarin, unterstützt durch die anderen Inhaltsstoffe der Artischocke, verstärkt die Gallensekretion (choleretischer Effekt). Während die Leber normalerweise etwa 800 ml Gallenflüssigkeit absondert, kann diese Menge nach dem Verzehr von einem halben Kilo Artischocken auf 1,2 l (1.200 ml) ansteigen.

• **Gallenbeschwerden:** Cynarin erleichtert durch seine gering gallentreibende (cholagoge) Wirkung die Entleerung der Gallenblase. Deshalb helfen Artischocken bei einer durch Gallensteine verursachten Gallendyspepsie oder bei einer allgemein schwachen Funktion der Gallenblase.

Zubereitung und Anwendung

❶ **Roh:** Die zarten Artischockenherzen können als Salat, mit Zitrone und Öl angerichtet, gegessen werden. So bleiben alle Vitamine und Wirkstoffe erhalten.

❷ **Gebraten oder gebacken:** Wenn die Artischocken auf dem Grill oder im Ofen zubereitet werden, sollen die Spitzen der äußeren Blätter nicht entfernt werden, um Flüssigkeitsverluste zu vermeiden.

❸ **Gegart:** Am besten werden Artischocken in einem Einsatz gedämpft. So bleiben alle Mineralstoffe und Spurenelemente erhalten. Wenn sie gekocht werden, sollte das Kochwasser weiterverwendet werden, z. B. für Suppe oder Brühe.

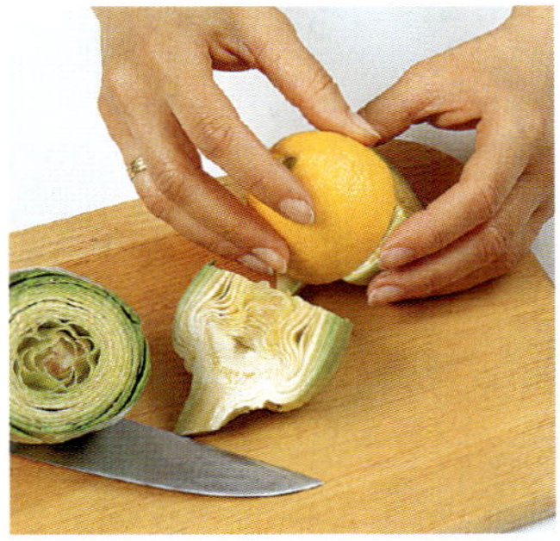

Die aufgeschnittenen Artischocken verfärben sich nicht, wenn die Schnittflächen mit Zitronensaft beträufelt oder mit einer halben Zitrone abgerieben werden.

Die nach dem Verzehr von Artischocken abgesonderte Gallenflüssigkeit ist dünner und entlastet so die Leber. Deshalb unterstützt sie die entgiftende Funktion dieses Organs, das mit der Gallenflüssigkeit viele der fremden und giftigen Substanzen ausscheidet, die im Blut zirkulieren (z. B. Medikamente, Zusätze und andere chemische Substanzen).

Verdauungsprobleme nach dem Genuss fettreicher Nahrung verringern sich nach einer Artischockenkur spürbar (drei bis vier Tage lang je 500 g Artischocken essen).

• **Nierenleiden:** Cynarin und die Begleitstoffe, die in der Artischocke vorkommen, erhöhen die Urinmenge, aber – noch wichtiger – auch die Harnstoffkonzentration im Urin.

• **Hoher Cholesterinspiegel:** Artischocken verringern die Neigung des Cholesterins, sich an den Wänden der Arterien abzulagern,[1] was zur Arteriosklerose führt.

• **Diabetes:** Cynarin und die Begleitstoffe normalisieren den Blutzuckerspiegel.

• **Hautkrankheiten:** Es ist eine bewiesene Tatsache, dass entzündliche Hautkrankheiten wie Ekzeme und allergische Ausschläge verschwinden oder sich bessern, wenn die Entgiftungsfunktionen der Leber angeregt werden. Der reichliche Genuss von Artischocken kann erstaunliche Auswirkungen auf chronische Hautleiden zeigen.

Der Rettich

fördert die Bildung von Gallenflüssigkeit

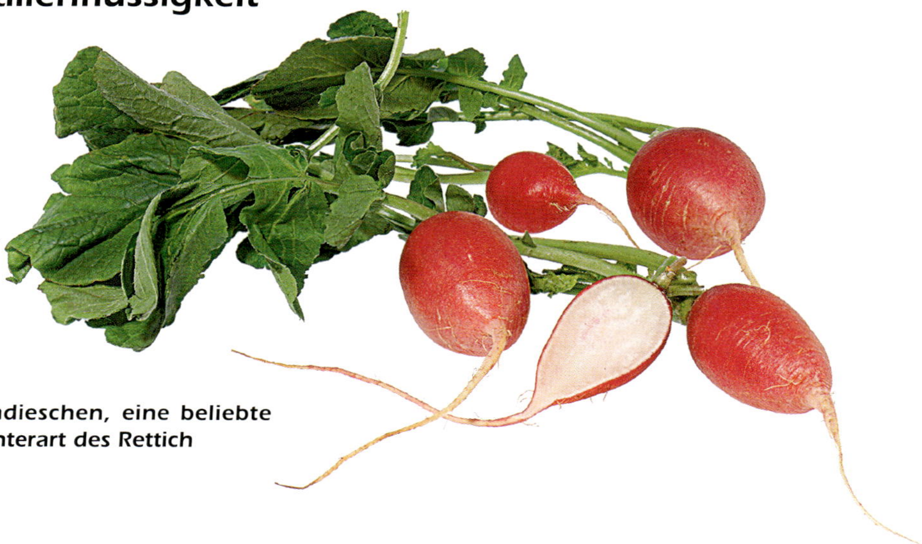

Radieschen, eine beliebte Unterart des Rettich

RETTICH
Inhaltsstoffe
je 100 g rohen, verzehrbaren Anteil

Energie	**17,0 kcal = 69,0 kj**
Eiweiß	**0,600 g**
Kohlenhydrate	**1,99 g**
Ballaststoffe	**1,60 g**
Vitamin A	**1,00 µg RÄ**
Vitamin B1	**0,005 mg**
Vitamin B2	**0,045 mg**
Niacin	**0,367 mg NÄ**
Vitamin B6	**0,071 mg**
Folsäure	**27,0 µg**
Vitamin B12	**—**
Vitamin C	**22,8 mg**
Vitamin E	**0,001 mg α-TÄ**
Kalzium	**21,0 mg**
Phosphor	**18,0 mg**
Magnesium	**9,00 mg**
Eisen	**0,290 mg**
Kalium	**232 mg**
Zink	**0,300 mg**
Gesamtfett	***0,540 g***
Gesättigtes Fett	***0,030 g***
Cholesterin	**—**
Natrium	***24,0 mg***

1% 2% 4% 10% 20% 40% 100%

% des täglichen Bedarfs,
den 100 g dieses Nahrungsmittels decken

Verwandte Art: *Orientalischer Rettich*

Deutsche Synonyme: *Radi, Radieschen.*

Englisch: *radish;* ***Französisch:*** *radis cultivé;*
Spanisch: *rábano, rabanete.*

Beschreibung: *Wurzel der Rettichpflanze (Raphanus sativus L.), einer krautartigen Pflanze aus der Familie der Kreuzblütler (Brassicaceae), die bis zu einem Meter hoch wird. Die Wurzel ist kugel-, kegel- oder zylinderförmig und meistens weiß. Es gibt jedoch auch äußerlich roten oder schwarzen Rettich. Die beliebten Radieschen sind eine Unterart des Rettichs.*

Schon die alten Römer verbreiteten den Rettich in ganz Europa. Aber am meisten geschätzt wird er im Fernen Osten: Während z. B. die Deutschen nur 250 g Rettich pro Person und Jahr essen, verzehren die Japaner bis zu 13 Kilo und die Koreaner gar bis zu 30 Kilo jährlich.[2]

Die Leber ist ein großes Filterorgan, das körperfremde Giftstoffe neutralisiert. Dazu gehören u. a. Äthylalkohol, Pestizide und die meisten Medikamente.

Obwohl die Leber in der Lage ist, diese giftigen Substanzen unschädlich zu machen, kann das Organ bei andauernder Belastung krank werden. Für die Gesundheit der Leber ist es am besten, diese Gifte zu meiden.

Obst (wie Weintrauben) und Gemüse (wie Artischocken und Zwiebeln) unterstützen die entgiftende Funktion der Leber.

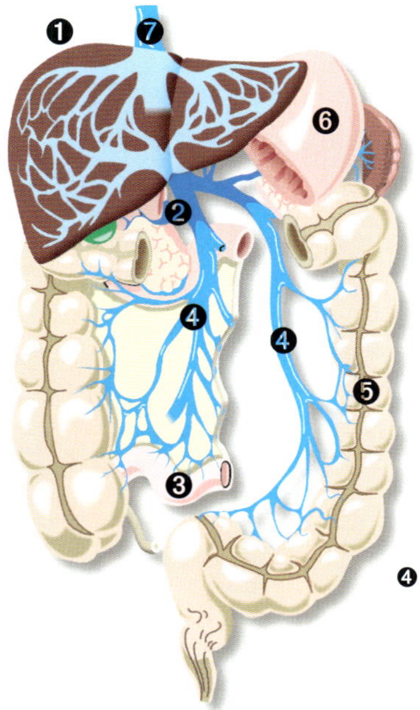

❶ *Leber*
❷ *Pfortader*
❸ *Dünndarm*
❹ *Pfortadersystem*
❺ *Dickdarm*
❻ *Magen*
❼ *Hohlvene*

EIGENSCHAFTEN UND ANWENDUNG: Der Rettich besteht zu fast 95 % aus Wasser. Er enthält kaum Eiweiß (0,6 %), Fett (0,54 %) und Kohlenhydrate (1,99 %). Er liefert kaum Provitamin A oder B-Vitamine, dafür aber reichlich ***Folsäure*** (27 µg/100 g). Vitamin E fehlt, dafür findet sich ***Vitamin C*** (22,8 mg/100 g). Rettich enthält nur wenig Mineralstoffe außer ***Kalium.*** Der Energiegehalt ist dementsprechend niedrig: 17 kcal/100 g.

Alle Rettichsorten besitzen eine ***schwefelhaltige Substanz,*** die für den scharfen Geschmack sorgt und choleretisch (gallenflüssigkeitsbildend), cholagog (gallenblasenentleerend), verdauungsfördernd, antibiotisch und schleimlösend wirkt. Die Anwendungsgebiete sind:

- **Leber- und Gallenbeschwerden.**
- **Funktionelle Verdauungsstörungen** (langsame oder zu schwache Verdauung) durch die appetitanregende und kräftigende Wirkung.
- **Entzündung der Nasennebenhöhlen** (Sinusitis) und **Bronchien** (Bronchitis).
- **Vorbeugung gegen Krebs:** Chinesischer und möglicherweise auch gewöhnlicher Rettich bremsen krebsauslösende Zellveränderungen.[3]

Zubereitung und Anwendung

❶ **Roh:** Der scharfe Geschmack ist appetitanregend und verdauungsfördernd. Radieschen bereichern jeden Salat.

❷ **Konserviert:** In den asiatischen Ländern wird Rettich häufig in Essig eingelegt oder mit anderen Zutaten vergoren. In dieser Form verliert er jedoch seine Vitamine und Wirkstoffe fast vollständig.

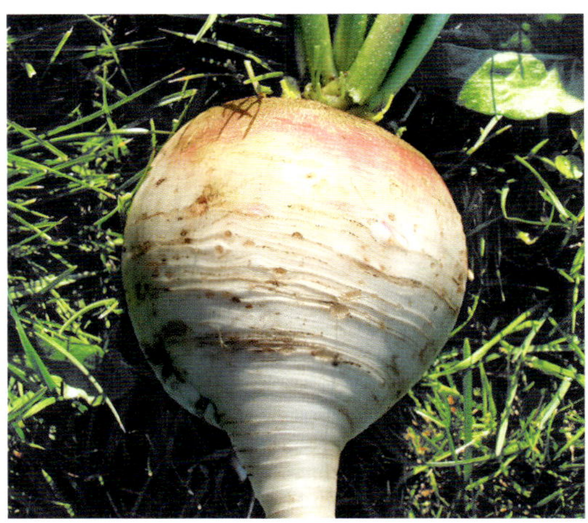

10

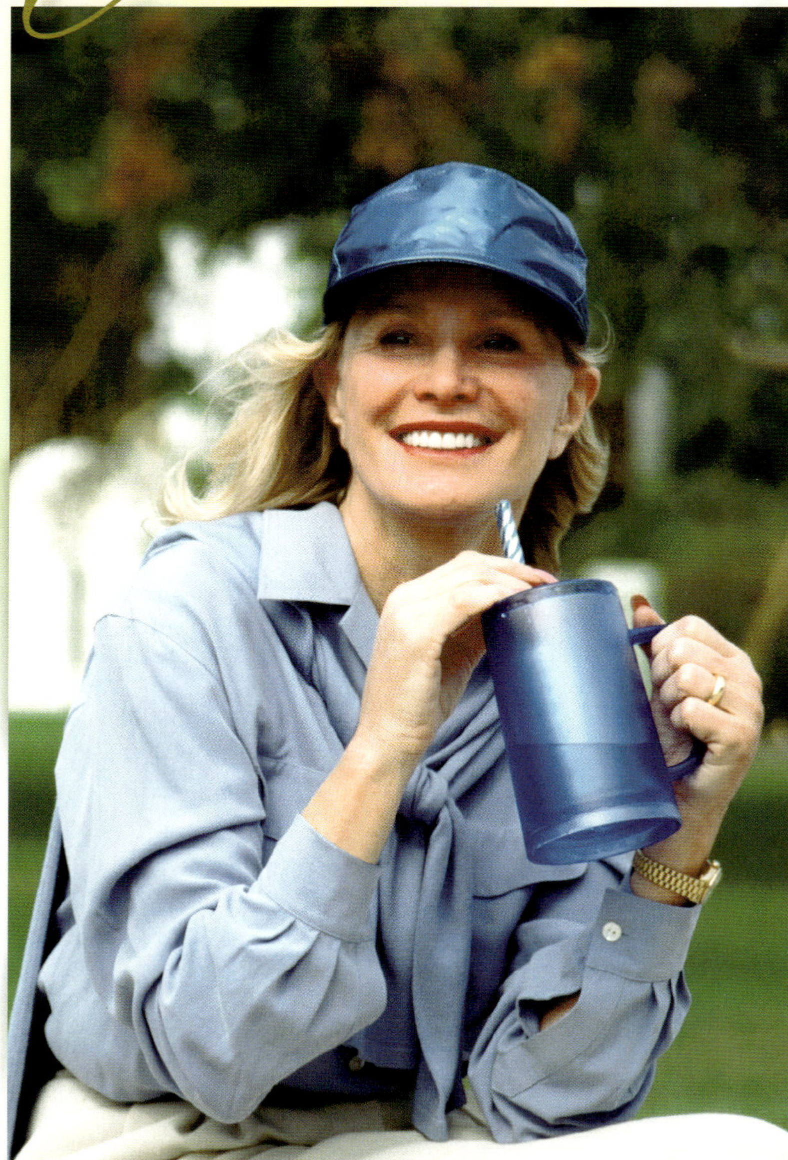

Nahrungsmittel für den Magen

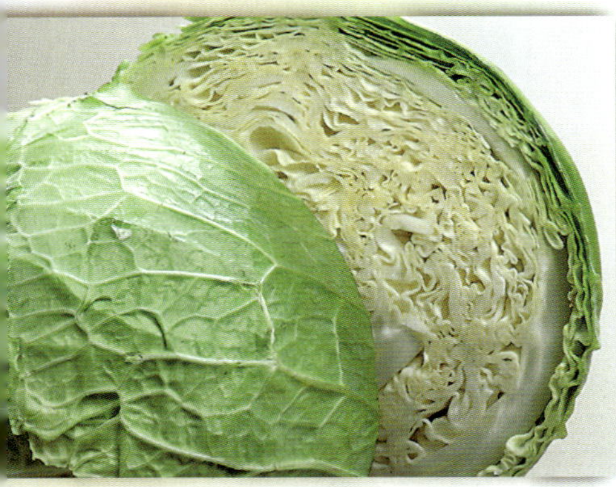

Schon wenige Tropfen Salzsäure können jedes Gewebe im menschlichen Körper zerstören, äußerst starke Schmerzen verursachen und alle Zellen töten, mit denen sie in Kontakt kommen. Die Magenschleimhaut, die den Magen innen auskleidet, ist trotzdem in der Lage, das ganze Leben lang den Angriffen der Salzsäure zu trotzen, ohne Schaden zu nehmen.

Zusammen mit dem Enzym Pepsin dient die Salzsäure dazu, den Verdauungsprozess – vor allem für Eiweiß – einzuleiten.

Wie schützt sich der Magen vor der starken Säure, die er bildet?

Eine richtige Schutzschicht, die so genannte Schleimhautbarriere, die vor allem aus Schleim besteht und die Innenfläche des Magens auskleidet, sorgt für das Wohlergehen dieses wichtigen Organs.

Magenschleimhautentzündung (Gastritis) und Zwölffingerdarmgeschwür sind die häufigsten Folgen, wenn die Schleimhautschranke des Magens verändert wird.

DYSPEPSIE (REIZMAGEN)

Beschreibung

Es handelt sich um Störungen, welche die Verdauung schmerzhaft und schwierig machen. Man bezeichnet sie auch als Verdauungsbeschwerden.

Symptome

Sie äußern sich mit Aufstoßen, Völlegefühl des Magens, Unwohlsein oder Magendruck und Übersäuerung des Magens.

Ursachen

In einigen Fällen hat die Dyspepsie organische Ursachen und kann sogar das erste Symptom einer schweren Krankheit sein. Meistens ist sie allerdings funktionell bedingt, durch falsche Ernährung oder schlechte Gewohnheiten. Diese Ursachen müssen beseitigt werden, um die Krankheit zu überwinden. Wenn das versäumt wird, können sich Magenschleimhautentzündung und Magengeschwüre entwickeln.

Folgende Faktoren können Dyspepsie hervorrufen oder verschlimmern:

- **Ungenügendes Kauen** und zu hastiges Essen
- **Unregelmäßige Essenszeiten**
- **Stress** oder nervöse Anspannung
- **Frittierte Nahrungsmittel, Konserven** und **in Essig eingelegtes Gemüse** im Übermaß genossen
- **Übermäßiger Fettverzehr** aus Nahrungsmitteln, die oft Verdauungsunverträglichkeiten hervorrufen, wie z. B. Milch.
- **Flüssigkeitsüberschuss,** vor allem an kohlensäurehaltigen Erfrischungsgetränken und Bier

vermehrt konsumieren	**reduzieren oder meiden**
Keimlinge	Frittiertes
Vollkorn	scharfe Gewürze
Salate	Alkohol
Kürbis	Kaffee
Papaya	Essig
Knollenfenchel	zuckerhaltige Getränke
Malzgetränk	Fett insgesamt
	Meeresfrüchte
	Schokolade
	Milch

Kohlensäurehaltige Süssgetränke meiden!

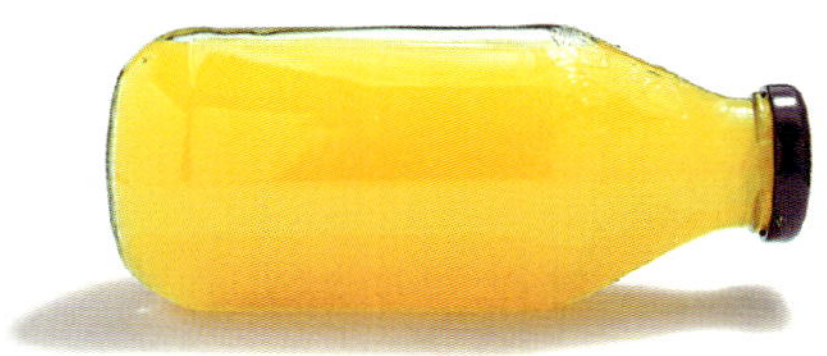

GASTRITIS (MAGENSCHLEIMHAUTENTZÜNDUNG)

Beschreibung und Ursachen

Gastritis ist eine **Entzündung der Magenschleimhaut,** die meist durch falsche Ernährung oder durch folgende Genussmittel oder Arzneien ausgelöst wird:

- **Alkoholische Getränke** und **Kaffee**
- Bestimmte **Medikamente,** insbesondere entzündungshemmende Mittel wie z. B. Aspirin
- **Zu heiße Nahrungsmittel** oder Getränke (z. B. Tee) **oder zu kalte** (wie Bier und Eiscreme)
- **Tabakkonsum:** Im Rauch werden Nikotin und Teer frei, die über den Speichel aufgenommen werden und in den Magen gelangen, wo sie Gastritis auslösen.

Ernährung

Die Behandlung von Gastritis erfordert eine weiche, milde Nahrung, welche die Magenschleimhaut nicht reizt. Es ist notwendig, alles zu vermeiden, was die Schleimhaut beeinträchtigen könnte, wie Tabak oder nervöse Anspannung.

Medikamente

Magensäurebindende Medikamente, die meist verschrieben werden, helfen nicht, wenn die Essgewohnheiten und die Lebensweise nicht verändert werden.

vermehrt konsumieren	**reduzieren oder meiden**
Kartoffel	Bier
Hafer	Alkohol
Reis	anregende Getränke
Karotte	Kaffee
Avocado	zuckerhaltige Getränke
Kürbis	scharfe Gewürze
Sauerkraut	Meeresfrüchte
Cherimoya	Fleisch
Apfel	raffinierten Zucker
Tapioka	Eiscreme
	Zitrusfrüchte

Haferflocken

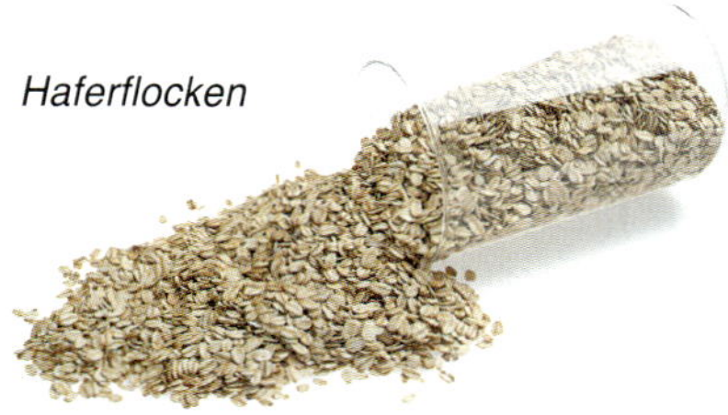

Hafer enthält einen Schleimstoff, der die Schleimhaut des Magens geschmeidig macht und sie schützt. Deshalb wird er bei Gastritis empfohlen.

ZWÖLFFINGERDARMGESCHWÜR

Beschreibung

Hierbei handelt es sich um eine Entzündung der Schleimhäute, die das Innere des Magens und den Anfang des Zwölffingerdarms auskleiden.

Ursachen

Die Ursachen sind vielfältig, meist jedoch die folgenden:

- **Überschuss an Magensäure**
- **Reizstoffe** (Gewürze, Alkohol, Kaffee, kohlensäurehaltige Getränke, Aspirin, Tabak ...)
- Bestimmte **Mikroorganismen** wie Helicobacter pylori, die Gastritis sowie Magen- und Zwölffingerdarmgeschwüre verursachen.
- **Stress** oder nervöse Anspannung, durch die sich die Gefäße verengen, sodass die Magenschleimhaut nicht genügend durchblutet wird und damit angegriffen werden kann.

Behandlung

Vor kurzem hat sich herausgestellt, dass einige Ratschläge, die früher bei Geschwüren gegeben wurden, unwirksam sind.[1] Zum Beispiel:

- «Reichlicher Milchgenuss hilft Geschwüre heilen.» – Heute weiß man, dass Milch die Magensäureproduktion steigern kann.
- «Lieber oft und wenig essen.» – Das lässt den Magen nicht zur Ruhe kommen, steigert die Produktion von Magensäure und verschlimmert Geschwüre. Drei Mahlzeiten täglich sind verträglicher als fünf oder sechs.
- «Rohkost und Ballaststoffe sollten gemieden werden.» – Wenn sie gut gekaut werden, schützen sie in Wirklichkeit vor Geschwüren.

vermehrt konsumieren	**reduzieren oder meiden**
Kohl	Alkohol
Kartoffel	Kaffee
Hafer	scharfe Gewürze
Cherimoya	Meeresfrüchte
Tapioka	Fleisch
Pflanzenöle	Milch
Honig	raffinierten Zucker
Ballaststoffe	Ananas
Vitamin A	
Vitamin C	

Kartoffeln binden Magensäure und haben eine beruhigende Wirkung, weshalb sie bei Zwölffingerdarmgeschwüren sehr zu empfehlen sind.

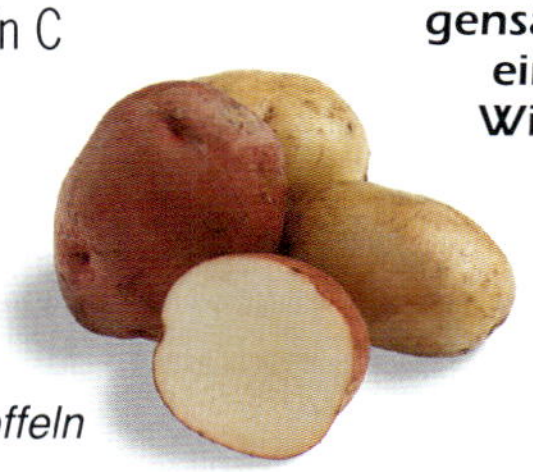

Kartoffeln

ZWERCHFELLHERNIE (ZWERCHFELLBRUCH)

Beschreibung

Bei dieser Erkrankung kommt es zu einer Verlagerung von Baucheingeweiden in den Brustraum. Dies ist möglich, wenn das Gewebe des Zwerchfells gewisse Schwachstellen aufweist, z. B. neben der Speiseröhre.

Diese anatomische Veränderung macht es dem Schließmuskel am Mageneingang schwer, den Rückfluss des Mageninhalts in die Speiseröhre zu verhindern.

Symptome

Am häufigsten äußert sich eine Zwerchfellhernie durch den Rückfluss **(Reflux)** des Mageninhalts in die Speiseröhre. Dabei greift die Magensäure die Speiseröhre an und erzeugt das typische Brennen, das als **Sodbrennen** oder **Pyrosis** bekannt ist.

Ernährung

Die diätetische Behandlung einer Zwerchfellhernie besteht vor allem darin, manches zu vermeiden:

- Nahrungsmittel, die den Schließmuskel der Speiseröhre noch mehr entspannen.
- Nahrungsmittel, die die Produktion von Magensäure anregen.

Lebensstil

Eine gute Körperhaltung, die dem Druck im oberen Bauchraum entgegenwirkt, und der Verzicht auf Tabak helfen, den Fortschritt der Hernie aufzuhalten, damit sich die Speiseröhre nicht weiter entzündet.

vermehrt konsumieren	**reduzieren oder meiden**
Kartoffel	Alkohol
Karotte	Wein
Granatapfel	Kaffee
Algen (siehe S. 23)	scharfe Gewürze
	Schokolade
	Fett insgesamt
	Milch

Granatäpfel

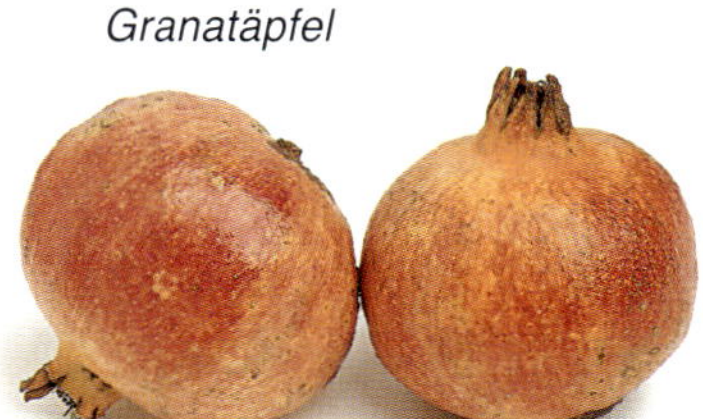

Granatapfelsaft verringert die Magensäureproduktion und verhindert den Säurerückfluss in die Speiseröhre.

Die Ananas

liefert Enzyme für die Eiweißverdauung

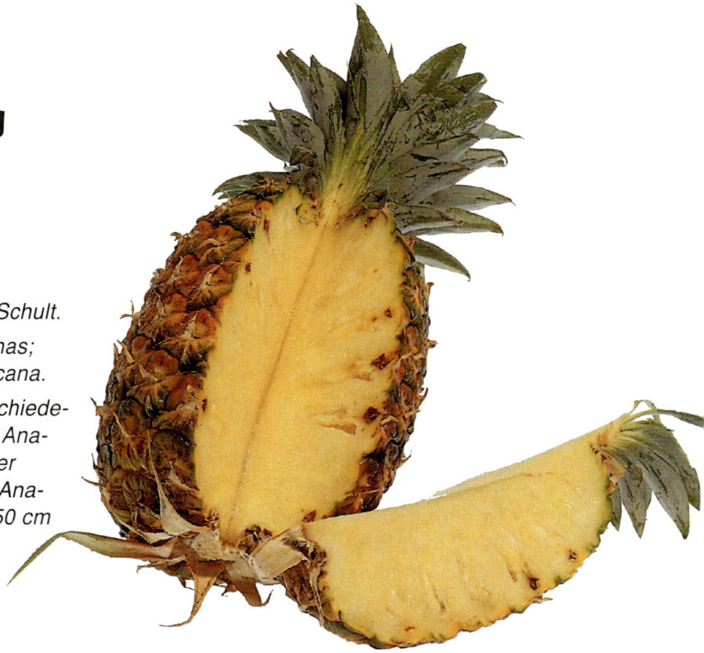

Wissensch. Synonym: *Ananas sativus Schult.*

Englisch: *pineapple;* ***Französisch:*** *ananas;* ***Span.:*** *ananás, piña tropical, piña americana.*

Beschreibung: *Frucht (Verbindung verschiedener Blüten um eine fleischige Achse) der Ananaspflanze (Ananas comosus Merr.), einer krautartigen Pflanze aus der Familie der Ananasgewächse (Bromeliaceae), die etwa 50 cm hoch wird.*

ANANAS
Inhaltsstoffe
je 100 g rohen, verzehrbaren Anteil

Energie	49,0 kcal = 207 kj
Eiweiß	0,390 g
Kohlenhydrate	11,2 g
Ballaststoffe	1,20 g
Vitamin A	2,00 µg RÄ
Vitamin B1	0,092 mg
Vitamin B2	0,036 mg
Niacin	0,503 mg NÄ
Vitamin B6	0,087 mg
Folsäure	10,6 µg
Vitamin B12	—
Vitamin C	15,4 mg
Vitamin E	0,100 mg α-TÄ
Kalzium	7,00 mg
Phosphor	7,00 mg
Magnesium	14,0 mg
Eisen	0,370 mg
Kalium	113 mg
Zink	0,080 mg
Gesamtfett	*0,430 g*
Gesättigtes Fett	*0,032 g*
Cholesterin	—
Natrium	*1,00 mg*

1% 2% 4% 10% 20% 40% 100%

% des täglichen Bedarfs,
den 100 g dieses Nahrungsmittels decken

Die Geschichte erzählt, dass die Eingeborenen auf der Antilleninsel Guadeloupe 1493 Christoph Kolumbus eine Ananas anboten, der sie für eine Artischockensorte hielt. Er nahm die Pflanze nach Spanien mit, von wo sie sich nach Asien und Afrika ausbreitete. Im 19. Jahrhundert begann man, sie auf Hawaii anzubauen, und dort liegt heute noch eines der Hauptanbaugebiete.

EIGENSCHAFTEN UND ANWENDUNG: An der Staude gereifte Ananas enthalten 11 % ***Kohlenhydrate***, die vor allem aus Zuckern bestehen. Fett- und Eiweißgehalt sind minimal.

Die vorherrschenden ***Vitamine*** der Ananas sind die Vitamine C, B1 und B6. Sie liefert auch reichlich Folsäure. Von den ***Mineralstoffen*** sind Mangan (1,65 mg /100 g) sowie Kupfer, Kalium, Magnesium und Eisen erwähnenswert.

Der Heilwert der Ananas wird durch die folgenden bioaktiven Substanzen bestimmt:

✓ ***Zitronen- und Apfelsäure:*** Sie sind für den sauren Geschmack verantwortlich und steigern die Wirksamkeit von Vitamin C.

✓ ***Bromelin,*** ein Enzym, wirkt im Verdauungstrakt, indem es Eiweiß spaltet und so die Verdauung auf ähnliche Weise ermöglicht wie das körpereigene Enzym Pepsin.

Die Ananas ist eine nahrhafte und wohlschmeckende Frucht voller Mineralstoffe und Vitamine. Manche essen sie zum Dessert, um die Verdauung anderer Nahrungsmittel zu erleichtern. Andere verwenden sie als Appetitanreger, vor allem, wenn der Magen geschwächt ist.

Der Genuss der Ananas wird besonders bei folgenden Erkrankungen empfohlen:

- **Magensäuremangel,** der sich durch langsame Verdauung und ein Völlegefühl im Magen äußert.
- **Gastroptose** (Magensenkung), die durch die Unfähigkeit des Magens verursacht wird, seinen Inhalt zu entleeren (Magenatonie).

In beiden Fällen müssen die Ananas frisch (nicht aus der Konserve) und gut gereift vor oder nach dem Essen verzehrt werden.

- **Übergewicht:** Rohe, frische Ananas oder frisch gepresster Ananassaft, vor den Mahlzeiten genossen, dämpfen das Hungergefühl und ergänzen Abmagerungskuren effektiv. Sie wirken auch leicht harntreibend.
- **Sterilität (Unfruchtbarkeit):** Ananas enthält sehr viel Mangan, ein Spurenelement, das aktiv bei der Produktion von weiblichen wie männlichen Keimzellen mitwirkt. Deshalb ist der reichliche Genuss dieser Tropenfrucht allen Männern und Frauen zu empfehlen, die unter Unfruchtbarkeit wegen unzureichender Spermien- bzw. Eizellenbildung leiden.
- **Magenkrebs:** Untersuchungen belegen,[2] dass die Ananas die Bildung von Nitrosaminen hemmt. Diese Krebserreger werden im Magen als Folge einer chemischen Reaktion zwischen Nitriten und gewissen, in Nahrungsmitteln enthaltenen Eiweißen gebildet.

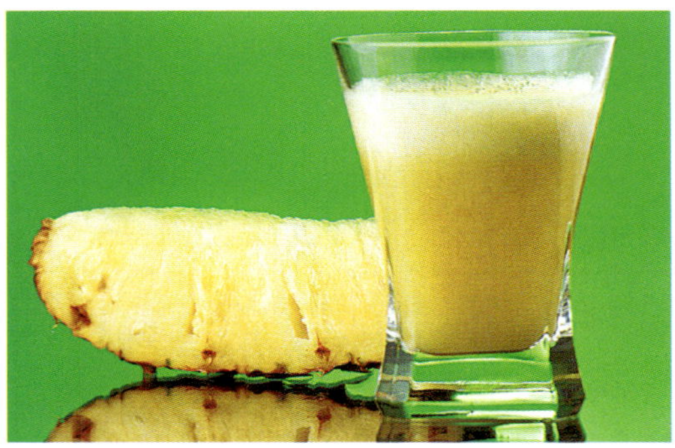

Zubereitung und Anwendung

❶ **Frisch:** Als Nachtisch wie als Aperitiv fördert die rohe Ananas die Verdauung.

❷ **Frischsaft:** Wegen des hohen Säuregehalts muss der Saft schluckweise und langsam getrunken werden.

❸ **Konserviert:** Eingedoste Ananas enthalten noch die meisten Vitamine, Mineralien und Ballaststoffe, doch das Enzym Bromelin geht bei der Erwärmung verloren. So helfen sie kaum bei Verdauungsproblemen.

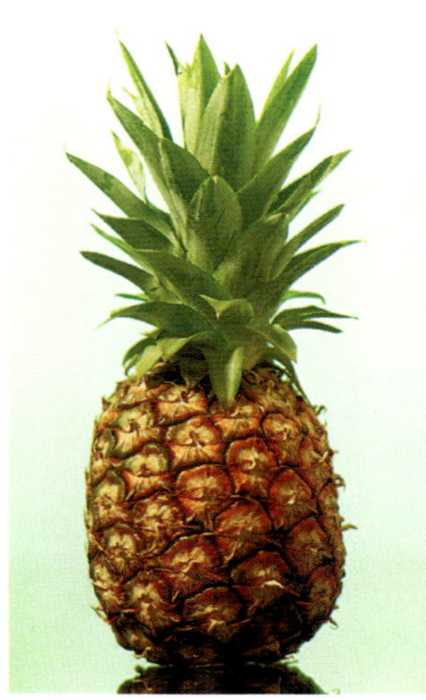

Die Ananas kann nur auf der Staude richtig ausreifen. Wenn sie zu früh geerntet wird, um den Transport zu erleichtern, schmeckt sie sauer und enthält nur wenige Wirkstoffe.

Der Kohl

heilt Magengeschwüre

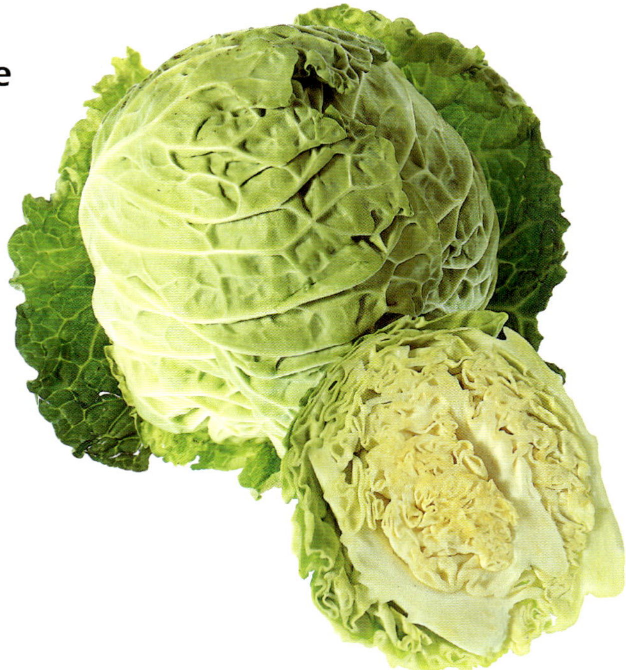

Ein Kohlkopf ist aus botanischer Sicht nur eine Ansammlung von Blättern. Die meisten Kohlarten bilden «Köpfe», aber einige wie Blumenkohl und Brokkoli sind Blütenstände (siehe die Seiten 154 und 72).

KOHL
Inhaltsstoffe
je 100 g rohen, verzehrbaren Anteil

Energie	25,0 kcal = 105 kj
Eiweiß	1,44 g
Kohlenhydrate	3,13 g
Ballaststoffe	2,30 g
Vitamin A	13,0 µg RÄ
Vitamin B_1	0,050 mg
Vitamin B_2	0,040 mg
Niacin	0,550 mg NÄ
Vitamin B_6	0,096 mg
Folsäure	43,0 µg
Vitamin B_{12}	—
Vitamin C	32,2 mg
Vitamin E	0,105 mg α-TÄ
Kalzium	47,0 mg
Phosphor	23,0 mg
Magnesium	15,0 mg
Eisen	0,590 mg
Kalium	246 mg
Zink	0,180 mg
Gesamtfett	*0,270 g*
Gesättigtes Fett	*0,033 g*
Cholesterin	—
Natrium	*18,0 mg*

1% 2% 4% 10% 20% 40% 100%

% des täglichen Bedarfs,
den 100 g dieses Nahrungsmittels decken

Beschreibung: *Blätter verschiedener Unterarten der Art Brassica oleracea L., zwei- oder mehrjähriger Pflanzen aus der Familie der Kreuzblütler (Brassicaceae).*

Alle Unterarten stammen vom wilden Kohl ab, der noch immer an den Atlantikküsten Englands und Frankreichs zu finden ist.

Je nachdem, in welchem Pflanzenteil sich die Wachstumsenergie konzentriert, ergeben sich die verschiedenen **Kohlsorten:**

- In den **Blättern:** Grünkohl, Weißkohl (Weißkraut), Rotkohl, Wirsing
- In den **Blütenständen:** Blumenkohl, Brokkoli
- Im **unteren Sproßteil (Knolle):** Kohlrabi
- In den **Blattknospen:** Rosenkohl

Schon in der Antike genossen Griechen und Römer Kohl. Die Griechen schätzten ihn nicht nur als Nahrungsmittel, sondern vor allem wegen seiner medizinischen Eigenschaften. Hippokrates, Galen und Dioskurides priesen die Heilkraft des Kohls. Cato der Ältere, ein römischer Philosoph aus dem zweiten Jahrhundert vor Christus, erklärte: «Wenn die Römer mehr als sechs Jahrhunderte ohne Ärzte ausgekommen sind, ist dies dem Kohl zu verdanken.»

Im Lauf der Geschichte wurde Kohl zu einem «Arme-Leute-Essen». Diese verächtliche Meinung änderte sich, als vor einigen Jahrzehnten seine stark antikarzinogene Wirkung entdeckt wurde: Kohl enthält Substanzen, welche die Entstehung bösartiger Tumore verhindern und ihr Wachstum aufhalten.

Zusätzlich zu dieser krebswidrigen Wirkung hat Kohl noch weitere ernährungsphysiologische und medizinische Eigenschaften, die nachfolgend ausgeführt werden.

EIGENSCHAFTEN UND ANWENDUNG: Kohlblätter enthalten viele Nährstoffe:

✓ ***Eiweiß:*** Der Gehalt schwankt zwischen 3,38 % in Kohlsprossen und 1,39 % in Rotkohl. Wie viele andere pflanzliche Eiweiße sind auch sie biologisch nicht hochwertig, weil die Aminosäuren nicht im benötigten Verhältnis vorhanden sind. Wenn sie jedoch mit anderen pflanzlichen Eiweißen wie jenen aus Getreide oder Hülsenfrüchten kombiniert werden, bilden sie biologisch hochwertiges Eiweiß.

✓ ***Fette*** in fast nicht nachweisbarer minimaler Menge. Die Kohlsprossen erreichen 0,3 %, die anderen Sorten schwanken zwischen 0,1 % und 0,2 % ihres Gewichts. Der Mangel an Fett macht Kohl zu einer idealen Speise für alle Herzkranken und Übergewichtigen.

Die Fette des Kohls wirken, obwohl sie nur in sehr geringen Mengen vorkommen, vorbeugend und heilend. Sie werden den ***sekundären Pflanzenstoffen*** zugeordnet und enthalten in ihrer Verbindung schwefelartige Substanzen.

✓ ***Kohlenhydrate:*** Die meisten Kohlsorten enthalten zwischen 3 % und 5 % Kohlenhydrate.

✓ ***Vitamine:*** Kohl enthält besonders viel Beta-Karotin (Provitamin A) und Vitamin C, dazu beträchtliche Mengen an den Vitaminen B, E und K.

✓ ***Mineralstoffe*** und ***Spurenelemente:*** Alle Kohlsorten enthalten viel Kalium und sehr wenig Natrium, was bei Bluthochdruck oder Flüssigkeitsansammlungen (Ödemen) wichtig ist. Außerdem finden sich beträchtliche Mengen an Kalzium, Phosphor, Eisen und Magnesium sowie Spurenelemente, von denen Schwefel am wichtigsten ist.

Zubereitung und Anwendung

❶ **Roh:** Junge Blätter, fein geschnitten und mit Zitronensaft und Olivenöl mariniert, ergeben einen köstlichen Salat.

❷ **Frischer Saft:** Er wird mit einem Entsafter gewonnen und vor jeder Mahlzeit auf nüchternen Magen 3 – 4 mal täglich getrunken (2 Esslöffel bis ein halbes Glas).

❸ **Gegart:** Kohl muss vorsichtig gegart werden, sonst verliert er wichtige Stoffe. Die schwefelhaltigen Wirkstoffe sind hitzeempfindlich und verschwinden rasch. Am besten ist vorsichtiges Dämpfen auf einem Einsatz.

Kohl verhindert Krebs

Viele Experimente wurden an Labor-Tieren (meistens Ratten) durchgeführt und belegten die antikarzinogenen Eigenschaften des Kohls und allgemein aller Pflanzen aus der Familie der Kreuzblütler.[3, 4, 5] *Sie haben bewiesen, dass Tiere, die mit Kohl gefüttert wurden, nicht einmal dann Tumore entwickelten, wenn sie starken Krebserregern wie Benzpyren (aus dem Tabakrauch) ausgesetzt waren.*[6, 7]

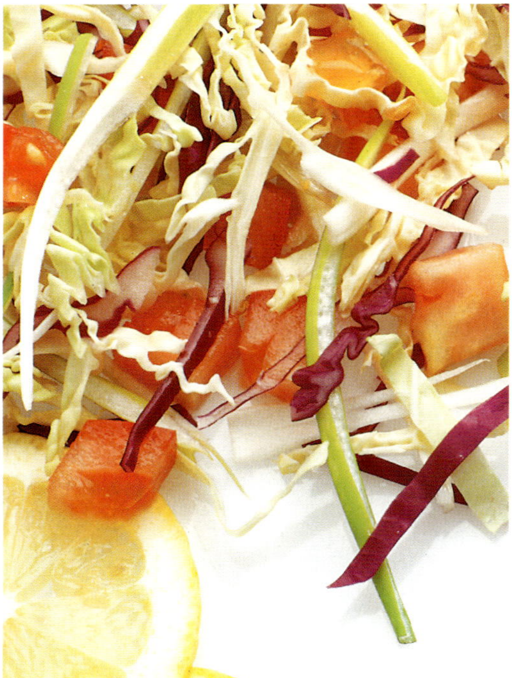

Um die blähende Wirkung des Kohls zu mildern, sollten die jungen, zarten Blätter verwendet werden. Sie werden fein geschnitten, schonend gegart und mit Öl, Zitrone und blähungshemmenden Kräutern wie Fenchel, Kümmel und Dill serviert. Kohl muss gut gekaut und eingespeichelt werden und sollte nicht zusammen mit anderen, zellulosereichen Lebensmitteln wie Vollkorngetreide oder Kleie verzehrt werden.

Kohl ist ein guter Kalziumlieferant, wegen der enthaltenen Menge (35 – 77 mg/100 g, halb so viel wie Milch) und wegen der guten Verwertbarkeit. Studien haben gezeigt, dass Kalzium aus Kohl leichter vom Körper aufgenommen wird als das der Milch.

✓ ***Ballaststoffe:*** Kohl ist reich an zelluloseartigen Ballaststoffen. Sie wirken abführend und regulierend auf die Darmpassage. Bei vielen Menschen erzeugen sie allerdings Blähungen durch die Bildung von Darmgasen.

✓ ***Sekundäre Pflanzenstoffe:*** Diese erst kürzlich entdeckten Substanzen kommen nur in Obst und Gemüse vor, und zwar in sehr geringen Mengen. Dennoch spielen sie im Körper eine wichtige Rolle.

Die wichtigste und am häufigsten untersuchte Wirkung der im Kohl enthaltenen sekundären Pflanzenstoffe ist die antikarzinogene. Die Substanzen haben aber womöglich noch andere medizinische Wirkungen, wie die Vorbeugung und Bekämpfung von Geschwüren oder Diabetes, sie könnten sogar antibiotisch wirken.

Vom ernährungswissenschaftlichen Standpunkt gesehen ist die Zusammensetzung des Kohls sehr vielfältig und attraktiv. In folgenden Fällen wirkt er wie eine Medizin:

• **Zwölffingerdarmgeschwür:** Die Heilkraft des Kohls, die seit langem genutzt wird, indem man Kohlblätter auf die Haut legt, ist wohlbekannt.[8]

Dr. Ernst Schneider beschreibt ein Experiment der Stanford University, das die Heilwirkung von Kohlsaft auf Gastritis und Zwölffingerdarmgeschwüre untersuchte.[9] Bei Patienten, die vier- bis fünfmal täglich ein Glas frischen Kohlsaft (200 – 250 ml) tranken, heilten die Geschwüre innerhalb von zwei Wochen ab. Bereits wenige Tage nach Beginn dieser Behandlung verschwanden die Magenschmerzen.

Weitere Experimente haben gezeigt, dass auch geringere Mengen (zwei Esslöffel bis zu einem halben Glas) ebenso wirksam sind **[❷]**.

• **Andere Magenbeschwerden:** Wenige Löffel Kohlsaft auf nüchternen Magen, zehn bis fünfzehn Minuten vor dem Essen eingenommen, reichen aus, um Magenentzündung wenige Tage nach Beginn der Behandlung zu heilen. Die typischen Symptome einer Verdauungsstörung (Völlegefühl, Magenschmerzen usw.) verschwinden.

• **Darmerkrankungen:** Kohl hat wegen seines Gehalts an Ballaststoffen eine mild abführende und regulierende Wirkung auf den Darmtrakt. So hilft er bei chronischer Verstopfung und Divertikulitis.

Die im Kohl vorhandenen schwefelhaltigen Substanzen wirken antibiotisch und helfen, die Darmflora nach Infektionen wieder aufzubauen. Frischer Kohlsaft **[❷]** (drei- bis viermal täglich ein halbes Glas) unterstützt die Behandlung von

Darmentzündungen, Darmgärung und Ungleichgewicht der Darmbakterien.

• **Darmparasiten:** Kohlsaft, auf nüchternen Magen getrunken, kann als Wurmmittel eingesetzt werden. An fünf aufeinander folgenden Tagen trinkt man jeden Morgen ein halbes Glas auf nüchternen Magen.

• **Herz-Kreislauf-Erkrankungen:** Kohl enthält generell viel Kalium und wenig Natrium. Letzteres verursacht hohen Blutdruck, weil es die Ansammlung von Wasser im Gewebe fördert.

Kohl wirkt sanft harntreibend und hilft allen, die an Herzkrankheiten, Bluthochdruck und Arteriosklerose (Verhärtung und Verengung der Arterien) leiden. Sein Gehalt an antioxidativen Vitaminen (A, C und E) trägt zur Wiederherstellung der Arterienwände bei.

• **Übergewicht:** Kohl enthält nur sehr wenige Kalorien (20 – 40 kcal/100 g, nur Rosenkohl hat 43 kcal/100 g). Dennoch erzeugt er ein anhaltendes Sättigungsgefühl. Aus diesem Grund und wegen des Gehalts an Vitaminen und Mineralstoffen sollten diverse Kohlsorten in jede Gewichtsreduktionsdiät eingeplant werden.

• **Osteoporose und Kalziummangel:** Der Gehalt an Kalzium ist beträchtlich (etwa die Hälfte von Milch). Außerdem wird dieses Kalzium vom Körper besonders gut aufgenommen. Deshalb sollten die Mitglieder der Kohlfamilie in Fällen von Osteoporose, bei Kalziummangel und immer, wenn ein erhöhter Bedarf an diesem Mineralstoff vorliegt, auf den Tisch kommen.

• **Diabetes:** Wegen des niedrigen Gehalts an Kohlenhydraten und der vielen Mineralstoffe und Vitamine wird Kohl von Diabetikern gut vertragen.

• **Skorbut (Vitamin-C-Mangel):** Der Vitamin-C-Gehalt von Kohl, der dem der Orangen nahe kommt (53 mg/100 g), hat dieses Gemüse als Heilmittel gegen Skorbut bekannt gemacht. In den nordeuropäischen Wintern war Kohl lange die einzige Vitamin-C-Quelle und ist auch heute noch ein wichtiger Bestandteil der Ernährung.

• **Krebs:** Viele Studien an Labor-Tieren belegen, dass regelmäßiger Kohlkonsum die Bildung von Tumoren verhindern kann (siehe die Info-Box auf Seite 183 und die zusätzlichen Informationen auf Seite 361).

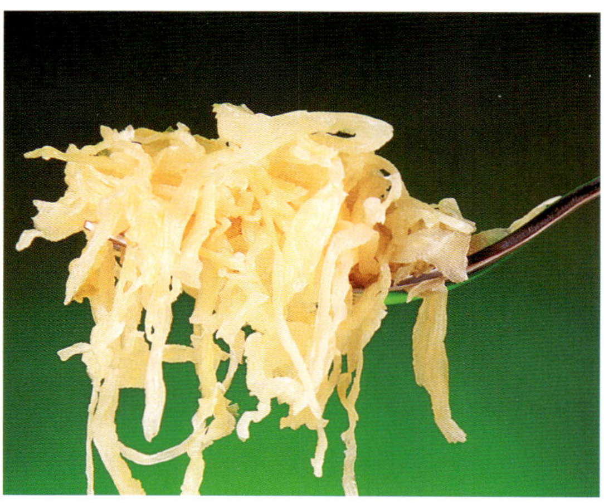

Sauerkraut ist ein wirksames Blutreinigungsmittel, das auf dem Speiseplan von Diabetikern und Übergewichtigen nicht fehlen sollte.

Es kann verschieden serviert werden:
▪ Roh: So bleiben alle Heilkräfte am besten erhalten. Man kann es mit Öl und Ananas- oder Apfelstückchen abschmecken.
▪ Gegart: Man schmort das Sauerkraut auf mittlerer Hitze 10 – 15 Minuten und serviert es mit Pellkartoffeln, Kartoffelpüree oder Sojaprodukten. Das ergibt gesunde und nahrhafte Mahlzeiten.

Die Kohl-Familie

Alle Kohlsorten gehören zur Familie der Kreuzblütler (Brassicaceae) und die meisten sind Unterarten der Art Brassica oleracea. Es gibt mehr als hundert verschiedene Kohlsorten, hier beschreiben wir nur die bekanntesten.

Der Grünkohl

Brassica oleracea L. var. *acephala*

Engl.: *collard;* **Frz.:** *chou commun;* **Span.:** *col común, berza.*

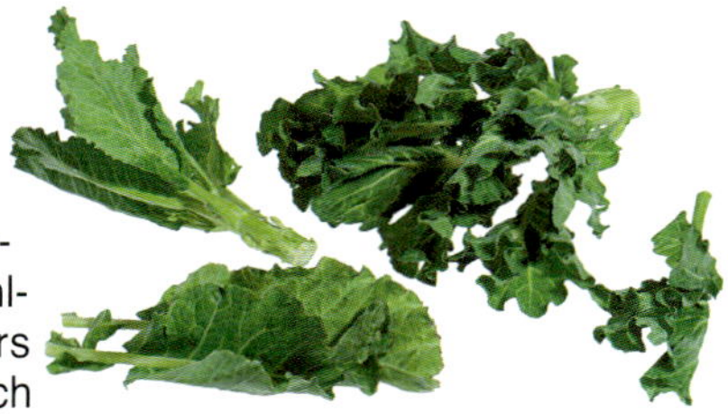

Der Grünkohl gehört zu den nährstoffreichsten Kohlsorten. Besonders reichlich finden sich Beta-Karotin (Provitamin A), Vitamin C und die Mineralstoffe Kalium, Kalzium und Mangan. Er bietet ebenfalls viel Chlorophyll und Ballaststoffe.

Der Geschmack ist intensiver als bei den Verwandten, und wegen des hohen Anteils an Zellulose sollte man die Blätter nicht roh verzehren. Es ist ratsam, die Blätter zu dünsten, zu kochen oder unter Dampf zu garen.

Der Weißkohl

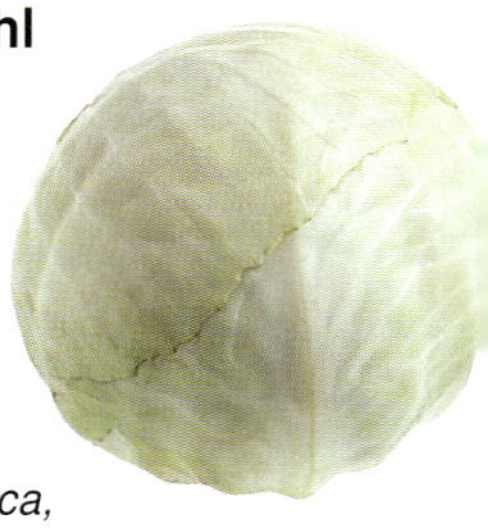

Brassica oleracea L. var. *capitata ssp. alba*

Engl.: *white cabbage;* **Frz.:** *chou pommé;* **Span.:** *col blanca, repollo [blanco].*

Die glatten, hellgrünen Blätter schmecken vorzüglich. Sie eignen sich gut für Kohlrouladen, viele Gerichte (auch als Sauerkraut) und fein geschnitten als Rohkost.

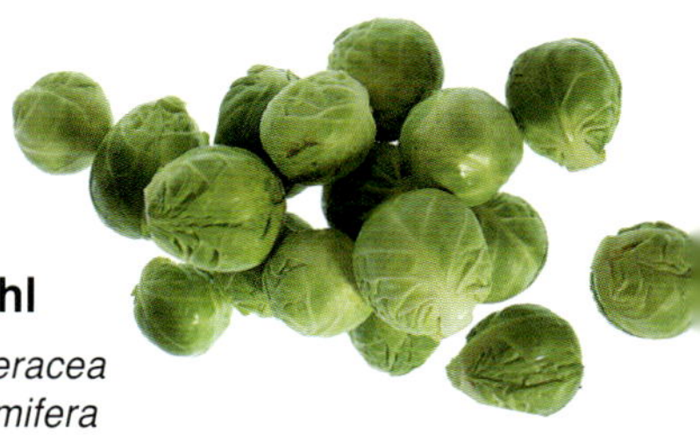

Der Brokkoli

(siehe S. 72)

Brassica oleracea L. var. *italica*

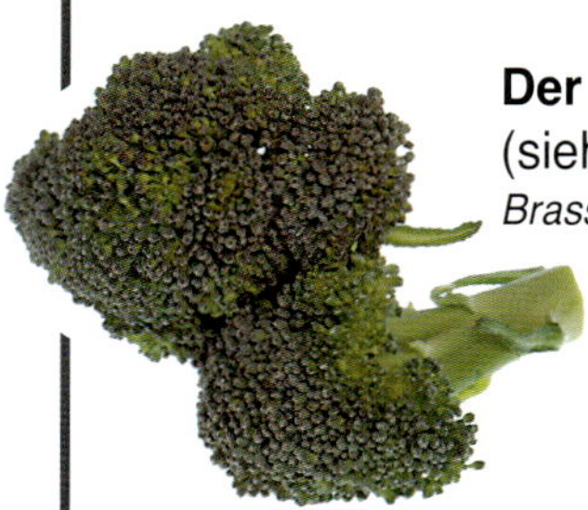

Der Blumenkohl

(siehe S. 154)

Brassica oleracea L. var. *botrytis*

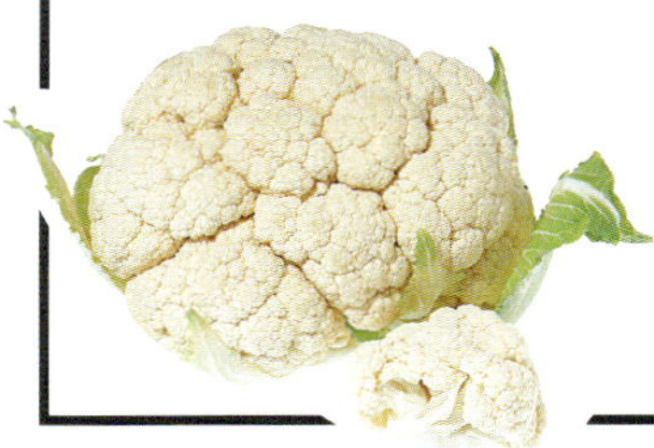

Der Rosenkohl

Brassica oleracea L. var. *gemmifera*

Engl.: *Brussels sprout;* **Frz.:** *chou de Bruxelles;* **Span.:** *col de Bruselas.*

In der Gastronomie werden Kohlsprossen ganz besonders wegen ihres einzigartigen Geschmacks geschätzt. Sie sind reich an Vitaminen (vor allem A und C) und Mineralstoffen (hauptsächlich Kalium, Kalzium, Eisen und Schwefel).

Unter allen Kohlsorten ragen sie wegen des höchsten Anteils an Kohlenhydraten und Eiweiß hervor.

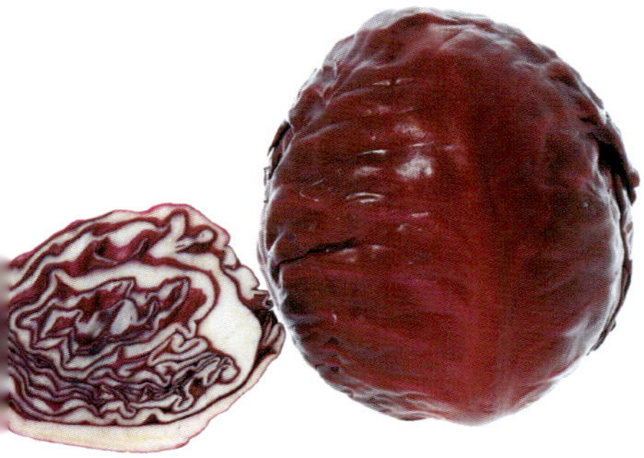

Der Rotkohl

Brassica oleracea L. var. *capitata ssp. rubra*

Engl.: *red cabbage;* ***Frz.:*** *chou rouge;* ***Span.:*** *col roja, lombarda.*

Rotkohl schmeckt etwas süßer als die anderen Kohlsorten. Von seiner Zusammensetzung her liefert er am wenigsten Eiweiß, Vitamine und Mineralstoffe. Dennoch wird er gerne verwendet, um etwas Farbe auf die Teller zu bringen.

Der Chinakohl

Brassica pekinensis (Lour.) Rupr.

Englisch: *Chinese cabbage;* ***Französisch:*** *chou chinois;* ***Spanisch:*** *col china.*

Er enthält sehr wenig Kohlenhydrate, Fette und Eiweiß und daher auch wenig Kalorien (16 kcal/100 g). Dafür liefert er viel Beta-Karotin (Provitamin A) und eine beträchtliche Menge Vitamin C.

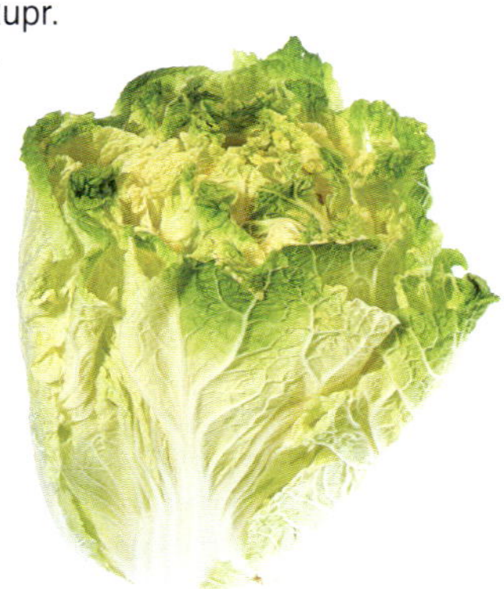

Der Kohlrabi

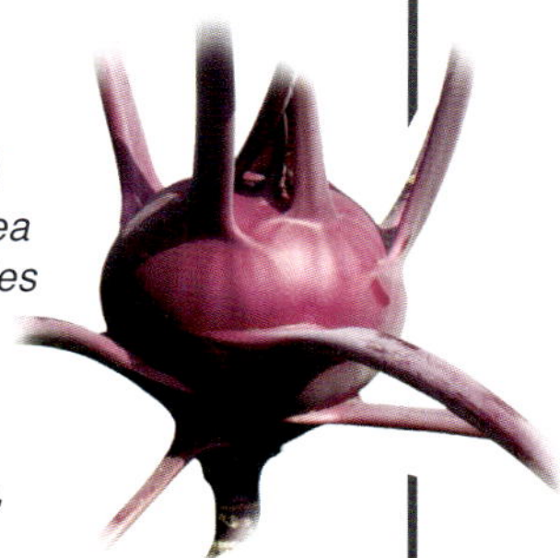

Brassica oleracea L. var. *gongylodes*

Engl.: *kohlrabi;* ***Frz.:*** *chou-rave;* ***Span.:*** *colinabo, colirrábano.*

Die Blätter des Kohlrabi sind reich an Vitaminen und Mineralstoffen wie bei den anderen Kohlsorten. Am wichtigsten von allen Nährstoffen sind hier Magnesium und Beta-Karotin (Provitamin A).

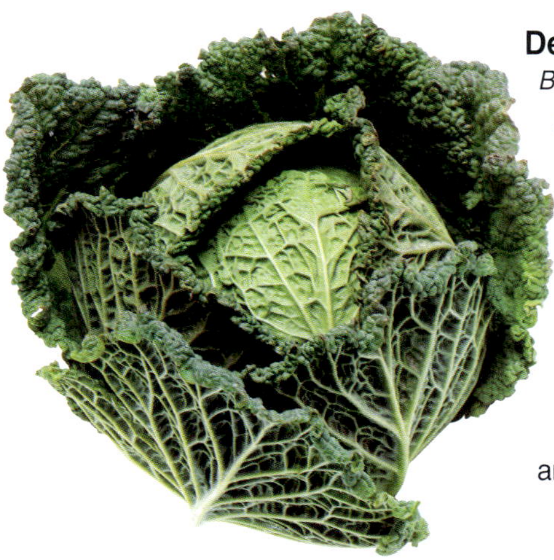

Der Wirsing

Brassica oleracea L. var. *sabauda / bullata*

Englisch: *Savoy cabbage;* ***Französisch:*** *chou cloqué, chou de Milan, chou de Savoie;* ***Spanisch:*** *col rizada, berza, col de Milán.*

Die erste Ernte erfolgt bereits im Frühling und bringt die zartesten Blätter. Man kann sie braten, kochen oder dämpfen, ja sogar roh essen. Die Sommerernte liefert dunklere, intensiver schmeckende Blätter, die gut in Suppen und Gemüseeintöpfe passen.

Sie enthalten generell weniger Nährstoffe als die anderen Kohlsorten.

Der Paprika

Appetitmacher und Magenstärker

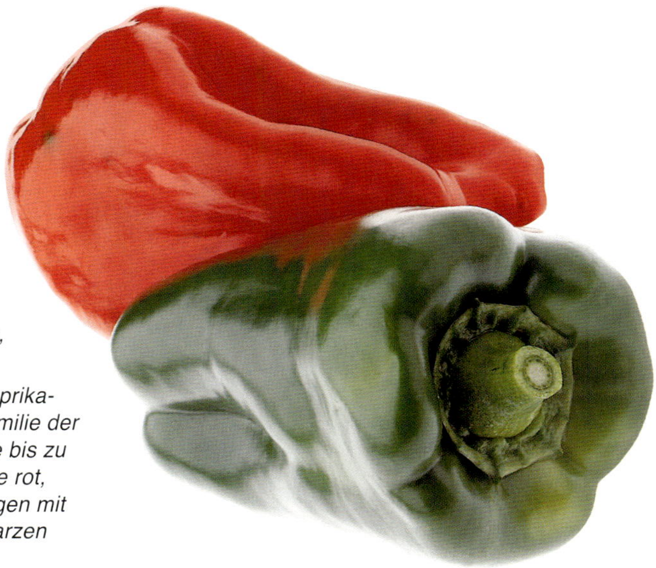

Englisch: *(sweet) pepper, paprika,* ***Französisch:*** *piment;* ***Spanisch:*** *pimiento, ají dulce, chile dulce.*

Beschreibung*: Frucht der krautartigen Paprikapflanze (Capsicum annuum L.) aus der Familie der Nachtschattengewächse (Solanaceae), die bis zu 60 cm hoch wird. Meistens sind die Früchte rot, gelb oder grün, aber es gibt auch Züchtungen mit orangen, dunkelvioletten oder sogar schwarzen Früchten.*

PAPRIKA (rot)
Inhaltsstoffe
je 100 g rohen, verzehrbaren Anteil

Energie	**27,0 kcal = 112 kj**
Eiweiß	**0,890 g**
Kohlenhydrate	**4,43 g**
Ballaststoffe	**2,00 g**
Vitamin A	**570 µg RÄ**
Vitamin B_1	**0,066 mg**
Vitamin B_2	**0,030 mg**
Niacin	**0,692 mg NÄ**
Vitamin B_6	**0,248 mg**
Folsäure	**22,0 µg**
Vitamin B_{12}	**—**
Vitamin C	**190 mg**
Vitamin E	**0,690 mg α-TÄ**
Kalzium	**9,00 mg**
Phosphor	**19,0 mg**
Magnesium	**10,0 mg**
Eisen	**0,460 mg**
Kalium	**177 mg**
Zink	**0,120 mg**
Gesamtfett	***0,190 g***
Gesättigtes Fett	***0,028 g***
Cholesterin	**—**
Natrium	***2,00 mg***

1% 2% 4% 10% 20% 40% 100% 200% 500%

% des täglichen Bedarfs,
den 100 g dieses Nahrungsmittels decken

EIGENSCHAFTEN UND ANWENDUNG: Paprika enthält wenig Eiweiß (0,89 %), Kohlenhydrate (4,43 %) und Fett (0,19 %). Deswegen liegt der Kaloriengehalt bei mageren 27 kcal/ 100 g. Außerdem finden sich geringe Mengen der B-Vitamine, Vitamin E und aller wichtigen Mineralstoffe. Zwei Vitamine ragen jedoch aus der Nährstoffanalyse hervor:

✓ ***Provitamin A*** (Beta-Karotin), mit 570 µg RÄ/100 g (roter Paprika), was über die Hälfte des Tagesbedarfs eines erwachsenen Mannes bedeutet.

Zusätzlich zum Beta-Karotin, das im Körper zu Vitamin A umgewandelt wird, findet sich auch ***Lycopin.*** Dieses Karotinoid kommt in Tomaten reichlich vor. Obwohl es sich nicht in Vitamin A umwandelt, ist es doch ein wirksames Antioxidans, das vor Zellveränderungen (Krebs) schützt.

✓ ***Vitamin C:*** Roter Paprika enthält fast viermal so viel Vitamin C wie Zitronen oder Orangen: 100 g roter Paprika liefern mehr als den

Zubereitung von Paprikaschoten

Für Menschen mit empfindlichem Magen ist die Schale der Paprikaschote schwer verdaulich. Um sie zu entfernen, wird die ganze Schote im Ofen gebacken, bis sich die Schale abzulösen beginnt. Dann unter kaltem Fließwasser abschrecken und häuten.

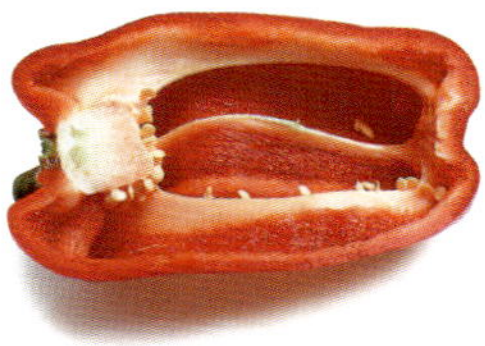

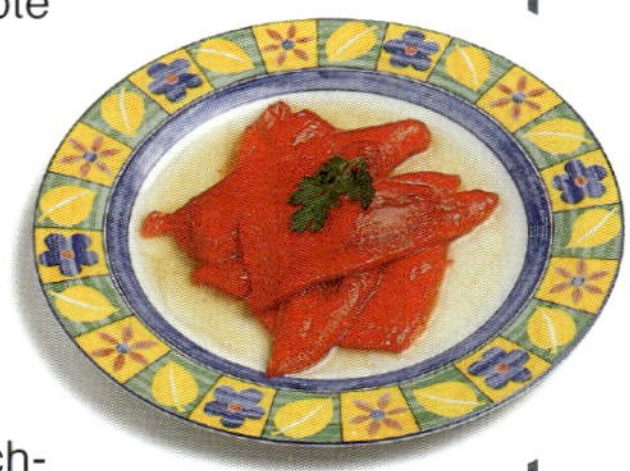

Danach können Paprika mit Öl, etwas Salz, Zitronensaft und Petersilie abgeschmeckt werden.

Die Samen und vor allem die Membranen, die sie enthalten, schmecken manchmal bitter und sollten entfernt werden.

dreifachen Tagesbedarf an diesem wichtigen Vitamin.

Paprika enthalten noch weitere, essentielle sekundäre Pflanzenstoffe:

✓ ***Flavonoide:*** Sie sind wirksame, entzündungshemmende Antioxidantien, die das Kreislaufsystem schützen.

Zubereitung und Anwendung

❶ **Roh:** Junge, zarte Paprika kann man roh genießen, um alle Wirkstoffe aufzunehmen. Klein geschnitten und gut gekaut sind sie leichter zu verdauen.

❷ **Gegart:** Am gesündesten ist es, Paprika im Ofen zu backen. Frittierte Paprika sind schwer verdaulich, weil sie viel Öl aufsaugen. Paprika ist Bestandteil vieler Rezepte, ob als Letscho, gefüllter Paprika, in Suppen, Saucen und Eintöpfen ...

❸ **Paprikapulver** wird aus gemahlenem, getrocknetem roten Paprika gewonnen und kann süß, leicht oder sehr scharf sein. Es enthält viel Provitamin A und schenkt allen Gerichten, in denen es verwendet wird, eine fröhliche rote Farbe und einen pikanten Geschmack.

✓ ***Capsaicin:*** Diese Substanz ist für die Schärfe des Gemüses verantwortlich. Süßer Paprika enthält nur 0,1 %, zehnmal weniger als scharfer Paprika (1 % und mehr). In geringen Mengen wirkt Capsaicin appetitanregend und verdauungsfördernd, doch in größeren Mengen reizt es Magenschleimhäute und Haut.

✓ ***Ballaststoffe:*** Paprika bestehen zu 2 % aus Ballaststoffen, die zusammen mit dem Capsaicin abführend wirken.

Paprika lässt sich in folgenden Fällen hilfreich einsetzen:

• **Magenerkrankungen:** Paprika hilft allen, die unter Verdauungsstörungen aufgrund von fehlender Magensäure oder Darmträgheit leiden, mit seiner appetit- und magensaftanregenden sowie entzündungshemmenden Wirkung.

• **Verdauung:** Paprika ist ein sanftes Abführmittel und wirkt Blähungen entgegen.

• **Diabetes und Übergewicht:** Weil sie wenig Kohlenhydrate und Kalorien enthalten, sind Paprika ideal bei Diabetes oder Übergewicht.

• **Vorbeugung gegen Darmkrebs:** Wegen des außergewöhnlich hohen Gehalts an antioxidanten Vitaminen (A und C), welche die Zellen vor Veränderungen durch Krebserreger schützen,[10] trägt regelmäßiger Paprikakonsum dazu bei, vor allem die Verdauungsorgane (Magen und Darm) vor Krebs zu schützen.

Die Kartoffel

eine Wohltat für den Magen

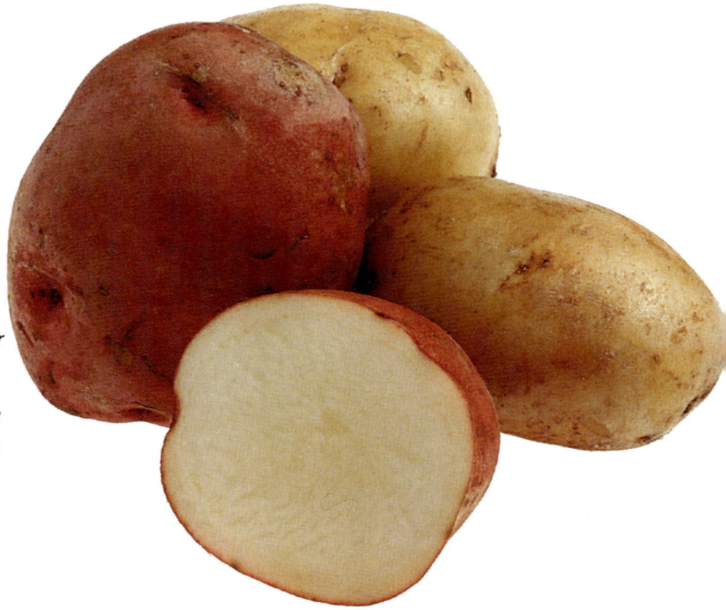

Deutsches Synonym: *Erdapfel.*

Englisch: *potato;*
Französisch: *pomme de terre;*
Spanisch: *patata, papa,*

Beschreibung: *Knolle der Kartoffelpflanze (Solanum tuberosum L.), einer krautartigen Pflanze, die zur Familie der Nachtschattengewächse (Solanaceae) gehört. Die Knollen sind keine Wurzeln, sondern Verdickungen der Sprosse. Gewicht und Größe der Kartoffeln sind sehr unterschiedlich, zwischen einigen Gramm und mehr als einem Kilogramm.*

KARTOFFEL
Inhaltsstoffe
je 100 g rohen, verzehrbaren Anteil

Energie	**79,0 kcal = 331 kj**
Eiweiß	**2,07 g**
Kohlenhydrate	**16,4 g**
Ballaststoffe	**1,60 g**
Vitamin A	**—**
Vitamin B1	**0,088 mg**
Vitamin B2	**0,035 mg**
Niacin	**2,02 mg NÄ**
Vitamin B6	**0,260 mg**
Folsäure	**12,8 µg**
Vitamin B12	**—**
Vitamin C	**19,7 mg**
Vitamin E	**0,060 mg α-TÄ**
Kalzium	**7,00 mg**
Phosphor	**46,0 mg**
Magnesium	**21,0 mg**
Eisen	**0,760 mg**
Kalium	**543 mg**
Zink	**0,390 mg**
Gesamtfett	***0,100 g***
Gesättiges Fett	***0,026 g***
Cholesterin	**—**
Natrium	***6,00 mg***

1% 2% 4% 10% 20% 40% 100%

% des täglichen Bedarfs,
den 100 g dieses Nahrungsmittels decken

Der spanische Eroberer Francisco Pizarro lud bei seiner Ankunft in Sevilla 1534 den ersten Sack Kartoffeln, den er in Peru erbeutet hatte, aus. Weil sie sehr einfach anzubauen waren, verbreiteten sich die Knollen rasch über ganz Europa.

Zuerst wurden sie allerdings nicht begeistert aufgenommen. In Spanien nannte man sie abfällig «essbare Steine», die Franzosen verdächtigten sie, die Pest zu übertragen, die Deutschen verfütterten sie an die Schweine und die Engländer lehnten sie kategorisch ab, weil sie in der Bibel nicht erwähnt werden.

Die Schale der Kartoffel

konzentriert die Vitamine, aber auch die Giftstoffe

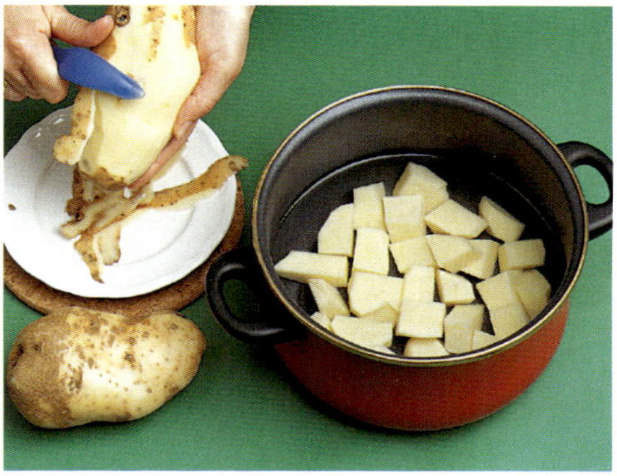

Vor dem Kochen empfiehlt es sich, die Kartoffeln zu schälen, denn Giftstoffe, die sich in der Schale konzentrieren, könnten die Kartoffeln verunreinigen.

Biologisch angebaute Kartoffeln können mit gutem Gewissen mit der Schale gekocht und gegessen werden, z. B. als Pellkartoffeln oder im Ofen gebacken. So werden alle Vitamine genutzt, ohne Schadstoffe aufzunehmen.

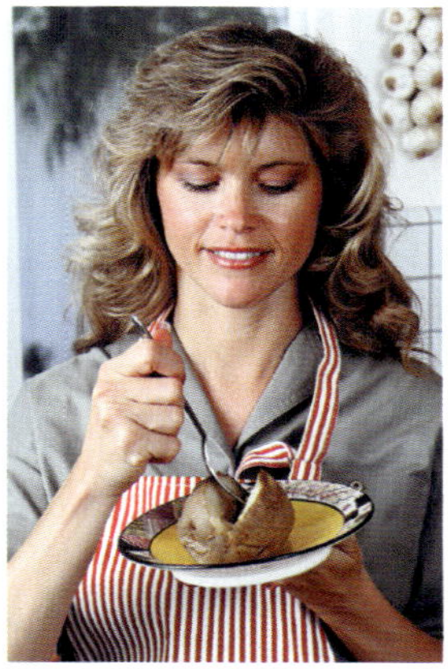

Es dauerte über 200 Jahre, bis sich die Kartoffel als Nahrungsmittel für hungrige Menschen durchsetzen konnte. In den Jahren vor der Französischen Revolution stellte sich langsam der Wert dieser unscheinbaren Knolle heraus.

Seit damals hat die Kartoffel die Esstische Europas und kurz danach die der ganzen Welt erobert.

Mit mehr als 1.300 Sorten ist die Kartoffel derzeit das weltweit meistangebaute Gemüse (ca. 270 Millionen Tonnen pro Jahr). In Deutschland isst jeder Einwohner durchschnittlich 70 kg Kartoffeln pro Jahr.

Zubereitung und Anwendung

❶ **Gedämpft:** Diese Garmethode schont die Nähr- und Wirkstoffe. Bei Kartoffeln aus biologischem Anbau kann die Schale mitgegessen werden (siehe Infokasten oben).

❷ **Gekocht,** solo oder mit anderem Gemüse.

❸ Gebacken, eventuell mit Zwiebeln und Gemüsepaprika.

❹ **Frittiert:** Dies ist die ungesündeste Zubereitungsart (siehe S. 193).

❺ **Roher Kartoffelsaft** wird verwendet, um überschüssige Magensäure zu neutralisieren (siehe S. 192).

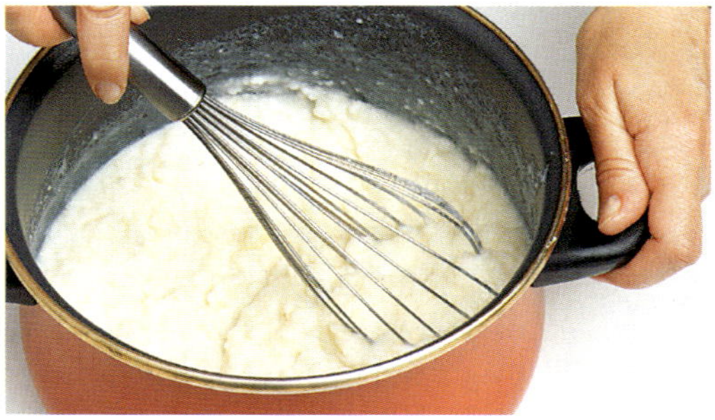

Kartoffelpüree ist sehr leicht verdaulich und eignet sich bestens als Speise bei Magenleiden.

Roher Kartoffelsaft

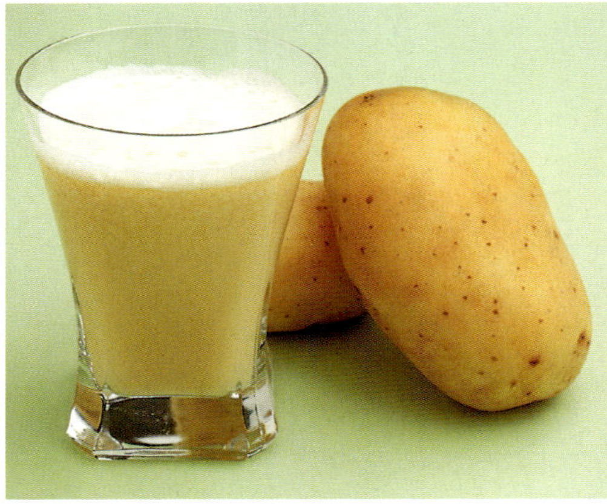

neutralisiert Magensäure

Dr. Schneider[11] empfiehlt ein in Deutschland beliebtes Heilmittel: Rohen Kartoffelsaft mit seinen vielen alkalisch wirkenden Inhaltsstoffen. Wenige Löffel vor den Mahlzeiten genügen, um einen sauren Magen zu beruhigen.

Wir empfehlen, die Kartoffeln vor dem Entsaften zu schälen.

Bescheiden, verachtet und billig, dabei aber wohlschmeckend und gesund – die Kartoffel ist ein wichtiger Bestandteil unserer Ernährung.

EIGENSCHAFTEN UND ANWENDUNG: Die Kartoffel ist ein vollwertiges Nahrungsmittel, das qualitativ hochwertige Kohlenhydrate und Eiweiß liefert. Folgende Nährstoffe fehlen ihr: Fett, Provitamin A, Vitamin E, Kalzium und Vitamin B_{12}. Alles andere ist reichlich vorhanden.

✓ ***Kohlenhydrate:*** Kartoffeln enthalten insgesamt 16,4 g /100 g (16,4 %), davon ist das meiste (etwa 16 g) ***Stärke.*** Der Rest (0,4 g) ist Glukose, Fruktose und Saccharose. Die Stärke ist gut verdaulich und bläht nicht.

✓ ***Eiweiß:*** Kartoffeln sind eine gute Eiweißquelle, obwohl auf den ersten Blick der Gehalt mit 2,07 % nicht allzu hoch scheint. Die Eiweiße zeichnen sich durch folgende Eigenschaften aus:

- Sie sind **biologisch hochwertig,** weil sie alle Aminosäuren, die der Körper benötigt, im richtigen Verhältnis enthalten und so das Wachstum fördern.
- Das Kartoffeleiweiß enthält viel ***Lysin,*** eine Aminosäure, die bei Getreiden fehlt.[11] Deshalb lohnt es sich, Getreide (vor allem Mais) mit Kartoffeln zu kombinieren, um alle Aminosäuren im richtigen Verhältnis zu sich zu nehmen.

✓ ***Vitamine:*** Kartoffeln liefern viel Vitamin C, das leider beim Garen leicht verloren geht. Der Verlust ist erstaunlicherweise beim Frittieren am geringsten, weil das heiße Fett die Poren sofort verschließt. Provitamin A oder Vitamin E sind in den Knollen kaum vorhanden, dafür bieten diese aber ziemlich viele Vitamine aus dem B-Komplex an, vor allem die Vitamine B_1 und B_6.

✓ ***Mineralstoffe:*** Kartoffeln enthalten bekanntermaßen viel Kalium und wenig Natrium, was für all jene günstig ist, die unter Bluthochdruck oder Herz-Kreislauf-Beschwerden leiden. Man findet wenig Kalzium, aber recht viel Eisen, Phosphor und Magnesium, dazu auch Zink, Kupfer, Mangan und andere Spurenelemente.

✓ ***Ballaststoffe:*** Kartoffeln bestehen zu 1,6 % aus löslichen Ballaststoffen. Zwei mittelgroße Kartoffeln (300 g) decken beinahe ein Fünftel des Tagesbedarfs.

Diese Knollen können bei vielen Leiden und Beschwerden helfen, wie zum Beispiel:

- **Magenbeschwerden:** Man nennt die Kartoffel nicht ohne Grund Magenfreund, weil sich nach dem Genuss dieser Speise der Magen gut anfühlt. Drei Faktoren lösen dieses angenehme Gefühl aus:

- **Säureneutralisierende Wirkung:** Kartoffeln sind basisch und können überschüssige Säure neutralisieren. Sie wirken sowohl im

Magen als auch im Blut und im Urin alkalisierend.

- **Bekömmlichkeit:** Die weiche Konsistenz der Kartoffel entlastet den Magen hinsichlich seiner Verdauungsarbeit.
- **Beruhigende Substanzen:** In verschiedenen Studien am Hoffmann-La Roche Laboratorium in Basel (Schweiz)[12] und an der Universität von Göttingen (Deutschland)[13] wurde nachgewiesen, dass in der Kartoffel verschiedene Benzodiazepine vorkommen. Diese beruhigenden Stoffe werden in der Pharmazie oft eingesetzt. Einer davon ist Diazepam,[12] das in vielen Tranquilizern wie Valium® verwendet wird. Diese natürlichen Beruhigungsmittel wirken auch lokal auf den Magen und tragen zur Entspannung bei.

Aus diesen Gründen sind Kartoffeln, vor allem als Püree, eine rasche Hilfe bei Magenübersäuerung, Gastritis, Magengeschwüren, Magensenkung, nervösem Magen und immer dann, wenn es Probleme mit der Verdauung oder mit dem Magen allgemein gibt.

Selbstverständlich muss man darauf achten, die Heilkräfte der Kartoffel nicht durch falsche Zubereitung (z. B. frittiert als Pommes Frittes oder mit zu viel Öl gebraten) oder gleichzeitigen Konsum von magenschädigenden Speisen (wie z. B. Fleisch) zunichte zu machen.

• **Herz-Kreislauf-Beschwerden:** Wegen des geringen Anteils an Fett und Natrium sind Kartoffeln ideal bei Arteriosklerose, schwachem Herzen, Angina pectoris, Herzinfarkt oder Bluthochdruck. Ihr hoher Gehalt an Kalium (543 mg/100 g) trägt dazu bei, den Blutdruck zu senken.

• **Nierenerkrankungen:** Kartoffeln alkalisieren Blut und Urin und helfen so, die Giftstoffe auszuscheiden. So unterstützen sie die Nieren in ihrer Arbeit und reinigen das Blut. Eine Diät, die auf Kartoffeln aufbaut (Kartoffelkur), wirkt gut bei Niereninsuffizienz, Übersäuerung des Körpers, erhöhtem Harnstoffspiegel und bei Nierensteinen.

• **Diabetes:** Die Stärke der Kartoffel ist ein sehr komplexes Kohlenhydrat, das über Stunden hinweg gleichmäßig in Glukose umgewandelt wird. So wird der Blutzuckerspiegel nicht rasch verändert wie bei anderen Zuckerarten, sodass Diabetiker Kartoffeln gut vertragen.

• **Übergewicht:** Kartoffeln sind keine Dickmacher, im Gegenteil, sie helfen, Gewicht zu verlieren, denn:

- Sie erzeugen ein starkes Sättigungsgefühl. Zum Beispiel enthalten 350 g Kartoffeln (zwei mittelgroße Knollen) gleich viel Energie wie ein kleiner Hamburger (ca. 270 kcal), aber sie halten viel länger vor.
- Sie enthalten reichlich Vitamine der B-Gruppe, die benötigt werden, um Kohlenhydrate sowie Mineralstoffe zu verdauuen, die Flüssigkeitsansammlungen im Gewebe verhindern, was ebenfalls zum Übergewicht beiträgt.

Pommes Frittes

Beim Frittieren verlieren Kartoffeln durch die Verdampfung Wasser und nehmen Öl auf. Etwa 15 – 20 % ihres Gewichts bestehen dann aus Fett.

Pommes Frittes enthalten 500 – 600 kcal/100 g (rohe Kartoffeln haben nur 79 kcal/100 g). Zudem werden sie oft mit reichlich Salz bestreut. Vom ernährungswissenschaftlichen Standpunkt aus sind sie also nicht zu empfehlen.

Wir empfehlen, zum Frittieren Olivenöl zu verwenden, weil es hohen Temperaturen am besten widersteht. Es soll nicht überhitzt werden, d. h. es darf nicht rauchen.

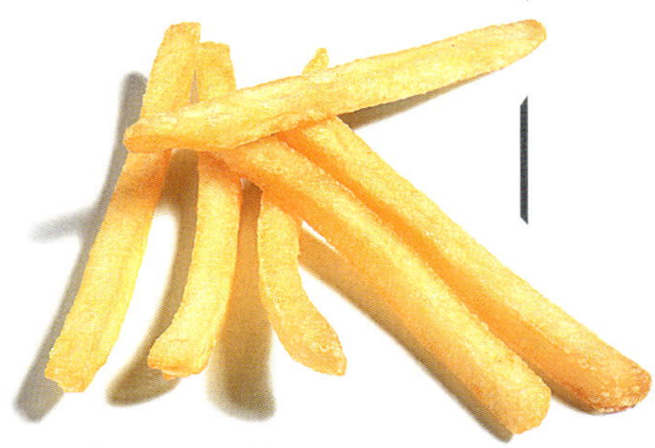

Pommes Frittes schmecken lecker, sind aber nicht sehr gesund.

11

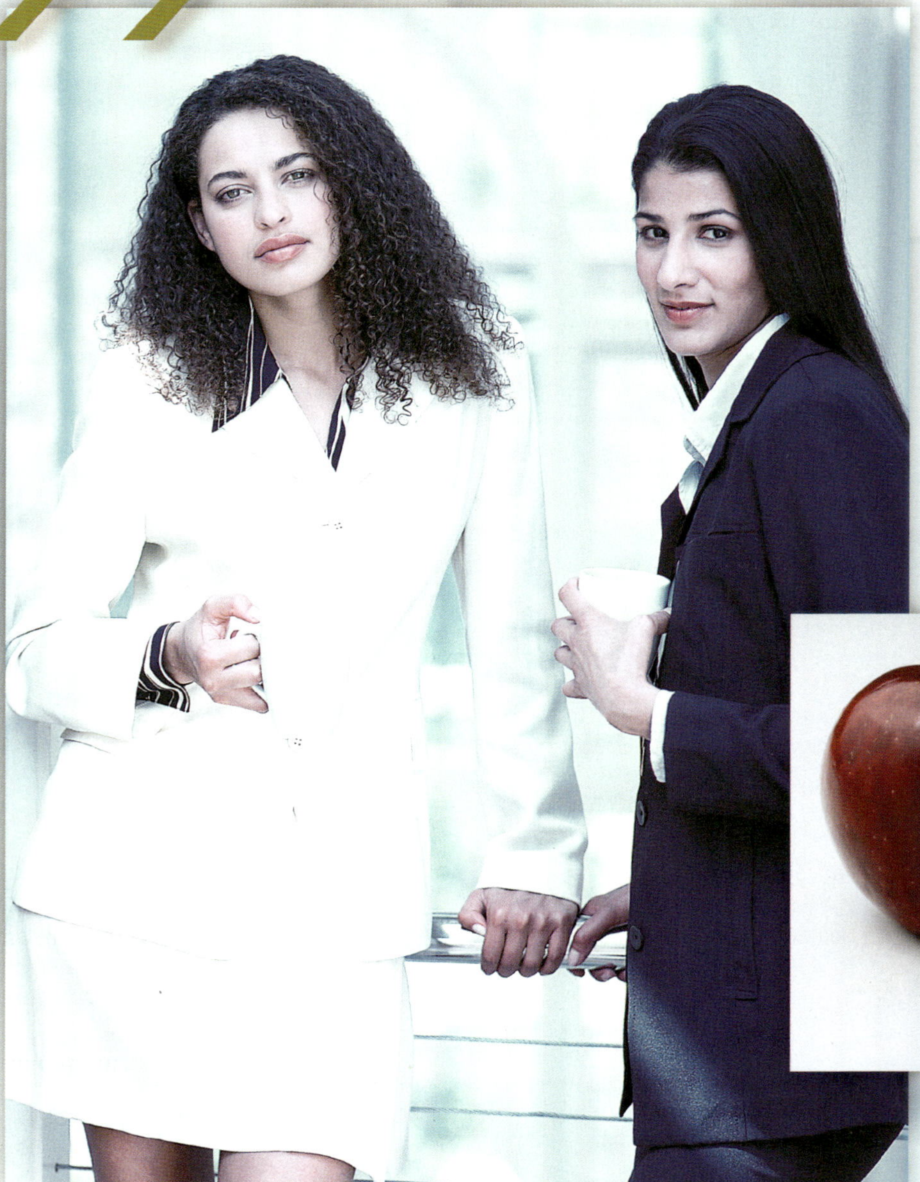

Nahrungsmittel für den Darm

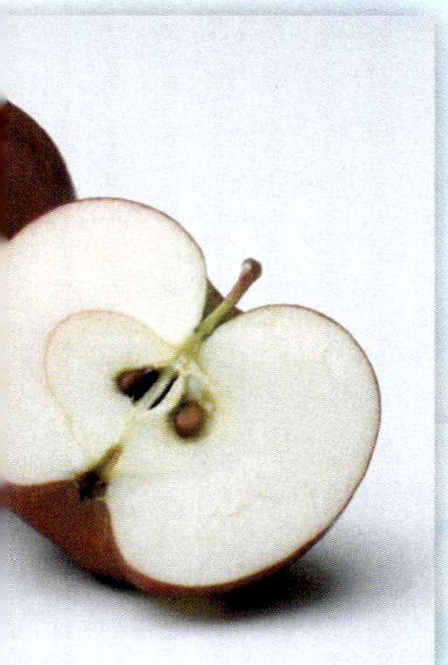

Der Darm transportiert den Speisebrei weiter. Im Dünndarm werden die meisten darin enthaltenen Nährstoffe absorbiert. Die übrigen Nahrungsbestandteile gelangen in den Dickdarm, wo ihnen Wasser entzogen wird und die Reste zum Stuhl konzentriert werden, der schließlich ausgeschieden wird.

Die meisten Darmleiden haben mit der Geschwindigkeit zu tun, mit der die Nahrung weiterbewegt wird:

- **Zu schnelle Darmpassage** bis hin zum **Durchfall:** Dabei gehen Wasser, Mineralstoffe und weitere Nährstoffe verloren, weil sie nicht absorbiert werden können.
- **Zu langsame Darmpassage:** Es entsteht **Verstopfung.** Der Stuhl wird nicht rechtzeitig entsorgt, die dadurch entstehenden Giftstoffe gelangen ins Blut und vergiften den Organismus.

Verstopfung vermeiden

Von Verstopfung spricht man, wenn mehrere Tage lang kein Stuhlgang stattfindet. Die Symptome sind:

- Harter Stuhl und geringe Stuhlmenge
- Stuhlganghäufigkeit weniger als drei- bis viermal pro Woche

Verstopfung zu vermeiden ist lebenswichtig für eine gute Gesundheit.

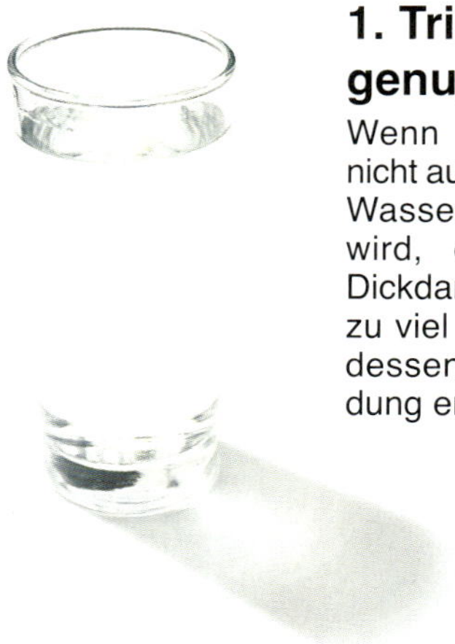

1. Trinke genug Wasser

Wenn der Körper nicht ausreichend mit Wasser versorgt wird, entzieht der Dickdarm dem Stuhl zu viel Wasser, was dessen Ausscheidung erschwert.

2. Ernähre dich richtig

Die Grundlage für die Vermeidung von Verstopfung ist eine gesunde Ernährung, die genügend Ballaststoffe enthält (siehe S. 197). Folgende Nahrungsmittel helfen, Verstopfung zu vermeiden:

- **Frisches Obst** (außer Quitten, Kaki, Granatäpfeln und Mispeln, die adstringierend wirken).
- **Dörrobst** wie Pflaumen und Rosinen wirken ebenfalls intensiv.
- **Gemüse**
- **Vollkorngetreide** und daraus hergestellte Produkte wie Vollkornbrot und -nudeln.

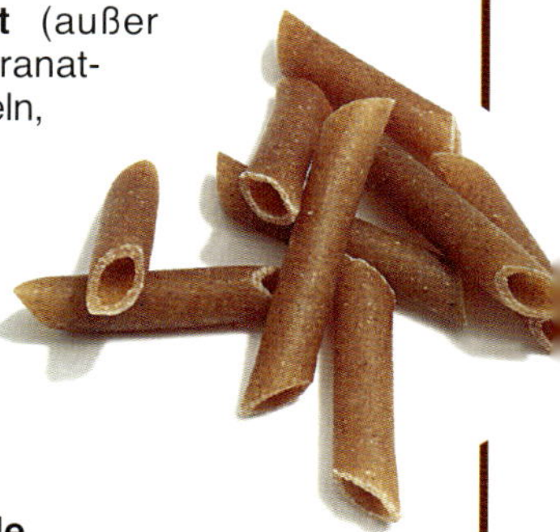

3. Sorge für genügend Ballaststoffe

Nur pflanzliche Nahrungsmittel enthalten die Ballaststoffe, die zur normalen Darmpassage des Stuhls notwendig sind.

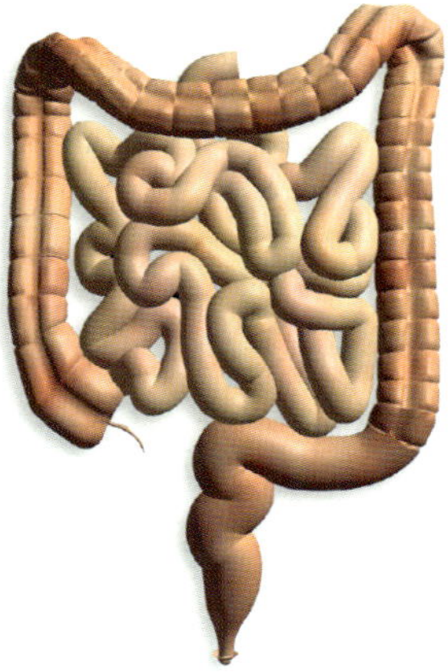

4. Trainiere den Darm

Abführmittel (pflanzlicher oder chemischer Art), Einläufe, Glyzerinzäpfchen und andere Hilfsmittel können akute Fälle von Verstopfung lösen.

Anhaltende, funktionell bedingte Verstopfungen werden jedoch durch diese Notmaßnahmen nicht dauerhaft beseitigt.

Um Verstopfung vorzubeugen, ist es notwendig, den Darm zu trainieren. Von Kindheit an sollte eine regelmäßige Darmentleerung geübt werden. Wichtige Punkte sind:

- Den Stuhldrang nicht ignorieren.
- Den Darm möglichst immer zur gleichen Tageszeit entleeren.
- Für ausreichend körperliche Bewegung sorgen.

Dem Darm genügend Ballaststoffe zuführen

Ballaststoffe sind ein Bestandteil pflanzlicher Nahrung mit folgenden Eigenschaften:

- Sie sind für die Funktionen des Darms erforderlich.
- Sie werden nicht verdaut und gelangen nicht ins Blut, sondern bleiben im Darm und werden Teil des Stuhls.
- Sie speichern Wasser und erhöhen das Stuhlvolumen.
- Ballaststoffe werden nicht wie Kohlenhydrate, Eiweiße und Fette von Verdauungsenzymen zersetzt, sondern zum Teil durch die bakterielle Darmflora fermentiert. Dabei entstehen Darmgase.
- Die Aufnahme von Ballaststoffen (wenigstens 30 g täglich) trägt dazu bei, verschiedenen Krankheiten vorzubeugen:
  - **Verstopfung**
  - **Divertikulose**
  - **Darmkrebs**
  - Erhöhtem **Cholesterinspiegel** und **Diabetes**

Vollkornbrot statt Weißbrot essen

Vollkornbrot enthält etwa dreimal soviel Ballaststoffe wie Weißbrot, dazu viele Vitamine und Mineralstoffe.

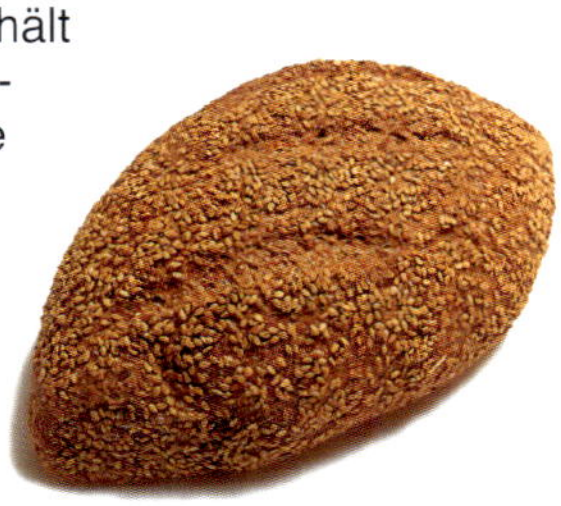

Mehr Hülsenfrüchte und Gemüse auf den Tisch

- Sie beugen Verstopfung vor, indem sie die Darmperistaltik anregen.
- Sie schützen vor Darmkrebs.
- Sie senken den Cholesterinspiegel.

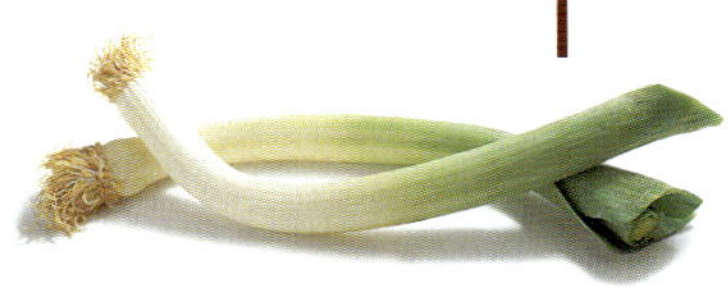

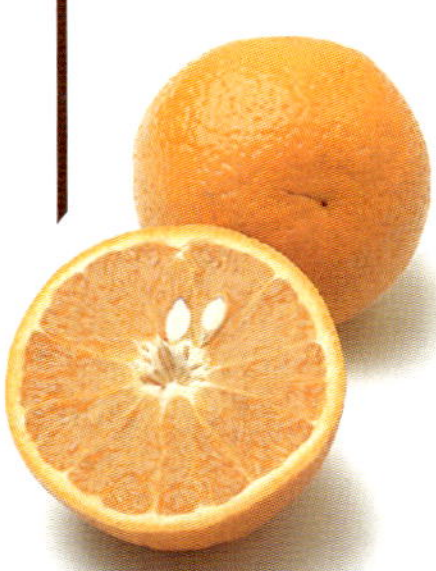

Das ganze Obst essen, nicht nur den Saft trinken

Fruchtsaft enthält kaum Ballaststoffe, da diese im Fruchtfleisch enthalten sind.

Notfalls Kleie und andere isolierte Ballaststoffe einsetzen

Idealerweise sollte Kleie als natürlicher Bestandteil von Vollkorngetreide oder -brot gegessen werden. Sie kann aber auch als Nahrungsmittelzusatz zugeführt werden, jedoch höchstens 30 g täglich. Diese Menge Kleie liefert 13 g reine Ballaststoffe.

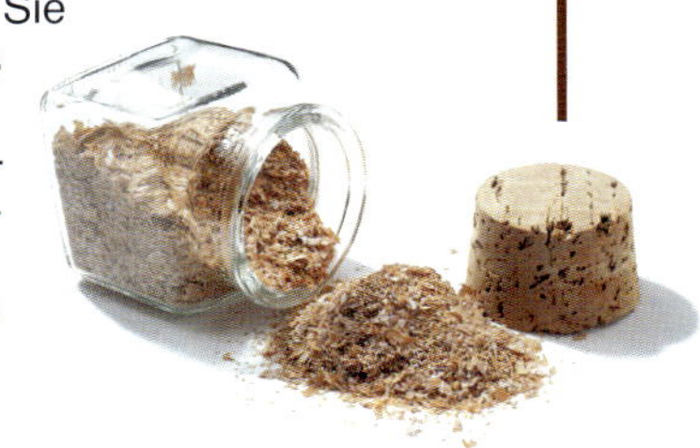

ZÖLIAKIE

Beschreibung

Sie wird auch **einheimische Sprue** genannt und geht auf eine Glutenunverträglichkeit zurück. Gluten ist ein Eiweiß, das in Weizen, Gerste, Roggen und in geringen Anteilen auch im Hafer enthalten ist.

Ursachen

Zöliakie ist in der Regel genetisch bedingt. Allerdings können äußere Faktoren den Ausbruch begünstigen, wenn z. B. im Säuglingsalter vorzeitig Getreide oder Kuhmilch zugefüttert wird.

Symptome

Die ersten Anzeichen können in der Stillzeit oder in der Kindheit sichtbar werden, aber auch im Erwachsenenalter können erstmals Symptome auftreten wie:

- **Durchfall:** Der Stuhl ist typisch schaumig, weil die Fette im Darm nicht aufgenommen werden können.
- **Bauchdrücken** und **Blähungen**
- **Müdigkeit, Depressionen,** allgemeines **Unwohlsein**
- **Mundfäule**

Alle Symptome verschwinden, sobald man alle glutenhaltigen Produkte aus der Ernährung verbannt.

Glutenunverträglichkeit, die nicht zur vollen Zöliakie wird, ist weiter verbreitet, als man annehmen würde.

vermehrt konsumieren

Reis
Mais
Hülsenfrüchte
grünes Blattgemüse
Obst
Tapioka
Buchweizen
Hafer
Hirse
Vitamin-präparate

reduzieren oder meiden

Gluten
Mehl
Milchprodukte
Fett insgesamt
Wurstwaren
Bier

Reis

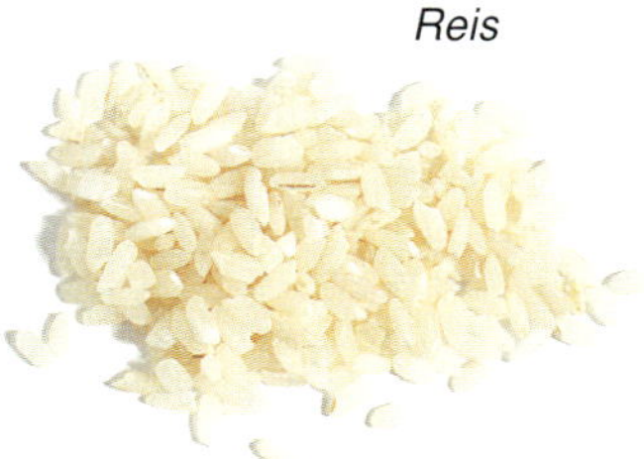

Reis ist in jeder seiner Zubereitungsformen Zöliakiekranken sehr zu empfehlen.

VERSTOPFUNG

Beschreibung

Darunter versteht man eine verlangsamte, erschwerte Passage des Darminhalts, die sich durch seltene Darmentleerungen und übermäßig harten Stuhl äußert.

Ursachen

Die meisten Fälle sind funktional bedingt und auf eine Erschlaffung (Atonie) oder Schwächung der Dickdarmmuskulatur zurückzuführen. Organische Ursachen sind selten, wobei Dick- und Mastdarmkrebs die schlimmsten sind.

Der Stuhlgang ist normal, wenn man den Darm zwischen zweimal täglich und einmal alle zwei Tage entleeren kann. Größere Zeitspannen bedeuten Verstopfung.

Folgende Faktoren begünstigen oder verursachen Verstopfungen:

- **Falsche Ernährung** mit zu wenig Wasser und/oder Ballaststoffen. Die Darmwand wird mangels ungenügender Reize schlaff.
- **Unregelmäßiger Stuhlgang:** Wenn aufgrund nervöser Anspannung oder Eile der Stuhldrang ignoriert wird, kann der Darmreflex verloren gehen.
- **Missbrauch von Abführmitteln:** Die ständige Einnahme führt zu einer chronisch entzündeten Darmschleimhaut, die für normale Reize unempfindlich wird.
- **Mangel an körperlicher Bewegung,** die zur Stimulierung des Darmentleerungsreflexes notwendig ist.

  Wenn man diese vier Ursachen ausschaltet, lassen sich die meisten Fälle funktioneller atonischer Verstopfung lösen. Eine richtige Ernährung ist zur Bekämpfung von Verstopfung auf jeden Fall unverzichtbar.

vermehrt konsumieren

Wasser
Ballaststoffe
Vollkorngetreide
Vollkornbrot
Weizenkleie
Obst
Gemüse
Hülsenfrüchte
Pflaumen
Leinsamen
Apfel
Weintraube
Feige
Rhabarber
Honig

reduzieren oder meiden

helles Feingebäck
Weissbrot
Meeresfrüchte
Schokolade
Fleisch
Fisch

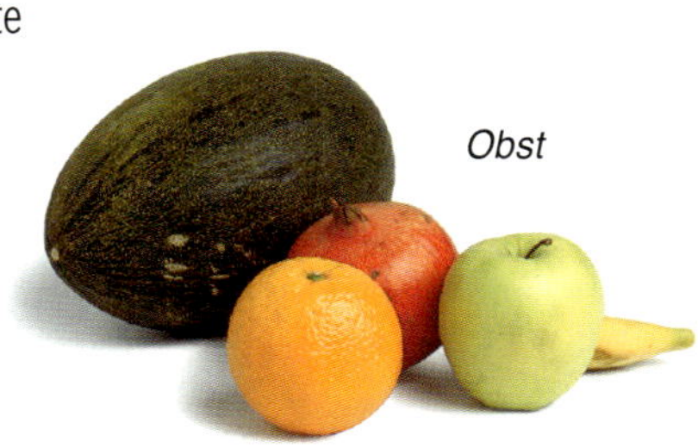

Obst

REIZDARM

Beschreibung

Hierbei handelt es sich um eine funktionelle Erkrankung, die durch Unwohlsein, Bauchdrücken und plötzliche Wechsel zwischen Verstopfung und Durchfall gekennzeichnet ist. Die Diagnose erfolgt, sobald andere Darmkrankheiten ausgeschlossen werden können.

Ursachen

Neben der entsprechenden Ausrichtung der Ernährung sollten auch folgende Faktoren berücksichtigt werden, die das Auftreten eines Reizdarms begünstigen können.

- Eine Behandlung mit **Medikamenten,** welche die Darmschleimhaut reizen (wie Eisentabletten oder Antibiotika).
- **Allergien** oder **Unverträglichkeiten** gegenüber bestimmten Produkten (wie Milchzucker oder Gluten).
- **Stress, Angst** oder ein **Ungleichgewicht des vegetativen Nervensystems.**

vermehrt konsumieren

Haferflocken
Obst
Mais
Kaki
Papaya
Heidelbeere
Ballaststoffe
Joghurt
Wasser

reduzieren oder meiden

Weizenkleie
Hülsenfrüchte
Milch
reifen Käse
Gluten
Fleisch

Milch

Vollkornbrot

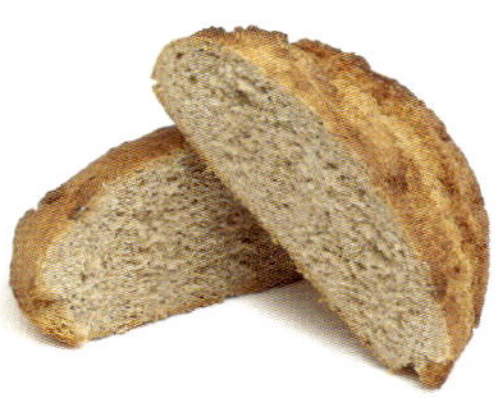

Zu viele Ballaststoffe (Kleie, Vollkornprodukte, Hülsenfrüchte), Gluten und Laktose aus Milch sind Nährstoffe, die bei Reizdarm überhaupt nicht gut vertragen werden.

DURCHFALL

Beschreibung

Bei Durchfall ist der Stuhl weich bis flüssig und wird öfter als normal abgesetzt. Der daraus resultierende Verlust an Wasser und Mineralsalzen muss ausgeglichen werden. Kinder und ältere Menschen reagieren am empfindlichsten auf Störungen des Wasserhaushalts.

Ernährung

Bei akutem Durchfall wird empfohlen, während der ersten 24 bis 48 Stunden nur Wasser und einige der folgenden Flüssigkeiten zu trinken.

- **Gemüsebrühe** (enthält viele Mineralstoffe)
- **Rehydrierende Lösung** (Kann notfalls selbst hergestellt werden, indem man einen Teelöffel Salz und vier Esslöffel Zucker in einem Liter Wasser auflöst.)
- Verdünnten **Zitronensaft**
- **Tee** aus **adstringierenden** Heilkräutern
- Spezielle **Milch aus Milchpulver** oder **Sojamilch** für Säuglinge

Ursachen

Bei jedem Durchfall sollte die Ursache festgestellt werden. Am häufigsten ist Durchfall auf Darminfektionen, Lebensmittelvergiftung, Lebensmittelallergien oder -unverträglichkeiten zurückzuführen.

Behandlung

Sobald die akute Phase vorüber ist, sollen Nahrungsmittel mit mild adstringierender und entzündungshemmender Wirkung auf die Darmschleimhaut eingenommen werden wie zum Beispiel:

vermehrt konsumieren

Sojamilch
Mandelmilch
Apfel
Quitte
Granatapfel
Mispel
Banane
Karotte
Papaya
Sapote
Reis
Hafer
Edelkastanie
Karob
Joghurt
Tapioka

reduzieren oder meiden

Milch
Eier
Hühnerfleisch
Meeresfrüchte
Obstsäfte

Joghurt

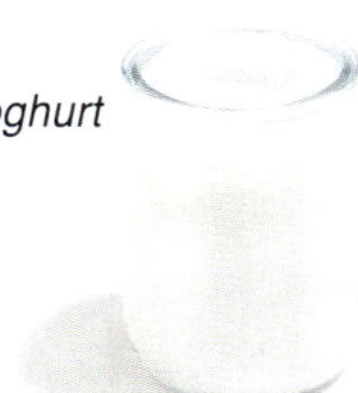

Viele Studien belegen, dass Joghurt die Widerstandskraft des Darms Infektionen gegenüber stärkt.

Dickdarmentzündung (Kolitis)

Beschreibung
Es handelt sich um eine Entzündung des Mastdarms, des wichtigsten Abschnittes des Dickdarms.

Symptome
Sie äußert sich durch durchfallartigen Stuhl, eventuell auch mit Schleim und Blutresten durchsetzt.

Ursachen
Üblicherweise wird Kolitis durch Infektionen ausgelöst, aber Allergien, Nahrungsmittelunverträglichkeiten, Antibiotika oder Abführmittel können auch eine Rolle spielen.

Ernährung
Eine schonende Ernährung kann viel dazu beitragen, eine Kolitis zu lindern. Deshalb werden die gleichen Nahrungsmittel empfohlen wie bei Durchfall. Weizenkleie kann bei Personen, die sie übermäßig als Abführmittel verwenden, zur Dickdarmentzündung führen.

vermehrt konsumieren

- die gleichen wie bei Durchfall (S. 199)
- Gemüse
- Zucchini
- Eisen
- Vitamin A

reduzieren oder meiden

- Weizenkleie
- Feingebäck
- Milch
- Kaffee
- scharfe Gewürze

Morbus Crohn

Beschreibung
Bei dieser besonderen Darmentzündung ist sowohl der Dünn- als auch der Dickdarm betroffen.

Ursachen
Über die Ursachen ist noch nicht viel bekannt. Man weiß aber, dass diese Krankheit mit der typischen westlichen ballaststoffarmen Ernährung zusammenhängt, die reichlich industriell verarbeitete Produkte enthält. Menschen, die viel «Fast Food» zu sich nehmen, sind besonders stark davon betroffen.

vermehrt konsumieren

- die gleichen wie bei Durchfall (S. 199)
- Ballaststoffe
- Öle
- Fischöl
- Folsäure
- Eisen

reduzieren oder meiden

- raffinierten Zucker
- Hamburger

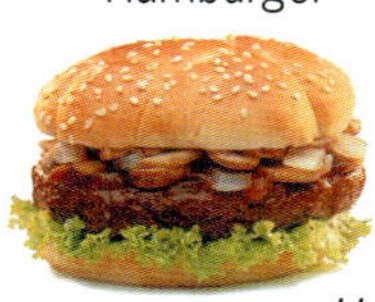

Hamburger

Geschwürige Dickdarmentzündung (Colitis Ulcerosa)

Beschreibung
Diese schwere Form der Kolitis kann chronisch werden und ist nicht wirklich heilbar.

Ursachen
Die Ursache ist unbekannt, aber die Krankheit befällt fast ausschließlich die Bevölkerung im Westen. Eine Ernährung mit industriell verarbeiteten Produkten, die viel Fleisch und gesättigtes Fett, aber nur wenig Obst, Gemüse und Getreide enthält, ist ein besonders hoher Risikofaktor.

Symptome
Die Krankheit äußert sich durch Durchfall, Bauchschmerzen, Blut im Stuhl, schmerzhaften, häufigen Stuhldrang, Müdigkeit und Gewichtsverlust. Sie kann sich zu Darmkrebs verschlimmern.

Behandlung
Obwohl es keine spezifische Behandlung gibt, kann eine darmschonende Ernährung Erleichterung bringen.

vermehrt konsumieren

- die gleichen wie bei Durchfall (S. 199)
- Kohl
- Nachtkerzenöl
- Fischöl

reduzieren oder meiden

- die gleichen wie bei Kolitis
- Hamburger
- Fleisch

Hämorrhoiden

Beschreibung
Hämorrhoiden sind Krampfadern an den Venen des Afters. Wenn bei der Darmentleerung wegen Verstopfung vermehrt Druck ausgeübt werden muss, erweitern sich die Aftervenen und bilden mit der Zeit Hämorrhoiden.

Behandlung
Wenn die Venenerweiterungen aufgetreten sind, verschwinden sie nicht von selbst. Durch angemessene Ernährung und Hygiene lässt sich eine Entzündung verhindern, die Blutgerinnsel (Hämorrhoidalthrombose) zur Folge haben kann. Diese verursachen viele Beschwerden und können einen chirurgischen Eingriff notwendig machen.

vermehrt konsumieren

- die gleichen wie bei Verstopfung (S. 198)
- Erdbeere
- Heidelbeere

reduzieren oder meiden

- die gleichen wie bei Verstopfung (S. 198)
- scharfe Gewürze
- raffinierten Zucker

BLÄHUNGEN

Beschreibung

Es handelt sich um die übermäßige Entwicklung von Darmgasen, die Magenkrämpfe und Bauchdrücken hervorrufen können. Darmgase haben zwei Quellen: Luft, die beim hastigen Essen geschluckt wird, und von den Darmbakterien abgesonderte Gase.

Ursachen

Blähungen entstehen durch:

- **Dysbakterie** oder Veränderungen der Darmflora, die sich mit einfachen diätetischen Maßnahmen positiv beeinflussen lassen.
- Reichliche **Aufnahme** von **ballaststoffreichen pflanzlichen Nahrungsmitteln:** Diese Blähungen sind zwar peinlich, aber nicht bedrohlich. Die Gase sind üblicherweise geruchsarm, im Unterschied zu denen, die als Folge von Fäulnisprozessen im Darm entstehen, etwa wenn viel Fleisch gegessen wurde. Eine langsame Steigerung der ballaststoffreichen Nahrungsmittel und eine einfache Küche helfen sofort, Blähungen zu vermeiden.
- **Schlucken von Luft** in Stresssituationen oder aufgrund von Angst, vor allem während des Essens.

Behandlung

Außer den hier angeführten Nahrungsmitteln ist **Holzkohle** ein sehr wirksames Hausmittel gegen Blähungen.

vermehrt konsumieren

Keimlinge
Gewürzkräuter
Joghurt
Kaki

reduzieren oder meiden

Ballaststoffe
Hülsenfrüchte
Gemüse
Brot
Teigwaren
Milch

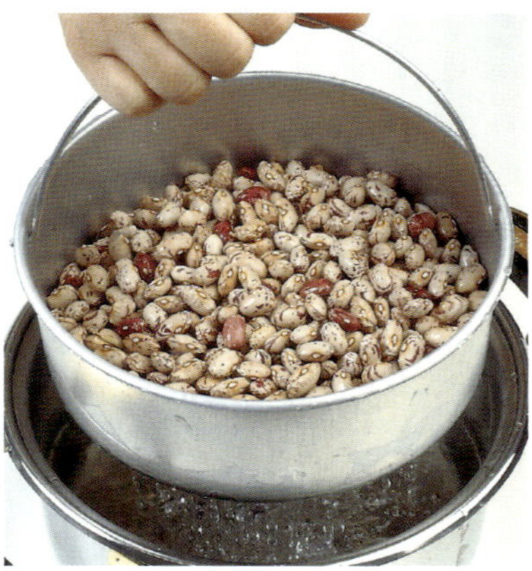

Wenn Hülsenfrüchte in kochendem Wasser (ohne Salz) eingeweicht und die Schalen entfernt werden, rufen sie kaum mehr Blähungen hervor.

DIVERTIKULOSE

Beschreibung

Diese Erkrankung ist durch mehr oder weniger große Ausstülpungen (Divertikel) an den Wänden des Dickdarms gekennzeichnet.

Ursachen

Voraussetzung für die Entwicklung der Divertikel ist:

- Ein **Schwachpunkt in der Darmwand**
- Eine **Zunahme des Darminnendrucks.** Dazu kommt es, wenn der Stuhl klein und hart ist und die Muskeln der Darmwand sich stark zusammenziehen müssen, um ihn voranzutreiben.

Ernährung

Die angeführten Nahrungsmittel senken das Risiko, Divertikel auszubilden, oder sie wirken einer weiteren Entwicklung entgegen. Leider können sie bereits vorhandene Ausstülpungen nicht mehr ganz zum Verschwinden bringen.

Divertikulitis

Bei einer Entzündung der Divertikel durch darin befindliche Stuhlreste können Komplikationen auftreten, die im Krankenhaus mittels einer strikten Diät und manchmal eines chirurgischen Eingriffs behandelt werden müssen.

vermehrt konsumieren

Wasser
Ballaststoffe
Vollkorngetreide
Hülsenfrüchte
Gemüse
Obst

reduzieren oder meiden

Feingebäck
Fett insgesamt
Fleisch

Feingebäck

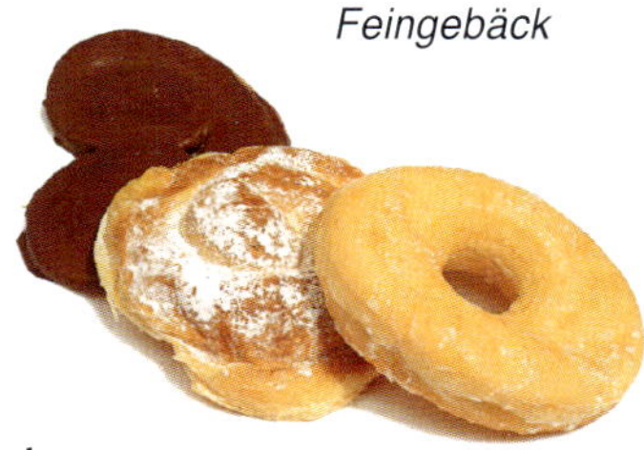

Gebäck aus weißem Mehl (auch Weißbrot) enthält wenig Ballaststoffe. Das führt zu hartem Stuhl und erhöhtem Darminnendruck, was Divertikulose begünstigt.

Die Karambole

ein sanftes Abführmittel

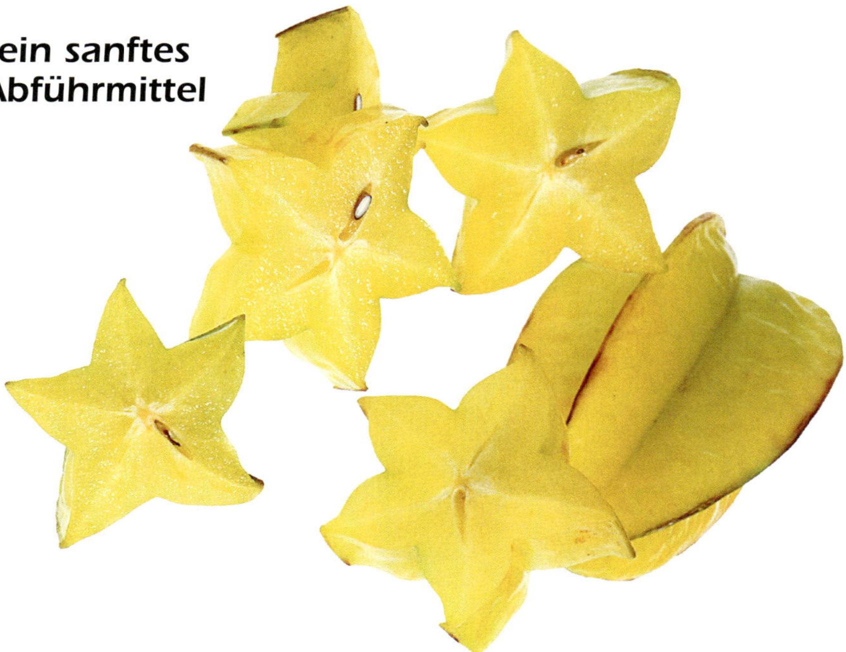

KARAMBOLE
Inhaltsstoffe
je 100 g rohen, verzehrbaren Anteil

Energie	**33,0 kcal = 138 kj**
Eiweiß	**0,540 g**
Kohlenhydrate	**5,13 g**
Ballaststoffe	**2,70 g**
Vitamin A	**49,0 µg RÄ**
Vitamin B_1	**0,028 mg**
Vitamin B_2	**0,027 mg**
Niacin	**0,478 mg NÄ**
Vitamin B_6	**0,100 mg**
Folsäure	**14,0 µg**
Vitamin B_{12}	**—**
Vitamin C	**21,2 mg**
Vitamin E	**0,370 mg α-TÄ**
Kalzium	**4,00 mg**
Phosphor	**16,0 mg**
Magnesium	**9,00 mg**
Eisen	**0,260 mg**
Kalium	**163 mg**
Zink	**0,110 mg**
Gesamtfett	***0,350 g***
Gesättigtes Fett	***0,023 g***
Cholesterin	**—**
Natrium	***2,00 mg***

1% 2% 4% 10% 20% 40% 100%

% des täglichen Bedarfs,
den 100 g dieses Nahrungsmittels decken

Dt. Synonyme: *Sternfrucht, Baumstachelbeere.*

Englisch: *carambola, starfruit;* ***Französisch:*** *carambole;* ***Spanisch:*** *carambola.*

Beschreibung: *Frucht des Karambolebaumes oder -strauches (Averrhoa carambola L.) aus der Familie der Sauerkleegewächse (Oxalidaceae), der bis zu 2 Meter hoch wird. Die goldgelbe Beerenfrucht ist dünnschalig und wird 6 bis 12 cm lang.*

Die Karambole wird auch «Sternfrucht» genannt, weil sie in Scheiben aufgeschnitten kleine, fünfzackige Sterne ergibt. Sie wird daher gerne zur Dekoration verschiedenster Speisen eingesetzt.

Das Fruchtfleisch mit der weichen Textur und dem feinen, säuerlich-süßen Geschmack hat aber viel mehr zu bieten als nur das interessante Aussehen!

EIGENSCHAFTEN UND ANWENDUNG: Die Karambole enthält 5,13 % Kohlenhydrate in Form von Zuckern, aber wenig Eiweiß (0,54 %) und Fette (0,34 %), was mit 33 Kalorien pro 100 g (33 kcal/100 g) zu Buche schlägt. Außerdem findet sich einiges an Provitamin A (40 µg RÄ/100 g), B-Vitamine, die Vitamine E und C, Letzteres am reichlichsten (21,2 mg/100 g).

Während alle Mineralstoffe, die der Mensch braucht, in geringen Mengen vorhanden sind, findet man genug Kalium (163 mg/100 g).

Das zarte Fruchtfleisch der Karambole enthält viele lösliche Ballaststoffe (2,7 %), was die mild abführende Wirkung erklärt.

Ihre diättherapeutischen Anwendungen sind:

- **Verstopfung** aufgrund mangelnder Darmmotorik (die häufigste Ursache). Zwei bis drei Karambolen zum Frühstück erleichtern die Darmentleerung.
- **Erhöhter Cholesterinspiegel:** Der hohe Gehalt an löslichen Ballaststoffen verringert die Aufnahme von Cholesterin im Darm.

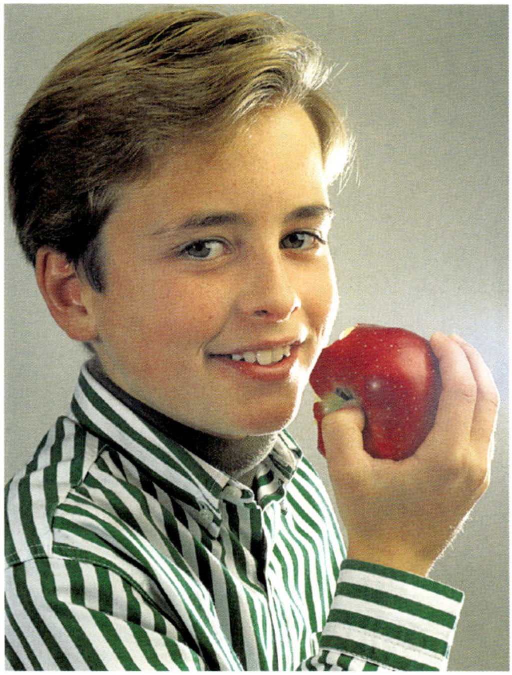

Zubereitung und Anwendung

❶ **Frisch:** Die großen Früchte der Karambole sind süßer und schmackhafter als die kleinen, die oft sauer schmecken.

❷ **Konserven:** Aus dem Fruchtfleisch kann man Gelees und Konfitüre herstellen.

❸ **Getränke:** Karambolen verleihen Getränken «tropischen» Geschmack.

Verstopfung, die häufigste Verdauungsstörung

Verstopfung durch ballaststoffarme Ernährung zählt zu den häufigsten Verdauungsstörungen in den Industrieländern.

Das hektische Leben lässt manchmal keine Zeit für einen geregelten Stuhlgang, was ebenfalls zu Verstopfung führen kann.

Viele Kopfschmerzen, Ekzeme, Allergien, erhöhter Cholesterinspiegel, Rheumatismus, Apathie und Depressionen können durch eine gute Verdauung vermieden werden.

Die Sapote

adstringierend und antianämisch

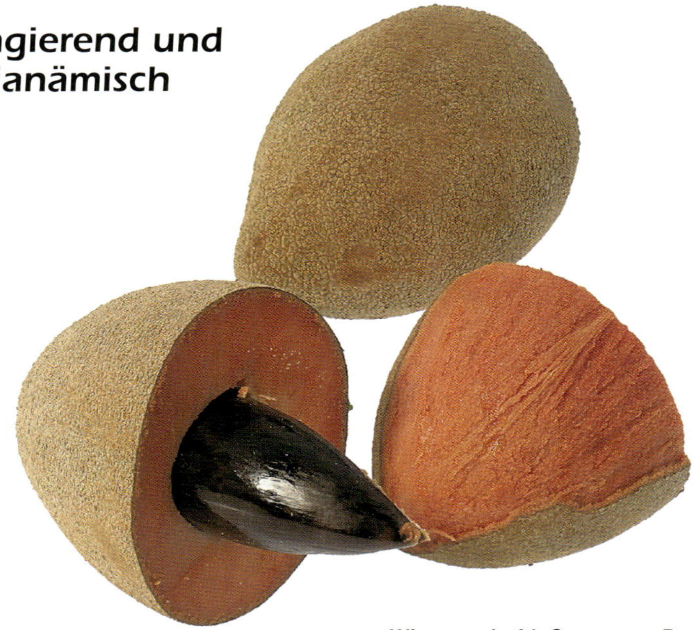

SAPOTE
Inhaltsstoffe
je 100 g rohen, verzehrbaren Anteil

Energie	134 kcal = 559 kj
Eiweiß	2,12 g
Kohlenhydrate	31,2 g
Ballaststoffe	2,60 g
Vitamin A	41,0 µg RÄ
Vitamin B_1	0,010 mg
Vitamin B_2	0,020 mg
Niacin	2,18 mg NÄ
Vitamin B_6	—
Folsäure	—
Vitamin B_{12}	—
Vitamin C	20,0 mg
Vitamin E	—
Kalzium	39,0 mg
Phosphor	28,0 mg
Magnesium	30,0 mg
Eisen	1,00 mg
Kalium	344 mg
Zink	—
Gesamtfett	*0,600 g*
Gesättigtes Fett	—
Cholesterin	—
Natrium	*10,0 mg*

1% 2% 4% 10% 20% 40% 100%

% des täglichen Bedarfs,
den 100 g dieses Nahrungsmittels decken

Wissenschaftl. Synonym: *Pouteria sapota* L.

Deutsche Synonyme: *Mamey, Marmeladenfrucht.*

Englisch: *mammee sapote;* ***Französisch:*** *sapotille, sapote;* ***Spanisch:*** *zapote, mamey.*

Beschreibung: *Frucht des Sapotebaums (Calocarpum sapota Merr.) aus der Familie der Sapotazeen (Sapotaceae). Die kugel- oder eiförmigen Früchte erreichen bis zu 20 cm Durchmesser und besitzen einen ziemlich großen Kern.*

Unter ihrer rauen Schale versteckt die Sapote ihr delikates, süßes, orangefarbiges Fruchtfleisch.

Eigenschaften und Anwendung: Sapoten liefern recht viel Energie (134 kcal/100 g), weil sie viele ***Kohlenhydrate*** enthalten (31,2%), das meiste in Zuckern. Sie sind eine gute Quelle für ***Vitamin C*** (20 mg/100 g), ***Kalium*** (344 mg /100 g), ***Eisen*** (1 mg/100 g) und ***Magnesium*** (30 mg/100 g). Das Provitamin A (Beta-Karotin) und die B-Vitamine fehlen beinahe völlig.

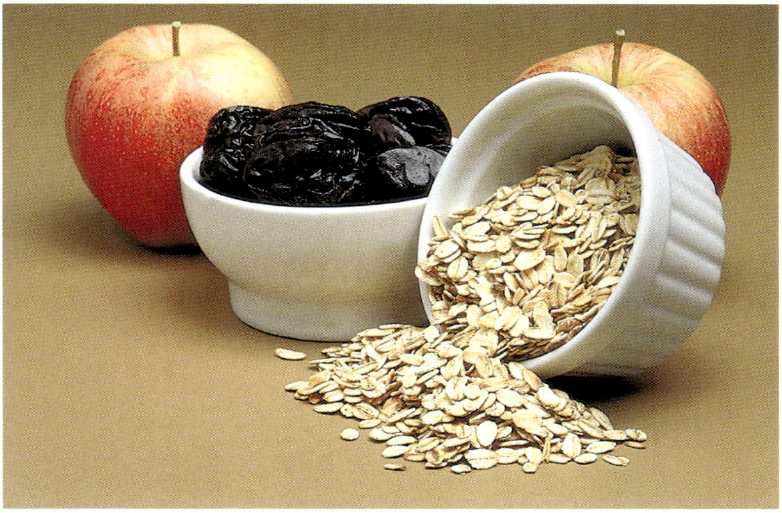

Ein Frühstück, das aus Vollkorngetreide oder Vollkornbrot besteht, dazu einige Pflaumen und zwei Stück Frischobst – schon hat man die 30 g Ballaststoffe zu sich genommen, die man täglich braucht. So ein Frühstück macht es einem leicht, sich vor Verstopfung zu schützen.

Wegen des hohen ***Tanningehalts*** wirkt sie im Darm adstringierend, weshalb sie bei **Durchfall** und **Magen-Darmentzündung** hilft. Wir empfehlen sie auch bei **Blutarmut** und **Unterernährung.**

Andere Sapote-Arten

Es gibt verschiedene Früchte, die in Mittelamerika wegen der Ähnlichkeit mit der echten Sapote ebenfalls so genannt werden. Die wichtigsten sind:

- **Zapotille** (*Manilkara zapota* Van Royen = *Achras zapota* L.), die auch als Sapotilla, Breiapfel oder Westindische Mispel bezeichnet wird. Das Fruchtfleisch ist heller, die Früchte enthalten drei Kerne. Aus ihrem Baum wird ein Gummiharz gewonnen, das zur Kaugummiherstellung verwendet wird.
- **Kolumbianische Sapote** (*Matisia cordata* Humb.-Bonpl.), die auch «Chupachupa» genannt wird. Ihr Fruchtfleisch ist faseriger als das der echten Sapote.

Lucmo

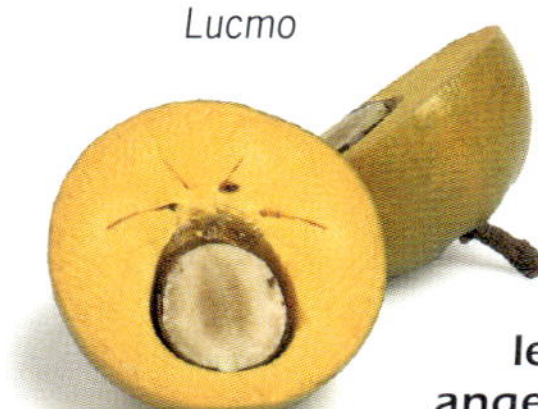

Lucmo (Pouteria lucuma) gehört wie die Sapote zur Familie Sapoteaceae und wird in Chile, Peru und Ecuador angebaut. Eine dunkelgrüne Rinde umgibt das Fruchtfleisch, das Stärke enthält und – wie bei der Sapote – bei Durchfall hilft, weil es adstringierend wirkt.

Zubereitung und Anwendung

❶ **Frisch:** So schmeckt die Sapote am besten. Das Fruchtfleisch ist cremig, aromatisch und süß, kein bisschen bitter.

❷ **Konserven:** Aus der Sapote werden Marmelade, Gelee und Eiscreme hergestellt.

Die Quitte

beruhigt den Darm und wirkt adstringierend

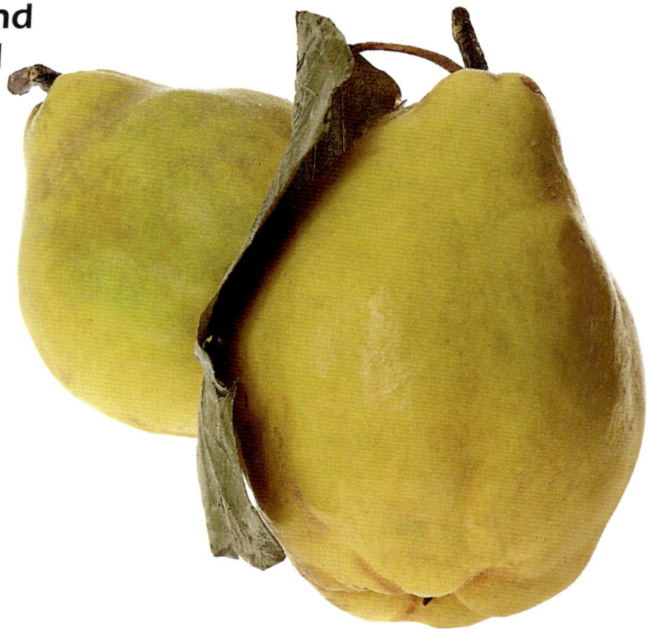

Quittengelee passt gut zu Quark, Frischkäse und Tofu.

QUITTE
Inhaltsstoffe
je 100 g rohen, verzehrbaren Anteil

Energie	57,0 kcal = 240 kj
Eiweiß	0,400 g
Kohlenhydrate	13,4 g
Ballaststoffe	1,90 g
Vitamin A	4,00 µg RÄ
Vitamin B_1	0,020 mg
Vitamin B_2	0,030 mg
Niacin	0,200 mg NÄ
Vitamin B_6	0,040 mg
Folsäure	3,00 µg
Vitamin B_{12}	—
Vitamin C	15,0 mg
Vitamin E	0,550 mg α-TÄ
Kalzium	11,0 mg
Phosphor	17,0 mg
Magnesium	8,00 mg
Eisen	0,700 mg
Kalium	197 mg
Zink	0,040 mg
Gesamtfett	*0,100 g*
Gesättigtes Fett	*0,010 g*
Cholesterin	—
Natrium	*4,00 mg*

1% 2% 4% 10% 20% 40% 100%

% des täglichen Bedarfs,
den 100 g dieses Nahrungsmittels decken

Englisch: *quince, elephant apple;* ***Französisch:*** *coing;* ***Spanisch:*** *membrillo, gamboa.*

Beschreibung: *Frucht des Quittenbaumes (Cydonia oblonga Mill.) aus der Familie der Rosengewächse (Rosaceae). Die Frucht ähnelt von der Form her der Birne.*

Wer die Quitte nicht kennt und sie für eine Birne oder einen Apfel hält, wird beim ersten Bissen sehr enttäuscht sein: das Fruchtfleisch ist so hart, herb und sauer, dass man es nicht essen kann. Das daraus gewonnene Gelee hingegen ist für Alt und Jung eine Delikatesse.

EIGENSCHAFTEN UND ANWENDUNG: Die rohe Frucht enthält nur 13,4 % Kohlenhydrate in Form von Zucker. Das Quittengelee besteht zu mehr als 50 % aus ***Zucker,*** da man das Gewicht des Fruchtfleischs mit Zucker aufwiegt. Der Gehalt an Fett und Eiweiß bleibt hingegen minimal (weniger als 1 %).

Verstopfung muss immer ernst genommen werden

Verstopfung kommt oft vor und meistens ist sie auf funktionelle Störungen oder eine falsche Ernährung zurückzuführen. Sie kann jedoch auch das erste Anzeichen für einen Darmtumor oder andere schwerwiegende Erkrankungen sein.

Verstopfung, die ohne erkennbare Ursache auftritt oder länger anhält, sollte immer ärztlich untersucht werden.

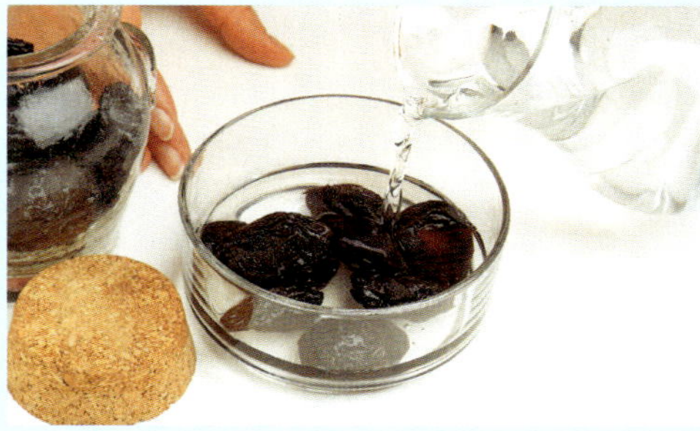

Quitten enthalten ziemlich viel Vitamin C und E, dazu Mineralstoffe wie Kalium, Eisen und Kupfer.

Die adstringierende und entzündungshemmende Wirkung der Quitte auf den Darm beruht auf zwei Substanzen, die scheinbar entgegengesetzt wirken:

✓ ***Pektin:*** Ein löslicher Ballaststoff, der die Darmwände beruhigt und den Stuhlgang erleichtert.

✓ ***Tannine:*** Ihre adstringierende Wirkung trocknet die Darmschleimhäute aus und hemmt Entzündungen.

Als Dessert helfen Quitten bei einer zu schnellen Darmpassage und bei Blähungen. Bei **Durchfall** durch Magen-Darm-Entzündungen oder Dickdarmentzündung können sie als erstes festes Nahrungsmittel gegessen werden.

Der Pektingehalt hilft, den **Cholesterinspiegel** des Blutes zu senken.

Zubereitung und Anwendung

❶ **Roh:** Auch reif sind Quitten praktisch ungenießbar.

❷ **Quittengelee:** So sind Quitten gut verträglich. Dafür werden die Früchte und Zucker (1:1) in Wasser gekocht und zu Brei verarbeitet. Manche Hersteller verwenden Rohzucker, der mehr Mineralstoffe enthält und daher gesünder ist als weißer Zucker.

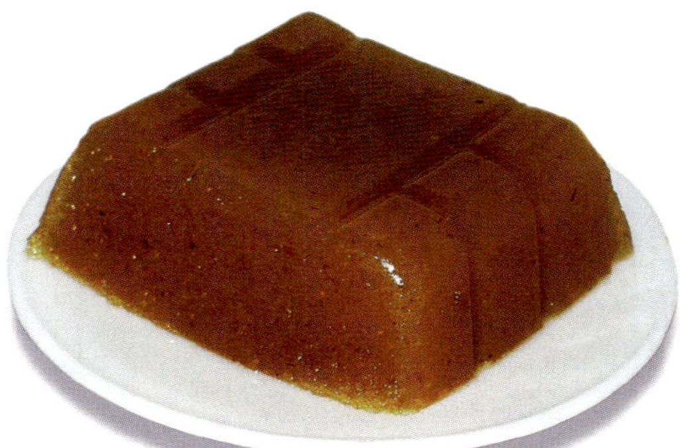

Quittengelee ist ein Heilmittel gegen Durchfall, das von Kindern und Erwachsenen gut vertragen wird. Es ist das erste feste Nahrungsmittel, das nach Durchfällen angeboten werden kann.

Die Kaki

stoppt Durchfall und wirkt gegen Entzündungen im Darm

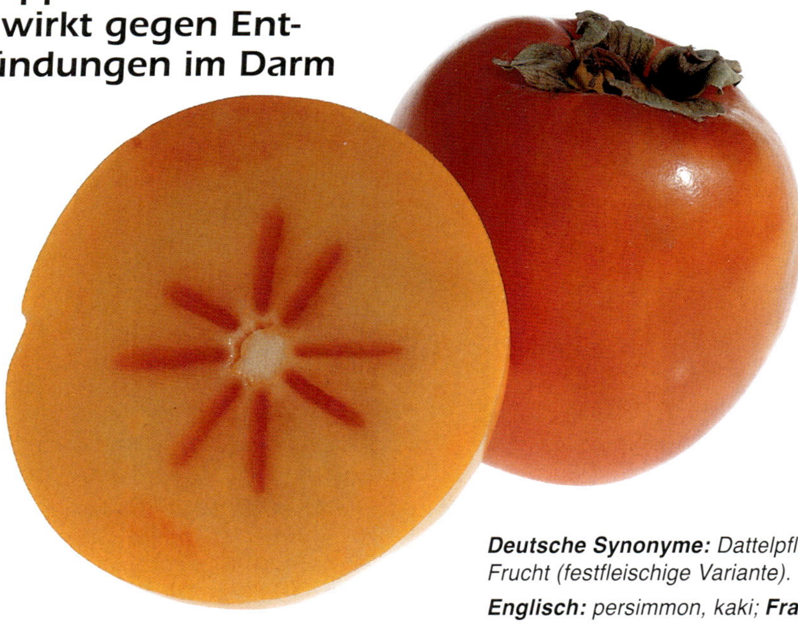

KAKI
Inhaltsstoffe
je 100 g rohen, verzehrbaren Anteil

Energie	**70,0 kcal = 295 kj**
Eiweiß	**0,580 g**
Kohlenhydrate	**15,0 g**
Ballaststoffe	**3,60 g**
Vitamin A	**217 µg RÄ**
Vitamin B1	**0,030 mg**
Vitamin B2	**0,020 mg**
Niacin	**0,267 mg NÄ**
Vitamin B6	**0,100 mg**
Folsäure	**7,50 µg**
Vitamin B12	**—**
Vitamin C	**16,0 mg**
Vitamin E	**0,590 mg α-TÄ**
Kalzium	**8,00 mg**
Phosphor	**17,0 mg**
Magnesium	**9,00 mg**
Eisen	**0,370 mg**
Kalium	**161 mg**
Zink	**0,110 mg**
Gesamtfett	***0,190 g***
Gesättigtes Fett	***0,020 g***
Cholesterin	**—**
Natrium	***1,00 mg***

1% 2% 4% 10% 20% 40% 100%

% des täglichen Bedarfs,
den 100 g dieses Nahrungsmittels decken

Deutsche Synonyme: *Dattelpflaume, Sharon-Frucht (festfleischige Variante).*

Englisch: *persimmon, kaki;* ***Französisch:*** *kaki;* ***Spanisch:*** *caqui, palosanto.*

Beschreibung: *Beerenfrucht des Kakibaumes (Diospyros kaki L.), eines Laubbaumes aus der Familie der Ebenholzgewächse (Ebenaceae). Die Frucht schmeckt am besten, wenn sie fast überreif ist und die Schale glasig aussieht.*

Die orangen oder roten Früchte des Kakibaumes erinnern an lodernde Flammen. Der wissenschaftliche Name *Diospyros* bedeutet auf Griechisch «Feuer des Zeus».

Sobald man sie verzehrt hat, wirken die Kaki aber ganz anders, als man von einem «lodernden Feuer» erwarten würde: Sie wirken sehr beruhigend auf den gesamten Verdauungstrakt, besonders auf den Darm.

EIGENSCHAFTEN UND ANWENDUNG: Das gallertartige Fruchtfleisch enthält praktisch weder Fett noch Eiweiß. Für ihre positive Wirkung sind folgende Inhaltsstoffe verantwortlich:

✓ ***Zucker:*** 100 g Fruchtfleisch enthalten 15 g Zucker, darunter hauptsächlich Fruktose (Fruchtzucker), gefolgt von Glukose und Saccharose.

✓ ***Pektin*** und ***Schleimstoffe:*** Diese komplexen Kohlenhydrate sind für die gallertartige Beschaffenheit des Fruchtfleisches verantwortlich. Kakis gehören, wie die Äpfel (siehe S. 216), zu den pektinreichsten Früchten (1 %). Pektin und Schleimstoffe sind die wichtigsten Bestandteile der löslichen Ballaststoffe, die 3,6 % der Kakifrucht ausmachen.

Pektin und Schleimstoffe quellen mit Wasser auf, erhöhen das Stuhlvolumen und erleichtern die Ausscheidung. Sie binden Zucker, was die rasche Ausschüttung ins Blut (wie bei reinem Zucker) verhindert und eine langsame Abgabe bewirkt. Außerdem wird Cholesterin, das im Darm vorhanden ist, weil es mit tierischen Nahrungsmitteln aufgenommen wurde, gebunden und zum Teil über den Stuhl ausgeschieden.

Die unmittelbarste Wirkung der beiden Stoffe ist die beruhigende und entzündungshemmende auf die Wände des Verdauungskanals, besonders gegen Ende des Dickdarms.

✓ ***Tannine:*** Diese Phenolverbindungen haben eine stark zusammenziehende Wirkung. Sie lassen Eiweiß gerinnen und bilden eine trockene, widerstandsfähige Schicht auf den Schleimhäuten. Tannine machen sich sofort durch ein raues Gefühl am Gaumen bemerkbar.

Tanningehalt der Kaki

Dieser Grafik ist zu entnehmen, wie sich die Tanninkonzentration in vier Kakisorten mit der Zeit verändert.

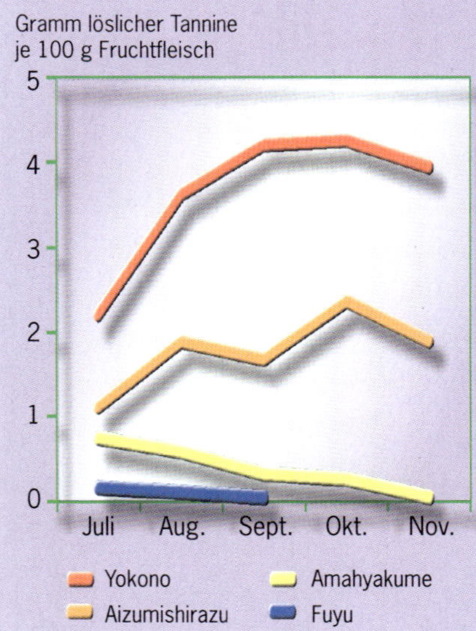

Die tanninreichsten Kakisorten werden «adstringierende Varietäten» genannt: Yokono und Aizumishirazu.

Bestimmte Sorten der Kaki sind besonders tanninhaltig. In allen aber nimmt der Gehalt gegen Ende der Reifezeit ab. Die Grafik zeigt, dass die höchste Tanninkonzentration im Oktober und kurz vor dem optimalen Reifezeitpunkt im November (auf der nördlichen Halbkugel) erreicht wird.

✓ ***Karotinoide:*** Dies ist eine Gruppe von Substanzen, zu denen auch Beta-Karotin gehört. Aus ihnen wird im Körper Vitamin A gebildet, daher werden sie auch «Provitamin A» genannt. Sie sind zur Zeit in den Blickpunkt geraten, weil sie als Antioxidantien wirken, die Zellalterung aufhalten, die Arterienverkalkung verlangsamen bzw. verhindern und vorbeugend gegen Krebs wirken.

Zubereitung und Anwendung

❶ **Frisch:** Am besten schmecken die reifen Früchte im Spätherbst, obwohl Kakis fast das ganze Jahr über erhältlich sind. Bei Durchfall sollten bis zu 6 Stück pro Tag gegessen werden.

❷ **Kakipüree:** In dieser Form sind sie ideal für die Zubereitung von Cremes, Marmeladen, Konfitüren und Kompotten. Es passt hervorragend zu Tofu, Frischkäse, Joghurt und Schlagsahne.

Zubereitung der Kakifrucht

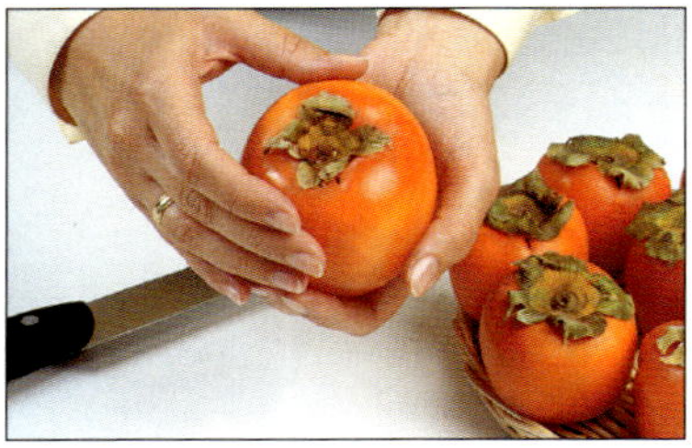

1. Abtasten, ob die Frucht reif ist.

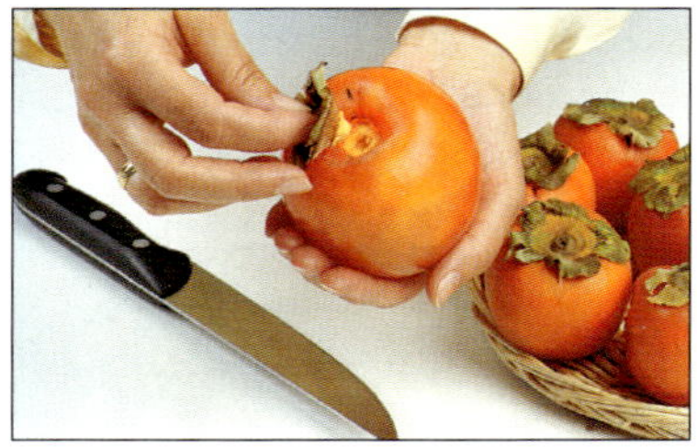

2. Den Fruchtstiel entfernen.

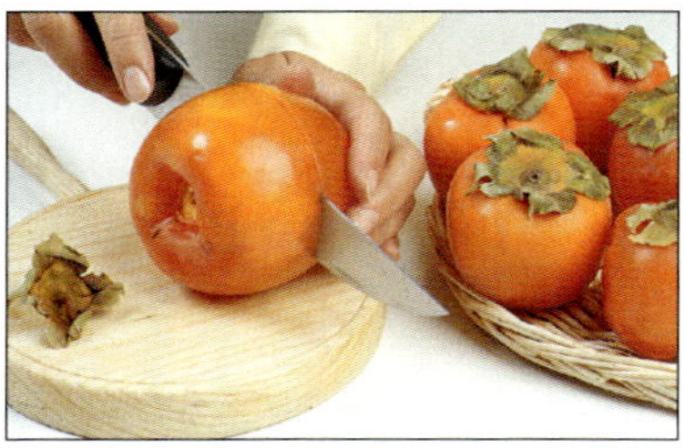

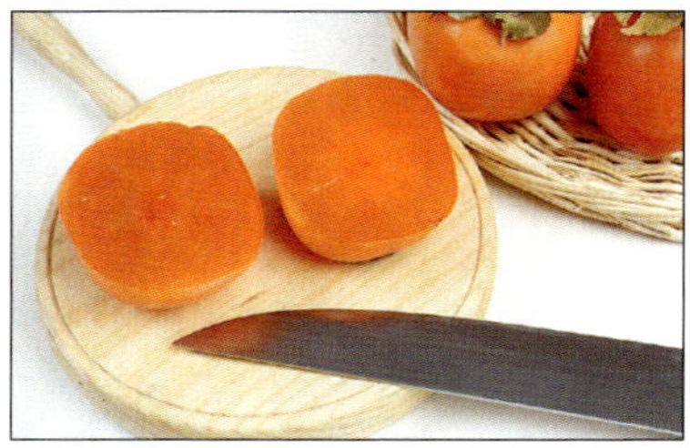

3. Mit einem Messer halbieren.

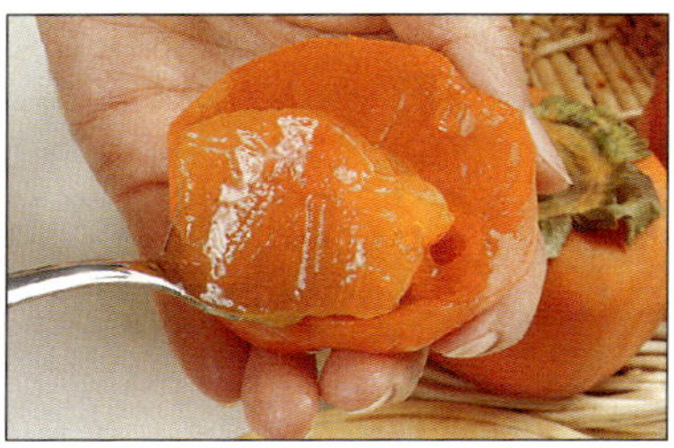

4. Das Fruchtfleisch gleich aus der Schale löffeln oder im Mixer zu Püree verarbeiten.

Von den fünfzehn verschiedenen Karotinoiden, die in der Kaki vorkommen, herrschen ***Lycopin*** (auch in Tomaten, siehe S. 264) und ***Cryptoxanthin*** vor.[1] Sie verleihen der Frucht die charakteristische orange oder rote Färbung.

Kakis gehören zu den Früchten, die am meisten Karotinoide (Provitamin A) enthalten. Wenn man bedenkt, dass 100 g Kaki 22 % des Tagesbedarfs eines Erwachsenen an Vitamin A liefern, so sorgt eine einzige mittelgroße Frucht mit 250 g für die Abdeckung des halben Tagesbedarfs an diesem wichtigen Vitamin.

✓ ***Vitamin C:*** Kakis enthalten 16 mg je 100 g. Eine mittelgroße Kaki (250 g) liefert 40 % des Tagesbedarfs. Obwohl die Kaki nicht zu den Vitamin-C-reichsten Früchten gehört, enthält sie doch genug davon, um die Aufnahme des enthaltenen Eisens zu gewährleisten.

✓ ***Eisen:*** Nach Kalium ist Eisen der Mineralstoff, der am reichlichsten in der Kaki vorkommt (nach dem Tagesbedarf gerechnet). Eine Kaki (250 g) versorgt einen Erwachsenen mit 10 % seines Tagesbedarfs an Eisen, einem Wert, der für frisches Obst sehr beachtlich ist.

Diese Inhaltsstoffe erklären die Heilwirkung der Kaki bei folgenden Krankheiten:

• **Darmerkrankungen:** Kakis wirken nicht nur beruhigend, sondern auch austrocknend auf die Darmschleimhäute. Das ist auf das Zusammenspiel von Tannin (adstringierend) und Pektin und den Schleimstoffen (beruhigend) zurückzuführen. Der adstringierende Effekt ist bei manchen Sorten und unreifen Früchten höher.

Außerdem wirken Kakis entzündungshemmend, weil sie Pektin und Schleimstoffe enthalten. Auch die Karotinoide tragen dazu bei. Deshalb helfen Kakis bei jeder Art von Durchfall oder Dickdarmentzündung (Kolitis). Drei bis sechs Kaki pro Tag regulieren den Transport der Nahrung durch den Darm und heilen die entzündeten Darmschleimhäute.

Ganz ausgereifte Kakis mit milderem Fruchtfleisch enthalten weniger Tannine und wirken deshalb weniger adstringierend als unreife oder herbe Sorten. Ihr weiches Fruchtfleisch schmeckt überhaupt nicht herb. Diese Früchte sind nicht so wirksam gegen Durchfall, behalten aber ihre entzündungshemmenden Eigenschaften. Sie helfen bei chronischer Dickdarmentzündung (Kolitis), Darmkrämpfen, Blähungen und Reizdarm.

• **Herz-Kreislauf-Beschwerden:** Kakis enthalten wenig Fett und Natrium, aber viele Karotinoide, welche die Arterien schützen. Deshalb empfehlen wir sie allen Menschen, die unter Arteriosklerose (Arterienverkalkung), Bluthochdruck und allgemeinen Herzbeschwerden leiden.

• **Anämie (Blutarmut):** Obwohl die Kaki nicht allzu viel Eisen enthält, kann dieses sehr gut aufgenommen werden, weil die Frucht gleichzeitig ausreichend Vitamin C bietet. Reichlicher Genuss von Kakis wird allen empfohlen, die unter Anämie leiden, die durch Eisenmangel verursacht wurde. Sie ist die häufigste Form der Blutarmut.

• **Diabetes:** Obwohl Kakis sehr süß schmecken, vertragen Diabetiker sie aus zwei Gründen sehr gut:

- Über die Hälfte der Zucker, die 15 % der Frucht ausmachen, ist Fruktose (Fruchtzucker). Diese vor allem in Früchten vorkommende Zuckerart benötigt weniger Insulin, um vom Körper verwertet zu werden. Deshalb können Diabetiker Fruchtzucker besser vertragen als andere Zuckerarten.
- Die vielen löslichen Ballaststoffe in Form von Pektin halten den Zucker im Darm zurück und geben ihn erst langsam ab. So kommt es nicht zu einem schädlichen, raschen Blutzuckeranstieg.

Kakis können von Diabetikern mit gutem Gewissen gegessen werden. Sie profitieren ebenfalls von der günstigen Wirkung auf den Darm bzw. vom Gehalt an Karotinoiden und Eisen.

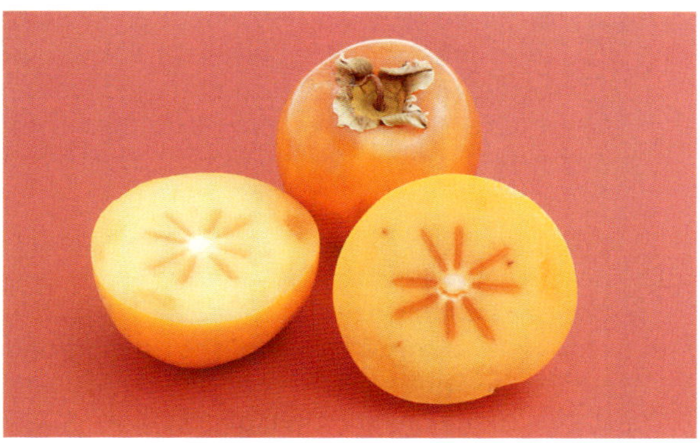

Die reifen Kaki enthalten weniger Tannin mit adstringierender Wirkung, verfügen aber immer noch über entzündungshemmende und erweichende Effekte im Darm.

Der Reis

hilft bei Durchfall und hohem Blutdruck

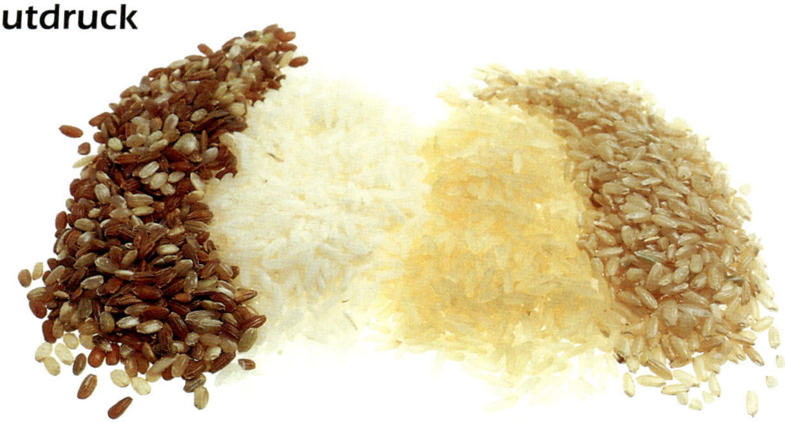

Gekochter weißer Reis mit etwas Öl und Salz sowie Äpfel und Joghurt sind die ersten festen Nahrungsmittel, die man nach einer Durchfallerkrankung zu sich nehmen sollte.

WEISSER REIS
Inhaltsstoffe
je 100 g rohen, verzehrbaren Anteil

Energie	**360 kcal = 1.508 kj**
Eiweiß	**6,61 g**
Kohlenhydrate	**79,3 g**
Ballaststoffe	—
Vitamin A	—
Vitamin B1	**0,070 mg**
Vitamin B2	**0,048 mg**
Niacin	**2,88 mg NÄ**
Vitamin B6	**0,145 mg**
Folsäure	**9,00 µg**
Vitamin B12	—
Vitamin C	—
Vitamin E	—
Kalzium	**9,00 mg**
Phosphor	**108 mg**
Magnesium	**35,0 mg**
Eisen	**0,800 mg**
Kalium	**86,0 mg**
Zink	**1,16 mg**
Gesamtfett	***0,580 g***
Gesättigtes Fett	***0,158 g***
Cholesterin	—
Natrium	***1,00 mg***

1% 2% 4% 10% 20% 40% 100%

% des täglichen Bedarfs,
den 100 g dieses Nahrungsmittels decken

Englisch: *rice;* ***Französisch:*** *riz;* ***Spanisch:*** *arroz.*

Beschreibung: *Körnerfrucht der Reispflanze (Oryza sativa L.), einer krautartigen einjährigen Pflanze aus der Familie der Gräser (Gramineae). Die Frucht besteht aus der Schale, dem Perikarp und dem Endosperm, dem eigentlichen Korn.*

Reis trägt zu Recht den Titel «das Brot Asiens». Ein Großteil der weltweiten Reisernte, etwa 500 Millionen Tonnen pro Jahr, wird im Fernen Osten produziert, in China, Indien, Bangladesch und Indonesien. Eine Mahlzeit ohne Reis wäre für die Menschen in diesen Ländern nicht vorstellbar, täglich isst man ihn.

Die antiken Griechen und Römer wussten noch nicht viel über Reis, erst die Araber brachten ihn über Spanien nach Europa. Die Holländer verbreiteten ihn in Nordamerika und Afrika. So wurde der Reis zu der Getreideart, die weltweit am häufigsten angebaut wird.

EIGENSCHAFTEN UND ANWENDUNG: Obwohl Reis das meistverwendete Getreide ist, ist er am wenigsten nahrhaft, besonders wenn er poliert worden ist.

✓ ***Eiweiß:*** Der Reis enthält weniger Eiweiß als die anderen Getreide. Keine Reisart bietet mehr als 7 %. Das ist viel weniger, als in Hafer (16,9 %) oder Weizen (13,7 %) vorkommt. Beachtenswert ist, dass Reis auch kein Gluten enthält, was ihn für Zöliakiekranke gut verträglich macht.

Dem im Reis vorkommenden Eiweiß mangelt es an Lysin und Tryptophan, zwei essenziellen Aminosäuren. Das Problem lässt sich leicht lösen, indem man Reis mit Hülsenfrüchten kombiniert, die genau diese Aminosäuren liefern. Reis und Linsen zum Beispiel liefern zusammen alle Aminosäuren, die der Körper braucht, um vollwertiges Eiweiß zu bilden. Soja- oder Kuhmilch ergänzt das Eiweiß von Reis ebenfalls vollwertig.

✓ **Fette:** Weißer Reis enthält praktisch kein Fett, weil es mit der Schale oder Kleie entfernt worden ist. Vollkornreis enthält nur 2,7 % Fette, wesentlich weniger als Hafer (6,9 %) oder Mais (4,3 %). Obwohl nicht reichlich vorhanden, sind die Fettsäuren von Reis ungesättigt und biologisch wertvoll.

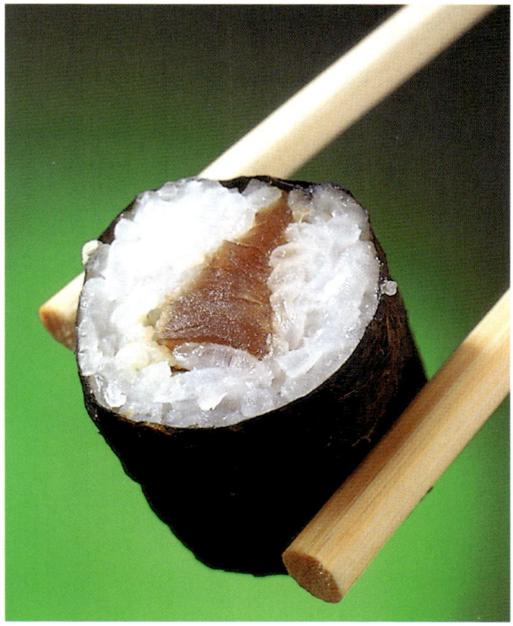

Reis ist ein unverzichtbarer Bestandteil vieler asiatischer Gerichte.

✓ ***Kohlenhydrate:*** Sie stellen vier Fünftel des Reiskorngewichts und bestehen fast ausschließlich aus Stärke.

✓ ***Vitamine:*** Wie den anderen Getreidearten fehlen dem Reis die Vitamine A und C. Vollkornreis enthält beträchtliche Mengen von Vitamin B_1 und E. Der weiße Reis enthält beinahe keine Vitamine.

Menschen, die sich ausschließlich von weißem Reis ernähren, erleiden einen schweren Mangel an Vitamin B_1, der zur **Beriberi-Krankheit** führt. Wenn die Ernährung abwechslungsreich ist und genügend Vitamin-B_1-reiche Nahrungsmittel wie Hülsenfrüchte oder Nüsse gegessen werden, besteht diese Gefahr nicht.

Besser ist es, Vollkorn- oder Parboiled Reis zu essen, der genügend Vitamin B_1 sowie B_2, B_6 und Niacin enthält.

Zubereitung und Anwendung

❶ **Gekocht:** Reis kann nicht roh gegessen werden, aber er passt zu vielen Gerichten. Vom gesundheitlichen Standpunkt sollte er mit Gemüse, Hülsenfrüchten und Milch kombiniert werden.

❷ **Reisflocken** eignen sich für die Zubereitung von Reisschleim und Müsli. Sie werden aus Vollkornreis hergestellt.

❸ **Reiswasser:** Zwei Esslöffel Reis werden in einem Liter Wasser gekocht, bis die Körner zerfallen. Abkühlen lassen, dann abseihen. Zum Würzen können eine Zimtstange, eine Zitronenscheibe oder einige Tropfen Zitronensaft dazugegeben werden.

✓ ***Mineralstoffe:*** Mit 1 mg/100 g ***Natrium*** gehört der Reis zu den natriumärmsten Speisen. So ist er bei Bluthochdruch oder Herzerkrankungen ausdrücklich zu empfehlen.

Vollkorn- und weißer Reis enthalten auch noch andere Mineralstoffe wie Kalium, Kalzium, Magnesium und Eisen, wenn auch in relativ geringen Mengen.

Im Großen und Ganzen ist Reis ein leicht verdauliches und trotzdem sättigendes Nahrungsmittel. Weißer Reis sollte nicht als Ernährungsgrundlage dienen, weil ihm wichtige Vitamine und Mineralstoffe fehlen.

Ob weißer oder Vollkornreis, alle Sorten müssen mit anderen Nahrungsmitteln wie Hülsenfrüchten, Gemüse oder Milch kombiniert werden, um den Nährwert zu erhöhen.

Seine Heilkräfte entfaltet der Reis bei folgenden Krankheiten:

- **Durchfall aller Art:** Reis, gekocht mit etwas Öl und Salz, dazu Äpfel (siehe S. 216) und Joghurt sind die ersten festen Nahrungsmittel, die nach Durchfällen aller Art genossen werden dürfen. Die leichte Verdaulichkeit und die leicht zusammenziehende Wirkung helfen, die Darmschleimhäute nach einer **Dickdarm-** oder **Magen-Darm-Entzündung** wiederherzustellen.

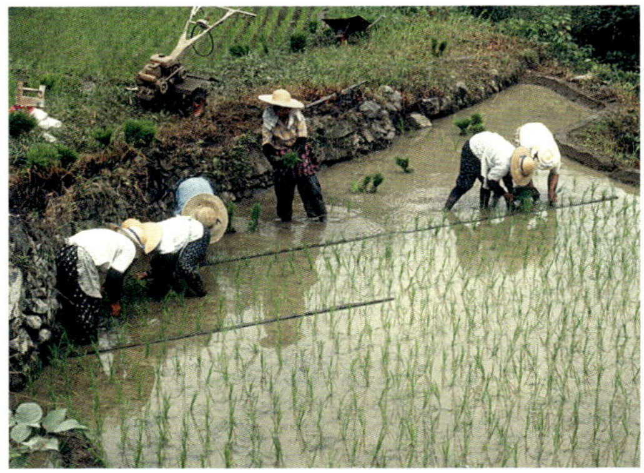

Reis ist das am weitesten verbreitete und am häufigsten gegessene Getreide der Welt.

Blutarmut durch viel Reis?

Studien haben gezeigt, dass eine auf Reis basierende Ernährung, wie sie in einigen asiatischen Ländern üblich ist, zu Blutarmut führen kann, weil weißer Reis nur wenig Eisen enthält.

Dennoch muss man keine Blutarmut befürchten, wenn man den Reis mit Vitamin-C-reichem, frischem Obst und Gemüse kombiniert, weil Vitamin C die Aufnahme von Eisen aus pflanzlichen Quellen erhöht. Es ist also sinnvoll, Reis mit Gemüse und Zitrone zusammen zu genießen.

- **Durchfall bei Kindern:** Reiswasser **{❸}** ist das ideale Getränk bei Durchfällen, vor allem bei Kindern. Es kann als einziges Getränk verabreicht werden, nach Belieben mit etwas Zitronensaft. Zusätzlich zur benötigten Flüssigkeit (Rehydration) liefert das Reiswasser Mineralstoffe, vor allem Kalium, sowie komplexe Kohlenhydrate (Stärke), die den Durchfall stoppen.

- **Bluthochdruck:** Weil Reis sehr wenig Natrium enthält, hilft er bei Bluthochdruck. Natrium ist ein Mineralstoff, der viel Wasser im Körper zurückhält (vor allem Natriumchlorid, besser als Kochsalz bekannt). Zu viel Natrium lässt den Körper zu viel Wasser speichern (Ödeme) und steigert die Blutmenge, was den Blutdruck in die Höhe treibt. Je mehr Natrium (Salz) verzehrt wird, desto höher steigt der Blutdruck.

- **Herzerkrankungen:** Wenn das Herz seine Aufgaben nicht mehr gut erfüllt (Herzinsuffizienz), kommt es im Gewebe zu Flüssigkeitsansammlungen und die Nieren scheiden nicht mehr genügend Urin aus. Durch salzhaltige Nahrung verschlimmert sich die Situation und führt zu weiteren Ödemen.

Verschiedene Reissorten

Weißer (polierter) Kurzkornreis

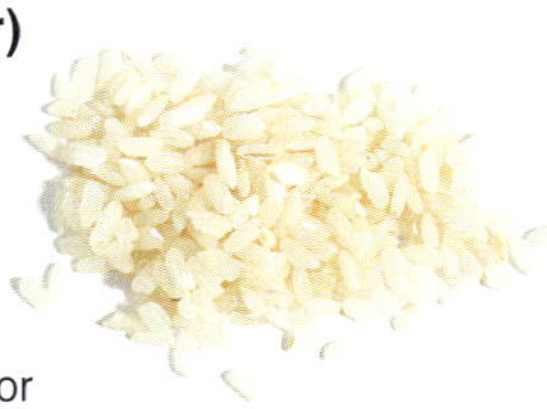

Seine Körner öffnen sich beim Kochen und geben Stärke frei, weshalb sie teigig werden. Er wird vor allem für die Herstellung von Milchreis und Risotto geschätzt.

Rohreis

Er wird auch *Paddyreis* oder unbearbeiteter Reis genannt und kommt direkt vom Feld. Weil er sehr hart ist, eignet er sich nicht zur menschlichen Ernährung.

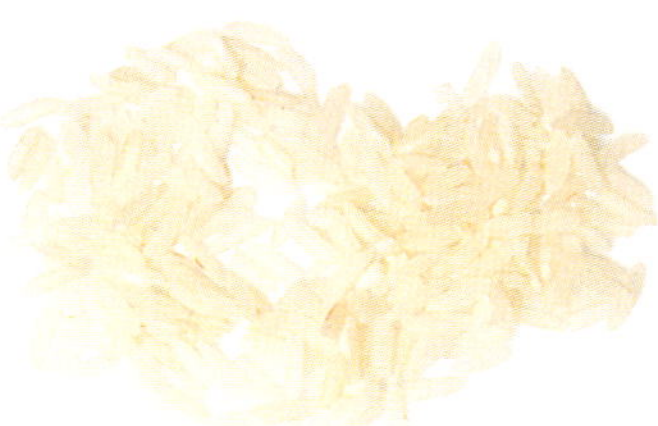

Weißer (polierter) Langkornreis

Seine Körner bleiben beim Kochen ganz und sind eher locker. Er wird für viele Gerichte und Kaltspeisen, wie Reissalate, verwendet.

Vollkornreis

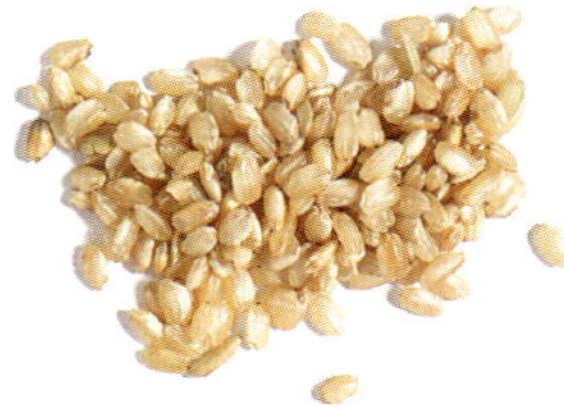

Diese Sorte enthält mehr Vitamine und Mineralstoffe als weißer Reis, muss aber länger gekocht und sorgfältiger gekaut werden. Wenn er für einige Stunden vor dem Kochen eingeweicht wurde, ist er bekömmlicher. Einige Tropfen Zitronensaft im Kochwasser machen ihn ebenfalls weicher.

Parboiled-Reis

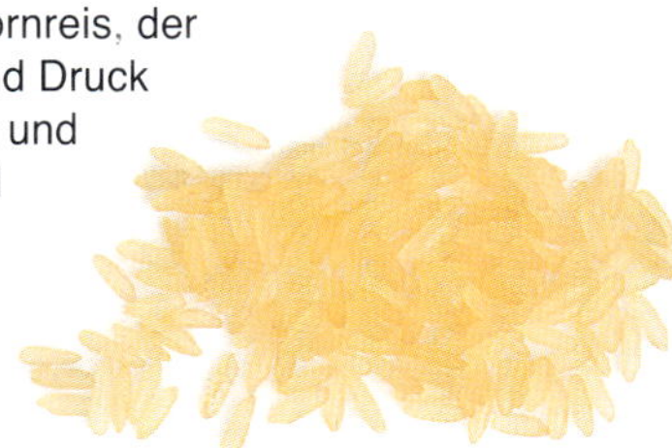

Das ist Vollkornreis, der mit Dampf und Druck vorbehandelt und anschließend leicht poliert wurde. Er ist leichter verdaulich als Vollkornreis, behält aber die meisten Vitamine und Mineralstoffe.

Bei **Herzinsuffizienz** ist eine salzarme Diät unbedingt erforderlich. Reis ist dafür ideal. Die Tatsache, dass er beinahe kein Fett enthält, macht ihn für alle Herzleidenden noch attraktiver.

- **Erhöhtem Cholesterinspiegel:** Vollkornreis verhindert durch seinen Gehalt an Ballaststoffen die Aufnahme der Gallensäuren, die mit dem Stuhl ausgeschieden werden. Zu ihrer Neubildung wird wieder Cholesterin verbraucht. Da Reis weder Fett noch Cholesterin enthält, wirkt der Genuss von Vollkornreis stark cholesterinspiegelsenkend.

- **Harnsäureüberschuss:** Wegen seines sehr niedrigen Eiweißgehalts und des alkalisierenden Effekts ist eine reishaltige Diät allen anzuraten, die unter Harnsäureüberschuss im Blut leiden, was sich in **Gicht** oder **Arthritis** äußert. Dies gilt nur, wenn Reis allein oder mit pflanzlichen Nahrungsmitteln gegessen wird.

Der Apfel

kuriert sowohl Durchfall als auch Verstopfung

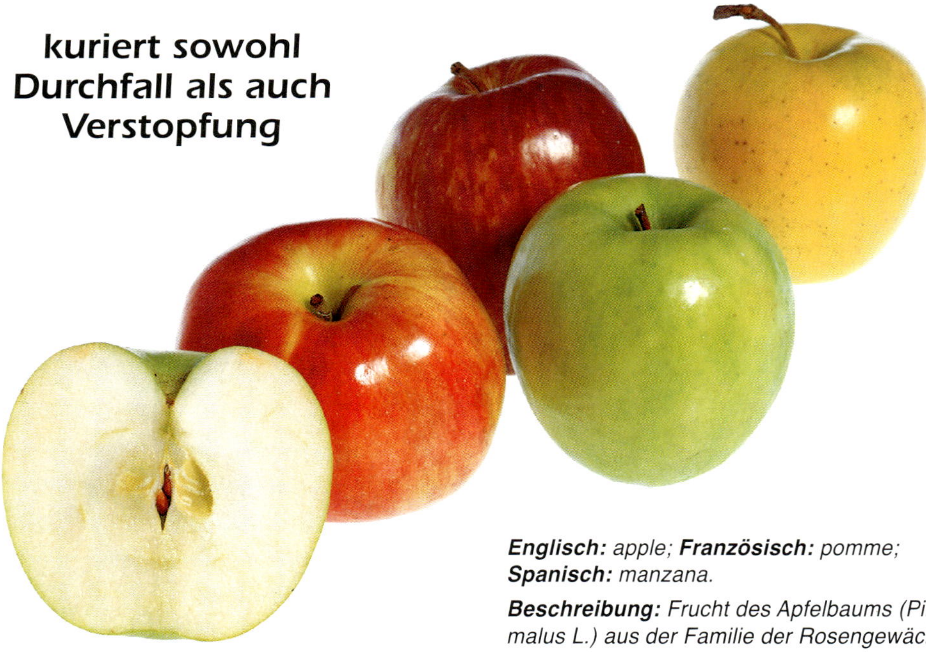

Englisch: *apple;* ***Französisch:*** *pomme;* ***Spanisch:*** *manzana.*

Beschreibung: *Frucht des Apfelbaums (Pirus malus L.) aus der Familie der Rosengewächse (Rosaceae).*

APFEL
Inhaltsstoffe
je 100 g rohen, verzehrbaren Anteil

Energie	59,0 kcal = 245 kj
Eiweiß	0,190 g
Kohlenhydrate	12,6 g
Ballaststoffe	2,70 g
Vitamin A	5,00 µg RÄ
Vitamin B_1	0,017 mg
Vitamin B_2	0,014 mg
Niacin	0,110 mg NÄ
Vitamin B_6	0,048 mg
Folsäure	2,80 µg
Vitamin B_{12}	—
Vitamin C	5,70 mg
Vitamin E	0,320 mg α-TÄ
Kalzium	7,00 mg
Phosphor	7,00 mg
Magnesium	5,00 mg
Eisen	0,180 mg
Kalium	115 mg
Zink	0,040 mg
Gesamtfett	*0,360 g*
Gesättigtes Fett	*0,058 g*
Cholesterin	—
Natrium	*1,50 mg*

1% 2% 4% 10% 20% 40% 100%

% des täglichen Bedarfs,
den 100 g dieses Nahrungsmittels decken

Jedes Jahr werden weltweit etwa 40 Millionen Tonnen Äpfel geerntet. Das macht den Apfel zur viertbeliebtesten Frucht nach den Weintrauben, den Orangen und den Bananen. Obwohl er nicht das meistangebaute Obst ist, trägt er dennoch den Titel «König der Früchte» zu Recht: Zusätzlich zu seinen erstaunlichen kulinarischen Möglichkeiten lassen ihn seine Heilkräfte über die anderen Obstsorten hinausragen.

Eigenschaften und Anwendung: Der Apfel enthält 12,6 % ***Kohlenhydrate,*** die aus ***Zuckern*** bestehen: Vor allem ***Fruktose*** (Fruchtzucker, auch Lävulose) und weniger Glukose und Saccharose. Der Gehalt an Eiweiß und Fetten ist sehr niedrig. An ***Vitaminen*** finden sich ***C*** und ***E;*** an ***Mineralstoffen*** Kalium und Eisen, wenn auch in eher geringen Mengen. Alles in allem liefert der Apfel schlanke 59 Kalorien je 100 Gramm (59 kcal/ 100 g).

✓ ***Pektin:*** Es wird nicht über die Darmwände aufgenommen und bildet den Großteil der ***löslichen Ballaststoffe*** (2,4 g/100 g). Nur ein Fünftel dieser Menge steckt in der Schale, daher ist der Verlust beim Schälen gering. Pektin nimmt im Darm Wasser und diverse Abfallstoffe auf und wirkt so als «sanfter Besen» oder «Schwamm», der die Giftstoffe sammelt und mit dem Stuhl ausscheidet.

✓ ***Organische Säuren:*** Sie machen je nach Sorte 1 bis 1,5 % des Gewichtes des Apfels aus. Die Apfelsäure kommt am meisten vor, aber es finden sich auch Zitronen-, Bernstein-, Milch- und Salizylsäure. Wie auch bei den Zitrusfrüchten neutralisieren diese organischen Säuren beim Stoffwechsel die anderen Säuren im Blut und Gewebe. Sie unterstützen außerdem die Darmflora und verhindern Darmgärung.

✓ ***Tannine:*** Der Apfel ist nach der Quitte (siehe S. 206) eine der tanninreichsten Früchte. Diese Substanzen wirken adstringierend und entzündungshemmend.

✓ ***Flavonoide:*** Sie bilden eine Gruppe von Biostoffen, die in vielen Obst- und Gemüsesorten enthalten sind und die Oxidation von Lipoproteinen niedriger Dichte (welche Cholesterin im Blut transportieren) verhindern. Damit verhindern sie auch, dass Cholesterin abgelagert wird, und halten Arteriosklerose (Arterienverkalkung und -verengung) auf.

Äpfel enthalten viele Flavonoide, von denen das ***Quercetin*** das aktivste ist.[2] Äpfel und Zwiebeln (siehe S. 142) enthalten von allen pflanzlichen Nahrungsmitteln am meisten Quercetin.

✓ ***Bor:*** Die Wirkungen dieses wenig beachteten Minerals auf unseren Körper wird zurzeit genau untersucht. Eine davon scheint die Steigerung der Aufnahme von Kalzium und Magnesium zu sein, was bedeutet, dass Bor zur Vorbeugung von Knochenschwund (Osteoporosis) eingesetzt werden kann. Äpfel gehören zum Obst mit dem höchsten Gehalt an Bor.

Diese und andere Substanzen erklären zum Teil die vielfältigen Heilwirkungen dieser außergewöhnlichen Frucht: gegen Durchfall, abführend, harntreibend, blutreinigend, lipidsenkend (verringert die Fettwerte im Blut), gallenfördernd, nervenstärkend, alkalisierend und antioxidant. Deshalb ist der tägliche Apfel sowohl den Gesunden als auch den Kranken anzuraten.

Folgende Indikationen bieten sich besonders an:

- **Durchfall und Dickdarmentzündung** (Kolitis): Das Pektin nimmt wie ein Schwamm die Giftstoffe der Bakterien auf, die Gastroenteritis und Kolitis verursachen. Die Tannine trocknen die Darmschleimhäute aus und lindern die Entzündungen. Die organischen Säuren bekämpfen Keime und regulieren die gesunde Darmflora.

Zubereitung und Anwendung

❶ **Roh:** Es ist besser, die Äpfel zu schälen, weil – entgegen der Volksmeinung – nur wenig Pektin und Vitamine in der Schale vorhanden sind. Dafür kann sie Schadstoffe enthalten und ist auf jeden Fall schwerer zu verdauen.

❷ **Gerieben:** Eine Glasreibe ist allem anderen vorzuziehen, aber moderne Reiben aus rostfreiem Stahl können auch verwendet werden. Geriebene Äpfel sind ideal für Kinder sowie für ältere oder geschwächte Menschen.

❸ **Im Ofen gebacken:** Dies ist eine schmackhafte und leicht verdauliche Zubereitungsart.

❹ **Gedünstet:** Die Kochflüssigkeit soll auf jeden Fall mitverwendet werden, da sie viele Mineralstoffe enthält. So sind Äpfel leicht verdaulich und schmecken auch den Kindern.

❺ **Apfelsaft:** Natürlicher (naturtrüber) Apfelsaft ist dem industriell hergestellten und geklärten immer vorzuziehen.

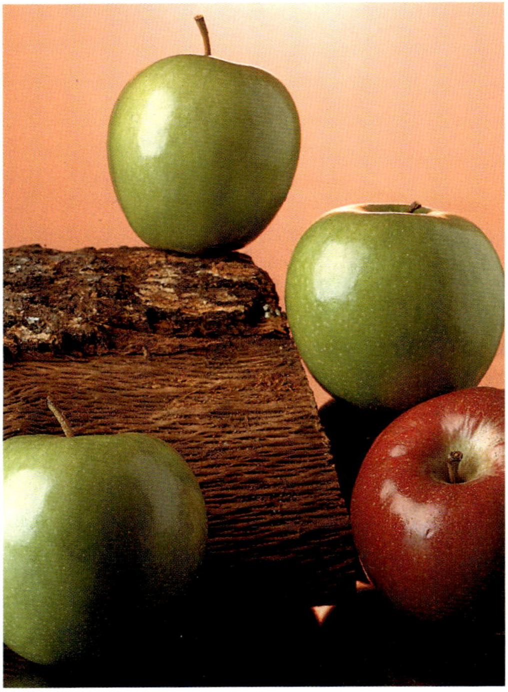

Äpfel sind ein universelles Nahrungsmittel. Sie werden von allen Menschen vertragen und passen gut zu anderen Speisen.

Eine Apfeldiät wirkt rasch bei jeder Art von Durchfall. Am besten werden die Früchte gerieben, gedünstet oder gebacken **[❷,❸,❹]**.

• **Verstopfung:** Äpfel regulieren die Darmfunktionen und heilen sowohl Durchfall als auch Verstopfung. Ein oder zwei Äpfel morgens auf nüchternen Magen beugen der nachlassenden Darmmotorik und damit Darmträgheit vor, der häufigsten Ursache für Verstopfung.

• **Chronische Hautekzeme** aufgrund von Selbstvergiftung durch Verstopfung.

• **Bluthochdruck:** In Japan durchgeführte Studien haben gezeigt, dass Menschen, die regelmäßig Äpfel essen, einen niedrigeren Blutdruck aufweisen als andere, obwohl ihr Salzkonsum gleich hoch ist.[2]

Äpfel enthalten beinahe kein Natrium, aber viel Kalium. Das trägt zu ihrer blutdrucksenkenden Wirkung bei.

• **Hoher Cholesterinspiegel:** Zwei bis drei Äpfel täglich, über mehrere Monate hinweg genossen, reduzieren den Cholesterinspiegel nachhaltig. Eine Erklärung dafür ist, dass das Pektin die Gallensäure im Darm absorbiert. Gallensäuren werden aus Cholesterin gebildet. Durch das Pektin wird dieses verbraucht und ausgeschieden.

• **Arteriosklerose:** Wegen des hohen Gehalts an Flavonoiden, vor allem Quercetin, helfen Äpfel, der Ablagerung von Cholesterin in den Arterien und die dadurch entstehenden Verengungen zu vermeiden. Flavonoide verringern die Neigung der Blutplättchen, miteinander zu verklumpen und Blutgerinnsel zu bilden. Regelmäßiger Genuss von Äpfeln verhindert die Verengung der Koronararterien, die zum **Herzinfarkt** führt.[3]

• **Gallensteine** (Cholelithiasis): Mit Tieren an der Universität von Toulouse (Frankreich) unternommene Versuche[4] belegen, dass Äpfel cholagog wirken (die Gallensekretion erhöhen) und so die Leber entlasten. Zugleich wird die Tendenz, Gallensteine zu bilden, verringert.

Es ist daher vernünftig, Menschen mit einem erhöhten Gallensteinrisiko (z. B. Frauen zwischen 40 und 50, die mehr als zwei Kinder haben) und allen, die bereits eine Operation hinter sich haben, den Genuss von Äpfeln ans Herz zu legen. Diese verdünnen die Gallenflüssigkeit und verhindern die Bildung von Gallensteinen. Bereits vorhandene lösen sie leider nicht auf.

• **Diabetes:** Diabetiker vertragen Äpfel aus zwei Gründen sehr gut:

- Ein Großteil des enthaltenen Zuckers besteht aus Fruktose, welche kein Insulin benötigt, um von den Zellen aufgenommen zu werden;
- Pektin reguliert die Freisetzung von Zucker und erlaubt eine langsame Aufnahme ins Blut.

• **Darmkrebs:** Japanische Untersuchungen an Labor-Tieren[5] zeigen, dass das Pektin des Apfels eine darmkrebshemmende Wirkung hat.

Als Mittel zur Krebsvorsorge bietet sich der Apfel an, vorausgesetzt, er wird reichlich gegessen. Dies gilt ebenfalls für Patienten, bei denen bereits Krebs diagnostiziert wurde, und in der Krebsnachsorge, um Rückfälle zu vermeiden.

Wann hilft eine Apfelkur?

Man nimmt an drei bis fünf aufeinander folgenden Tagen je 2 kg Äpfel als einziges Nahrungsmittel zu sich. Wasser darf getrunken werden. Die Äpfel können roh, gerieben, gebacken oder gedünstet sein, dürfen aber nicht gesüßt werden. Diese Kur kann mehrmals durchgeführt werden.

Durchfall bei Kolitis und Gastroenteritis

Die Ballaststoffe (Pektin) wirken stark absorbierend und reinigen den Darm. Sie stellen, unterstützt von den organischen Säuren, die ebenfalls im Apfel enthalten sind, die natürliche Darmflora wieder her.

Lebererkrankungen

Äpfel führen wegen ihrer gallefördernden und blutreinigenden Wirkung zur Entlastung der Gallenblase. Wir empfehlen sie bei chronischer Gelbsucht, Fettleber aufgrund von Alkoholmissbrauch und Leberzirrhose.

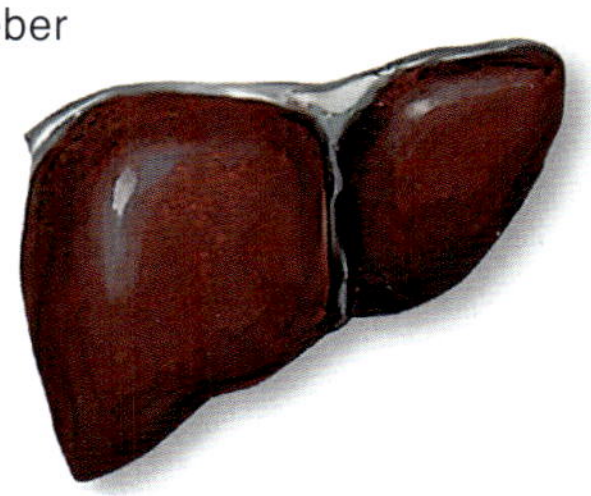

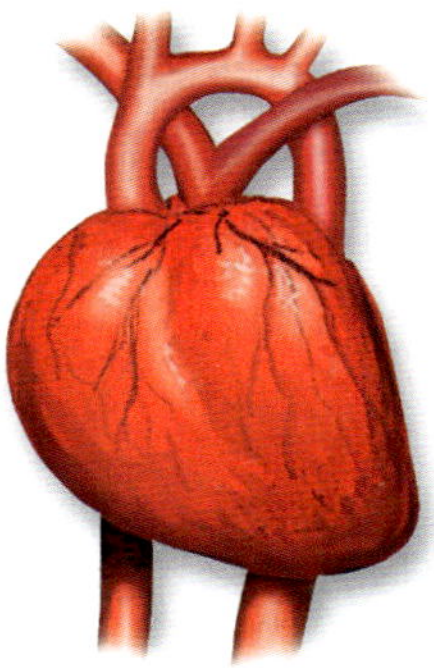

Bluthochdruck

Äpfel erleichtern die Ausscheidung von Natriumionen, welche die Arterien zusammenziehen, das Blutvolumen vergrößern und Gewebeflüssigkeit speichern. Sie ersetzen die Natriumionen durch Kaliumionen, die den Blutdruck normalisieren und die Herzfunktion verbessern.

Chronische Ekzeme durch Selbstvergiftung

Äpfel absorbieren die Giftstoffe im Darm und reinigen so das Blut und die Haut. Sie schützen auch vor Verstopfung und fördern die Entgiftung der Leber, deren Überlastung für bestimmte Hautkrankheiten verantwortlich ist.

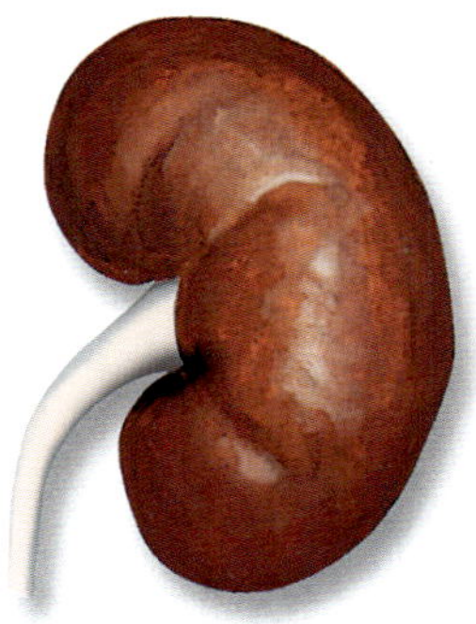

Harnsäureüberschuss

Eine Apfelkur alkalisiert das Blut und ermöglicht die Ausscheidung der Harnsäure durch den Urin.

Hoher Cholesterinspiegel und Arteriosklerose

Äpfel senken den Cholesterinspiegel des Blutes und verhüten so Arteriosklerose.

Darmkrebs

Der reichliche Genuss von Äpfeln kann vor Krebserkrankungen des Darms schützen.

Die Pflaume

führt ab und schützt den Darm

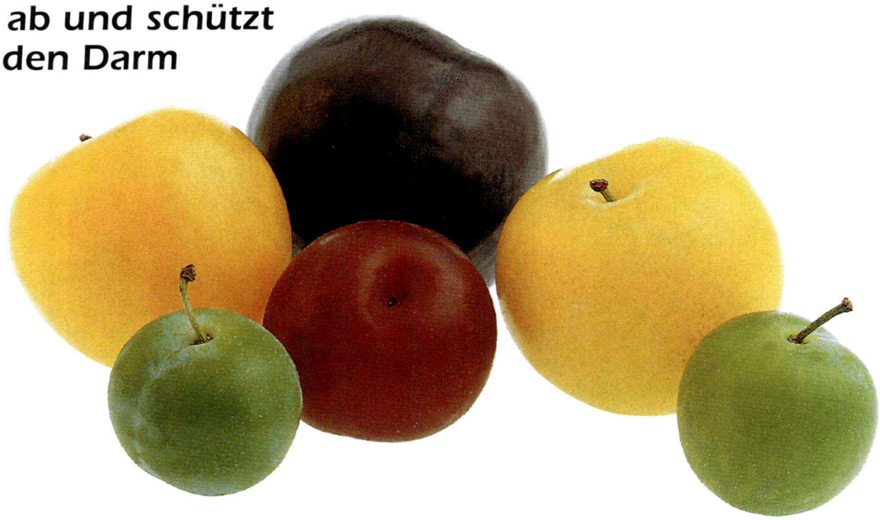

Deutsche Synonyme: *Zwetschge, Plummen.*

Englisch: *plum, prune;* ***Französisch:*** *prune;* ***Spanisch:*** *ciruela.*

Beschreibung: *Frucht des Pflaumenbaums (Prunus domestica L.) aus der Familie der Rosengewächse (Rosaceae), der bis zu 5 m hoch wird. Die runde oder ovale Steinfrucht kann bis zu 7 cm Durchmesser aufweisen und birgt in ihrem Inneren einen nicht essbaren Samen.*

PFLAUME
Inhaltsstoffe
je 100 g rohen, verzehrbaren Anteil

Energie	**55,0 kcal = 230 kj**
Eiweiß	**0,790 g**
Kohlenhydrate	**11,5 g**
Ballaststoffe	**1,50 g**
Vitamin A	**32,0 µg RÄ**
Vitamin B_1	**0,043 mg**
Vitamin B_2	**0,096 mg**
Niacin	**0,500 mg NÄ**
Vitamin B_6	**0,081 mg**
Folsäure	**2,20 µg**
Vitamin B_{12}	—
Vitamin C	**9,50 mg**
Vitamin E	**0,600 mg a-TÄ**
Kalzium	**4,00 mg**
Phosphor	**10,0 mg**
Magnesium	**7,00 mg**
Eisen	**0,100 mg**
Kalium	**172 mg**
Zink	**0,100 mg**
Gesamtfett	***0,620 g***
Gesättigtes Fett	***0,049 g***
Cholesterin	—
Natrium	—

1% 2% 4% 10% 20% 40% 100%

% des täglichen Bedarfs,
den 100 g dieses Nahrungsmittels decken

Eigenschaften und Anwendung: Alle Pflaumenarten sind von den Inhaltsstoffen her ähnlich. Sie unterscheiden sich nur durch den Zuckergehalt und die natürliche Färbung von Schale und Fruchtfleisch.

Pflaumen enthalten kaum Eiweiß und Fett (weniger als je 1 %), dafür eine ausgewogene Mischung aller ***Vitamine*** und ***Mineralstoffe*** (außer Vitamin B_{12}), wenngleich in niedriger Konzentration.

Zwei sekundäre Pflanzenstoffe sind bemerkenswert und erklären die abführende Wirkung der Pflaume auf den Darm:

✓ ***Ballaststoffe:*** Diese sind löslich, vor allem das Pektin. Frische Pflaumen enthalten 1,5 %, Dörrzwetschgen bis zu 7 %. Pektin ist ein komplexes Kohlenhydrat, das im Darm Wasser absorbiert, das Stuhlvolumen erhöht und die Ausscheidung erleichtert. Außerdem nimmt es Cholesterin und Gallensalze auf, die ebenfalls mit dem Stuhl ausgeschieden werden.

✓ ***Diphenylisatin:*** Diese Substanz, auch als Oxyphenisatin bekannt, konnte chemisch nachgewiesen werden.[6] Sie regt die Darmperistaltik (Darmbewegungen) sanft an und treibt so den Stuhl im Darminneren voran.

Ihre Anwendungsgebiete sind:

• **Verstopfung:** Das Zusammenwirken von Pektin und Diphenylisatin, welches die Darmbewegungen fördert, machen Pflaumen zu einem sanften, aber wirksamen Abführmittel. Im Gegensatz zu unlöslichen Ballaststoffen wie Kleie beruhigen und schützen lösliche Ballaststoffe die Darmwände. Kinder und Senioren vertragen Pflaumen und Dörrzwetschgen sehr gut und können sie anwenden.

• **Hoher Cholesterinspiegel:** Die Ballaststoffe der Pflaumen, vor allem aus Pektin bestehend, senken den Cholesterinspiegel bei Labor-Tieren[7] und Menschen.

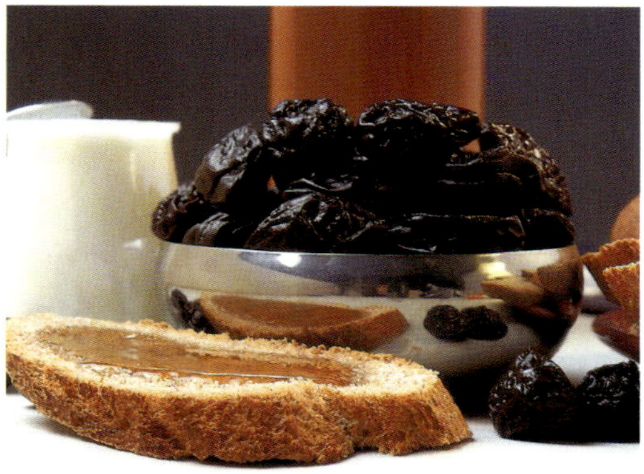

Das ideale Frühstück, um Verstopfung zu beseitigen und den Darm zu schützen, besteht aus Trockenpflaumen, Joghurt, Honig und einigen Scheiben Weizen- oder Roggenvollkornbrot. Um die abführende Wirkung von Dörrzwetschgen zu erhöhen, werden sie über Nacht eingeweicht und am Morgen zum Frühstück gegessen. Das Einweichwasser soll mitgetrunken werden.

Zubereitung und Anwendung

❶ **Frisch:** Nur vollkommen reife Pflaumen werden vom Magen gut vertragen.

❷ **Dörrpflaumen:** Sie können einfach so gegessen oder über Nacht eingeweicht werden. Sechs bis zwölf Stück pro Tag sind empfehlenswert, vor allem morgens.

❸ **Konserven:** Pflaumen und Dörrzwetschgen werden zu köstlichem Kompott und Konfitüren verarbeitet, die ebenfalls abführend wirken.

• **Chronische Erkrankungen:** Pflaumen wirken sanft harntreibend, blutreinigend und entgiftend. Ihr sehr geringer Gehalt an Eiweiß, Fett und Natrium macht sie zum geeigneten Nahrungsmittel bei **Arteriosklerose, Harnsäureüberschuss, Gicht,** degenerativen Gelenkerkrankungen **(Rheumatismus** und **Arthrose)** und Leberleiden **(chronische Gelbsucht, Zirrhose** usw.). Einige Pflaumen oder Dörrzwetschgen zum Frühstück entwickeln hier ihre heilenden Kräfte.

• **Vorbeugung von Darmkrebs:** Die Tatsache, dass lösliche Ballaststoffe in einigen Nahrungsmitteln gegen Darmkrebs wirken, ist seit Jahren wissenschaftlich bestätigt. Deshalb ist der regelmäßige Verzehr von Pflaumen oder Dörrzwetschgen allen anzuraten, die ein erhöhtes Risiko aufweisen, an Darmkrebs zu erkranken (genetisch oder durch den Lebensstil bedingt).

Der Granatapfel

wirkt entzündungshemmend und bereichert das Blut

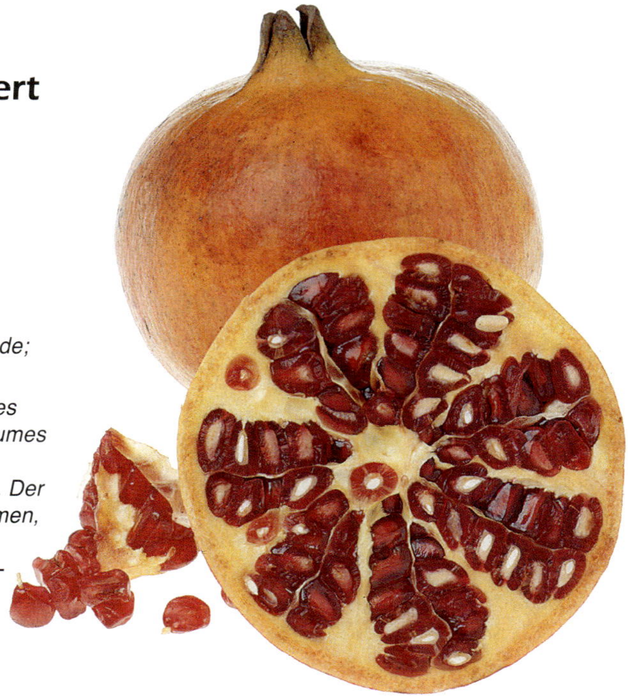

Englisch: *pomegranate;* ***Französisch:*** *grenade;* ***Spanisch:*** *granada.*

Beschreibung: *Frucht des Granatapfelbaumes (Punica granatum L.), eines immergrünen Baumes aus der Familie der Granatapfelgewächse (Punicaceae), der bis zu vier Meter hoch wird. Der Granatapfel besteht aus zahlreichen Hohlräumen, in denen sich Samen befinden, die von einem sehr saftigen, rosafarbenen oder roten Fruchtfleisch umgeben sind.*

GRANATAPFEL
Inhaltsstoffe
je 100 g rohen, verzehrbaren Anteil

Energie	**68,0 kcal = 283 kj**
Eiweiß	**0,950 g**
Kohlenhydrate	**16,6 g**
Ballaststoffe	**0,600 g**
Vitamin A	—
Vitamin B_1	**0,030 mg**
Vitamin B_2	**0,030 mg**
Niacin	**0,300 mg NÄ**
Vitamin B_6	**0,105 mg**
Folsäure	**6,00 µg**
Vitamin B_{12}	—
Vitamin C	**6,10 mg**
Vitamin E	**0,550 mg α-TÄ**
Kalzium	**3,00 mg**
Phosphor	**8,00 mg**
Magnesium	**3,00 mg**
Eisen	**0,300 mg**
Kalium	**259 mg**
Zink	**0,120 mg**
Gesamtfett	***0,300 g***
Gesättigtes Fett	***0,038 g***
Cholesterin	—
Natrium	***3,00 mg***

1% 2% 4% 10% 20% 40% 100%

% des täglichen Bedarfs,
den 100 g dieses Nahrungsmittels decken

EIGENSCHAFTEN UND ANWENDUNG: Der Granatapfel enthält mehr ***Kohlenhydrate*** als die meisten anderen Früchte: 15,6 % (Bananen liefern 21 %). Der ***Eiweißgehalt*** liegt bei 1 %, was für Frischobst beachtlich ist. Der Fettgehalt beträgt weniger als 0,3 % des Gewichtes.

Der Granatapfel liefert viel ***Vitamin C, E*** und ***B_6*** und außerdem beträchtliche Mengen an Vitamin ***B_1, B_2*** und ***Niacin.*** Provitamin A (Beta-Karotin) ist nicht enthalten. An ***Mineralstoffen*** finden sich ***Kalium, Kupfer*** und ***Eisen.***

Von den sekundären Pflanzenstoffen sind die folgenden hervorzuheben:

✓ ***Tannine*** sind im Fruchtfleisch nur wenig vorhanden, man findet sie in der Schale der Frucht oder in den Zwischenhäuten, welche die Samenbläschen voneinander trennen. Diese Tannine haben eine zusammenziehende und entzündungshemmende Wirkung auf die Darmschleimhäute.

✓ ***Zitronensäure*** und andere organische Säuren, die dem Granatapfel den angenehmen bittersüßen Geschmack verleihen und den Darm schützen, weil sie zur Regulierung der Darmflora beitragen.

✓ ***Anthozyanine:*** Rötliche oder bläuliche Pflanzenfarbstoffe, die zur Gruppe der Flavonoide gehören. Sie wirken antiseptisch und entzündungshemmend im Verdauungstrakt und als starke Antioxidantien in den Zellen, wo sie den Alterungsprozess verlangsamen und krebsartige Veränderungen aufhalten. Sie wirken ebenfalls harntreibend.

✓ ***Pelletierin:*** Ein Alkaloid mit wurmabtreibender Wirkung, das in der äußeren Schicht der Wurzeln und in der Rinde zu finden ist.

Zusammen verleihen diese Wirkstoffe dem Granatapfel folgende Heilwirkungen: adstringierend, entzündungshemmend, wurmabtreibend (wenn die Zwischenhäute mitgegessen werden), remineralisierend, alkalisierend und blutreinigend. Deshalb ist seine Anwendung in den folgenden Fällen anzuraten:

Zubereitung und Anwendung

❶ **Frisch:** Granatäpfel lassen sich gut aufbewahren. Sie reifen nach der Ernte ohne Qualitätsverluste nach. An einem kühlen, trockenen Ort gelagert halten sie bis zu sechs Monate lang.

Wenn man keinen Wert auf die wurmabtreibende Wirkung legt, sollte man die Zwischenwände entfernen, weil sie bitter schmecken.

❷ **Saft:** Granatapfelsaft ist sehr erfrischend und wohlschmeckend. Er kann mit einem Entsafter hergestellt werden.

❸ **Grenadine:** Dieser Sirup entsteht durch das Einkochen des Granatapfelsaftes mit Zucker. Er ist sehr haltbar und kann mit Wasser verdünnt getrunken oder zum Verfeinern von Obstsalaten verwendet werden.

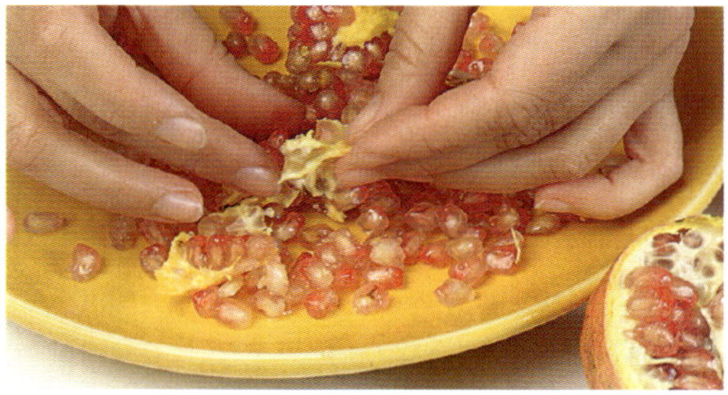

Der Granatapfel wirkt adstringierend und entzündungshemmend auf den Darm. Die harten Samenkerne sind essbar, aber unverdaulich und sollten nicht unbedingt mitgegessen werden.

- **Darmbeschwerden:** Der Granatapfel hilft bei infektiösem Durchfall aufgrund von Gastroenteritis oder Kolitis, weil er zusammenziehend und entzündungshemmend wirkt. Er schafft auch bei Blähungen oder Darmkoliken Erleichterung. Bei chronischen Darmerkrankungen wie Colitis ulcerosa und Morbus Crohn wurden überraschende Ergebnisse erzielt.

- **Übersäuerung des Magens:** Wegen seiner adstringierenden und entzündungshemmenden Wirkstoffe vermindert der Granatapfel die Produktion von Magensäure und heilt Entzündungen eines gereizten Magens aus.

- **Blutarmut** durch Eisenmangel: Der hohe Gehalt an Kupfer (70 µg /100 g) steigert die Aufnahme von Eisen.

- **Arteriosklerose:** Wegen der vielen Flavonoide und antioxidativen Vitamine C und E, die die Zellalterung aufhalten, hilft der Granatapfel bei Durchblutungsstörungen. Er dient zur Vorbeugung von **Herzinfarkt** und fördert die Gesundheit des Herz-Kreislauf-Systems allgemein.

- **Bluthochdruck:** Der hohe Gehalt an Kalium und der Mangel an Natrium machen den Granatapfel für alle geeignet, die ihren Blutdruck senken wollen. Systolischer und diastolischer Wert werden der Norm angeglichen.

- **Stoffwechselstörungen:** Granatäpfel helfen bei Gicht, Harnsäureüberschuss und Übergewicht, weil sie alkalisierend und blutreinigend wirken.

Der Mais

beruhigt den Darm

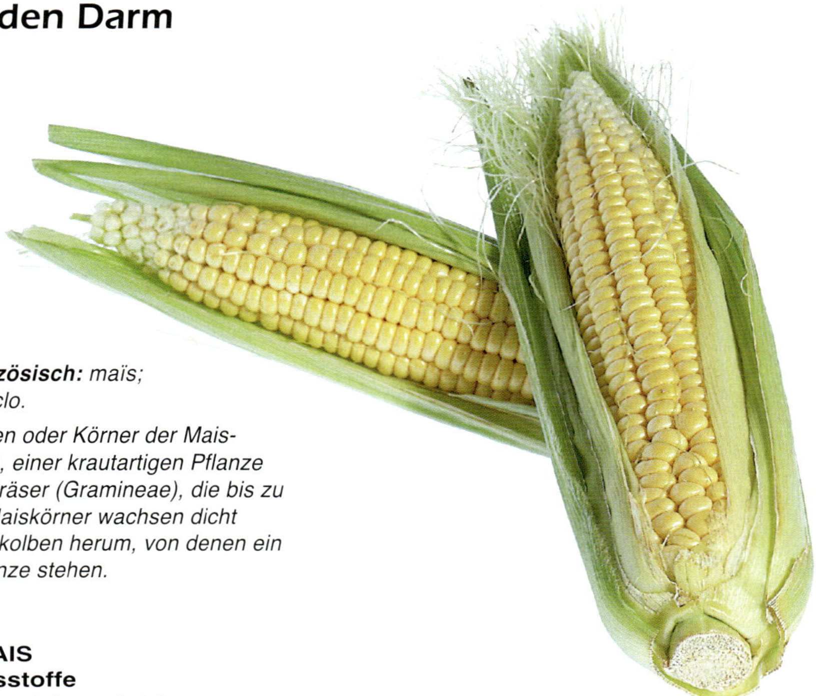

Englisch: *corn;* ***Französisch:*** *maïs;* ***Spanisch:*** *maiz, choclo.*

Beschreibung: *Samen oder Körner der Maispflanze (Zea mays L.), einer krautartigen Pflanze aus der Familie der Gräser (Gramineae), die bis zu 2,5 m hoch wächst. Maiskörner wachsen dicht gedrängt um die Maiskolben herum, von denen ein bis zwei an jeder Pflanze stehen.*

MAIS
Inhaltsstoffe
je 100 g rohen, verzehrbaren Anteil

Energie	**86,0 kcal = 358 kj**
Eiweiß	**3,22 g**
Kohlenhydrate	**16,3 g**
Ballaststoffe	**2,70 g**
Vitamin A	**28,0 µg RÄ**
Vitamin B_1	**0,200 mg**
Vitamin B_2	**0,060 mg**
Niacin	**2,08 mg NÄ**
Vitamin B_6	**0,055 mg**
Folsäure	**45,8 µg**
Vitamin B_{12}	**—**
Vitamin C	**6,80 mg**
Vitamin E	**0,090 mg α-TÄ**
Kalzium	**2,00 mg**
Phosphor	**89,0 mg**
Magnesium	**37,0 mg**
Eisen	**0,520 mg**
Kalium	**270 mg**
Zink	**0,450 mg**
Gesamtfett	**1,18 g**
Gesättigtes Fett	**0,182 g**
Cholesterin	**—**
Natrium	**15,0 mg**

1% 2% 4% 10% 20% 40% 100%

% des täglichen Bedarfs,
den 100 g dieses Nahrungsmittels liefern

Alle Ureinwohner Amerikas, von Chile bis nach Kanada, ernähren sich seit Menschengedenken von Mais. Die Spanier brachten ihn im 16. Jahrhundert nach Europa, und von dort aus eroberte er die ganze Welt.

Heute steht Mais, nach Weizen und Reis, in der Rangliste der weltweit angebauten Getreide auf Rang drei. Allerdings werden 90 % der Maisernte als Viehfutter verwendet.

EIGENSCHAFTEN UND ANWENDUNG: Süßer Mais enthält 76 % Wasser, beträchtlich mehr als andere Getreide. Das kommt daher, dass er unreif geerntet wird. So sind der Wasseranteil und der Gehalt an Zucker, der ihm den guten Geschmack verleiht, höher.

Süßer Mais liefert 86 kcal/100 g, etwas mehr als Kartoffeln (79 kcal/100 g), aber weniger als Reis (360 kcal/100 g).

Die folgenden Nährstoffe sind wichtig:

✓ ***Kohlenhydrate:*** Sie stellen 16,3 % des Gewichts und bestehen aus einer Mischung von Zuckern und Stärke. Unreife Körner enthalten mehr Zucker, reife mehr Stärke. Beide Arten sind leicht verdaulich.

✓ ***Fett:*** Es findet sich vor allem im Keim und macht bis zu 1,18 % des Gewichts aus. Es ist reich an einfach und mehrfach ungesättigten Fettsäuren, vor allem an ***Linolsäure.*** Aus Maiskeimen lässt sich ein hochwertiges Öl gewinnen, das zur Senkung des Cholesterinspiegels eingesetzt werden kann.

✓ ***Eiweiß:*** Frischer süßer Mais enthält 3,22 % Eiweiß, getrocknet bis zu 10 % des Gewichts. Das im Mais vorkommende Eiweiß besteht vor allem aus ***Zein.*** Dieses besteht zwar aus allen essentiellen Aminosäuren, doch Lysin und Tryptophan sind nur mangelhaft vertreten. Das verleiht dem Mais die biologische Wertigkeit von 60 %, was verglichen mit Eiern (94 %) oder Milch (85 %) eher mager ist.

Das Eiweiß von Mais kann also, obwohl es leicht verdaulich ist, die Bedürfnisse des Körpers an Aminosäuren nicht allein decken. Wenn man jedoch Mais mit Hülsenfrüchten und Sonnenblumenkernen kombiniert, erhält man biologisch hochwertiges Eiweiß.

Zubereitung und Anwendung

❶ **Frischer süßer Mais:** Er wird gedünstet oder gegrillt und gleich vom Kolben genagt.

❷ **Konserven,** entweder in Dosen oder tiefgekühlt. Der Geschmack und die Inhaltsstoffe bleiben beinahe erhalten. Der gesamte Mais, mit Keim und Schale, wird konserviert.

❸ **Vollkornmehl** ist so nahrhaft wie das ganze Korn. In Mexiko werden daraus Tortillas, in Italien wird Polenta hergestellt.

❹ **Maismehl:** Dieses verfeinerte Maismehl ist weniger nahrhaft als Vollkornmehl, weil Schale und Keim fehlen.

❺ **Maisflocken:** Sie werden durch Zerstoßen und Rösten der Maiskörner hergestellt. Der Vitaminverlust wird bei industriell gefertigten Flocken durch Anreicherung mit Vitaminen und Mineralstoffen ausgeglichen.

❻ **Popcorn:** Siehe Infobox nebenan.

❼ **Maisstärke** ist ein stark raffiniertes und entfettetes Mehl, das abgesehen vom Energiegehalt kaum Nährwert aufweist. Sie wird in Saucen, in Gebäck und zum Eindicken von Speisen verwendet.

Popcorn

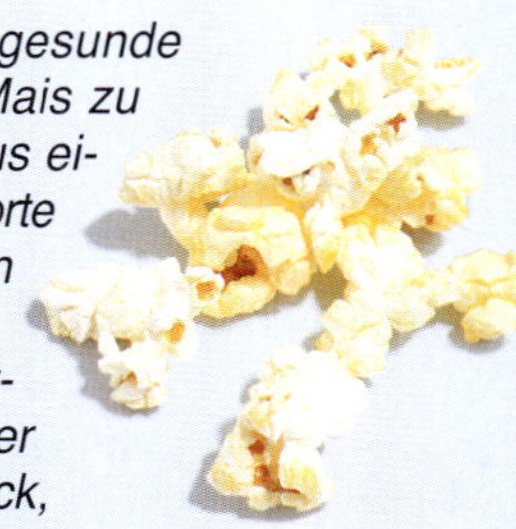

Popcorn ist eine gesunde und lustige Art, Mais zu essen. Es wird aus einer besonderen Sorte mit einer festen Schale hergestellt. Beim Erhitzen entsteht im Inneren der Körner Dampfdruck, der die Schale sprengt und das Innere freigibt: die Stärke und Proteine, die zur bekannten weißen Masse «poppen».

Popcorn muss gründlich und langsam gekaut werden, damit es gut verdaut wird.

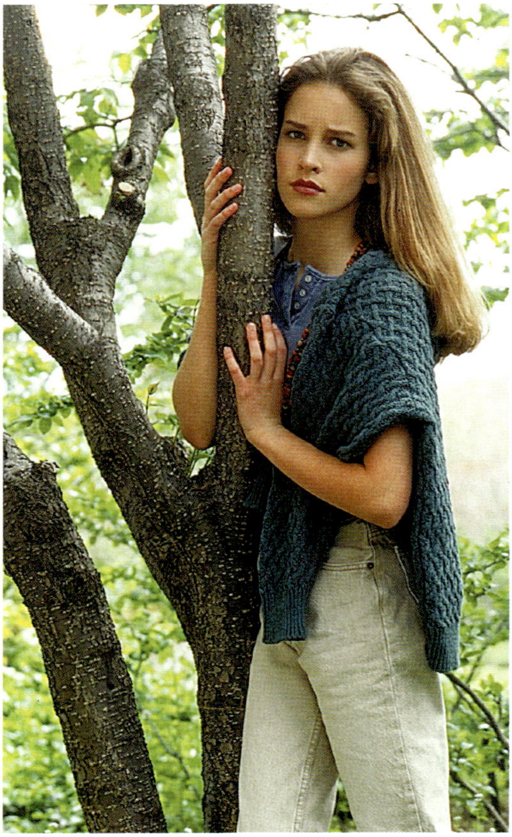

Mais wirkt erweichend und schützend auf die Darmschleimhäute und wird daher bei chronischer Darmentzündung und Reizdarm gut vertragen.

✓ ***Vitamine:*** Gelber süßer Mais enthält eine gewisse Menge an Karotin (28 µg RÄ /100 g), weiße Sorten dagegen beinahe keines. Süßer Mais in Konserven verliert pro Jahr 25 % seines Gehaltes an Provitamin A.

Mais ist eine gute Quelle für Vitamin B_1 und liefert auch etwas Vitamin C. Obwohl er auch Niacin enthält, kann dieses vom Körper nicht aufgenommen werden, wenn der Mais nicht mit Alkali behandelt wird.

✓ ***Mineralstoffe:*** Mais enthält recht viel Kalium, Phosphor, Magnesium und Eisen, aber sehr wenig Kalzium.

✓ ***Ballaststoffe:*** Mais liefert viele (2,7 %) lösliche und unlösliche Ballaststoffe.

Der Genuss von Mais wird besonders empfohlen, wenn folgende Indikationen vorliegen:

- **Darmerkrankungen:** Süßer Mais [❶,❷], Maismehl [❸] und andere Maisprodukte üben eine schützende Wirkung auf die Darmschleimhäute aus. Weil Mais ***kein Gluten*** enthält, wird er auch von angegriffenen Verdauungssystemen gut vertragen. Deshalb hilft Mais bei:
  - **Darmdyspepsie,** die durch Darmgärung, Blähungen und kolikartige Schmerzen im Darm gekennzeichnet ist.
  - **Reizdarm:** Man leidet abwechselnd unter Verstopfung und unter Durchfall.
  - **Chronischer Dickdarmentzündung** (Kolitis), besonders als Brei aus Maismehl [❸].
  - **Säuglingen:** Sie können Maismehl schon früh aufnehmen.
  - **Zöliakie:** Unverträglichkeit gegenüber dem Gluten in Weizen und anderen Getreiden.
- **Chronische Nierenerkrankungen** mit Niereninsuffizienz (chronische Glomerulonephritis und Nephrose): Maiskörner haben eine leicht harntreibende Wirkung und liefern, gemessen am Kaloriengehalt, nicht zu viel Eiweiß. Ein Teeaufguss mit Maishaaren hat einen noch stärkeren harntreibenden Effekt als der Konsum von Maiskörnern. Aus diesen Gründen eignet sich Mais zur Diät für Nierenkranke.
- **Hoher Cholesterinspiegel und Blutfettwerte:** Die Kleie, die jedes Maiskorn umgibt und im süßen Mais [❶,❷] sowie im Maismehl enthalten ist [❸], kann den Cholesterinspiegel des Blutes senken.
- **Überfunktion der Schilddrüse:** Mais wirkt leicht hemmend auf die Schilddrüse und den gesamten Stoffwechsel. Deshalb empfehlen wir ihn bei einer Überfunktion der Schilddrüse, die durch Untergewicht, Nervosität und andere Symptome gekennzeichnet ist.
- **Untergewicht im Allgemeinen:** Mais in jeder Form wird zur Gewichtszunahme empfohlen.

Wie man die Mängel von Mais ausgleichen kann

Mais, ein wichtiger Bestandteil der Ernährung vieler Völker, ist alleine nicht nahrhaft genug. Er muss mit anderen Nahrungsmitteln kombiniert werden, die seine ernährungsphysiologischen Mängel ausgleichen.

Mais ist nach Reis und Weizen das für den Menschen drittwichtigste Getreide. Viele Völker, vor allem in Lateinamerika, ernähren sich hauptsächlich von Maisprodukten.

In Entwicklungsländern setzt man Mais auch für die Säuglingsernährung ein, denn:

- *Mais gehört zu den ertragreichsten Anbaugütern, er liefert etwa sechs Tonnen per Hektar, Weizen hingegen nur zwei.*
- *Mais ist die bestverfügbare Energie- und Eiweißquelle in vielen Entwicklungsländern, manchmal sogar die einzige.*
- *Maismehl ist leicht aufzubewahren und muss nicht gekühlt werden.*
- *Brei aus Maismehl wird auch von kleinen Kindern gut vertragen.*
- *Mais enthält kein Gluten. Dieses ist ein in den meisten Getreidesorten enthaltenes Eiweiß und wird von manchen Kindern und Erwachsenen nicht vertragen.*

Trotz all dieser Vorteile weist Mais bedeutende ernährungsphysiologische Mängel auf: Sein Eiweiß ist von niederer Wertigkeit, er enthält nicht genügend Niacin und wenig Kalzium. Diese Mängel können zu einem ernsthaften Problem werden, vor allem wenn Mais als Hauptnahrungsmittel eingesetzt wird wie z. B. in der Säuglingsernährung.

Glücklicherweise lässt sich dieser Mangel ausgleichen oder beheben, indem man Mais mit anderen Nahrungsmitteln (wie Hülsenfrüchten, Sonnenblumenkernen usw.) kombiniert.

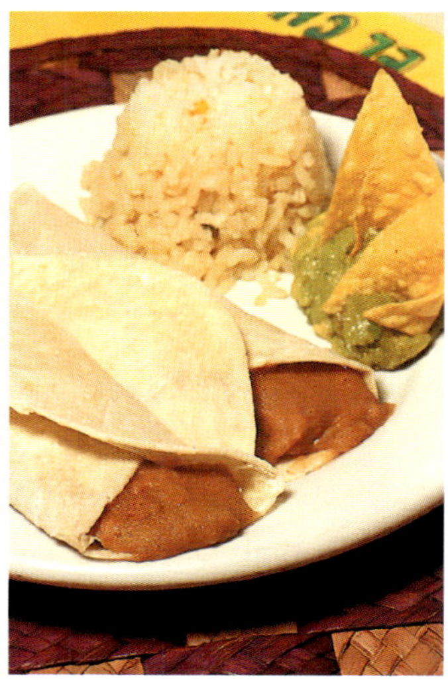

Die Maistortillas aus Mexiko passen gut zu Bohnen und Hülsenfrüchten, die das Lysin und das Kalzium liefern, das dem Mais abgeht.
Im Gegensatz zu anderen Maisprodukten kann das Niacin der Tortillas vom Körper aufgenommen werden. So wird beim regelmäßigen Genuss von Tortillas der Niacinmangel bekämpft, der zu Pellagra führen kann.

12

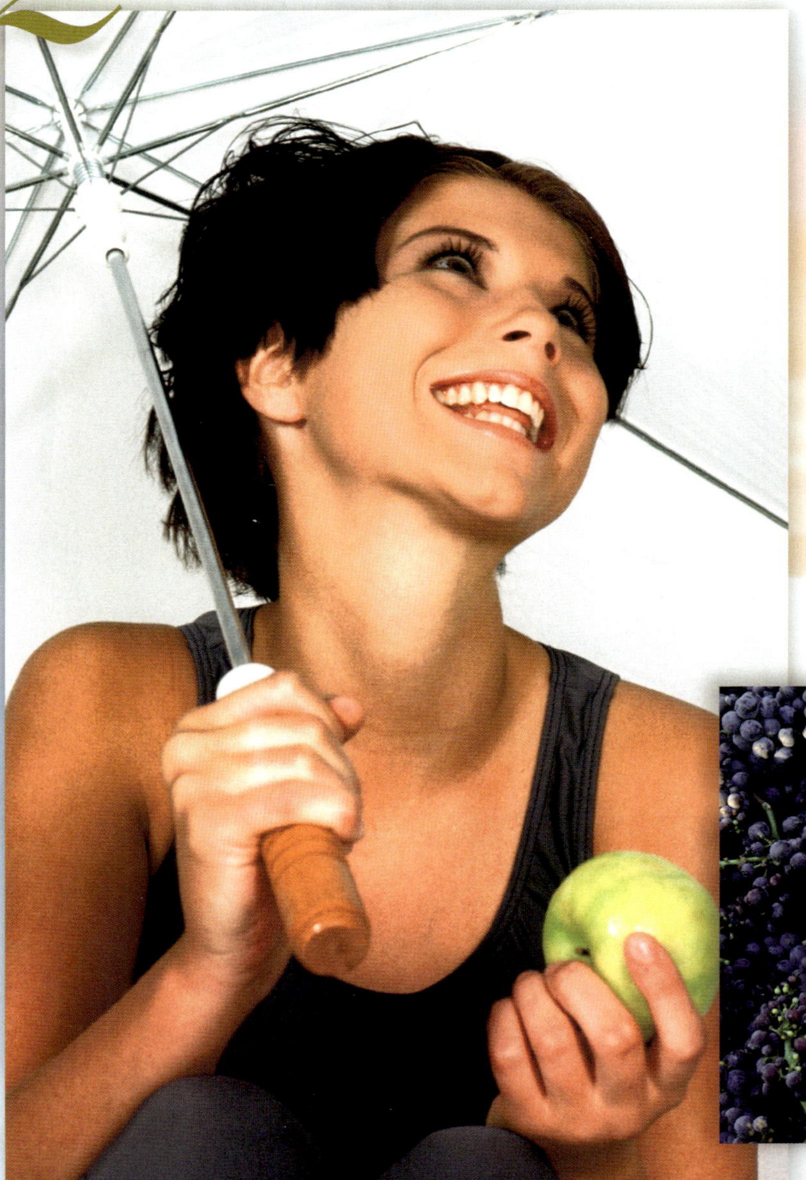

Nahrungsmittel für die Harnorgane

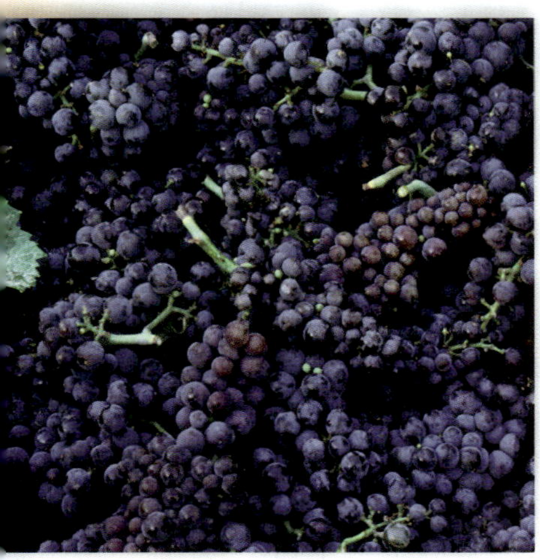

Das Blut transportiert nicht nur lebensnotwendigen Sauerstoff und Nährstoffe zu den Zellen, sondern sammelt Gift- und Fremdstoffe, die aus dem Körper entfernt werden müssen. Diese gelangen aus folgenden Quellen ins Blut:

- Durch die **Stoffwechseltätigkeit** des Organismus – wenn Nahrungsmittel vom Körper verdaut werden, entstehen Giftstoffe, die ausgeschieden werden müssen.
- **Schadstoffe von außen,** die mit der Nahrung aufgenommen werden.
- **Medikamente** und dem Organismus fremde **chemische Substanzen.**

Die Nieren sind dafür verantwortlich, die durch das Blut zirkulierenden giftigen und fremdartigen Substanzen zu filtern und auszuscheiden.

Die «Verbündeten» der Nieren

Obst und Gemüse, vor allem die im Folgenden beschriebenen Arten, fördern die reinigende Wirkung der Nieren am besten. Zusammen mit Wasser sind sie die engsten Verbündeten der Nieren.

Überschüssiges Eiweiß, vor allem tierischen Ursprungs, überlastet die Nieren, welche die schädlichen Stoffwechselprodukte ausscheiden müssen.

Eine vegetarische Ernährung ist am besten geeignet, um der Entstehung von Nierensteinen vorzubeugen.[1]

Es ist ebenfalls darauf zu achten, einige pflanzliche Nahrungsmittel zu meiden, weil sie viel Oxalsäure enthalten, aber das ist nur dann notwendig, wenn eine Neigung zur Bildung von Oxalatsteinen besteht.[2]

Eine Studie der Washington State University (USA) gipfelte in einer Liste gebräuchlicher Lebensmittel, die viel Oxalsäure enthalten und daher verstärkt Oxalate im Urin bilden. Folgende Nahrungsmittel sollten von Menschen gemieden werden, bei denen sich leicht Oxalatsteine bilden: Spinat, Rhabarber, Mangold, Nüsse, Schokolade, Tee, Kleie und Erdbeeren.[3]

NEPHROTISCHES SYNDROM

Beschreibung

Dieses Nierenleiden zeigt sich durch einen Eiweißverlust durch den Urin, bedingt durch eine übermäßige Durchlässigkeit der Gefäßknäuel der Nierenrinde (Glomeruli), in denen das Blut gefiltert wird.

Das nephrotische Syndrom entwickelt sich bei verschiedenen Nierenkrankheiten und kann in einer Niereninsuffizienz (siehe S. 231) enden. Sie geht mit Stoffwechselstörungen einher, wie z. B. einer Erhöhung des Fett- und Cholesterinspiegels im Blut.

Ernährung

Eine strenge, eiweiß- und salzarme vegetarische Diät hat sich als die effektivste Maßnahme zur Kontrolle der fortschreitenden Schädigung der Nieren im Verlauf eines nephrotischen Syndroms erwiesen.

vermehrt konsumieren

Obst
Gemüse
Vollkorngetreide
Soja

reduzieren oder meiden

Eiweiss
Meeresfrüchte
Fleisch
Fett insgesamt
Natrium
Cholesterin

MANGELNDE URINPRODUKTION

Die hier genannten Nahrungsmittel wirken harntreibend. Sie regen die Nierenfunktion an und steigern die Urinproduktion. Eigentlich wirken die meisten Obst- und Gemüsesorten mehr oder weniger harntreibend, aber die hier angeführten sind besonders wirkungsvoll.

Eine gesteigerte Urinproduktion ist besonders günstig, um **Ödemen** (Wasseransammlungen im Gewebe), die bei Nieren- und Herzerkrankungen auftreten, vorzubeugen oder sie zu reduzieren.

Die harntreibende Wirkung der hier genannten Nahrungsmittel ist auf die sekundären Pflanzenstoffe, die sie enthalten, zurückzuführen, insbesondre auf die Flavonoide, die eine besonders starke Heilwirkung zeigen.

Alle diese Nahrungsmittel enthalten wenig oder kein Natrium, aber viel Kalium. Das trägt zur harntreibenden Wirkung bei, weil ein Überschuss an Natrium zur Speicherung von Wasser im Gewebe und zu geringerer Urinproduktion führt.

Die harntreibende Wirkung dieser Nahrungsmittel ist weitaus weniger stark als die von harntreibenden Medikamenten. Sie haben jedoch den Vorteil, dass sie täglich angewendet werden können, ohne Nebenwirkungen befürchten zu müssen – das ganze Leben lang.

vermehrt konsumieren

Artischocke
Sellerie
Aubergine
Borretsch
Karfiol
Spargel
rote Mombinpflaume
grüne Bohne
Apfel
Pfirsich
Honigmelone
Mispel
Wassermelone
Birne
Weintraube

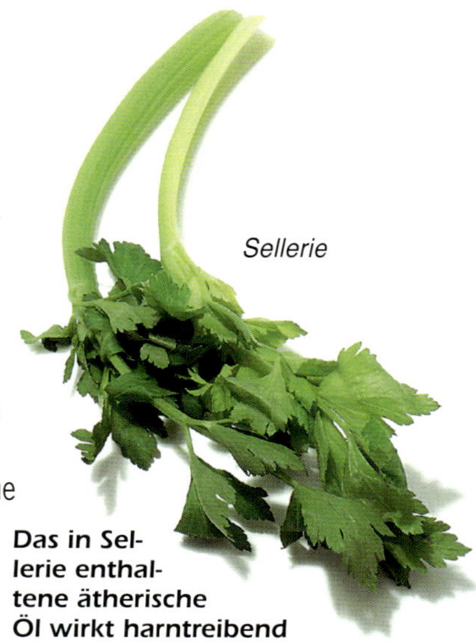

Sellerie

Das in Sellerie enthaltene ätherische Öl wirkt harntreibend und erhöht die Ausscheidung von Abfallsubstanzen wie Harnsäure und Harnstoff mit dem Urin.

NIERENSTEINE

Beschreibung

Nierensteine werden auch Nephrolithiasis, Urolithiasis oder Harnsteine genannt. Dabei bilden sich Steine im Inneren der Niere oder – seltener – in der Harnblase.

Ursachen

Zur Steinbildung kommt es, wenn sich bestimmte Substanzen, die normalerweise in gelöster Form im Urin vorkommen, ablagern und verfestigen.

Der Großteil dieser Steine besteht aus Kalziumoxalat, Magnesium-Ammoniumphosphat, Kalziumphosphat oder Uraten. Sobald ein Stein abgeht und analysiert werden kann, wird ein Arzt eine genau angepasste Diät verschreiben, um die Bildung neuer Steine zu verhindern.

Ernährung

Die hier angeführten Nahrungsmittel können das Risiko einer Nierensteinbildung erheblich verringern bzw. erhöhen. Besonders Menschen, die bereits eine schmerzhafte Kolik aufgrund von Nierensteinen erlebt haben, werden normalerweise alles tun, um diese Erfahrung in Zukunft zu vermeiden. Die folgenden Vorschläge helfen, bewusst auf die Ernährung zu achten.

vermehrt konsumieren

Wasser
Harntreibendes (siehe mangelnde Urinproduktion)
Zitrone
Haselnuss
Ballaststoffe
Magnesium

reduzieren oder meiden

Salz
Eiweiss
Milchprodukte
Käse
Fleisch
Alkohol
Bier
Kaffee
Schokolade
Kalzium
grünes Blattgemüse
Vitamin C

Zitronen werden mit Erfolg dazu verwendet, Nierensteine zu verhindern bzw. sie sogar aufzulösen. Die Zitronenkur ist dabei das wirksamste Mittel.

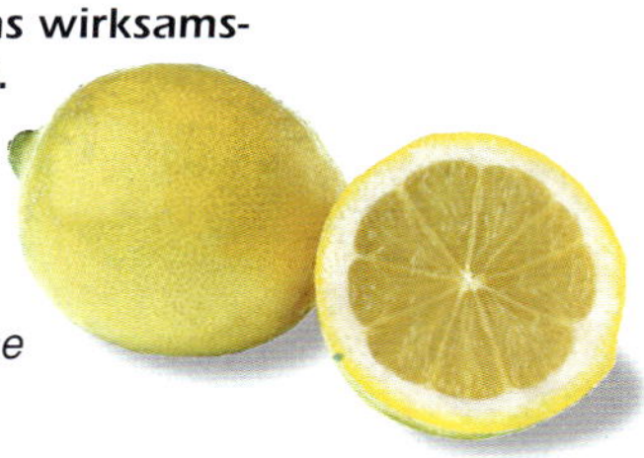

Zitrone

NIERENINSUFFIZIENZ

Beschreibung

Hierbei ist die Niere nicht mehr in der Lage, Urin zu produzieren und die im Körper anfallenden Abfallstoffe zu entfernen. Zwei Arten sind zu unterscheiden:

- **Akut:** Ein Krankenhausaufenthalt ist unbedingt nötig.
- **Chronisch:** Sie wird in diesem Buch behandelt und entwickelt sich üblicherweise mit fortschreitendem Alter. In schweren Fällen wird eine regelmäßige Blutwäsche **(Dialyse)** notwendig, um die Giftstoffe, welche die Nieren nicht mehr über den Urin ausscheiden können, aus dem Blut zu entfernen.

Ernährung

Bei Niereninsuffizienz hat eine vegetarische Ernährung viele Vorteile gegenüber einer fleischhaltigen Diät. Normalerweise enthält sie von Haus aus weniger Eiweiß, Natrium, Phosphor und andere Substanzen, welche die Nieren belasten. Die unten angeführten Nahrungsmittel sowie die Diätvorschläge eines Spezialisten können den Verlauf dieser Krankheit bedeutend verbessern.

vermehrt konsumieren

Harntreibendes (siehe mangelnde Urinproduktion)
Artischocke
Kürbis
Kastanie
Dattel
Mais
Kartoffel
Fischöl

reduzieren oder meiden

Eiweiss
Natrium
Meeresfrüchte
Fleisch
Phosphor
Kalium
Vitaminpräparate und Nahrunsergänzungen

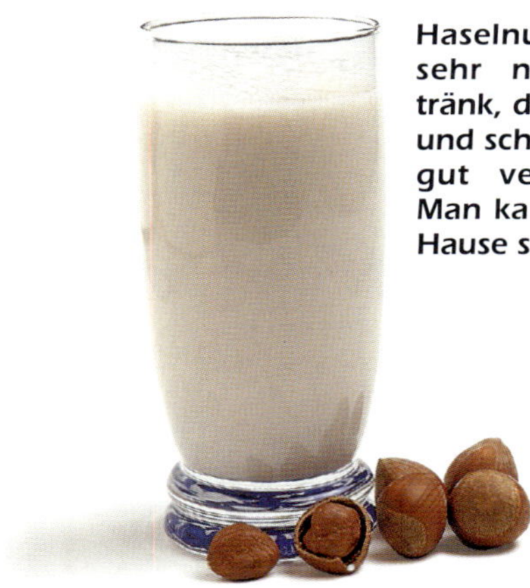

Haselnussmilch ist ein sehr nahrhaftes Getränk, das von Kranken und schlecht Ernährten gut vertragen wird. Man kann sie leicht zu Hause selbst herstellen.

Der Sellerie

reinigt das Blut und senkt den Cholesterinspiegel

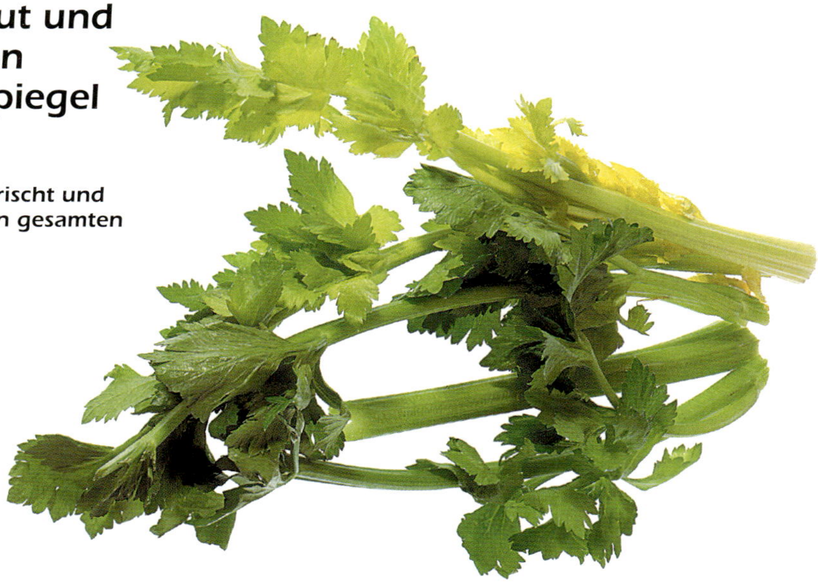

Sellerie erfrischt und kräftigt den gesamten Körper.

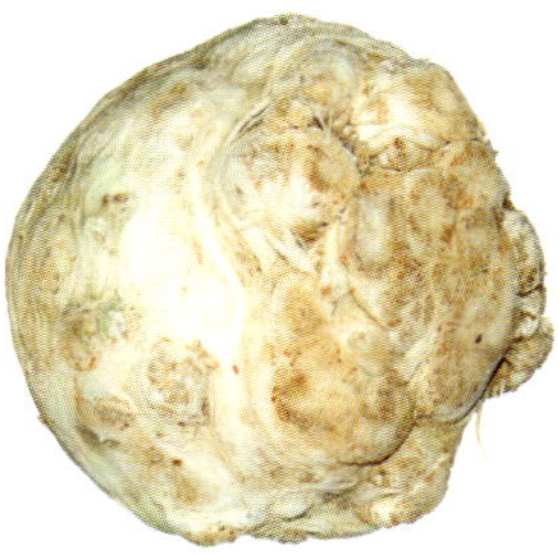

SELLERIE
Inhaltsstoffe
je 100 g rohen, verzehrbaren Anteil

Energie	16,0 kcal = 67,0 kj
Eiweiß	0,750 g
Kohlenhydrate	1,95 g
Ballaststoffe	1,70 g
Vitamin A	13,0 µg RÄ
Vitamin B_1	0,046 mg
Vitamin B_2	0,045 mg
Niacin	0,490 mg NÄ
Vitamin B_6	0,087 mg
Folsäure	28,0 µg
Vitamin B_{12}	—
Vitamin C	7,00 mg
Vitamin E	0,360 mg α-TÄ
Kalzium	40,0 mg
Phosphor	25,0 mg
Magnesium	11,0 mg
Eisen	0,400 mg
Kalium	287 mg
Zink	0,130 mg
Gesamtfett	*0,140 g*
Gesättigtes Fett	*0,037 g*
Cholesterin	—
Natrium	*87,0 mg*

1% 2% 4% 10% 20% 40% 100%

% des täglichen Bedarfs,
den 100 g dieses Nahrungsmittels decken

Varianten: *Schnittsellerie, Stangensellerie (auch Bleich- oder Stielsellerie), Knollensellerie.*

Engl.: *celery;* ***Frz.:*** *céleri;* ***Span.:*** *apio.*

Beschreibung: *Stängel, Blätter und die Knolle des Selleries (Apium graveolens L.), einer krautartigen Pflanze, die zur Familie der Doldengewächse (Umbelliferae) zählt.*

Der Geschmack von Sellerie ist unverwechselbar. Auch bei vielen Zutaten schmeckt man die knackigen Stängel aus jedem Salat heraus. Das ätherische Öl, das dafür verantwortlich ist, bestimmt auch die Heilwirkung des Sellerie ganz entscheidend mit.

EIGENSCHAFTEN UND ANWENDUNG: Die Eckdaten des Sellerie sind nicht aufregend: Er enthält wenig Kohlenhydrate (1,9 %) und Eiweiß (0,75 %) und beinahe kein Fett.

Seine bioaktiven Substanzen jedoch helfen, wenn folgende Fälle vorliegen:

• **Ödeme** (Wasseransammlungen), **Nierensteine, Gicht,** überschüssige **Harnsäure, Arthritis** dank der bemerkenswerten harntreibenden Wirkung seines ätherischen Öls. Es bewirkt die Erweiterung der Arterien in den Nieren, führt zu einer Erhöhung der Urinmenge und zur Ausscheidung von Abfallstoffen wie Harnstoff und Harnsäure.

• **Stoffwechselübersäuerung:** Wegen seines Gehalts an alkalischen Mineralsalzen kann Sellerie überschüssige Säuren im Körper neutralisieren. Eine Ernährung mit viel Fleisch und tierischen Produkten führt zu überschüssiger Säure im Blut und im Organismus, was viele schwerwiegende Folgen für die Gesundheit hat, wie z. B. Anstieg des Kalziumverlustes, Bildung von Harnsteinen und Ödemen.

Vor allem als Brühe **❷** wirkt der Sellerie alkalisierend und remineralisierend, ähnlich wie die Zwiebel (siehe S. 142). Er neutralisiert überschüssige Säuren und bewirkt ihre Ausscheidung über den Urin.

• **Bluthochdruck:** Sellerie enthält relativ viel Natrium (etwa 87 mg/100 g), daher nimmt man seine Blätter auch zur Herstellung von Selleriesal. Trotzdem wirkt er blutdrucksenkend, weil sein ätherisches Öl eine Substanz namens 3-Butylphthalid enthält, das die Blutgefäße erweitert. Mit seinem harntreibenden Effekt ist Sellerie ein Heilmittel für alle, die an hohem Blutdruck leiden.

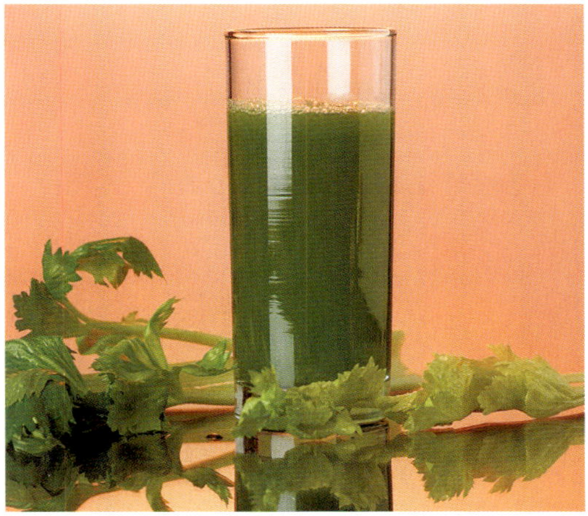

Sellerie lässt sich gut mit Zwiebeln kombinieren, sowohl als Brühe als auch als Salat. Beide Zubereitungen wirken alkalisierend und unterstützen die Ausscheidung von Stoffwechselabfallprodukten.

• **Hoher Cholesterinspiegel:** An der Universität von Singapur[4] wurde ein Experiment durchgeführt, um die cholesterinsenkende Wirkung von Sellerie nachzuweisen. Acht Wochen lang bekamen zwei Gruppen von Meerschweinchen sehr fetthaltiges Futter. Eine Gruppe erhielt außerdem täglich noch zwei Esslöffel Selleriesaft ins Futter gemischt. Diese Tiere hatten am Ende der acht Wochen bedeutend niedrigere Cholesterinspiegel als die aus der Vergleichsgruppe.

• **Diabetes:** Sellerie enthält geringe Mengen Glukokinin, das ähnlich wie Insulin den Blutzuckerspiegel senkt. Obwohl Sellerie einige Kohlenhydrate aufweist, wird sein Genuss Diabetikern dennoch empfohlen.

• **Schuppenflechte (Psoriasis):** Im Sellerie finden sich Psoralene, Wirkstoffe, die bei manchen Menschen erhöhte Lichtempfindlichkeit hervorrufen können.[5] Bei Schuppenflechte hingegen wirken diese Stoffe schützend auf die Haut, auf der sich sonst stark juckende Entzündungen bilden. Diese Krankheit ist schwer zu behandeln.

Zubereitung und Anwendung

❶ Roh: Junge, knackige Stängel sowie auch geraffelte Knollen als Salat.

❷ Gekocht als Brühe zur Blutreinigung, entweder allein oder mit Zwiebeln, Brennnesseln, Petersilie und Kohl zusammen.

❸ Frischer Saft aus Stängeln und Blättern wird mit Zitronensaft abgeschmeckt und davon 3 x täglich 1/2 Glas getrunken.

Der Spargel

regt die Nieren an

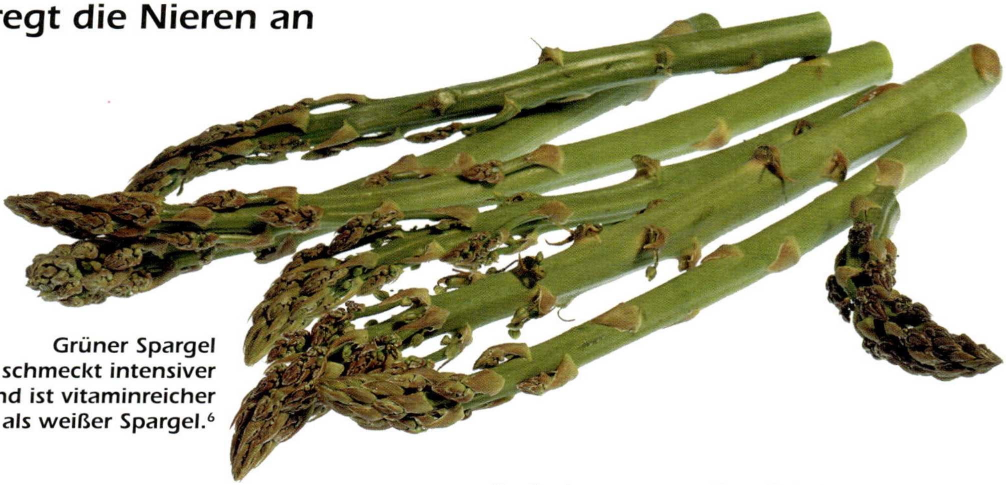

Grüner Spargel schmeckt intensiver und ist vitaminreicher als weißer Spargel.[6]

Englisch: *asparagus;* ***Französisch:*** *asperge;* ***Spanisch:*** *espárrago.*

Beschreibung: *Stängel und Knospen des Spargels (Asparagus officinalis L.), einer krautartigen Pflanze aus der Familie der Liliengewächse (Liliaceae), die bis zu 1,5 m hoch wird. Die Stängel werden von einigen schuppenförmigen kleinen Blättern umgeben.*

SPARGEL
Inhaltsstoffe
je 100 g rohen, verzehrbaren Anteil

Energie	23,0 kcal = 98,0 kj
Eiweiß	2,28 g
Kohlenhydrate	2,44 g
Ballaststoffe	2,10 g
Vitamin A	58,0 µg RÄ
Vitamin B_1	0,140 mg
Vitamin B_2	0,128 mg
Niacin	1,54 mg NÄ
Vitamin B_6	0,131 mg
Folsäure	128 µg
Vitamin B_{12}	—
Vitamin C	13,2 mg
Vitamin E	2,00 mg α-TÄ
Kalzium	21,0 mg
Phosphor	56,0 mg
Magnesium	18,0 mg
Eisen	0,870 mg
Kalium	273 mg
Zink	0,460 mg
Gesamtfett	*0,200 g*
Gesättigtes Fett	*0,046 g*
Cholesterin	—
Natrium	*2,00 mg*

1% 2% 4% 10% 20% 40% 100%

% des täglichen Bedarfs,
den 100 g dieses Nahrungsmittels decken

Wer schon einmal Spargel gegessen hat, wenn auch nur in geringen Mengen, hat kurze Zeit später den charakteristischen Geruch des Urins bemerkt. Schuld daran ist das Asparagin, ein Bestandteil eines flüchtigen Öls. Es wird mit dem Urin ausgeschieden und erhöht dabei die Harnproduktion.

EIGENSCHAFTEN UND ANWENDUNG: Was den Energiegehalt betrifft, ist Spargel eines der kalorienärmsten Gemüse (nur 23 kcal /100 g). Er enthält kaum Fett und wenig Kohlenhydrate; doch was das Eiweiß betrifft, übertrifft er beinahe alle anderen Gemüse: 2,28 %, fast soviel wie Spinat (2,86 %).

Weiter finden sich reichlich Ballaststoffe (2,1 %), B-Vitamine, Folsäure, Provitamin A, die Vitamine C und E. An Mineralstoffen liefert

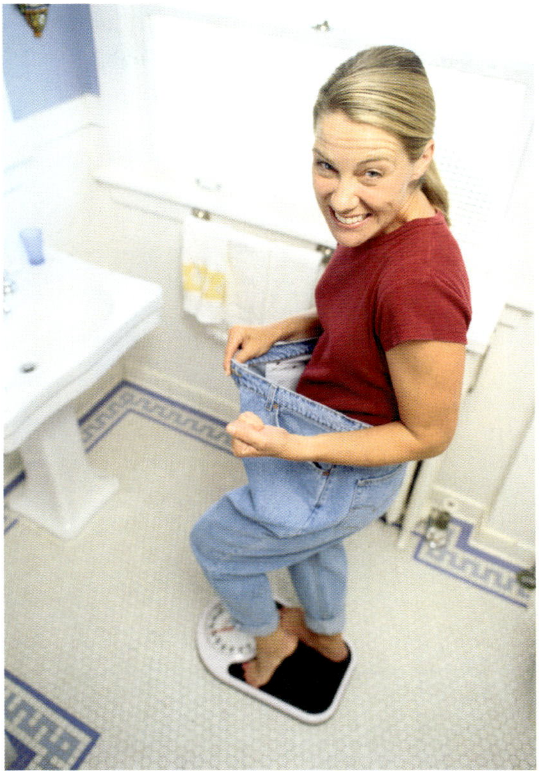

Spargel liefert wenig Kalorien, wirkt aber durch den Gehalt an Ballaststoffen sättigend. Mit etwas Zitronensaft gewürzt ist Spargel ein idealer Bestandteil jeder Gewichtsreduktionskost.

Seine wichtigsten Anwendungsgebiete sind:

- **Nierenleiden:** Spargel erhöht die Harnproduktion in den Nieren (Diuretikum) und fördert die Ausscheidung von Gewebsflüssigkeit. Wer unter Nephritis (Nierenentzündung) leidet, sollte Spargel wegen seiner stark anregenden Wirkung auf die Nieren nur in Maßen genießen.
- **Übergewicht,** aufgrund des niedrigen Energiegehalts und der harntreibenden Wirkung.
- **Hautekzeme,** wegen der reinigenden und entgiftenden Wirkung.
- **Verstopfung,** wegen seines Gehalts an Ballaststoffen.

der Spargel reichlich Kalium, Phosphor, Eisen und Magnesium, dazu etliche Spurenelemente.[7] Alles in allem ist der Spargel sehr nährstoffreich, aber gleichzeitig arm an Kalorien.

Zubereitung und Anwendung

❶ **Gegart:** Meist wird Spargel 5 – 10 Minuten gekocht. Er kann aber auch gebraten oder gedünstet werden. Harte Stängel sollten vorher geschält werden.

❷ **Konserviert:** Spargel in Dosen verliert zwar einen Teil der Vitamine und Ballaststoffe (Hemizellulose),[6] behält aber die Mineralstoffe und die harntreibenden Substanzen.

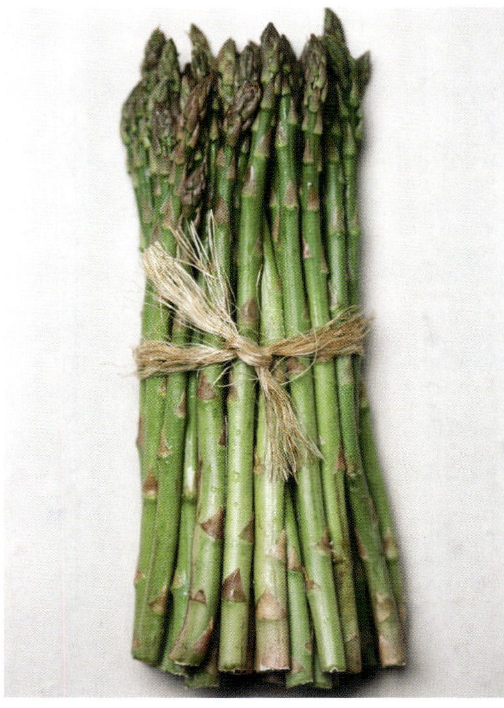

Die Wassermelone

ein Geschenk für die Nieren

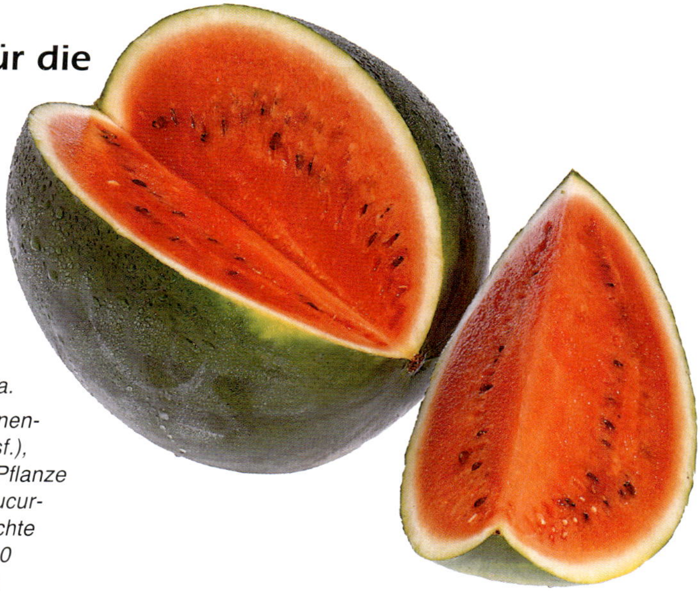

Wissenschaftl. Synonyme: *Cucurbita citrullus L. = Momordica lanata Thunb.*

Engl.: *watermelon;* ***Frz.:*** *melon d'eau, pastèque;* ***Span.:*** *sandía, melón de agua.*

Beschreibung: *Frucht der Wassermelonenpflanze (Citrullus lanatus [Thumb.] Mansf.), einer krautartigen, niedrig wachsenden Pflanze aus der Familie der Kürbisgewächse (Cucurbitaceae). Jede Pflanze bringt 3 – 5 Früchte hervor, deren Gewicht zwischen 3 und 10 Kilogramm schwankt. Die Sorte «Florida Riese» liefert sogar bis zu 20 kg schwere Früchte.*

WASSERMELONE
Inhaltsstoffe
je 100 g rohen, verzehrbaren Anteil

Energie	**32,0 kcal = 132 kj**
Eiweiß	**0,620 g**
Kohlenhydrate	**6,68 g**
Ballaststoffe	**0,500 g**
Vitamin A	**37,0 µg RÄ**
Vitamin B_1	**0,080 mg**
Vitamin B_2	**0,020 mg**
Niacin	**0,317 mg NÄ**
Vitamin B_6	**0,144 mg**
Folsäure	**2,20 µg**
Vitamin B_{12}	—
Vitamin C	**9,60 mg**
Vitamin E	**0,150 mg α-TÄ**
Kalzium	**8,00 mg**
Phosphor	**9,00 mg**
Magnesium	**11,0 mg**
Eisen	**0,170 mg**
Kalium	**116 mg**
Zink	**0,070 mg**
Gesamtfett	***0,430 g***
Gesättigtes Fett	***0,048 g***
Cholesterin	—
Natrium	***2,00 mg***

1% 2% 4% 10% 20% 40% 100%

% des täglichen Bedarfs,
den 100 g dieses Nahrungsmittels decken

Die Wassermelone ist eine sehr erfrischende Frucht. Bei starker Hitze in das saftige Fruchtfleisch zu beißen und den Mund voller Saft zu spüren, ist ein spezielles sommerliches Vergnügen.

Seit tausenden von Jahren stillen Melonen den Durst der Menschen. Auf ihrem Zug durch die Wüste sehnten sich die Israeliten nach den Melonen, die sie in Ägypten genossen hatten. Noch immer sind Ägypten und die Mittelmeerländer die Hauptlieferanten dieser Frucht.

Eigenschaften und Anwendung: Die Zusammensetzung der Wassermelone ähnelt der der anderen Melonen, sie enthält aber weniger Vitamin C, Folsäure, Eisen und Kalium, dafür jedoch etwas mehr Beta-Karotin (Provitamin A), Vitamin B_1 und Vitamin B_6.

Auch die Eigenschaften der Wassermelone lassen sich mit denen der Zuckermelone vergleichen (siehe S. 240): hydratisierend, re-

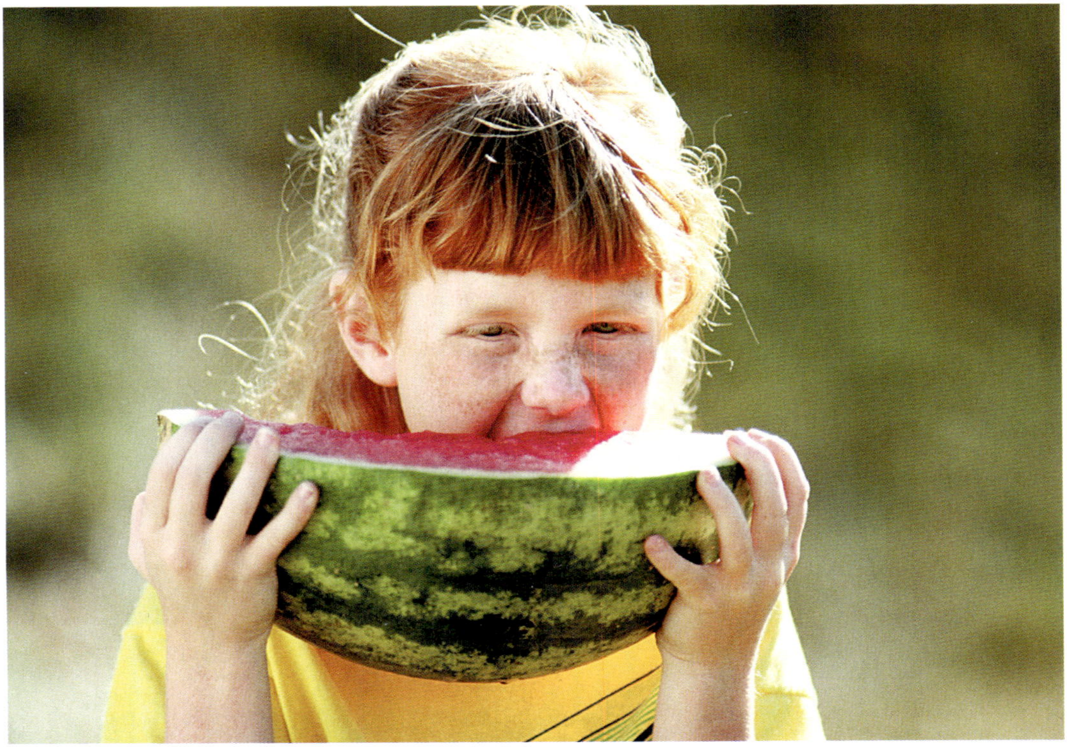

Ein Stück Wassermelone löscht den Durst viel besser als die häufig konsumierten Süßgetränke. Vor allem Kinder profitieren von dem erfrischenden und mineralisierenden Effekt dieser Frucht.
Kürzlich wurde entdeckt, dass Wassermelonen Lycopen enthalten, ein Karotinoid, das in Tomaten reichlich vorkommt und den Früchten ihre rote Farbe verleiht. Im Körper wirkt es als Antioxidant und schützt vor Prostatakrebs (siehe S. 266).

Zubereitung und Anwendung

❶ **Frisch:** So schmeckt die Wassermelone am besten. Als Dessert ist sie wegen ihres hohen Wassergehalts nicht so gut geeignet.

❷ **Saft:** Wassermelonensaft ist für empfindliche Mägen besser geeignet, weil die unverdaulichen Fasern des Fruchtfleisches nicht stören.

mineralisierend, alkalisierend, harntreibend und abführend. Die Wassermelone wirkt noch stärker harntreibend als andere Sorten.

Ihre wichtigsten Indikationen sind **Nieren- und Harnwegserkrankungen** (Niereninsuffizienz, Nierensteine, Infektionen) und, wann immer es nötig ist, eine Blutreinigungskur. Dabei kann man abwechselnd die frische Frucht und den leichter verträglichen Saft verwenden.

Diabetiker vertragen Wassermelonen wegen des niedrigen Zuckergehaltes gut. Da diese nur 32 kcal/100 g liefern, aber ein starkes Sättigungsgefühl hervorrufen, helfen sie auch bei Gewichtsreduktionskuren.

Die Haselnuss

beugt der Entstehung von Nierensteinen vor

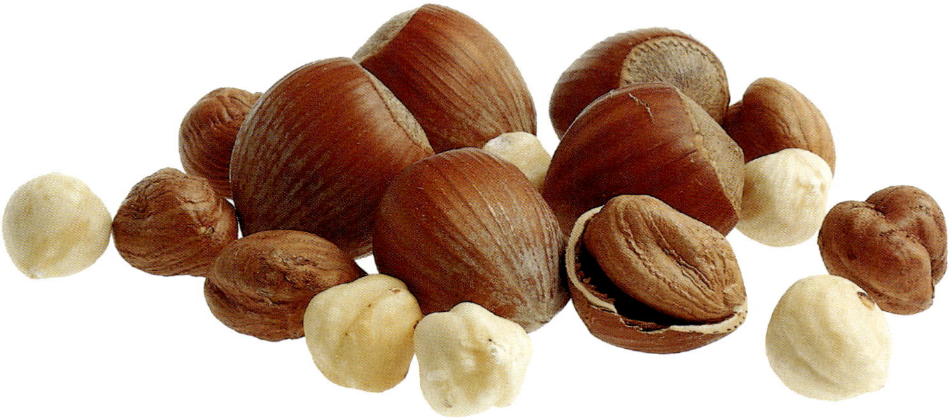

Englisch: *hazelnut;* **Französisch:** *noisette;* **Spanisch:** *avellana.*

Beschreibung: *Same der Frucht des Haselnussstrauches (Corylus avellana L.) aus der Familie der Birkengewächse (Betulaceae), der 2 bis 4 m hoch wird. Der Same ist zweikeimblättrig und befindet sich in einer harten, holzigen und fast runden Schale von etwa 2 cm Durchmesser.*

Obwohl man die Haselnuss zu den Ölfrüchten zählt (wie die Mandel und die Walnuss, siehe die Seiten 58 und 74), ist nicht die Frucht, sondern nur der darin befindliche Same essbar.

HASELNUSS
Inhaltsstoffe
je 100 g rohen, verzehrbaren Anteil

Energie	632 kcal = 2.643 kj
Eiweiß	13,0 g
Kohlenhydrate	9,20 g
Ballaststoffe	6,10 g
Vitamin A	7,00 µg RÄ
Vitamin B_1	0,500 mg
Vitamin B_2	0,110 mg
Niacin	4,74 mg NÄ
Vitamin B_6	0,612 mg
Folsäure	71,8 µg
Vitamin B_{12}	—
Vitamin C	1,00 mg
Vitamin E	23,9 mg α-TÄ
Kalzium	188 mg
Phosphor	312 mg
Magnesium	285 mg
Eisen	3,27 mg
Kalium	445 mg
Zink	2,40 mg
Gesamtfett	*62,6 g*
Gesättigtes Fett	*4,60 g*
Cholesterin	*—*
Natrium	*3,00 mg*

1% 2% 4% 10% 20% 40% 100% 200% 500%

% des täglichen Bedarfs,
den 100 g dieses Nahrungsmittels decken

Viele Wanderer, Bergsteiger und Radfahrer haben eine Handvoll Haselnüsse in der Tasche, um die notwendige Energie für ihre Anstrengungen zu bekommen. Diese Nüsse ergänzen Rosinen, getrocknete Feigen und Datteln (siehe die Seiten 91, 147 und 148) zu einer reichhaltigen Zwischenmahlzeit.

Eigenschaften und Anwendung: Trotz der vielen Nährstoffe sind Haselnüsse recht leicht verdaulich, sogar leichter als Mandeln und Walnüsse. Sie liefern so viel Energie, dass eine Handvoll Haselnüsse (etwa 50 g) die notwendigen Kalorien liefert, um eine Stunde lang Gymnastik zu betreiben (316 kcal).

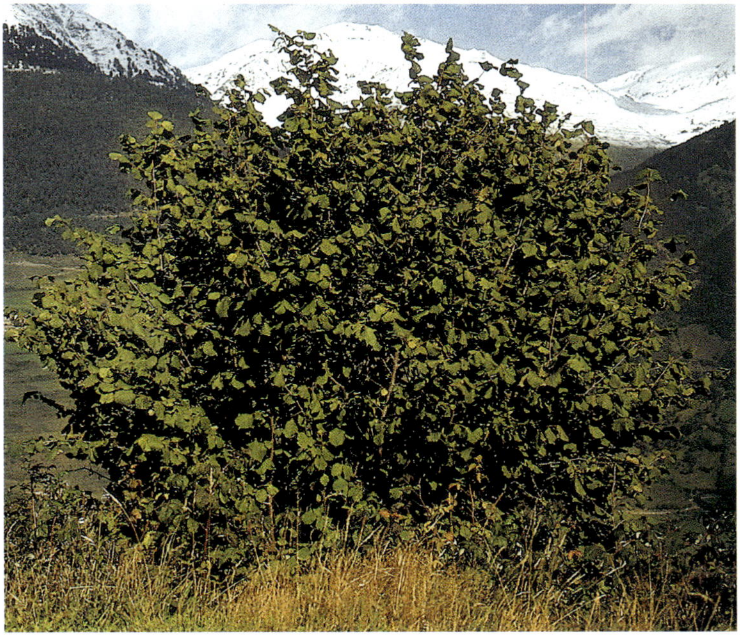

Die Blätter des Haselnussstrauches helfen bei Krampfadern und Hämorrhoiden. Sie werden sowohl innerlich als Aufguss als auch äußerlich angewendet.

Der Nährwert der Haselnuss gleicht dem der Mandel. Haselnüsse enthalten mehr Kalorien, Fett, Vitamin B_1 und Folsäure, während Mandeln mehr Eiweiß, Kalzium, Phosphor, Eisen und Niacin liefern.

Haselnüsse sind eine ergiebige Quelle für ***Fett*** (62 %), ***Eiweiß*** (13 %), die ***Vitamine*** B_1 und B_6 und ***Mineralstoffe*** (vor allem Kalzium, Phosphor, Magnesium und Mangan).

Wie andere Nüsse enthalten Haselnüsse kaum Provitamin A (Beta-Karotin) und Vitamin C. Sie liefern auch recht wenig Kohlenhydrate. Deshalb verzehren Sportler die kleinen Energiespender am besten mit kohlenhydratreichen getrockneten Früchten wie Rosinen, Feigen oder Datteln.

Der regelmäßige Genuss von Haselnüssen ist besonders in den folgenden Fällen anzuraten:

• **Nierensteine:** Dr. Valnet,[8] ein bekannter französischer Phytotherapeut, konnte nachweisen, dass Haselnüsse eine vorbeugende Wirkung auf die Entstehung von Steinen in den Harnwegen ausüben. Ihr regelmäßiger Verzehr empfiehlt sich allen, die an Nierensteinen leiden, insbesondere wenn es sich dabei um Uratsteine handelt. Schon eine Handvoll Haselnüsse am Morgen erzielt gute Resultate.

• **Diabetes:** Aufgrund ihres geringen Kohlenhydratgehalts und des hohen energetischen Wertes ist die Haselnuss eine gute Ergänzung in der Ernährung von Diabetikern.

• Immer dann, wenn ein **erhöhter Energiebedarf** vorliegt: Sportler, Heranwachsende, Rekonvaleszente nach schweren Krankheiten, schwangere und stillende Frauen.

Zubereitung und Anwendung

❶ **Roh:** Rohe Haselnüsse müssen gut gekaut werden, die frisch geernteten wie auch die getrockneten.

❷ **Geröstet** schmecken sie intensiver und sind für viele leichter verdaulich.

❸ **Öl:** Haselnussöl wird kaum verwendet, weil es sehr schnell ranzig wird.

❹ **Haselnussmilch:** Haselnüsse werden acht Stunden eingeweicht und zu Brei zerstoßen, mit Wasser vermischt (ein Glas Wasser je 30 g Haselnüsse) und noch einmal zwei Stunden stehen gelassen. Dann wird der Brei durch ein feines Sieb passiert – fertig ist ein nahrhaftes und bekömmliches Getränk.

Die Zuckermelone

liefert lebendiges Wasser

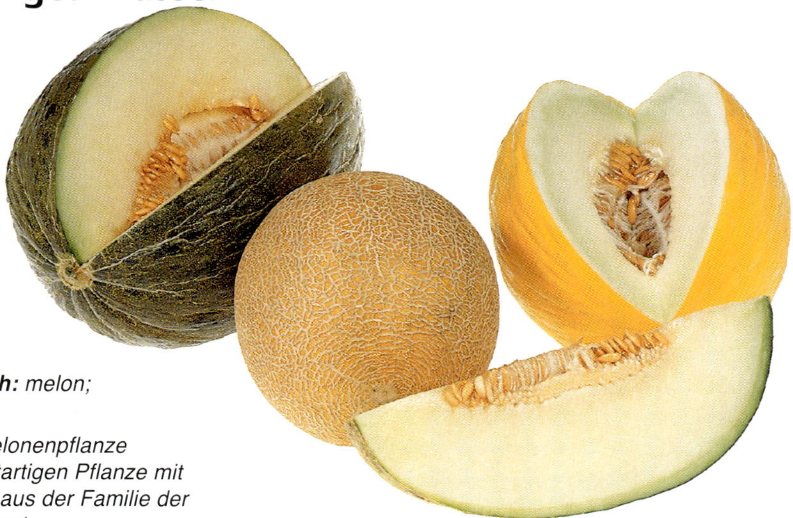

Englisch: *melon;* ***Französisch:*** *melon;* ***Spanisch:*** *melón.*

Beschreibung: *Frucht der Melonenpflanze (Cucumis melo L.), einer krautartigen Pflanze mit niedrig wachsenden Stängeln aus der Familie der Kürbisgewächse (Cucurbitaceae).*

ZUCKERMELONE
Inhaltsstoffe
je 100 g rohen, verzehrbaren Anteil

Energie	26,0 kcal = 110 kj
Eiweiß	0,900 g
Kohlenhydrate	5,40 g
Ballaststoffe	0,800 g
Vitamin A	3,00 µg RÄ
Vitamin B_1	0,060 mg
Vitamin B_2	0,020 mg
Niacin	0,400 mg NÄ
Vitamin B_6	0,120 mg
Folsäure	17,0 µg
Vitamin B_{12}	—
Vitamin C	16,0 mg
Vitamin E	0,150 mg α-TÄ
Kalzium	5,00 mg
Phosphor	7,00 mg
Magnesium	8,00 mg
Eisen	0,400 mg
Kalium	210 mg
Zink	0,160 mg
Gesamtfett	*0,100 g*
Gesättigtes Fett	*0,025 g*
Cholesterin	—
Natrium	*12,0 mg*

1% 2% 4% 10% 20% 40% 100%

% des täglichen Bedarfs,
den 100 g dieses Nahrungsmittels decken

An heißen Tagen gibt es nichts Erfreulicheres als die bunten Stände der Melonenverkäufer. Die Bauern schneiden die Früchte gerne auf, um die Kunden von der Qualität der Melonen zu überzeugen. Nichts löscht den Durst in den heißen Sommermonaten so gründlich wie frische Zuckermelonen – Speiseeis und zuckerhaltige Getränke können da nicht mithalten.

EIGENSCHAFTEN UND ANWENDUNG: Melonen bestehen vor allem aus ***Wasser,*** je nach Sorte macht der Wassergehalt 90 bis 95 % der Frucht aus. Dieses Wasser der Melone ist wie auch das Wasser anderer Früchte nicht mit Leitungs- oder Quellwasser zu vergleichen. Es wurde von den Wurzeln aufgenommen, innerhalb der Pflanze transportiert und in der Frucht gesammelt. Es enthält weder bakterielle noch chemische Verunreinigungen. Auf seinem Weg in die Frucht hat es an vielen Tausenden, ja vielleicht sogar an Millionen von chemischen Reaktionen innerhalb der Pflanzenzellen teilgenommen.

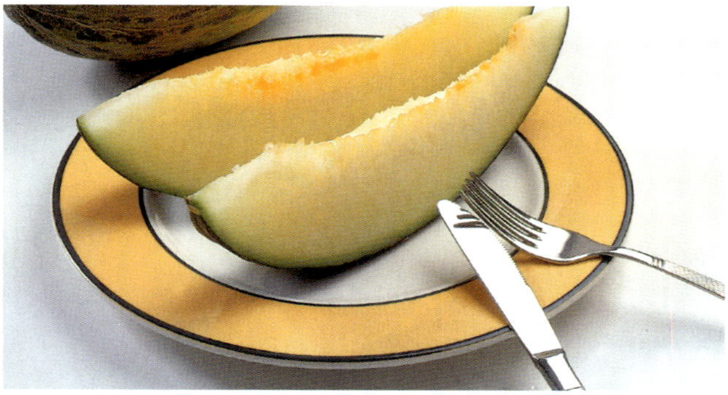

Wer meint, Zuckermelonen schlecht zu vertragen, sollte versuchen, sie vor oder zwischen den Mahlzeiten zu essen.
Melonen sollte man lieber vor dem Essen als danach als Dessert verspeisen, sonst verdünnen sie die Magensäfte und behindern die Verdauung.

Vielleicht ist es deshalb so befriedigend, seinen Durst mit Melonen zu löschen. Außerdem gibt es nichts, was den Nieren so gut tut wie das Fruchtwasser der Zuckermelonen.

Zuckermelonen enthalten weniger ***Zucker*** (5,4 %) als anderes Obst, beinahe kein ***Fett*** (0,1 %) und erstaunlich viel ***Eiweiß*** (0,9 %). Vor allem aber bieten sie eine ausgewogene Mischung von ***Vitaminen*** und Mineralstoffen: die Vitamine C, B_1, B_6, und Folsäure sind am besten vertreten, aber auch die anderen (außer B_{12}) kommen in Spuren vor.

Zuckermelonen liefern alle ***Mineralstoffe,*** vor allem Kalium, Eisen und Magnesium. Eine mittlere Melone (2,5 kg) deckt den Tagesbedarf an Eisen für einen erwachsenen Mann (10 mg) und über die Hälfte des Tagesbedarfs an Magnesium, der 350 mg beträgt.

Zuckermelonen wirken hydratisierend, remineralisierend, alkalisierend, harntreibend und abführend.

Zubereitung und Anwendung

❶ **Frisch:** Das ist die beste Art, Zuckermelonen zu genießen. Als Vorspeise oder zwischen den Mahlzeiten ist sie leichter verdaulich als danach als Dessert.

❷ **Konserven:** Aus Melonen lassen sich köstliche Konfitüren und Gelees herstellen.

Sie empfehlen sich also bei:

- **Harnwegserkrankungen:** Beim Essen von Zuckermelonen reichert sich das Blut mit Mineralstoffen und Vitaminen an, was den Nieren hilft, Abfall- und Giftstoffe besser auszuscheiden. Das Fruchtwasser der Melonen und die darin enthaltenen Stoffe bewirken das.

Zuckermelonen helfen bei **Nierenleiden** aller Art, besonders aber bei:

- dem Anfangsstadium der **Niereninsuffizienz,** die sich durch Flüssigkeits- und Harnverhaltung äußert.
- **Nierensteinen** und **Nierengrieß,** vor allem aus Uraten. Wegen ihrer bemerkenswerten alkalisierenden Wirkung verstärken Zuckermelonen die Löslichkeit der sauren Salze, die Uratsteine bilden, und erleichtern deren Auflösung und Ausscheidung.
- **Harnwegsinfektionen** (Pyelonephritis, Zystitis): Obwohl Melonen nicht antiseptisch sind, hilft doch ihre alkalisierende Wirkung auf den Urin, die Vermehrung der koliformen Keime (Escherichia coli und ähnliche) aufzuhalten, weil die Bakterien, die Harnweginfektionen verursachen, eine saure Umgebung benötigen.

- **Harnsäureüberschuss**, der sich durch **Gicht** äußert.
- **Chronischer Verstopfung** durch Darmträgheit.
- **Dehydrierungszuständen** mit Mineralstoffverlust, wie bei Durchfall, starkem Schwitzen und Fieberanfällen. Obwohl Melonen abführend wirken, können sie bei Magen-Darm-Entzündungen mit Durchfall genossen werden.

Die Aubergine

harntreibend und verdauungsfördernd

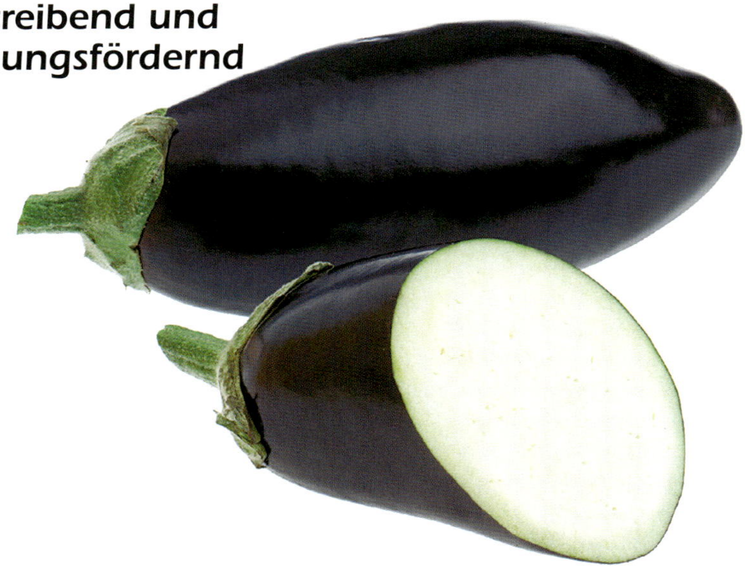

AUBERGINE
Inhaltsstoffe
je 100 g rohen, verzehrbaren Anteil

Energie	26,0 kcal = 107 kj
Eiweiß	1,02 g
Kohlenhydrate	3,57 g
Ballaststoffe	2,50 g
Vitamin A	8,00 µg RÄ
Vitamin B_1	0,052 mg
Vitamin B_2	0,034 mg
Niacin	0,748 mg NÄ
Vitamin B_6	0,084 mg
Folsäure	19,0 µg
Vitamin B_{12}	—
Vitamin C	1,70 mg
Vitamin E	0,030 mg α-TÄ
Kalzium	7,00 mg
Phosphor	22,0 mg
Magnesium	14,0 mg
Eisen	0,270 mg
Kalium	217 mg
Zink	0,140 mg
Gesamtfett	*0,180 g*
Gesättigtes Fett	*0,034 g*
Cholesterin	—
Natrium	*3,00 mg*

1% 2% 4% 10% 20% 40% 100%

% des täglichen Bedarfs,
den 100 g dieses Nahrungsmittels decken

Deutsche Synonyme: *Eierfrucht;*

Engl.: *eggplant;* ***Frz.:*** *aubergine;* ***Span.:*** *berenjena.*

Beschreibung: *Frucht der Auberginenpflanze (Solanum melongena L.), einer krautartigen, einjährigen Pflanze aus der Familie der Nachtschattengewächse (Solanaceae).*

Nur wenige Gemüse weisen so viele Sorten auf, die sich in Form, Größe und Farbe unterscheiden. Auberginen sind rundlich, oval, bananenförmig, klein wie ein Ei oder groß wie eine Melone. Die Schale ist dunkelviolett, grün, gelb, rötlich oder sogar weiß. Nur eines haben die diversen Arten gemeinsam: das weiße Fruchtfleisch und die Kerne.

Eigenschaftgen und Anwendung: Das Fleisch der Aubergine, die botanisch gesehen eine Beerenfrucht ist, enthält einige Kohlenhydrate, sehr wenig Eiweiß und beinahe kein Fett. Vitamine und Mineralstoffe kommen in Spuren vor, am reichlichsten Kalium, Kalzium, Schwefel, Eisen und die Vitamine B und C.

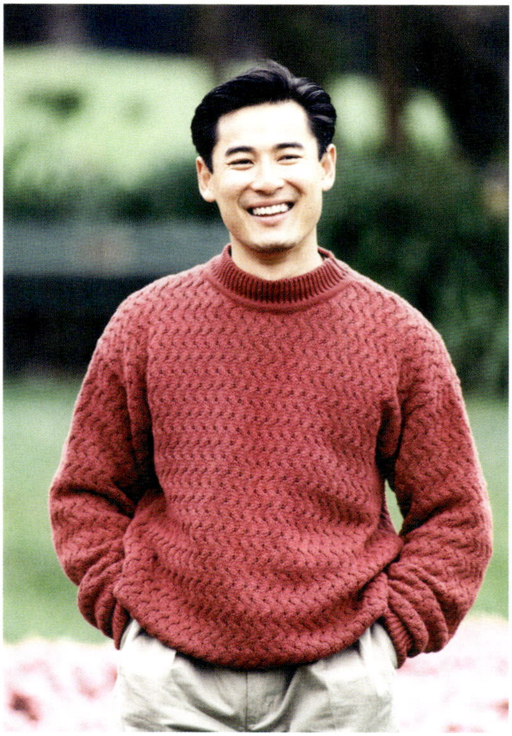

Wegen ihrer harntreibenden Wirkung unterstützen gegrillte Auberginen Menschen, die bereits Nierensteine hatten, in ihrem Bemühen, diese Erfahrung in Zukunft zu vermeiden.

Folgende Wirkungen lassen sich nutzen:

- **Harntreibend:** Auberginen erhöhen die Urinbildung und damit die Filterleistung der Nieren. Ihr Genuss hilft daher bei **Nierensteinen** (Cholelithiasis), **Ödemen** (Wasseransammlungen), **Bluthochdruck** und **Herzerkrankungen.**

- **Verdauungsstärkend:** Die Aubergine aktiviert die Gallentätigkeit und fördert schonend die Entleerung der Galle und die Bildung von Bauchspeicheldrüsensäften. So hilft sie allen, die unter langsamer Verdauung und Gallenproblemen leiden.

- **Sanft abführend** durch den Zellulosegehalt (Ballaststoff).

- **Vorbeugend gegen Krebs:** Neueste Untersuchungen haben gezeigt, dass Früchte aus der Familie der Nachtschattengewächse wie die Aubergine oder die Tomate (siehe S. 264) sehr viele sekundäre Pflanzenstoffe enthalten. Diese Substanzen beugen der Bildung von Krebs vor.

Zubereitung und Anwendung

❶ **Gegart** (niemals roh): Fritiert oder gebraten ist die Aubergine schlechter zu verdauen. Besser ist es, sie zu backen oder zu grillen und mit ein wenig Öl und Knoblauch zu würzen oder mit einer Joghurtsauce anzurichten.

Warnhinweise

*Die Aubergine enthält **Solanin,** ein Alkaloid, das beim Reifungsprozess fast vollständig verschwindet.*

Solanin ist giftig und verursacht Verdauungsbeschwerden. Aus diesem Grund müssen Auberginen immer reif und gegart genossen werden.

Die Heidelbeere

behandelt und verhindert Blasenentzündungen

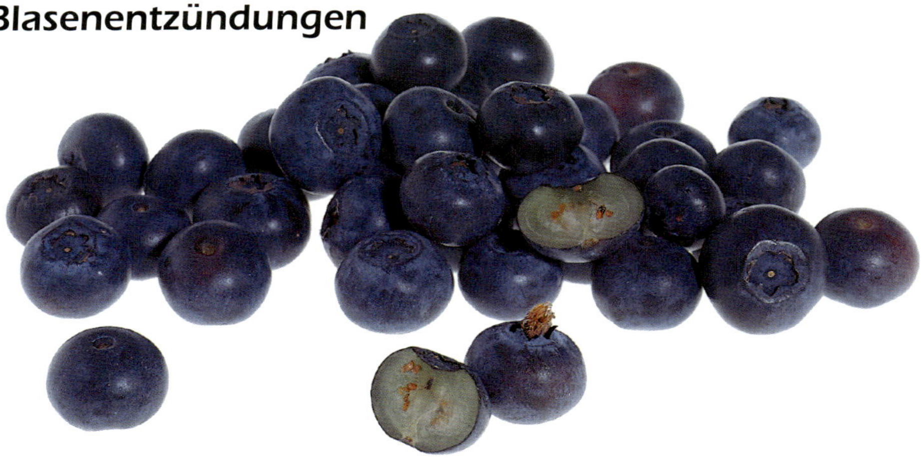

Verwandte Arten: *Siehe Seite 247.*

Deutsche Synonyme: *Blaubeere, Schwarzbeere.*

Engl.: *blueberry;* ***Frz.:*** *airelle;* ***Span.:*** *arándano.*

Beschreibung: *Dunkelblaue Beerenfrucht des Heidelbeerstrauches (Vaccinium myrtillus L.) aus der Familie der Heidekrautgewächse (Ericaceae), der 25 bis 50 cm hoch wird.*

HEIDELBEERE
Inhaltsstoffe
je 100 g rohen, verzehrbaren Anteil

Energie	**56,0 kcal = 236 kj**
Eiweiß	**0,670 g**
Kohlenhydrate	**11,4 g**
Ballaststoffe	**2,70 g**
Vitamin A	**10,0 µg RÄ**
Vitamin B1	**0,048 mg**
Vitamin B2	**0,050 mg**
Niacin	**0,409 mg NÄ**
Vitamin B6	**0,036 mg**
Folsäure	**6,40 µg**
Vitamin B12	**—**
Vitamin C	**13,0 mg**
Vitamin E	**1,00 mg α-TÄ**
Kalzium	**6,00 mg**
Phosphor	**10,0 mg**
Magnesium	**5,00 mg**
Eisen	**0,170 mg**
Kalium	**89,0 mg**
Zink	**0,110 mg**
Gesamtfett	***0,380 g***
Gesättigtes Fett	***0,032 g***
Cholesterin	**—**
Natrium	***6,00 mg***

1% 2% 4% 10% 20% 40% 100%

% des täglichen Bedarfs,
den 100 g dieses Nahrungsmittels decken

Heidelbeeren sind sehr kleine Früchte, die höchstens einen Zentimeter groß werden und auf niedrigen Sträuchern wachsen. Deshalb könnte man denken, sie seien unbedeutend.

Seit langem verwendet man die wohlschmeckenden Beeren zur Verzierung von Speisen, für Konfitüren, zur Füllung von Torten oder für sommerliche Desserts.

Doch in der Heidelbeere steckt noch viel mehr: Kürzlich durchgeführte Studien belegen die außergewöhnlichen ernährungsphysiologischen und therapeutischen Kräfte der kleinen Früchte.

EIGENSCHAFTEN UND ANWENDUNG: Heidelbeeren enthalten durchschnittlich 11,4 % ***Kohlenhydrate,*** vor allem ***Fruktose*** und andere Zucker, aber sehr wenig Fett und Eiweiß. Von den ***Mineralstoffen*** ist Kalium am bemerkenswertesten und von den ***Vitaminen*** das Vitamin A.

Ihre Heilkräfte sind allerdings auf die ***sekundären Pflanzenstoffe*** wie organische Säuren, Tannin, Myrtilin (farbgebendes Glykosid) und Anthozyanide zurückzuführen, die der Heidelbeere antiseptische, gefäßschützende und trocknende Kräfte verleihen.

Man wendet sie an bei:

- **Harnwegsinfektionen:** Der Saft der Heidelbeere wirkt stark antiseptisch und antibiotisch auf die Erreger von Harnwegsinfektionen, vor allem *Escherichia coli*. Das konnte vor einigen Jahren bewiesen werden und ist die Hauptanwendung dieser Frucht.

Die antiseptische Wirkung auf die Harnwege ist am gründlichsten bei zwei roten, nordamerikanischen Heidelbeerarten erforscht worden:

- **Kranbeere** *(Vaccinium oxycoccus),*
- **Große Moosbeere** *(Vaccinium macrocarpon).*

Alle Heidelbeerarten haben eine ähnliche Zusammensetzung und Wirkung, daher kann man davon ausgehen, dass die blauen Arten die gleichen Heilkräfte wie die roten besitzen.

Blaue wie rote Arten bieten bei wiederholten Harnwegsinfektionen (Blasenentzündung) gegenüber Antibiotika zwei bedeutende Vorteile:

- Sie **verhindern** das **Anhaften der Bakterien** an der Innenhaut der Harnblase,[9] was bei Infektionen der unteren Harnwege (u. a. Blasenentzündungen) vorkommt und teilweise erklärt, warum häufig Rückfälle und erneute Infektionen nach der Behandlung mit Antibiotika auftreten.
- Sie verursacht bei den Bakterien **keine Resistenzerscheinungen,** wie es bei Antibiotika sehr oft der Fall ist.

Vor allem Heidelbeersaft ❸ hilft bei chronischer oder wiederholt auftretender **Blasenentzündung.** Der Genuss von 300 ml (ein großes Glas) handelsüblichem Heidelbeersaft pro Tag war ausreichend, um bei einer Gruppe von Frauen mit wiederholt auftretender Blasenentzündung die im Urin vorhandene Bakterienanzahl zu halbieren.[9, 10] Es ist davon auszugehen, dass frischer Heidelbeersaft noch wirkungsvoller ist.

Bei wiederholt auftretenden Blasenentzündungen ist es notwendig, ein bis drei Monate lang täglich Heidelbeersaft zu trinken. In beson-

Zubereitung und Anwendung

❶ **Frisch:** Heidelbeeren können nur kurze Zeit aufbewahrt werden. Daher sollte man sie gleich nach der Ernte essen. Sie passen gut zu Milch oder Joghurt.

❷ **Saft:** Frische, reife Früchte werden am einfachsten durch ein Püriersieb gepresst. Die gewonnene Flüssigkeit wird gefiltert.

❸ **Konserven:** Aus Heidelbeeren werden Kompott, Saft, Konfitüre und Gelee hergestellt.

Heidelbeerkur

Man verwendet für diese Kur frische Früchte, die man püriert oder kocht. Man isst an drei bis fünf aufeinander folgenden Tagen ein halbes bis ein Kilo Heidelbeeren pro Tag, aufgeteilt auf vier Portionen, sonst nichts.

Kinder oder geschwächte Menschen können zusätzlich Milch trinken.

Diese Kur vertreibt Madenwürmer, kleine Darmparasiten, die bei Kindern häufiger vorkommen.

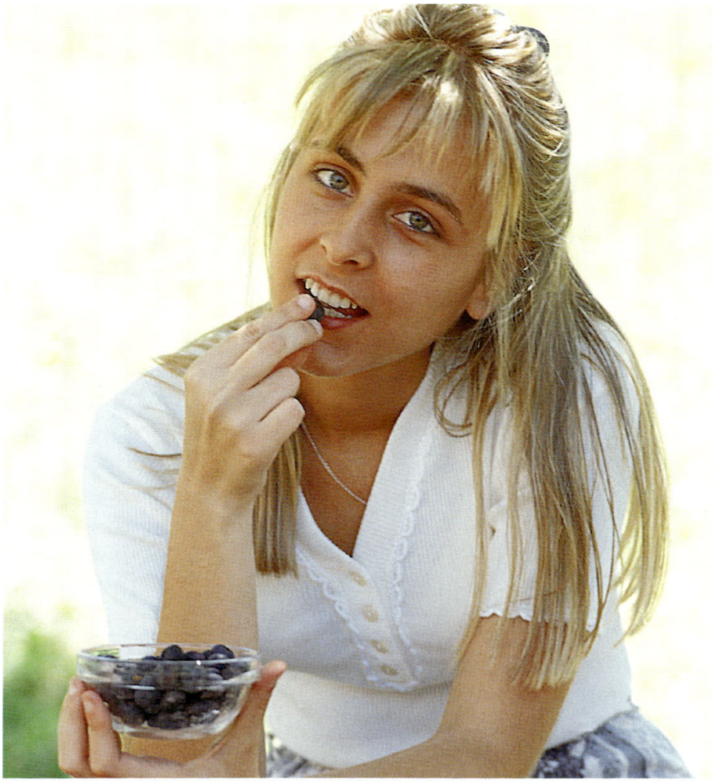

Heidelbeeren sind normalerweise dunkelblau, aber es gibt auch rote Sorten. Sie besitzen alle ein saftiges, süßsaures und aromatisches Fruchtfleisch. Rote Heidelbeeren (Kranbeeren) schmecken etwas säuerlicher.

Heidelbeeren tun Frauen gut, weil sie Harnwegsinfekte bekämpfen und den Blutrückfluss in den Venen verbessern.

ders hartnäckigen Fällen kann die Behandlung bis zu sechs Monate lang durchgeführt werden, ohne Nebenwirkungen zu befürchten.

• **Nierensteine:** Rote und blaue Arten enthalten Quinsäure, eine Substanz, die durch den Urin ausgeschieden wird.[11] Sie macht den Urin saurer und verhindert so die Bildung von Steinen aus Kalziumphosphat (von anderen Steine aber nicht). Heidelbeersaft kann sogar bereits vorhandene Kalziumphosphatsteine auflösen.

• **Infektiöse Durchfallerkrankungen:** Die antimikrobielle Wirkung der Heidelbeere wird im Verdauungskanal wirksam, unterstützt von der adstringierenden Wirkung der Tannine. Sie regeln die Darmflora und verhindern die unkontrollierte Vermehrung von *Escherichia coli,* dem häufigsten Darmbakterium. Besonders wirksam sind die roten und blauen Arten bei Dysbakterie (Störungen der Darmflora), die meist nach dem Einsatz von Antibiotika auftritt. Außerdem helfen sie bei Blähungen (Flatulenz).

• **Kreislauferkrankungen:** Der Gehalt an Anthocyanidinen wirkt schützend auf die Wände der kleinen Kapillargefäße und Venen. Sie hemmen Gewebeentzündungen und -schwellungen, deshalb wird der regelmäßige Genuss von Heidelbeeren bei schweren Beinen, Krampfadern, Venenentzündung (Phlebitis), Geschwüren und Hämorrhoiden empfohlen.

• **Netzhautbedingter Sehkraftverlust:** Die Anthocyanidine (blauer Pflanzenfarbstoff) der Heidelbeeren verbessern die Sehschärfe. Von der Heilkraft der kleinen blauen Beeren profitieren darum besonders Diabetiker und Menschen mit Bluthochdruck oder Arteriosklerose, denn bei diesen Krankheiten kommt es häufig zu einer Verringerung der Sehschärfe durch die Beeinträchtigung der Netzhautfunktion.

Verschiedene Arten von Heidelbeeren

Alle Heidelbeerarten gehören zur Gattung *Vaccinium* und sind sich hinsichtlich ihrer Inhaltsstoffe und Eigenschaften ähnlich, auch wenn jede Art gewisse Besonderheiten aufweist. Am leichtesten lassen sich die Arten aufgrund ihrer Farbe klassifizieren:

Blaue Heidelbeeren

Sie sind dunkelblau oder violett und verfügen über folgende Eigenschaften:

- Sie schmecken süßer als die roten Sorten.
- Sie enthalten mehr Anthocyanidine.
- Sie wirken am besten bei Durchblutungsstörungen (Krampfadern, Hämorrhoiden) und Netzhautkrankheiten, obwohl sie auch bei Blasenentzündung und Durchfall von Nutzen sind.

- **Heidelbeere** (*Vaccinium myrtillus* L.): Details siehe S. 244, auch Blaubeere oder Schwarzbeere genannt. Sie wächst meist wild in Europa, Kalifornien und im Südwesten der USA. Sie wird nur 0,5 bis 1,0 cm groß und ist reich an heilkräftigen Substanzen.
- **Amerikanische Blueberry*** (*Vaccinium corymbosum* L.): Ähnelt der Heidelbeere, ist aber größer. Die saftigen Beeren werden bis zu 2,5 cm groß. Sie wird in Nordamerika angebaut.
- **Kleine amerikanische Blueberry** (*Vaccinium angustifolium*): Sie wird im Nordosten der USA (Bundesstaat Maine) und in Kanada (Provinz Quebec) angebaut. Die Früchte werden 1,0 bis 1,5 cm groß.

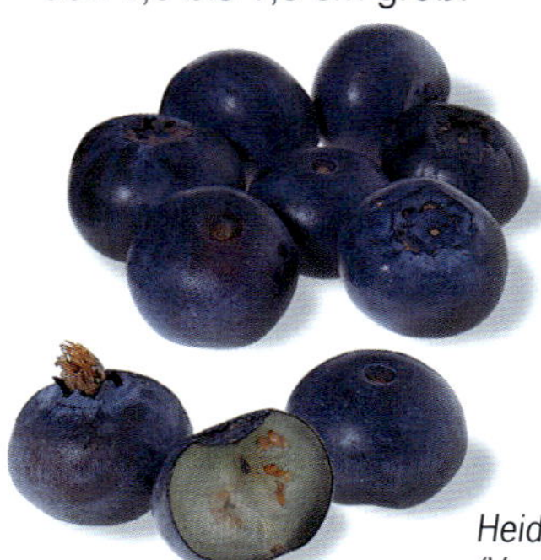

Heidelbeere (Vaccinium myrtillus)

Kranbeere (Vaccinium oxycoccus)

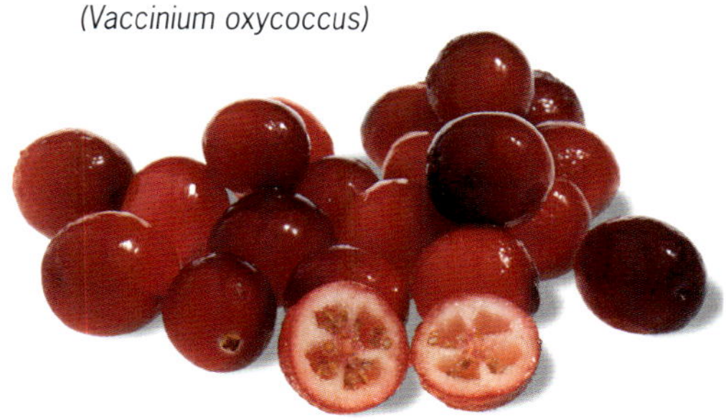

Rote Heidelbeeren

- Sie schmecken saurer als die blauen Arten.
- Sie enthalten mehr Substanzen, die den Urin saurer machen.
- Sie sind besser für Harnwegs- und Verdauungstraktinfektionen geeignet.

- **Kranbeere**** (*Vaccinium oxycoccus* L.): Sie wächst in den nördlichen Regionen Europas und Nordamerikas. Die Früchte sind hellrot und messen 0,5 bis 1.0 cm im Durchmesser. Sie schmecken herber als die anderen Sorten.
- **Große Moosbeere***** (*Vaccinium macrocarpon*): Sie ähnelt der Kranbeere, ist aber etwas größer und hat eine ovale Form.
- **Preiselbeere****** (*Vaccinium vitisidaea* L.): Sie wächst in gemäßigten und kalten Zonen der nördlichen Erdhalbkugel. Ihre Beeren sind rot und schmecken säuerlich.

* ***Englisch:*** *highbush blueberry;* ***Französisch:*** *myrtille;* ***Spanisch:*** *arándano americano.*

** ***Englisch:*** *cranberry;* ***Französisch:*** *canneberge, airelle des marais;* ***Spanisch:*** *arándano agrio.*

*** ***Englisch:*** *large American cranberry;* ***Spanisch:*** *arándano trepador.*

**** ***Englisch:*** *foxberry, cowberry;* ***Französisch:*** *airelle rouge;* ***Spanisch:*** *arándano rojo.*

13

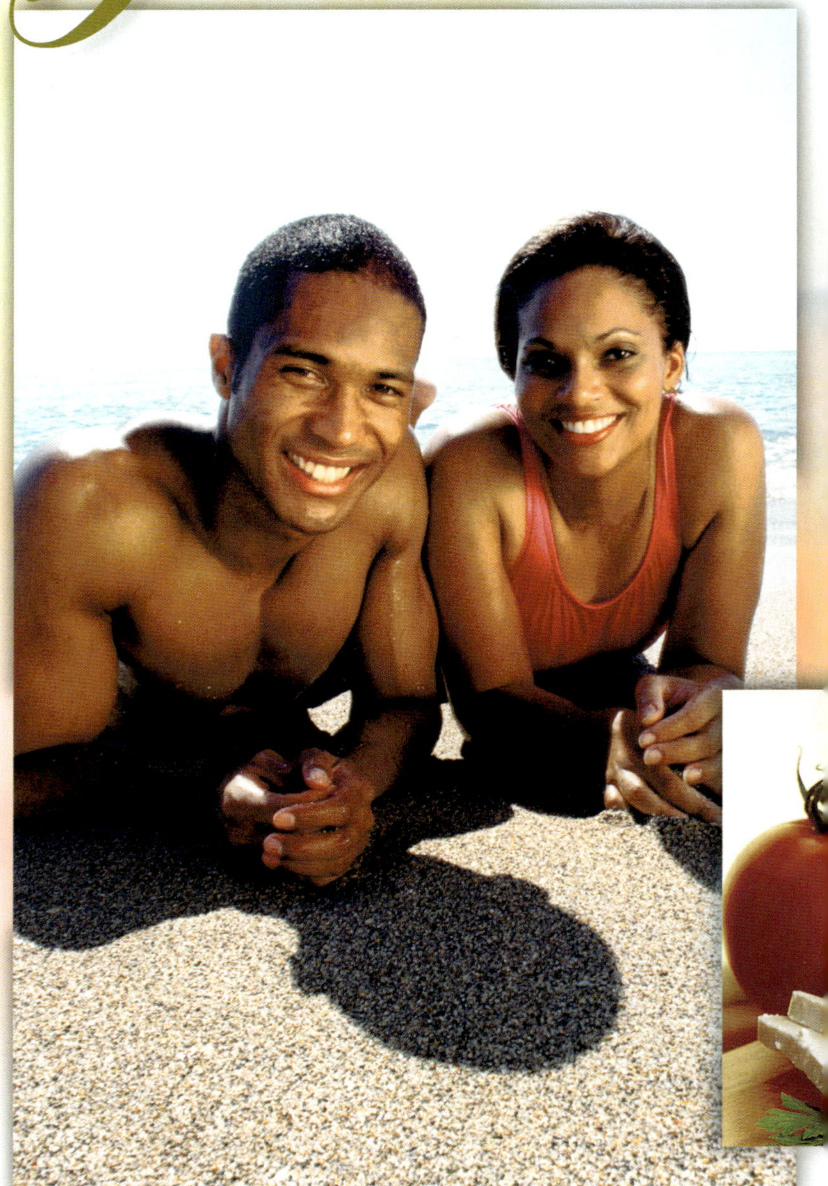

Nahrungsmittel für die Geschlechtsorgane

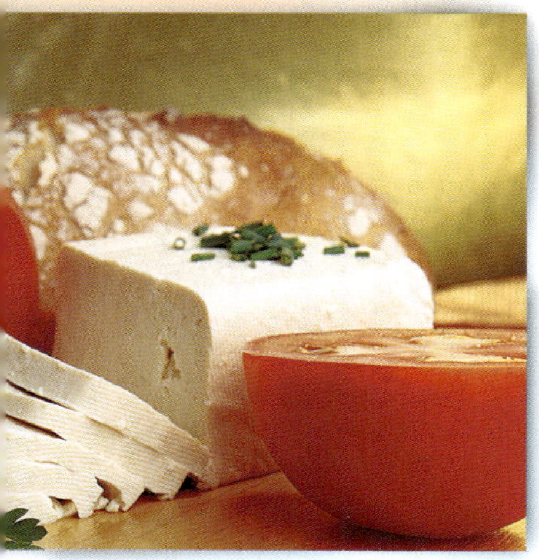

Die Ernährung hat starke Auswirkungen auf die Fortpflanzungsorgane von Männern und Frauen. Eine ballaststoffreiche Ernährung mit der für einen Erwachsenen empfohlenen Mindestmenge von 30 g pro Tag hilft, Schmerzen und Veränderungen während des Menstruationszyklus zu vermeiden. Ballaststoffe sind ausschließlich in pflanzlichen Nahrungsmitteln wie Obst, Vollkorngetreide, Gemüse (auch grünem Blattgemüse) und Hülsenfrüchten enthalten. Eine Studie der University of British Columbia in Vancouver (Kanada) belegt, dass Vegetarierinnen weniger unter Menstruationsbeschwerden leiden als Frauen, die viel Fleisch essen.[1]

Soja und die daraus gewonnenen Nahrungsmittel wie Tofu und Sojamilch enthalten Phytoöstrogene, die den Menstruationszyklus regulieren, Prostatavergrößerung vorbeugen und das Krebsrisiko senken.[2]

FIBROZYSTISCHE MASTOPATHIE (ZYSTEN)

Beschreibung

Es handelt sich um eine gutartige Brusterkrankung, die durch das Auftreten kleiner **Zysten** (Gewebeknoten) gekennzeichnet ist. Diese können schmerzhaft sein und während des Menstruationszyklus ihre Größe verändern. Meist sind Frauen im Alter zwischen 30 und 50 Jahren davon betroffen. Man spricht von einer gutartigen Krankheit, da ihr Verlauf weder zu schwerwiegenden Veränderungen führt noch – wie Brustkrebs – lebensbedrohend ist.

In einigen Fällen werden Zysten mit Fibromen oder Fibroadenomen in Verbindung gebracht, die als harte, meist nicht schmerzende Knoten von gleich bleibender Größe erscheinen.

Ernährung

Die Ernährung spielt bei Brusterkrankungen nachweislich eine große Rolle, sowohl in diesem gutartigen Fall als auch bei Brustkrebs.

vermehrt konsumieren

Ballaststoffe
Vitamin A
Vitamin E

reduzieren oder meiden

gesättigtes Fett
Fleisch
anregende Getränke

Rotes Fleisch

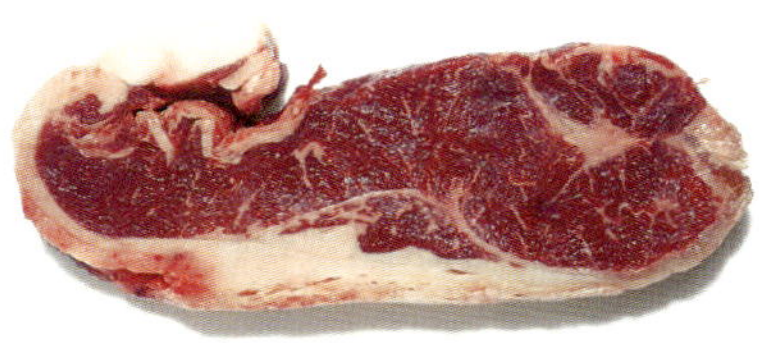

Speck

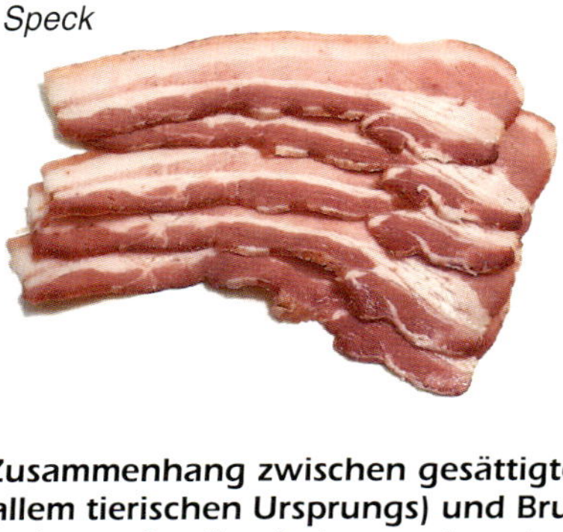

Der Zusammenhang zwischen gesättigtem Fett (vor allem tierischen Ursprungs) und Brustkrebs ist bewiesen. Studien belegen, dass das Risiko, Fibrome und Zysten zu entwickeln, mit dem erhöhten Fettkonsum ebenfalls steigt.[3]

MENSTRUATIONSSCHMERZEN (DYSMENORRHÖ)

Beschreibung

Hierbei handelt es sich um einen unregelmäßigen und schmerzhaften Menstruationszyklus, unter dem die Gesundheit im Allgemeinen leidet. Manchmal tritt er mit dem **prämenstruellen Syndrom** (PMS) auf, bei dem es zu Beschwerden in den Tagen vor der Regelblutung kommt. Wasseransammlungen (vor allem in den Brüsten) und Stimmungsschwankungen sind typische Anzeichen von PMS.

Ernährung

Obwohl Menstruationsschmerzen organische oder hormonelle Ursachen haben, kann eine gesunde Ernährung viel dazu beitragen, die Symptome abzuschwächen. Soja, Sojaprodukte und andere Hülsenfrüchte enthalten Substanzen mit hormoneller Wirkung (Phytoöstrogene), die den Menstruationszyklus regulieren können. Andererseits verschlimmert eine falsche Ernährung, die vor allem verfeinerte Lebensmittel enthält, die Symptome.

vermehrt konsumieren

Soja
Harntreibendes
Ballaststoffe
Pflanzenöle
Vitaminpräparate
Magnesium
Flavonoide

reduzieren oder meiden

Salz
anregende Getränke
Zucker

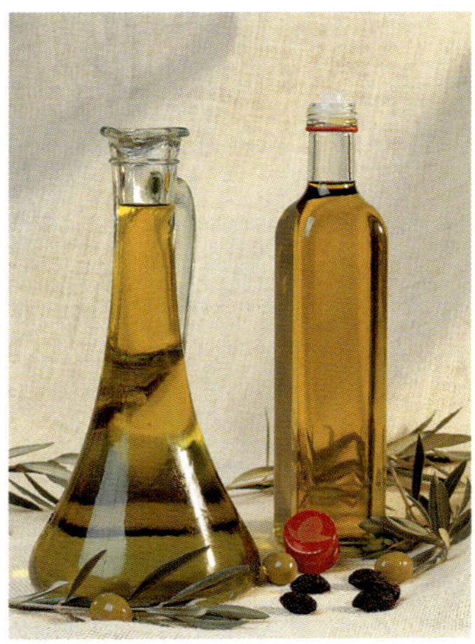

Generell haben alle pflanzlichen Öle, die viele mehrfach ungesättigte Fettsäuren enthalten (wie Mais-, Soja-, Weizenkeimöl ...), eine positive Wirkung. Nachtkerzen- und Fischöl (als Nahrungsergänzung) helfen bei Krämpfen.

IMPOTENZ

Beschreibung

Man spricht von Impotenz, wenn der Mann nicht in der Lage ist, eine für den Koitus notwendige Erektion zu bekommen oder zu halten. Impotenz lässt sich nicht durch Produkte oder Substanzen beheben, die das sexuelle Verlangen steigern, denn bei dieser Störung mangelt es nicht am Verlangen, sondern an der Fähigkeit, dieses umzusetzen.

Ursachen

Für die sexuelle Potenz braucht es eine gute geistige und körperliche Gesundheit. Alle ungesunden Nahrungsmittel wirken sich nachteilig auf die Potenz aus.

Lebensstil

Der Konsum von Tabak, Alkohol und Kaffee ist eine der Hauptursachen der Impotenz. Arteriosklerose und Diabetes verringern ebenfalls die Blutzirkulation in den Penisarterien und verursachen so Impotenz.

vermehrt konsumieren	reduzieren oder meiden
Antioxidantien	Alkohol
Weizenkeime	Cholesterin
Zink	gesättigte Fette
	anregende Getränke

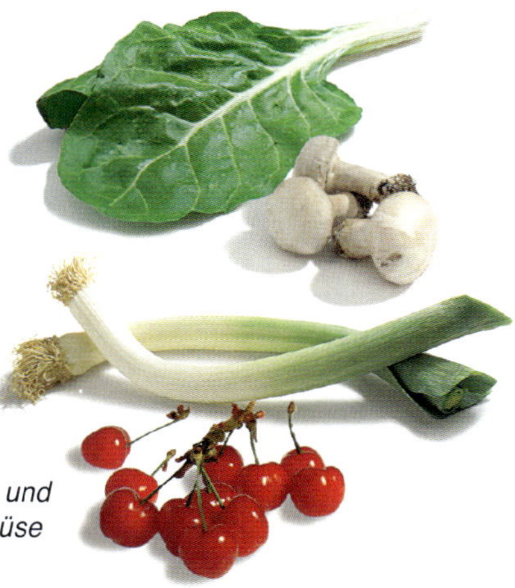

Obst und Gemüse

Antioxidantien wirken einer Arterienverkalkung entgegen und verbessern die Durchblutung der Arterien, welche die Schwellkörper des Penis mit Blut versorgen. Provitamin A und die Vitamine C und E sind die stärksten Antioxidantien. Eine Ernährung auf der Basis von Obst, Vollkorngetreide und Gemüse trägt stärker als jedes andere Lebensmittel oder sonstige Produkt dazu bei, die Potenz zu erhalten.

PROSTATAVERGRÖSSERUNG

Beschreibung

Eine gutartige Prostatavergrößerung, auch Prostataadenom oder -hypertrophie genannt, betrifft meist Männer über 50 Jahre.

Die vergrößerte Prostata drückt auf die Harnröhre, die durch die Drüse hindurchläuft, und erschwert das Urinieren. Diese gutartige Erkrankung steht in keinem Zusammenhang mit Prostatakrebs (siehe Kapitel 18 ab S. 358).

Ernährung

Obwohl diese Erkrankung auf hormonelle Ursachen zurückzuführen ist, können bestimmte Nahrungsmittel die Prostatavergrößerung verzögern oder lindern. Lebensmittel, welche die Harnwege reizen, verschlimmern dagegen die Erkrankung.

vermehrt konsumieren	reduzieren oder meiden
Tomate	scharfe Gewürze
Soja	Kaffee
Nüsse	
Zink	
Selen	
Ballaststoffe	

Kürbiskerne

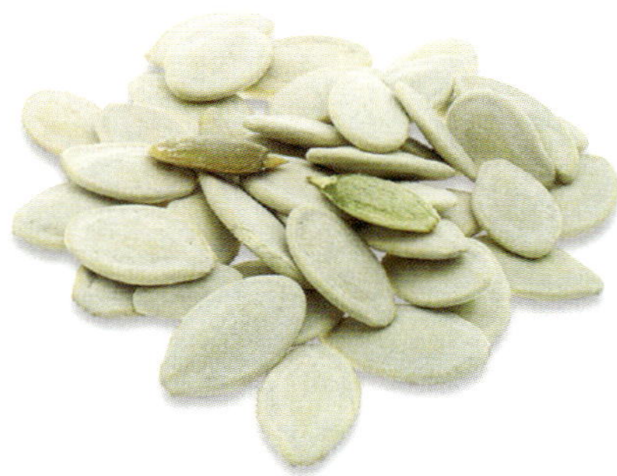

Zinkmangel kann zu verstärktem Wachstum der Prostata führen. Meeresfrüchte, vor allem Austern, enthalten zwar viel Zink, sind aber als Quelle nicht empfehlenswert. Weizenkeime, Sesam, Ahornsirup, Nüsse und Hülsenfrüchte liefern genug Zink – ohne die Nebenwirkungen, mit denen man bei Meeresfrüchten rechnen muss.

Die Feijoa

ist für Schwangere ideal

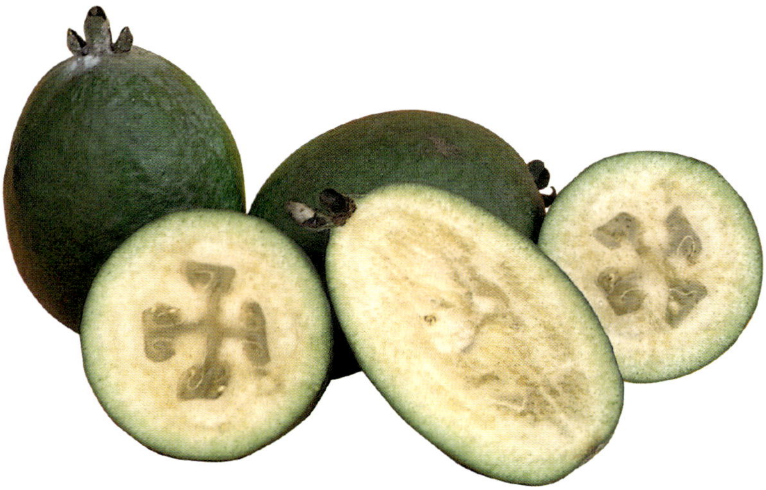

FEIJOA
Inhaltsstoffe
je 100 g rohen, verzehrbaren Anteil

Energie	**49,0 kcal = 205 kj**
Eiweiß	**1,24 g**
Kohlenhydrate	**6,13 g**
Ballaststoffe	**4,50 g**
Vitamin A	**—**
Vitamin B_1	**0,008 mg**
Vitamin B_2	**0,032 mg**
Niacin	**0,289 mg NÄ**
Vitamin B_6	**0,050 mg**
Folsäure	**38,0 µg**
Vitamin B_{12}	**—**
Vitamin C	**20,3 mg**
Vitamin E	**—**
Kalzium	**17,0 mg**
Phosphor	**20,0 mg**
Magnesium	**9,00 mg**
Eisen	**0,080 mg**
Kalium	**155 mg**
Zink	**0,040 mg**
Gesamtfett	***0,780 g***
Gesättigtes Fett	**—**
Cholesterin	**—**
Natrium	***3,00 mg***

1% 2% 4% 10% 20% 40% 100%

% des täglichen Bedarfs,
den 100 g dieses Nahrungsmittels decken

Wiss. Synonym: *Acca sellowiana (Berg.) Burret.*

Deutsches Synonym: *Ananas-Guave.*

Englisch: *feijoa;* ***Französisch:*** *goyave de Montevideo;* ***Spanisch:*** *feijoa, guayaba-piña.*

Beschreibung: *Frucht des Feijoabaums (Feijoa sellowiana Berg.) aus der Familie der Myrtengewächse (Myrtaceae), der bis zu 7 m hoch wird.*

Die Feijoa ist mit der Guave (siehe S. 118) verwandt, beide gehören derselben botanischen Familie an. Das creme- oder lachsfarbene Fruchtfleisch ist weich, gallertartig und erinnert an Ananas. In der Mitte befinden sich viele kleine Samen, die beim Verzehr nicht stören, weil sie sehr weich sind.

Eigenschaften und Anwendung: Die Feijoa enthält geringe Mengen an Fett und Eiweiß und etwas mehr Kohlenhydrate. Sie liefert ausreichend ***Vitamin C*** (ca. 20 mg/100 g), wenn auch deutlich weniger als die Guave

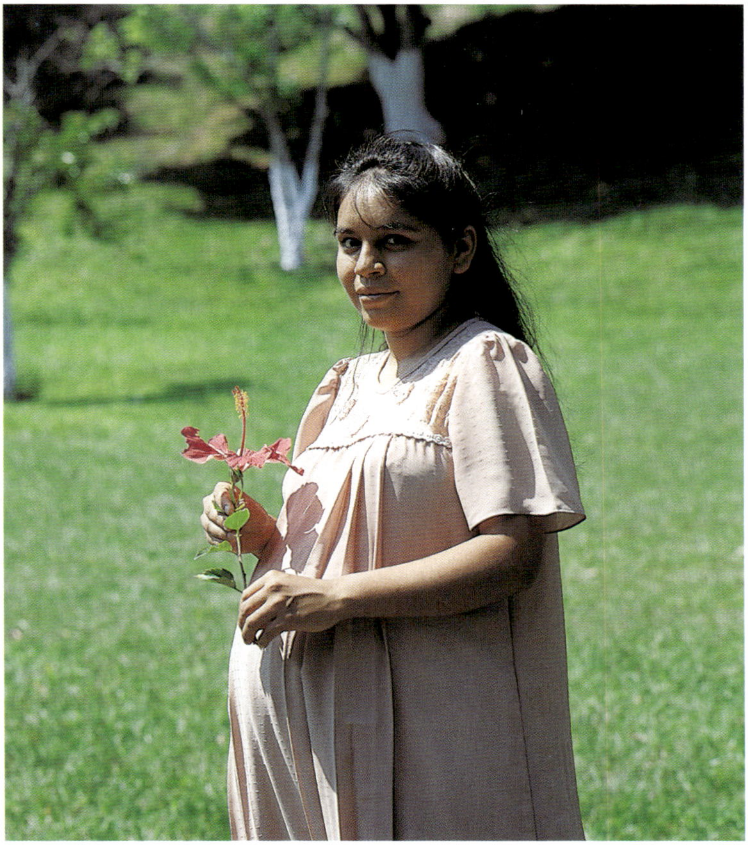

Die Feijoa ist wegen ihres hohen Gehalts an Folsäure, Jod und Ballaststoffen für schwangere Frauen sehr empfehlenswert.

(183 mg/100 g). Außerdem finden sich B-Vitamine und Mineralstoffe. Folgende Nährstoffe sind von Bedeutung:

✓ ***Folsäure:*** Die Feijoa gehört zu den besten Folsäurelieferanten unter den frischen Früchten. Folsäure wird zur Bildung der Blutkörperchen benötigt. Ein Mangel während der Schwangerschaft kann zu Blutarmut und zu fötalen Fehlbildungen führen.

✓ ***Jod:*** Der Gehalt an diesem Spurenelement (50 – 100 µg/100 g) übertrifft alle anderen Früchte und kommt Salzwasserfisch nahe (150 – 350 µg/100 g).

Die Feijoa wird besonders in folgenden Fällen empfohlen:

- **Schwangerschaft,** denn sie liefert viel Folsäure und Jod. Beide Substanzen werden dringend in dieser Zeit benötigt.
- **Kropf** aufgrund von **Schilddrüsenunterfunktion,** wenn diese durch Jodmangel in der Nahrung verursacht wird.
- **Verstopfung,** wegen des hohen Gehalts an Ballaststoffen.

Zubereitung und Anwendung

❶ **Frisch:** Die harte Schale muss entfernt werden. Einige Arten fühlen sich rau an, besonders wenn sie noch nicht reif sind.

❷ **Kulinarische Zubereitung:** Aus der Feijoa lassen sich wohlschmeckende Säfte, Konfitüren und Kompott herstellen.

Die Sojabohne

die wichtigste Hülsenfrucht

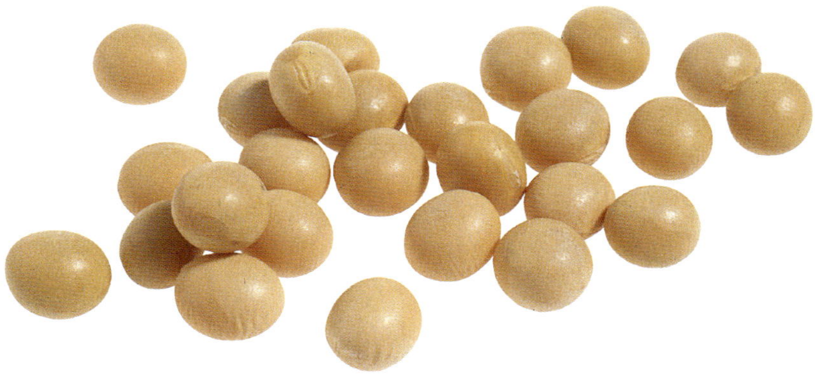

Bei gleichem Gewicht enthalten Sojabohnen mehr Eiweiß und Eisen als Fleisch, mehr Kalzium als Milch und mehr Vitamin B_1, B_2 und B_6 als Eier – ganz ohne Cholesterin.

SOJABOHNE
Inhaltsstoffe
je 100 g rohen, verzehrbaren Anteil

Energie	416 kcal = 1.742 kj
Eiweiß	36,5 g
Kohlenhydrate	20,9 g
Ballaststoffe	9,30 g
Vitamin A	2,00 µg RÄ
Vitamin B_1	0,874 mg
Vitamin B_2	0,870 mg
Niacin	10,5 mg NÄ
Vitamin B_6	0,377 mg
Folsäure	375 µg
Vitamin B_{12}	—
Vitamin C	6,00 mg
Vitamin E	1,95 mg α-TÄ
Kalzium	277 mg
Phosphor	704 mg
Magnesium	280 mg
Eisen	15,7 mg
Kalium	1.797 mg
Zink	4,89 mg
Gesamtfett	*19,9 g*
Gesättigtes Fett	*2,88 g*
Cholesterin	—
Natrium	*2,00 mg*

1% 2% 4% 10% 20% 40% 100% 200% 500%

% des täglichen Bedarfs,
den 100 g dieses Nahrungsmittels decken

Wissenschaftl. Synonyme: *Dolichos soja, L., Phaseolus max L., Soy hispida Moench.*

Englisch: *soybean;* ***Französisch:*** *soja;* ***Spanisch:*** *soja, soya.*

Beschreibung: *Samen der Sojapflanze (Glycine max [L.] Merr.), einer krautartigen Pflanze aus der Familie der Hülsenfrüchtler (Leguminosae), die bis zu einem Meter hoch wird. Die rundlichen Samen haben einen Durchmesser von acht bis zehn Millimetern und wachsen in einer Schote, die einer Erbse ähnelt.*

Beim Studium der japanischen Sprache stellt sich heraus, dass es kein Wort für «Hitzewallungen» gibt. Dieses höchst unangenehme Symptom begleitet die meisten Frauen durch die Wechseljahre. Es ist klar, dass auch japanische Frauen die Menopause durchleben, allerdings ohne unter den Beschwerden zu leiden.

Bald zeigten Untersuchungen, dass chinesische und japanische Frauen nicht nur von den unangenehmen Wechselbeschwerden verschont bleiben, sie haben auch ein geringeres Risiko, an Brustkrebs zu erkranken. Männer und Frauen im Fernen Osten leiden weniger unter Problemen der Fortpflanzung und weisen außerdem noch einen niedrigeren Cholesterinspiegel auf als die Menschen in westlichen Ländern.

Für diese Unterschiede sind weder genetische noch rasseabhängige Faktoren verantwortlich, sondern der Lebensstil, besonders die Ernährung. Es ist bekannt, dass in Asien der Eiweißbedarf vor allem mit Soja, Hülsenfrüchten und etwas Fisch gedeckt wird statt mit Fleisch.

Zahlreiche Studien bestätigen, dass Soja, das von vielen Japanern, Chinesen und Koreanern täglich verzehrt wird, für die bessere Fortpflanzungsfähigkeit sowie die niedrigen Raten an Brust- und Prostatakrebs verantwortlich ist.

In China wird Soja schon seit über drei Jahrtausenden angebaut. 700 n. Chr. kam die Sojabohne nach Japan, aber es dauerte noch tausend Jahre, bis sie im 17. Jahrhundert in Europa eingeführt wurde. Im 19. Jahrhundert begann man in Amerika mit dem Anbau dieser Bohnenart.

Erst gegen Ende des 20. Jahrhunderts wurde die Sojabohne in Europa und Nordamerika als Nahrungsmittel für den Menschen genutzt. Da immer mehr Studien die Heilkräfte der Sojabohne belegen, bekommt diese Hülsenfrucht – wenn auch 3000 Jahre zu spät – die Beachtung, die sie verdient.

EIGENSCHAFTEN UND ANWENDUNG: Sojabohnen sind wahrscheinlich das Nahrungsmittel mit der höchsten Konzentration an Eiweiß, Vitaminen und Mineralstoffen. Dazu kommen noch die wertvollen bioaktiven Substanzen. Ihr außergewöhnlich hoher Nährstoffgehalt und ihre Heilwirkung lassen sich besser verstehen, wenn man ihre Zusammensetzung betrachtet:

✓ ***Eiweiß:*** Die Sojabohne ist die beste Eiweißquelle der Natur. Sie lässt mit 36,5 % Eiweißgehalt Fleisch (20 %) und Eier (12,5 %) weit hinter sich.

Die Sojabohne bietet nicht nur Quantität, sondern auch Qualität! Ihr Eiweiß deckt den gesamten Bedarf unseres Körpers an Aminosäuren. Das gilt für Erwachsene und für Kinder.[4]

Den meisten Hülsenfrüchten fehlt die essentielle schwefelhaltige Aminosäure Methionin. Soja enthält genug davon (nur Säuglinge benötigen zusätzliche Mengen). Deshalb kann man von biologisch hochwertigem Eiweiß sprechen, das den Vergleich mit Fleisch nicht scheuen muss.

Zubereitung und Anwendung

❶ **Gekocht:** Die Bohnen müssen mehrere Stunden eingeweicht und 60 bis 90 Minuten gekocht werden. Der Geschmack ist gewöhnungsbedürftig. Mungobohnen (**grüne Sojabohnen)** und **Adzukibohnen** (siehe S. 256) eignen sich zum Kochen besser als die gewöhnliche Sojabohne.

❷ **Mehl:** Es gibt zwei Sorten: entfettet (50 % Eiweiß) und Vollmehl (40 % Eiweiß). Beide Sorten können mit Weizenmehl vermischt werden und verleihen so dem Teig wichtige Nährstoffe. Außerdem erübrigt sich die Verwendung von Eiern, weil das Sojalezithin statt des Lezithins der Eier als Emulgator wirkt. Viele köstliche vegetarische Gerichte basieren auf Sojamehl.

❸ **Sojaeiweiß:** Es kommt in verschiedenen Verarbeitungsformen auf den Markt: konzentriert, isoliert und texturiert. Der Eiweißanteil schwankt zwischen 70 und 96 %. Es wird vor allem als Fleischersatz verwendet.

❹ **Sojamilch:** Auch Sojagetränk genannt, dient als Kuhmilchersatz. Sie enthält aber weniger Kalzium und kein Vitamin B_{12}.

❺ **Tofu, Miso, Tempeh:** siehe S. 258.

Mungo- und Adzukibohnen

Die Mungobohne

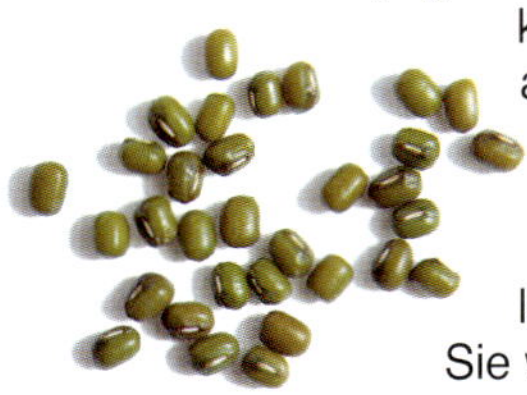

Die grüne Soja- oder Mungobohne (*Vigna radiata* [L.] Wilczek) kommt ursprünglich aus Indien und wird immer beliebter, weil sie gut schmeckt und leicht verdaulich ist. Sie wird nach dem Einweichen gekocht (ca. 45 Minuten) oder gekeimt und danach als **Sprossen** verzehrt.

Die Adzukibohne

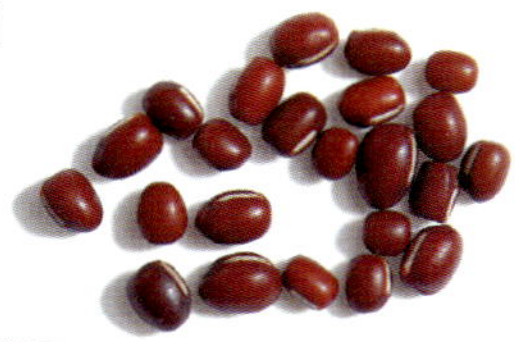

Die Adzukibohne (*Vigna angularis* [Willd.] Ohwi et Ohashi) eignet sich ebenfalls gut zum Kochen, braucht aber etwas länger (50 – 60 Minuten) als die Mungobohne. Sie ist sehr nahrhaft und wohlschmeckend.

Untersuchungen am Nationalen Institut für Landwirtschaftsforschungen in Frankreich zeigten, dass Sojaeiweiß von unserem Körper ebenso gut verdaut und aufgenommen wird wie das Eiweiß aus Kuhmilch.[5]

✓ ***Fett:*** Im Gegensatz zu anderen Hülsenfrüchten wie Bohnen oder Linsen, die weniger als 1 % Fett aufweisen, kann Soja bis 19,9 % erreichen. Da die Fettsäuren vor allem ungesättigt sind, hilft das Fett der Sojabohne, den Cholesterinspiegel zu senken.

✓ ***Kohlenhydrate:*** Sie machen bis zu 20,9 % des Gewichts aus und bestehen aus verschiedenen Oligosacchariden, Saccharose und etwas Stärke. Während andere Hülsenfrüchte wie Linsen, Mungo- und Adzukibohnen viel Stärke liefern, enthält Soja nur wenig. Deshalb wird es auch von Diabetikern gut vertragen.

✓ ***Vitamine:*** 100 g Soja decken den halben Tagesbedarf an Vitamin B_1 und B_2, dazu 20 % der Vitamine B_6 und E. Damit übertrifft Soja alle anderen Hülsenfrüchte. Allerdings enthält auch Soja nur wenig Vitamin C und kaum Provitamin A, mit Ausnahme der Sprossen.

✓ ***Mineralstoffe:*** Soja enthält viele Mineralstoffe: 100 g liefern 15,7 mg Eisen, fünfmal soviel wie Fleisch, das ist mehr, als ein erwachsener Mann täglich benötigt. Obwohl es sich um nicht hämoglobingebundenes Eisen handelt, das nicht so leicht wie das im Fleisch vorkommende hämoglobingebundene aufzunehmen ist, wird die Absorption stark gesteigert, wenn gleichzeitig im Darm Vitamin C aus Obst und Gemüse anwesend ist, das mit dem Sojagericht verzehrt wurde.

Soja enthält außerdem viel ***Phosphor, Magnesium*** und ***Kalium:*** 100 g decken beinahe den gesamten Tagesbedarf an diesen Mineralien. Auch Kalzium kommt ausreichend vor. Zusätzlich wirkt sich der Mangel an Natrium günstig bei allen Herz-Kreislauf-Beschwerden aus, da dieses Mineral Wasseransammlungen im Gewebe verursacht.

Außerdem liefert Soja die Spurenelemente ***Kupfer, Zink*** und ***Mangan.***

✓ ***Ballaststoffe:*** Soja besteht zu 9,3 % aus meist löslichen Ballaststoffen. Allerdings enthalten die aus Soja hergestellten Produkte kaum etwas davon (Tofu z. B. nur 1,2 %). Diese Ballaststoffe wirken regulierend auf den Darm und senken den Cholesterinspiegel.

✓ ***Bioaktive Substanzen:*** Sojabohnen enthalten viele Stoffe, die keine Nährstoffe im eigentlichen Sinn sind, aber im Körper viele

unterschiedliche Funktionen übernehmen. Manche – z. B. die Isoflavone – werden sekundäre Pflanzenstoffe genannt. Die Entdeckung dieser Wirkstoffe bedeutete einen großen Fortschritt in der Ernährungswissenschaft. Hier sind die wichtigsten:

- ***Isoflavone:*** Das sind die wichtigsten sekundären Pflanzenstoffe der Sojabohne, die auch für die meisten heilkräftigen Eigenschaften verantwortlich sind. Es handelt sich um ***Phytoöstrogene*** (weibliche Hormone auf Pflanzenbasis), die wie natürliche Östrogene wirken, aber keine negativen Effekte zeigen.

  Die wichtigsten Isoflavone des Soja sind ***Genistein*** (1987 entdeckt) und ***Daidzein.*** Einige Forscher geben an, dass 100 bis 200 mg Isoflavone in 100 g Sojaprodukten enthalten sind,[6] andere melden weniger. Sojaöl und Babynahrung auf Sojabasis enthalten dagegen überhaupt keine Isoflavone.
- ***Phytosterine*** ähneln dem Cholesterin, sind aber pflanzlichen Ursprungs. Sie blockieren die Absorption des durch tierische Nahrungsmittel in den Körper gelangten Cholesterins und senken so den Cholesterinspiegel.
- ***Proteasehemmer:*** Diese Substanzen sind in Soja und in geringeren Mengen auch in anderen Hülsenfrüchten enthalten. In großen Mengen, wie z. B. in rohen Sojabohnen, sind sie giftig und daher zu meiden.[7] Die Verarbeitung der Sojabohnen (Kochen, Einweichen, Fermentieren ...) verringert die Konzentration jedoch beträchtlich.

  In geringen Mengen, wie z. B. in gekochten Sojabohnen oder Sojaprodukten, haben Proteasehemmer wertvolle krebshemmende Wirkung, auch wenn man diesen Mechanismus noch nicht ganz versteht.[8]
- ***Phytinsäure*** kommt in Getreidekleie und Soja vor. Obwohl sie die Aufnahme von Eisen und anderen Mineralstoffen erschwert, kann sie die Wirkung krebserregender Substanzen im Körper neutralisieren.[9]

Kurz gesagt: Soja ist sehr nährstoffreich (es liefert 416 kcal/100 g) und enthält wichtige Heilstoffe, die wie folgt eingesetzt werden können:

• **Frauenleiden:** Der Genuss von Sojabohnen oder Sojaprodukten beeinflusst das hormonelle Gleichgewicht durch die Isoflavone (Phytoöstrogene) positiv. Die Wirkungen sind:

- **Regulierung des Menstruationszyklus,** vor allem kurz vor den Wechseljahren.[10]
- **Linderung von Wechseljahrebeschwerden:** Der regelmäßige Verzehr von Soja oder

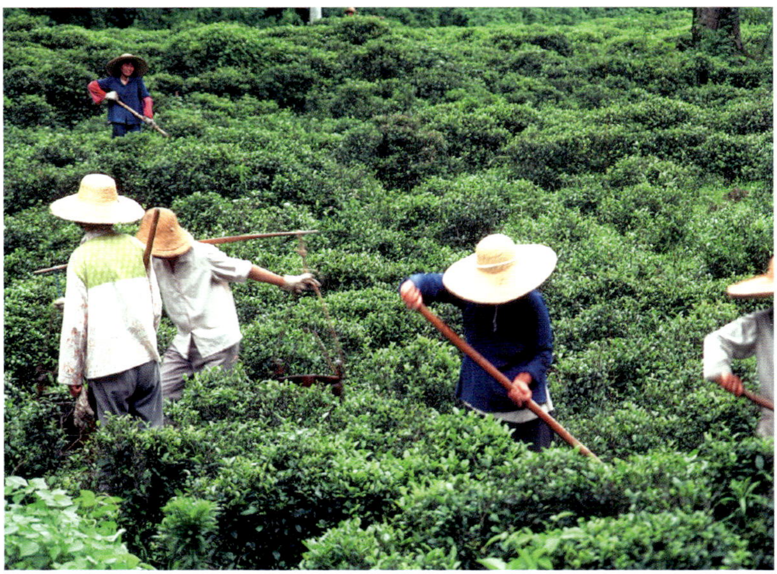

Sojabohnen sind die weltweit meistangebauten Hülsenfrüchte. Sie benötigen keinen Dünger und produzieren in kürzester Zeit viel hochwertiges Eiweiß.

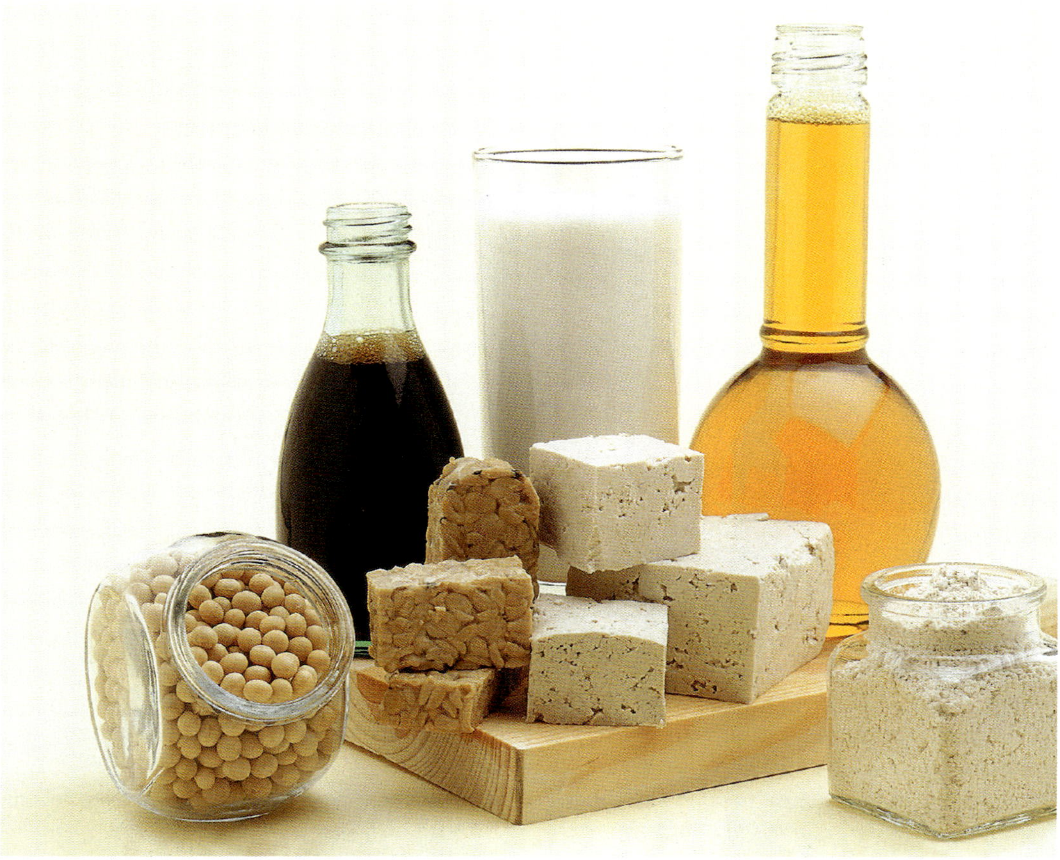

Soja hat sich in kurzer Zeit zum Liebling der modernen Küche gewandelt, nicht nur wegen seines Nährwerts, der den von Fleisch übertrifft. Die vielen Möglichkeiten, wie Soja als heilendes Nahrungsmittel eingesetzt werden kann, sprechen für sich: Die Bohne kann wie andere Hülsenfrüchte kalt oder warm gegessen werden. Sojamilch ist ein guter Ersatz für Kuhmilch, und Käseliebhaber freuen sich über Tofu, Tempeh und Miso. Sojasaucen wie Tamari sind nahrhaft und verleihen vielen Gerichten das gewisse Etwas. Sojaöl ist vom therapeutischen wie vom kulinarischen Standpunkt hervorragend geeignet. Sojaeiweiß in verschiedenen Formen wird in der Küche wie in der Ernährungsindustrie mit Gewinn als Fleischersatz verwendet.

Sojaprodukten, die viele Isoflavone enthalten (Tofu, Sojamilch, Sojamehl, Eiweißextrakt), hilft, die Beschwerden der Wechseljahre zu verringern.

Eine hormonelle Substitutionstherapie auf der Basis von Östrogenen beseitigt die Symptome der Wechseljahre, beugt Osteoporose vor und senkt das Herzinfarktrisiko. Allerdings erhöht ein Östrogenüberschuss das Risiko, an Brust- oder Gebärmutterkrebs zu erkranken, beträchtlich.

Eine Ernährung auf der Grundlage von Sojaprodukten kann als wertvolle und wirksame Alternative zur Hormonsubstitution betrachtet werden, die ebenso die Knochen und das Herz schützt, die Wechseljahrebeschwerden verringert[11] und gleichzeitig auf natürliche Weise vor Brust- und Gebärmutterkrebs schützt.

– **Verringerung des Brustkrebsrisikos:** Studien, die an der University of Southern California (USA) durchgeführt wurden, zeigen klar: Je mehr Tofu eine Frau isst, desto geringer ist ihr Risiko, an Brustkrebs zu erkranken.[12] Das gilt für Frauen vor und nach den Wechseljahren gleichermaßen.

Tofu hat von allen Sojaprodukten die meisten Phytoöstrogene vom Typ der Isoflavone, gefolgt von Sojamilch (Getränk).[13] Diese Substanzen, zu denen auch Genistein gehört, wirken wie Zytostatika und hemmen im Reagenzglas (in vitro) das Wachstum von Brustkrebszellen.[14, 15]

• **Männerkrankheiten:** Die Phytoöstrogene der Sojabohne wirken erstaunlicherweise so stark wie die natürlichen Hormone, ohne jedoch deren Nebenwirkungen aufzuweisen. Das gilt für Männer wie Frauen. Ersteren bringt der Verzehr von Soja folgende Vorteile:

– **Geringeres Prostatakrebsrisiko:**[9, 16] Japaner sterben seltener an Prostatakrebs, weil sie viel Soja zu sich nehmen, meist Tofu.[17]

– **Geringeres Herzinfarktrisiko:** Phytoöstrogene schützen wie die körpereigenen Hormone vor Arteriosklerose und verbessern die Gesundheit des Herzens und der Arterien.[18]

Experimente mit männlichen Affen haben bewiesen, dass der regelmäßige Verzehr von Sojaprodukten mit hohem Anteil an Phytoöstrogenen keinerlei negative Auswirkung auf den männlichen Fortpflanzungsapparat hat.[19]

• **Erhöhter Cholesterinspiegel:** Es ist eine bewiesene Tatsache, dass Soja und Sojaprodukte den Cholesterinspiegel des Blutes senken.

• **Arteriosklerose:** Bis jetzt wurde befürchtet, dass der Prozess der Arterienverhärtung nicht umkehrbar sei. Heute weiß man, dass die Arterien durch die Heilwirkung der Sojabohne wieder elastischer werden können. Eine gute Nachricht für alle, die an Arteriosklerose und den damit verbundenen Durchblutungsstörungen der Koronararterien (Herzinfarkt, Angina pectoris), der Gehirn- und aller anderen Arterien leiden.

• **Thrombose:** In Experimenten wurde bewiesen, dass Genistein die Bildung von Blutpfropfen (Thromben) in den Arterien, die Produktion von Thrombin (Blutgerinnungsfaktor) und die Blutverklumpung verhindert.[20] Die Bildung von Thromben in einer Arterie ist die schlimmste Folge von Arteriosklerose: Thrombosen führen in den Herzarterien zum **Herzinfarkt,** in den Gehirnarterien zum **Schlaganfall.**

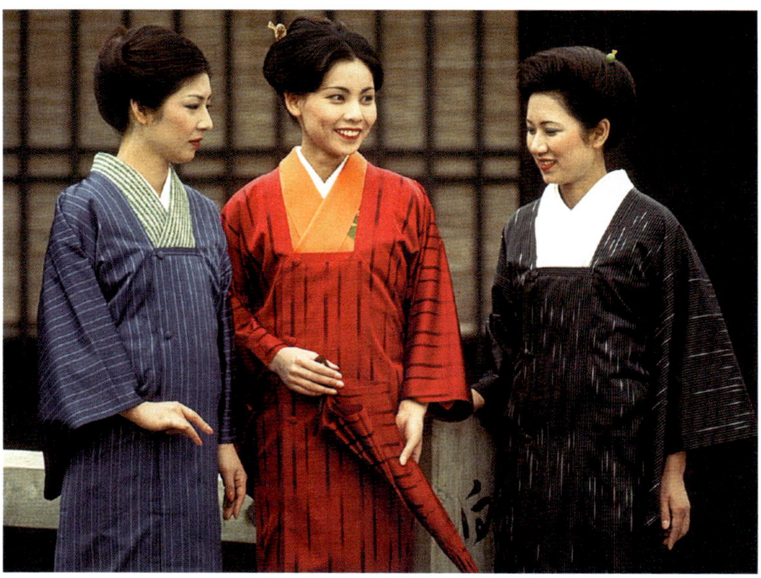

Im Unterschied zur Bevölkerung der westlichen Länder beziehen die asiatischen Völker den Großteil ihres Nahrungseiweißes aus Soja statt aus Fleisch. Das ist der Grund, warum ihre Fortpflanzungsorgane (Prostata, Gebärmutter, Brust) im Allgemeinen gesünder sind. Vielleicht ist es auch das Geheimnis ihrer Vitalität und Fruchtbarkeit.

Auswirkungen des Verzehrs von Sojaeiweiß auf die Blutfettwerte[27]

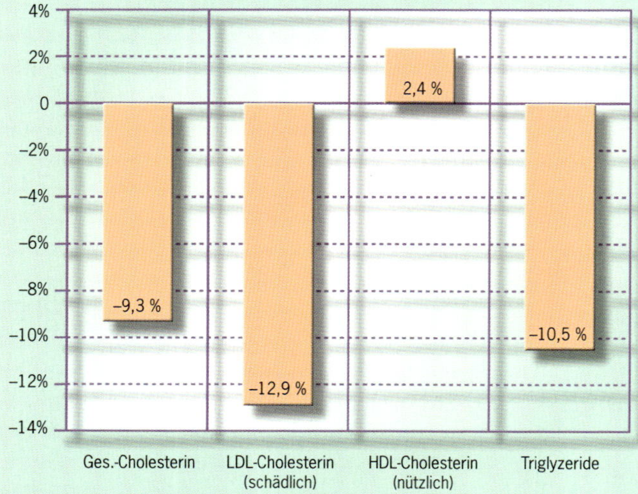

Es wurde bewiesen,[25] *dass der tägliche Genuss von 30 bis 50 g Sojaeiweiß (z. B. zwei Gläser Sojamilch und ein Soja-Burger) anstelle von tierischem Eiweiß Folgendes bewirkt:*

- ***9,3 %** weniger **Gesamtcholesterin***
- ***12,9 %** weniger **LDL-Cholesterin** (schädlich)*
- ***2,4 %** mehr **HDL-Cholesterin** (nützlich)*
- ***10,5 %** weniger **Triglyzeride***

- **Osteoporose (Knochenschwund):** Die reichliche Aufnahme von tierischem Eiweiß führt zu Kalziumverlust über den Urin, was eine der Hauptursachen für Osteoporose in den Industrieländern ist.[21, 22]

Demgegenüber verringern Sojaeiweiße den Kalziumverlust durch den Urin und fördern die Einlagerung von Mineralien und somit die Knochendichte.[23] Diese Wirkung kommt vor allem Frauen in den Wechseljahren zugute, unter anderem durch die östrogenartige Wirkung der im Soja enthaltenen Isoflavone.

- **Niereninsuffizienz:** Sojaeiweiß stört im Gegensatz zu tierischem Eiweiß die Nierentätigkeit nicht.[24] Ersetzt man Fleisch durch Sojaprodukte, so fördert dies die Nierentätigkeit, was sich bei Niereninsuffizienz und bei krankhaften Veränderungen des Nierengewebes positiv auswirkt.[25]
- **Ernährung von Kindern:** Soja versorgt Kinder mit hochwertigem Eiweiß und bewirkt gutes Gedeihen. Wenn Säuglinge ausschließlich auf Sojabasis ernährt werden, weil sie Milch nicht vertragen, muss die Aminosäure Methionin beigefügt werden.

Sojamilch, Tofu, Sojamehl und Sojaeiweiß sind wegen der Nährstoffe und der guten Verdaulichkeit für Kinder gut geeignet. Darüber hinaus gibt es drei besondere Anwendungen der Heilkräfte von Soja:

– Anhaltender **Durchfall** bei ungenügender Aufnahme von Nahrungsbestandteilen und Unterernährung.

– **Milchunverträglichkeit** (Laktasemangel)

– **Allergien bei Kindern:** Eine Umstellung von Kuh- auf Sojamilch heilt viele Formen von Hautausschlag, das atopische Ekzem, Asthma und andere allergische Reaktionen.

- **Krebsvorsorge:** Das National Cancer Institute der USA widmet sich intensiv der Erforschung der krebshemmenden Wirkung von Sojaprodukten.[26]

Der tägliche Verzehr von Soja verringert das Risiko, an Brust-, Darm-, Mastdarm-, Magen-, Prostata- oder Lungenkrebs zu erkranken.

Negative Aspekte von Soja

Die Sojabohne verfügt über einen hohen Nährwert und beachtliche Heilkräfte. Allerdings müssen auch ihre Schattenseiten beachtet werden. Diese sind vermeidbar und sollten uns daher nicht davon abhalten, Sojabohnen zu genießen und ihre Heilkräfte für uns zu nutzen.

Harnsäure

Alle Hülsenfrüchte bilden Harnsäure, die Sojabohne am meisten (380 mg/100 g). Rindfleisch produziert 130 mg/100 g (Eingeweide mehr) und Kuhmilch überhaupt keine.

Diese Harnsäure beeinträchtigt die Gesundheit nicht, besonders dann nicht, wenn die Ernährung viel Gemüse enthält, das den Urin alkalisiert und so die Ausscheidung der Harnsäure fördert.

Antinutritive Inhaltsstoffe

Alle rohen Hülsenfrüchte enthalten giftige Stoffe, Soja ist da keine Ausnahme. Man nennt sie «antinutritive Stoffe», weil sie die Aufnahme wichtiger Nährstoffe hemmen.[28]

Zum Glück verschwinden diese Stoffe ganz oder teilweise, wenn Soja wie folgt behandelt wird:

- in Wasser einweichen, Einweichwasser wegschütten und kochen
- fermentieren
- keimen lassen
- industriell verarbeiten

Mangel an Vitamin B_{12}

Wie bei allen pflanzlichen Nahrungsmitteln fehlt Vitamin B_{12} auch der Sojabohne. Deshalb werden einige Sojaprodukte mit diesem Vitamin angereichert.

Geringer Gehalt an Provitamin A und Vitamin C

Soja und Sojaprodukte sollten immer zusammen mit frischem Obst und Gemüse verzehrt werden, das reich an Provitamin A (Karotin) und Vitamin C ist. Das sorgt auch für die bestmögliche Verwendung des im Soja enthaltenen Eisens.

Allergien

Der Verzehr von Soja löst kaum Allergien aus. Der Staub der Sojabohnen hingegen kann bei empfindlichen Menschen Atemwegsallergien hervorrufen.

Blähungen

Sojabohnen enthalten wie alle Hülsenfrüchte Kohlenhydrate in Form von Oligosacchariden. Durch Einweichen und Kochen lässt sich ein Großteil dieser Stoffe beseitigen, wenn das Einweichwasser weggeschüttet wird.

Gentechnisch verändertes Soja

Obwohl noch keine nachteiligen Auswirkungen auf den Menschen bekannt sind, sind die möglichen Folgen nicht abschätzbar.

Positive Aspekte

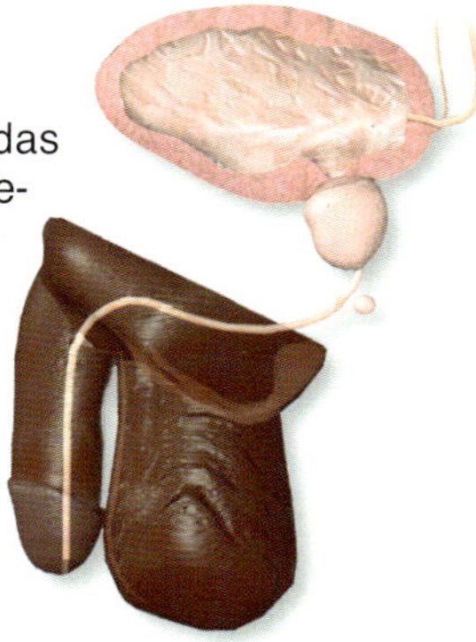

Krebs

Soja verringert das Risiko, an verschiedenen Krebsarten zu erkranken,[9] vor allem

- Brustkrebs
- Prostatakrebs
- Dickdarmkrebs

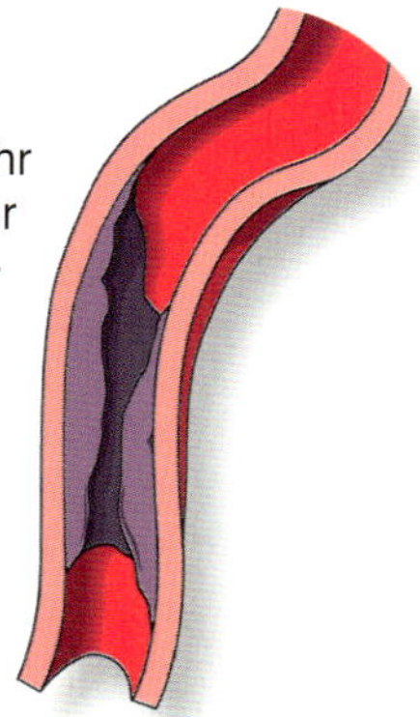

Arterien

Regelmäßiger Verzehr von Soja beugt der Verengung und Verhärtung der Arterien (Arteriosklerose) vor.

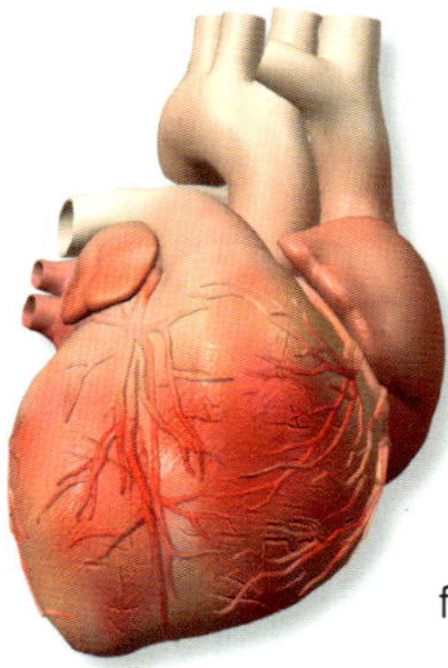

Herz

Soja *reduziert* das Risiko einer Herzkranzgefäßthrombose und damit eines Herzinfarkts.

Regelmäßiger Sojakonsum verhindert Arteriosklerose und verflüssigt das Blut, was die Blutzirkulation in den Herzkranzgefäßen deutlich verbessert.

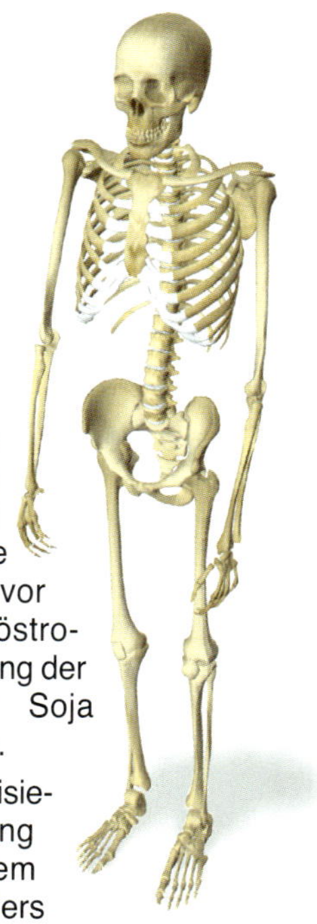

Knochen

Soja erhöht die Knochendichte und beugt so der Osteoporose vor. Dies ist vor allem auf die östrogenartige Wirkung der Isoflavone in Soja zurückzuführen.

Diese remineralisierende Wirkung kommt vor allem Frauen, besonders in den Wechseljahren, zugute.

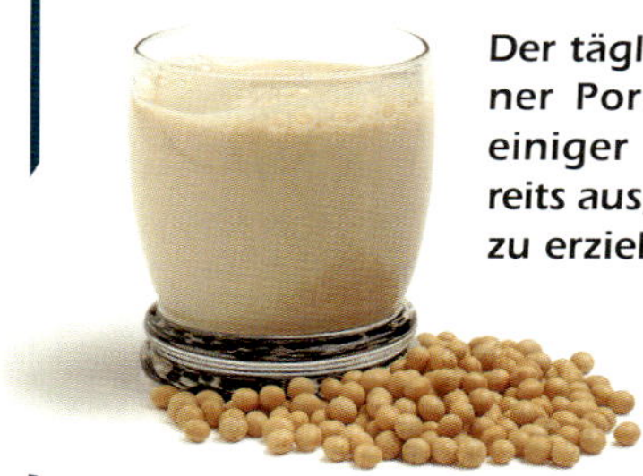

Der tägliche Verzehr von einer Portion Soja während einiger Monate reicht bereits aus, um positive Effekte zu erzielen.

Eine Portion ist enthalten in:

- einem Teller Sojagericht (z. B. Eintopf)
- zwei Gläsern Sojamilch
- 30 – 50 g Tofu
- einem Soja-Burger

von Soja

Eiweißlieferant

- in großen Mengen (wie kein anderes pflanzliches Nahrungsmittel)
- von hoher biologischer Qualität (besser als jedes tierische Eiweiß)
- hilfreich, um die Qualität anderen Eiweißes wie z. B. aus Mais oder Weizen aufzuwerten
- leicht verdaulich und gut absorbierbar

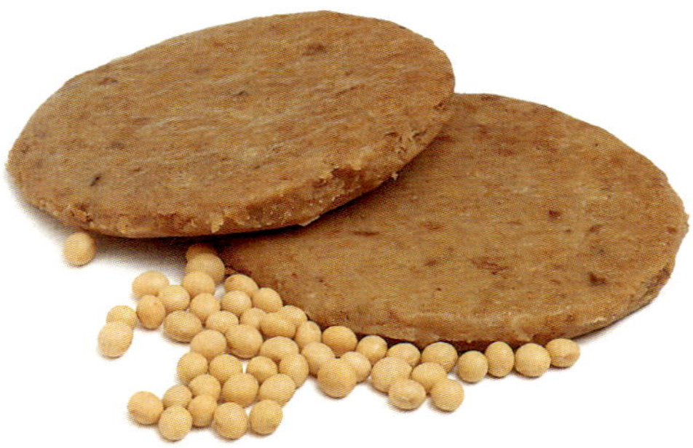

ohne Cholesterin

Sojabohnen und -produkte enthalten, wie alle pflanzlichen Nahrungsmittel, kein Cholesterin. Der hohe Gehalt an ungesättigten Fettsäuren hilft, die Cholesterinproduktion im Körper zu senken.

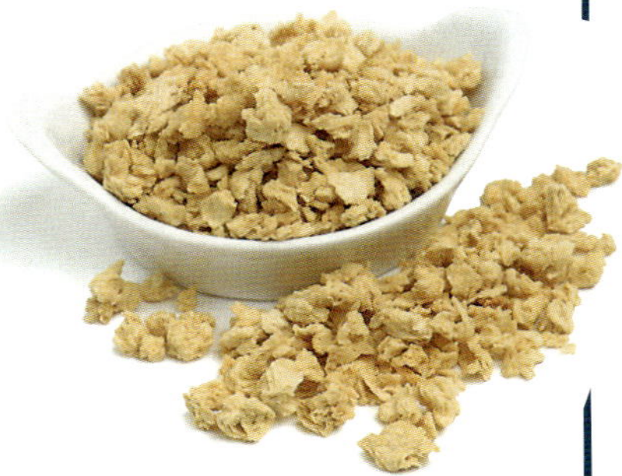

Wechseljahre

Soja lindert die unangenehmen Begleiterscheinungen, weil seine Isoflavone, eine Art pflanzlicher Hormone, die natürlichen Östrogene aus den Eierstöcken zum Teil ersetzen.

Die nachlassende Östrogenproduktion in den Wechseljahren ist eine der Ursachen für die Beschwerden, unter denen die meisten Frauen leiden.

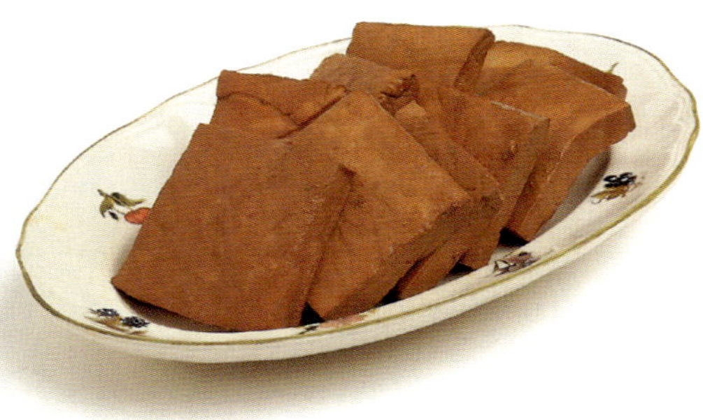

Ernährung von Kleinkindern

Sojamilch kann Kuhmilch und Säuglingsmilchpräparate ersetzen.

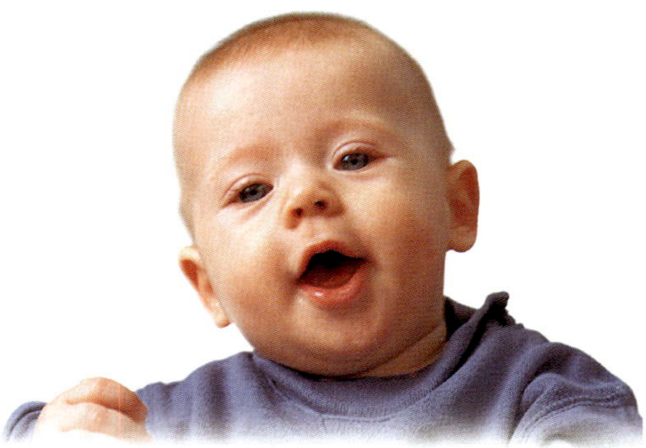

Die Tomate

schützt die Prostata

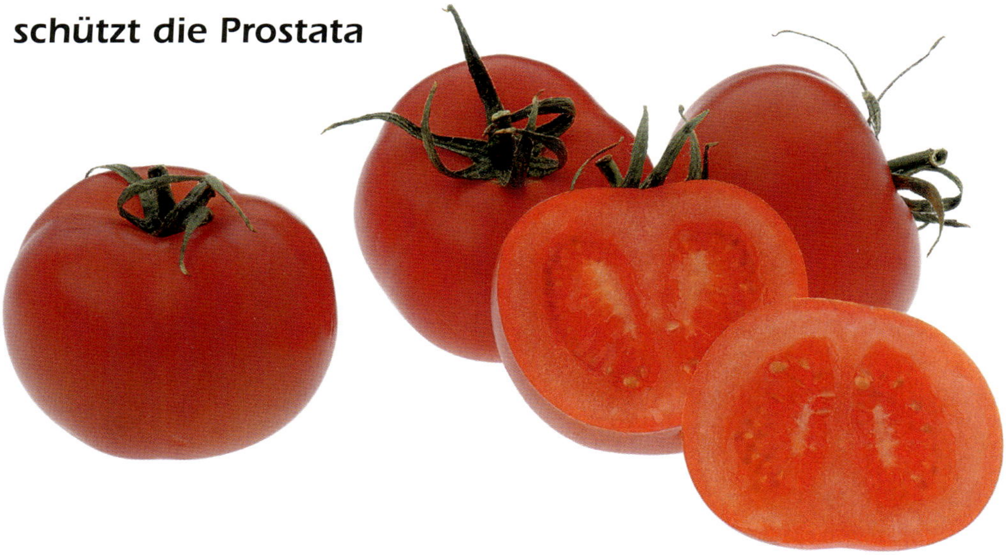

Wiss. Synonym: *Lycopersicon esculentum Mill.*

Deutsche Synonyme: *Paradiesapfel, Paradeiser.*

Engl.: *tomato;* ***Frz.:*** *tomate;* ***Span.:*** *tomate.*

Beschreibung: *Beerenfrucht der Tomatenstaude (Solanum lycopersicum L.), einer krautartigen Pflanze aus der Familie der Nachtschattengewächse (Solanaceae). Es gibt rote, grüne und gelbe Sorten.*

TOMATE
Inhaltsstoffe
je 100 g rohen, verzehrbaren Anteil

Energie	21,0 kcal = 90,0 kj
Eiweiß	0,850 g
Kohlenhydrate	3,54 g
Ballaststoffe	1,10 g
Vitamin A	62,0 µg RÄ
Vitamin B_1	0,059 mg
Vitamin B_2	0,048 mg
Niacin	0,728 mg NÄ
Vitamin B_6	0,080 mg
Folsäure	15,0 µg
Vitamin B_{12}	—
Vitamin C	19,1 mg
Vitamin E	0,380 mg α-TÄ
Kalzium	5,00 mg
Phosphor	24,0 mg
Magnesium	11,0 mg
Eisen	0,450 mg
Kalium	222 mg
Zink	0,090 mg
Gesamtfett	*0,330 g*
Gesättigtes Fett	*0,045 g*
Cholesterin	—
Natrium	*9,00 mg*

1% 2% 4% 10% 20% 40% 100%

% des täglichen Bedarfs,
den 100 g dieses Nahrungsmittels decken

Nach der Kartoffel (siehe S. 190) ist die Tomate die weltweit beliebteste Pflanze aus der Familie der Nachtschattengewächse. Sie wurde von Spaniern aus Peru und Mexiko im 16. Jahrhundert nach Europa gebracht. Dennoch dauerte es mehr als zwei Jahrhunderte, bis sie sich in Frankreich, Deutschland und Nordeuropa durchsetzen konnte.

Die Ähnlichkeit der Tomatenfrüchte mit den roten Früchten des bittersüßen Nachtschattens (*Solana dulcamara*, einer giftigen Pflanze, die zur selben botanischen Familie gehört) brachte ihnen den Ruf ein, ebenfalls giftig zu sein. Erst im zwanzigsten Jahrhundert wurde die Tomate in Nordamerika und in Deutschland vorbehaltlos akzeptiert.

In Südeuropa hingegen nahm man die Tomate begeistert an. Seit ihrer Ankunft im 16. Jahrhundert nahm sie in der italienischen und spanischen Küche einen bedeutenden Platz ein und ist aus der Mittelmeerkost nicht mehr wegzudenken.

Ernährungswissenschaftler haben die Tomate neu entdeckt. Für sie ist dieses Gemüse mehr als eine Zutat für Salate und Saucen. Wegen ihrer Heilkraft bei unterschiedlichen gesundheitlichen Beschwerden und ihres Schutzeffektes bei bestimmten Krebsarten, besonders bei Prostatakrebs, ist die Tomate ein echtes Heilmittel.

EIGENSCHAFTEN UND ANWENDUNG: Frische Tomaten enthalten viel Wasser (beinahe 94 % ihres Gewichts). Sie liefern nur wenig Kohlenhydrate (3,54 %), Eiweiß (0,85 %) und Fett (0,33 %). Die Kohlenhydrate bestehen vor allem aus Glukose und Fruktose. Zusammen ergeben diese Nährstoffe 21 kcal/100 g, was sogar für pflanzliche Nahrungsmittel sehr wenig ist – sie unterbietet sogar den Spargel (23 kcal/100 g).

Der ernährungsphysiologische Wert der Tomate liegt in ihrem hohen Vitamin- und Mineralstoffgehalt sowie den bioaktiven Substanzen.

Bei den ***Vitaminen*** führt das Vitamin C (19,1 mg/100 g), was nicht an die Orange herankommt (53,2 mg/100 g), aber dennoch hilft, Skorbut zu vermeiden. Eine Tomate (100 g) deckt immerhin ein Fünftel des Tagesbedarfs eines Erwachsenen an Vitamin C.

Die Vitamine B_1, B_2, B_6, Niacin und Folsäure sind ebenfalls reichlich vertreten. Auch Provitamin A gibt es (62 µg RÄ/100 g), allerdings viel weniger als in Karotten (2.813 µg RÄ/100 g) oder Mangos (389 µg RÄ/100 g).

Bei den ***Mineralstoffen*** führt Kalium (222 mg/100 g), gefolgt von Eisen (0,45 mg /100 g) Magnesium und Phosphor. Tomaten sind eine gute Eisenquelle, sie liefern neunmal so viel wie Milch (0,05 mg/100 g) aber dreimal weniger als Eier (1,44 mg/100 g). Dennoch steckt in einer mittelgroßen Tomate von 180 g gleich viel Eisen wie in einem Ei (60 g), was manchen überraschen wird.

Bioaktive Substanzen sind Stoffe, die in den Nahrungsmitteln enthalten sind, nicht zur Gruppe der Nährstoffe gehören und im Körper wichtige Aufgaben durchführen. Bei der Tomate sind die folgenden erwähnenswert:

✓ ***Ballaststoffe:*** Tomaten enthalten ein wenig (1,1 %) lösliche Ballaststoffe im Fruchtfleisch und im Gelee rund um die Kerne. Diese

Zubereitung und Anwendung

❶ **Roh:** Das ist die gesündeste Art, Tomaten zu verzehren.

❷ **Gegrillt, gebacken, gedünstet** schmecken Tomaten sehr fein, sind aber für empfindliche Mägen schwer verdaulich.

❸ **Tomatensaft und -sauce** verfügen über viel Vitamin C und Mineralstoffe. Leider enthalten die industriell hergestellten Produkte zu viel Salz, Zucker und Zusatzstoffe, die Allergien hervorrufen können.

Tomaten und Oxalsäure

Lange Jahre ist die Tomate von Personen mit Nierensteinleiden wegen ihres Gehalts an Oxalsäure gemieden worden. Die Oxalsäure bildet mit Kalzium nicht lösliche Salze (Kalziumoxalate), die sich als Steine niederschlagen.

Für Nierenkranke gibt es jedoch keinen Grund, die Tomaten vom Speiseplan zu streichen. Ihr Gehalt an Oxalsäure ist sehr niedrig (5,3 mg/100 g), ähnlich wie bei vielen Nahrungsmitteln, und niedriger als bei Kopfsalat (17 mg/100 g), Tee (83 mg/ 100 g) oder Spinat (779 mg/100 g).[29]

Tomaten wirken stark harntreibend und reinigen das Blut, was die Nierentätigkeit erleichtert.

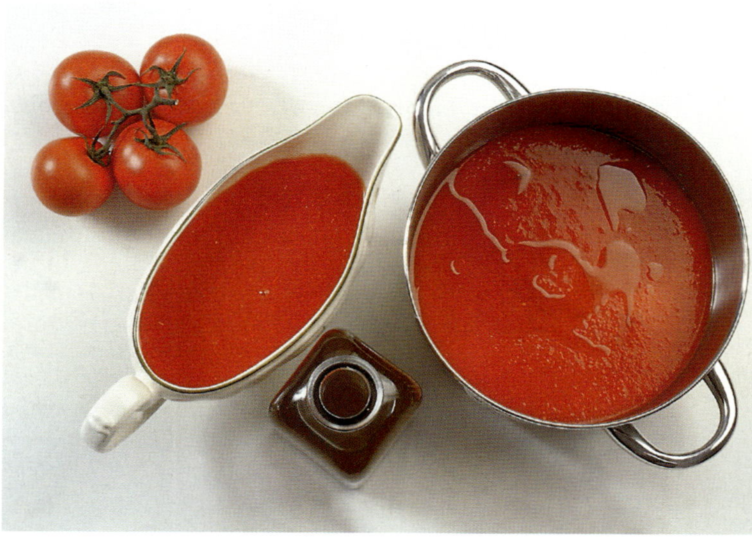

Gegarte Tomaten liefern mehr Lycopin als rohe. Lycopin, eine natürliche Substanz, die den Tomaten ihre rote Farbe verleiht, verhindert degenerative Veränderungen der Prostatazellen.

Nach Untersuchungen der Universität in Düsseldorf[30] wird Lycopin aus gegarten Tomaten besser aufgenommen als aus rohen. Obwohl sie für Menschen mit schwachem Magen schwerer zu verdauen sind, sind gekochte Tomaten bzw. Tomatensauce eine bessere Lycopinquelle als rohe Früchte.

Fasern tragen zur cholesterinsenkenden und leicht abführenden Wirkung der Tomate bei.

✓ ***Organische Säuren,*** besonders Apfel- und Oxalsäure, die den besonderen Geschmack der Tomate bewirken. Während die Frucht reift, verringert sich die Säurekonzentration und der Zuckergehalt nimmt zu.

Trotz ihres sauren Geschmacks, der von den Säuren hervorgerufen wird, wirkt die Tomate wie die Zitrone alkalisierend auf das Blut, das Gewebe und den Urin. Sie enthält nämlich insgesamt viel mehr alkalisierende Mineralstoffe als Säuren.

✓ ***Lycopin:*** Dieser pflanzliche Farbstoff gehört zu den Karotinoiden und verleiht der Tomate ihre intensiv rote Farbe. Im Gegensatz zu Beta-Karotin wird er nicht zu Vitamin A umgewandelt, deshalb beachtete man ihn früher nicht. Neue Erkenntnisse zeigen allerdings, was für eine wichtige Rolle Lycopin im menschlichen Körper spielt.

An der Heinrich-Heine Universität in Düsseldorf, wo viele Studien über Lycopin durchgeführt wurden, haben sich folgende Tatsachen herausgestellt:[31]

- Lycopin befindet sich normalerweise im menschlichen Blut (0,5 µmol je Liter Plasma). Gemeinsam mit Beta-Karotin ist es das häufigste Karotinoid im Körper.
- Es findet sich ebenfalls in den Hoden, der Prostata und den Nebennierendrüsen.
- Lycopin ist ein sehr wirksames Antioxidans und verhindert durch freie Radikale verursachte Schäden an der Erbsubstanz.
- Lycopin greift in die Kontrollmechanismen des Zellwachstums ein und verhindert unkontrolliertes und zu starkes Wachstum.

Aufgrund ihrer Inhaltsstoffe wirken Tomaten besonders heilsam. Solche Fälle sind:

• **Prostatabeschwerden:** Verschiedene, an der Harvard-Universität (USA) durchgeführte Studien[32, 33] zeigen, dass Männer, die regelmäßig Tomaten, Tomatensauce oder -saft zu sich nehmen, ein viel geringeres Risiko eingehen, an **Prostatakrebs** zu erkranken.

Das erklärt sich durch den hohen Gehalt an Lycopin, dem Karotinoid, das die Zellen der Prostata vor Oxidation und abnormalem Wachstum schützt. Regelmäßiger Verzehr von Tomaten hat sich als wichtiger Bestandteil der

Prostatakrebsvorsorge erwiesen. Dies ist eine der häufigsten Krebsarten bei Männern.

Wenn man bedenkt, wie Lycopin auf das Gewebe der Prostata wirkt,[30, 31] wird klar, dass die Tomate ganz allgemein die Funktionsfähigkeit der Prostata schützt. Zusätzlich zum Schutz vor Krebsleiden verhindert dieses Gemüse auch die gutartige Vergrößerung der Prostata, die Männern über 50 so häufig zu schaffen macht.

• **Blutreinigung:** Tomaten wirken auf das Blut stark alkalisierend, neutralisieren Stoffwechselrückstände und helfen, die meist sauren Abfallstoffe zu entsorgen. Sie wirken ebenfalls **harntreibend** und unterstützen so die Arbeit der Nieren. Deshalb ist der reichliche Verzehr von Tomaten sehr empfehlenswert, um das Blut bei **Gicht** (Harnsäureüberschuss), Niereninsuffizienz mit einer Zunahme von Harnstoff im Blut oder bei **chronischer Übersäuerung** des Körpers, die meist durch zu viele tierische Nahrungsmittel verursacht wird, zu reinigen.

• **Geschwächtes Immunsystem:** Wegen ihres Reichtums an Vitaminen, Mineralstoffen und vor allem an antioxidativen Karotinoiden (Lycopin und Beta-Karotin) regen Tomaten auf natürliche Weise das Immunsystem des Körpers an. Sie steigern die Abwehrkräfte des Körpers, welche die Infektionen besiegen. Im Gegensatz zur allgemeinen Vorstellung steigern Antibiotika die Abwehrkräfte nicht.

• **Arteriosklerose:** Durch ihre antioxidative Wirkung verhindern Tomaten die Oxidation von Cholesterin, das durch Lipoproteine niedriger Dichte (LDL) transportiert wird. Wenn Cholesterin oxidiert, bilden sich Verengungen und Verhärtungen der Arterien. So hilft dieses Gemüse, vorbeugend Kreislaufstörungen, Angina pectoris und Herzinfarkt zu bekämpfen.

• **Krebserkrankungen:** Wie schon erwähnt, schützt der Genuss von Tomaten vor Prostatakrebs. Italienische Studien[32] haben ergeben, dass sie ebenfalls vor Mundhöhlen-, Speiseröhren-, Magen- und Darmkrebs bewahren können. Die Forscher bescheinigen diesem mediterranen Grundnahrungsmittel insgesamt eine stark schützende Wirkung vor jeder Art von Krebs des Verdauungsapparates.

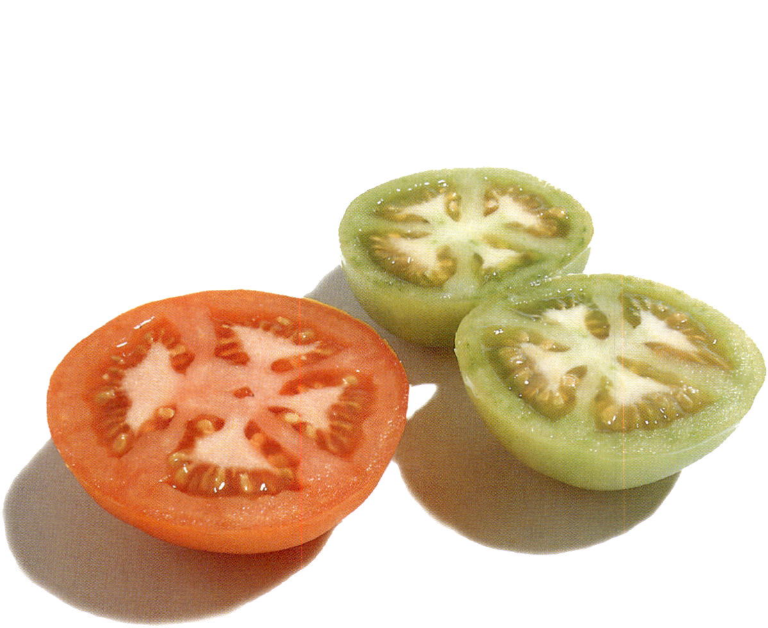

Rote Tomaten enthalten mehr Lycopin (ein antioxidatives Karotinoid, das vor Krebs und Arteriosklerose schützt) als grüne Sorten.

14

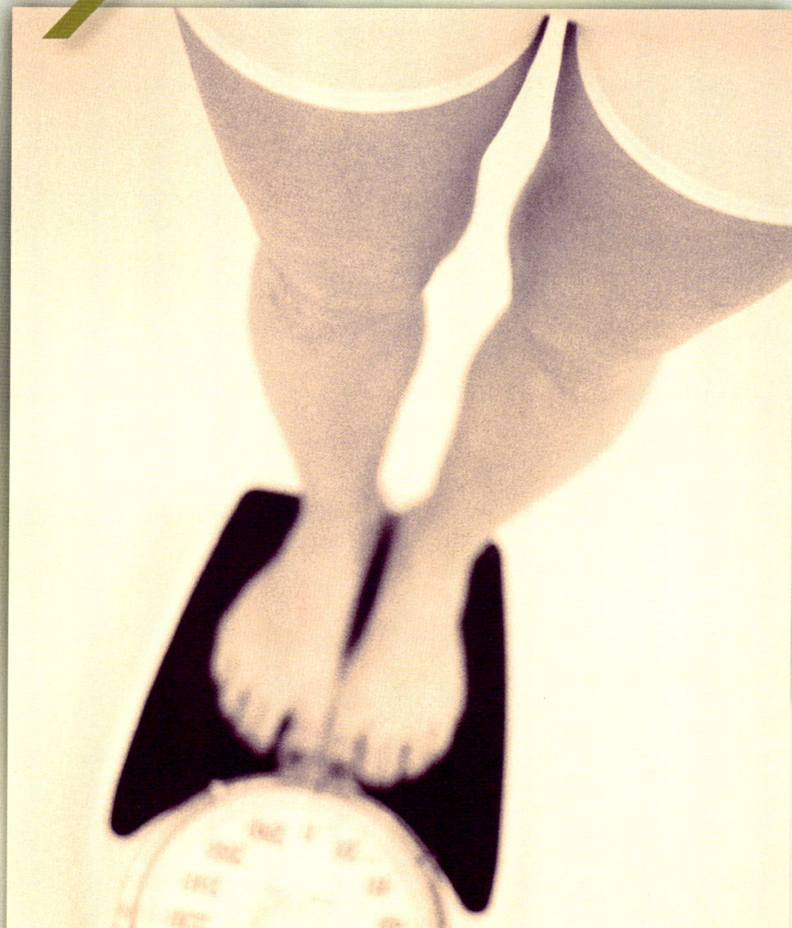

Nahrungsmittel für den Stoffwechsel

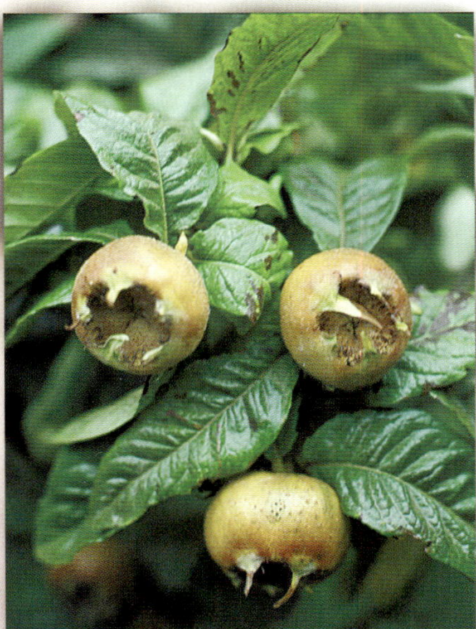

Der Stoffwechsel ist die Gesamtheit aller biochemischen Reaktionen, die rund um die Uhr in unserem Organismus zur Energieerzeugung und Lebenserhaltung ablaufen.

Im weitesten Sinne sind alle Nahrungsmittel Teilhaber am Stoffwechsel, da sie nach ihrem Verzehr alle in die chemischen Prozesse einbezogen werden.

Die in diesem Kapitel vorgestellten Lebensmittel sind jedoch für den Stoffwechsel von besonderer Bedeutung, weil sie ihn günstig beeinflussen können.

Zum Beispiel senken Champignons und Loquats den Blutzuckerspiegel von Diabetikern. Kirschen und Lauch helfen, die Abfallprodukte aus dem Körper zu entsorgen, und Vollkornweizen liefert eine ausgewogene Zusammenstellung von Nährstoffen, die den Organismus mit Energie versorgen.

So vermeidet man

Gesamtenergiemenge senken

Um Gewicht dauerhaft zu reduzieren, müssen weniger Kalorien zugeführt werden, als der Körper verbraucht.

Nahrungsmittel mit geringer Energiedichte auswählen

Man sollte den Verzehr von Nahrungsmitteln erhöhen, die im Verhältnis zu ihrem Gewicht wenig Energie liefern, wie Obst und Gemüse.

Kalorien ausgewogen zusammenstellen

Die Energie, die dem Körper zugeführt wird, sollte nicht einseitig nur von Eiweiß oder Fett bezogen werden.

Idealerweise sollte die Energie bei einer gesunden Gewichtsreduktionskost von allen drei Hauptnährstoffen geliefert werden, und zwar in einem ausgewogenen Verhältnis, wie die Grafik zeigt.

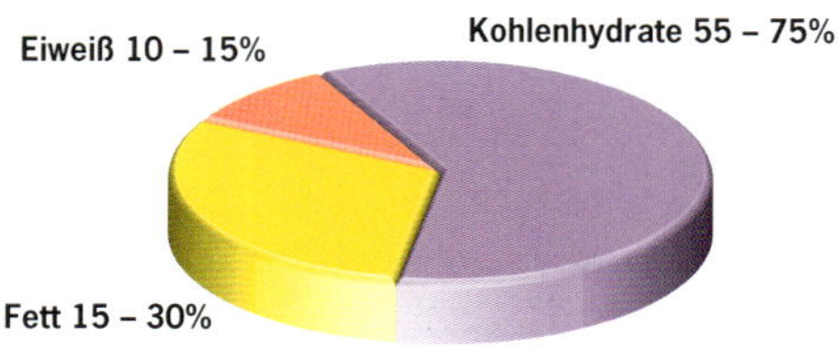

Gute Essgewohnheiten entwickeln

- Langsam essen und gründlich kauen. Auf diese Weise isst man weniger, nimmt weniger Kalorien zu sich und sorgt für eine gute Verdauung.
- Nichts zwischen den Mahlzeiten essen.
- In Ruhe essen und ängstliche oder beunruhigende Gedanken vermeiden, da man sonst unbewusst mehr isst.
- Frühstück und Mittagessen zu den Hauptmahlzeiten des Tages machen, das Abendessen ausfallen lassen oder es auf Salat oder Obst beschränken.

Sättigende Nahrungsmittel bevorzugen

Diese sind meist ballaststoffreich. Da die Ballaststoffe mit Wasser aufquellen, erhöht sich das Volumen des Mageninhalts und erzeugt das Gefühl der Sättigung.

Sättigende Nahrungsmittel sind: Gemüse allgemein, Algen, Süßkartoffeln, Vollkorngetreide und einige Früchte, wie z. B. Kirschen.

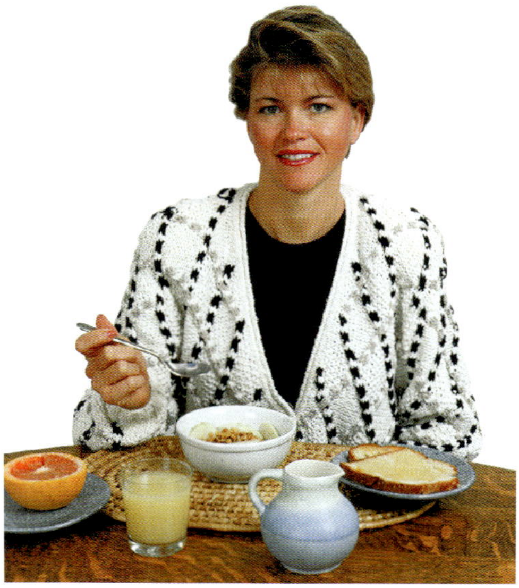

Ein reichhaltiges Frühstück beugt Übergewicht vor, ein karges macht eher hungrig.

Übergewicht!

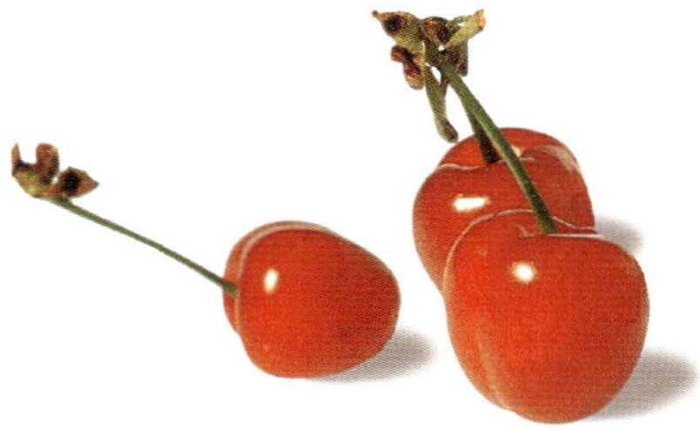

Kirschen oder Kuchen?

Die Kalorienmenge ist nicht das Einzige, was zählt!

Ein halbes Kilo Kirschen enthält 360 kcal (1.505 kJ), ungefähr die gleiche Menge wie 100 g Schokoladekuchen.

Während man dieselbe Kalorienmenge zu sich nimmt, verursacht der Kuchen Übergewicht, während die Kirschen es bekämpfen.

Bei einer Gewichtsreduktionsdiät ist nicht nur die Menge der Kalorien zu beachten, sondern auch ihre Herkunft. Gleiche Kalorienmengen von Getreide, Gemüse, Hülsenfrüchten und Obst setzen weniger an als Süßigkeiten, Fleisch- und Wurstwaren sowie industriell hergestellte Produkte.

500 g Kirschen

- Man kann sie nur langsam essen und benötigt dafür etwa 10 Minuten.
- Sie erzeugen ein gutes Sättigungsgefühl.
- Sie enthalten schnell ins Blut übergehende Einfachzucker. Da diese aber zugleich mit den ebenfalls vorhandenen Ballaststoffen verdaut werden, werden sie langsamer aufgenommen als solche aus Kuchen.
- Sie enthalten B-Vitamine für den Zucker- bzw. Kohlenhydratstoffwechsel.

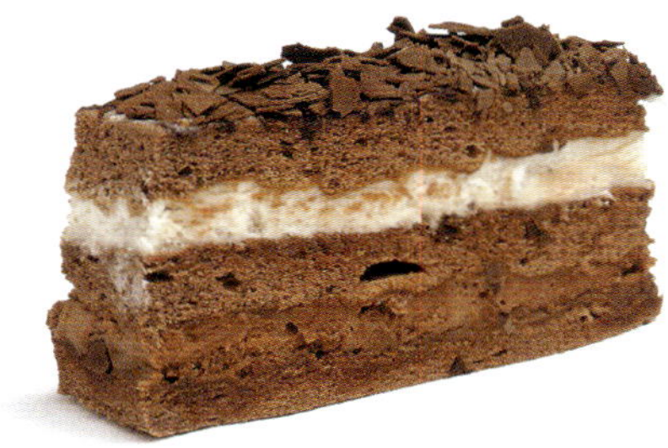

100 g Kuchen

- Der Kuchen wird rasch verzehrt. Man braucht dazu weniger als eine Minute.
- Der Kuchen sättigt nicht, deshalb isst man mehr davon.
- Der Kuchen enthält gesättigte Fette und raffinierte Kohlenhydrate, die in Fettpolster umgewandelt werden, wenn der Körper sie nicht durch energieverbrauchende Tätigkeiten (z. B. Sport) verbrennt.

Vollkorngetreide, Vollkornbrot, Hülsenfrüchte und Obst liefern Kohlenhydrate, die bei Gewichtsreduktionsdiäten durchaus eingeplant werden können.

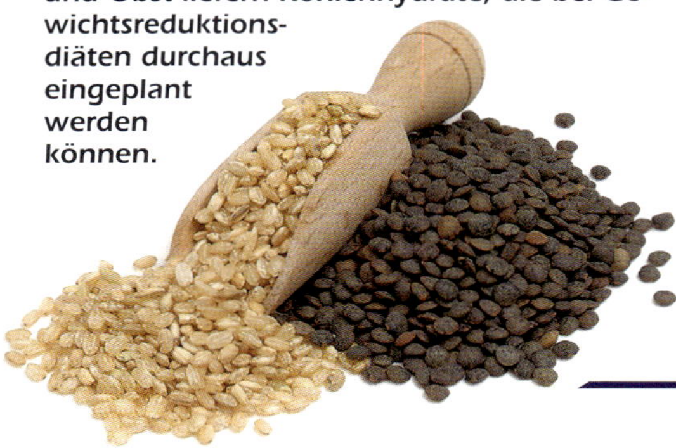

Diabetiker müssen sich wie Übergewichtige angewöhnen, von jedem Nahrungsmittel abgewogene und ausgewogene Mengen zu essen, um die tägliche Energiemenge nicht zu überschreiten und doch alle Nährstoffe im richtigen Verhältnis zu konsumieren.

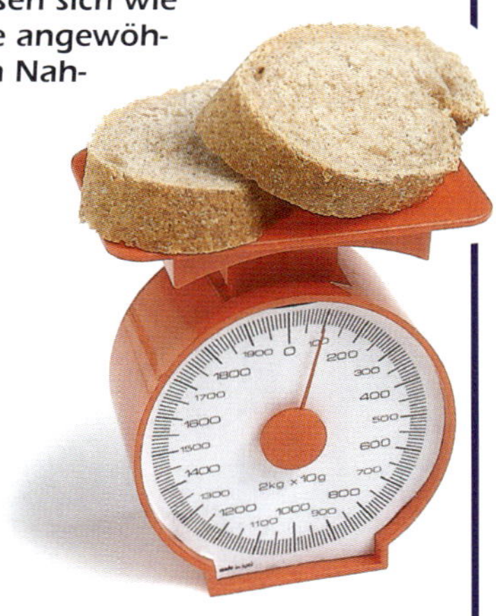

Ernährung und das

Wenn ein Nahrungsmittel im Körper verdaut wird, also in seine chemischen Bestandteile zerlegt und entsprechend verwendet wird, erhöht oder verringert sich der Säurespiegel des Urins, langfristig auch der des Blutes und anderer Körperflüssigkeiten.

Es ist wichtig zu wissen, dass der Geschmack eines Nahrungsmittels nicht anzeigt, was für eine chemische Reaktion es bei der Verdauung hervorrufen wird.

Zitronen, Orangen und andere Früchte schmecken zum Beispiel sauer, weil sie Zitronen- und andere organische Säuren enthalten. Wenn diese Säuren zusammen mit den anderen Bestandteilen verdaut werden, bleibt jedoch ein Rückstand an alkalischen Mineralstoffen übrig. So wirkt dieses Obst alkalisierend, und nicht – wie erwartet – säuernd.

Säurebelastung der Nieren durch verschiedene Nahrungsmittel

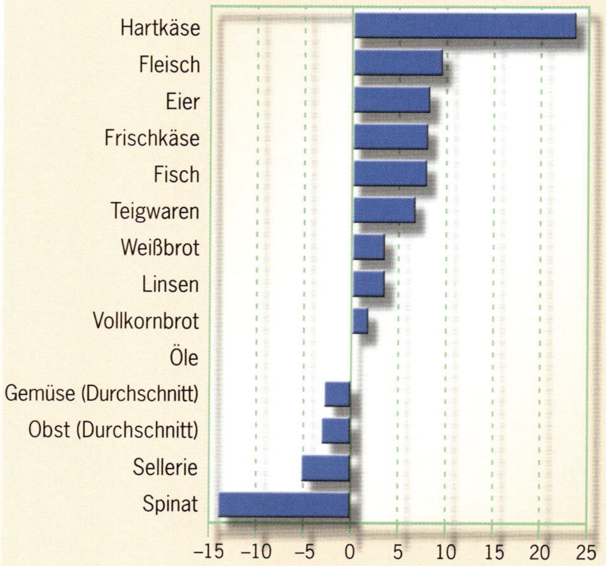

Diese Werte des Forschungsinstitutes für Kinderernährung in Dortmund (BRD) geben die mÄq (Milli-Äquivalente) saurer Anionen (Chloride, Sulfate, Phosphate und organische Säuren) oder alkalischer Kationen (Kalium, Natrium, Kalzium und Magnesium) an, die im Urin ausgeschieden wurden, nachdem je 100 g des angegebenen Nahrungsmittels verzehrt worden waren.[1]

- ***Positive Werte*** *zeigen an, dass das Nahrungsmittel die Ausscheidung saurer Anionen im Urin bewirkt hat und daher* ***säuernd*** *wirkt.*
- ***Negative Werte*** *geben an, dass das Nahrungsmittel die Ausscheidung alkalischer Kationen im Urin verursacht hat und daher* ***alkalisierend*** *wirkt.*

Fleisch, Fleischprodukte, Fisch, Eier und Hartkäse können zu einer Übersäuerung des Organismus führen. Wenn dieser nicht in der Lage ist, einen Ausgleich zu schaffen, werden dadurch viele Beschwerden begünstigt.

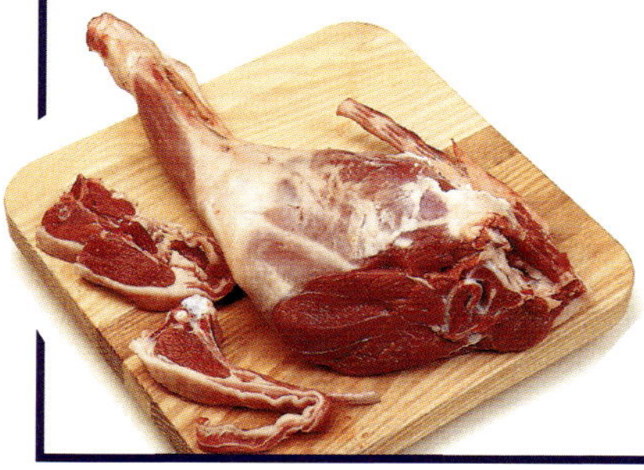

Gemüse und die meisten Obstsorten wirken alkalisierend und helfen, den Säureüberschuss, der normalerweise im Körper entsteht, auszugleichen.

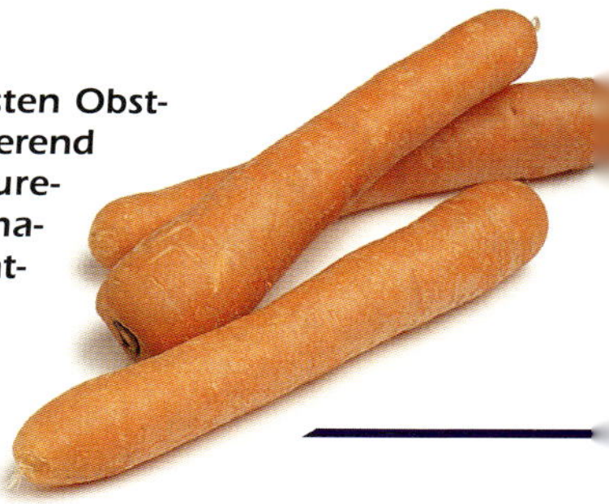

Säuren-/Basengleichgewicht

Ein enger Grenzbereich

Der pH-Wert oder Säuregrad im Blut und in der Flüssigkeit außerhalb der Zellen muss immer innerhalb von sehr engen Grenzen liegen, damit die Stoffwechselfunktionen richtig ausgeführt werden können: zwischen 7,35 und 7,45.

Ein pH-Wert von 7 ist neutral (weder sauer noch alkalisch), daher ist Blut mit einem Durchschnittswert von 7,4 leicht alkalisch oder basisch.

Da die ständige Tendenz zu einem sauren Wert besteht, muss der Organismus darum kämpfen, überschüssige Säure auszuscheiden.

Die Folgen einer Übersäuerung

Viele Beschwerden entstehen als Folge der Übersäuerung des Blutes und des Körpers:

- Neigung zu **Osteoporose** (Knochenschwund) und Kalkverlust
- Neigung zu **Arteriosklerose** (Arterienverkalkung) und Erkrankungen der Herzkranzgefäße
- Neigung zu **Arthritis**
- Neigung zu Wasseransammlungen im Gewebe **(Ödeme)**
- Erhöhtes Risiko von **Nierensteinen** aus Uraten oder Zystin
- Erhöhtes **Krebsrisiko:** Krebszellen scheinen sich in saurer Umgebung leichter zu entwickeln.

Übersäuerung vermeiden

- Verstärkter Verzehr von basenbildenden Nahrungsmitteln, welche die Entstehung von Säure im Körper vermindern (s. unten).
- Einschränkung von säurebildenden Nahrungsmitteln, vor allem von Hartkäse, Fleisch, Meeresfrüchten, Fisch und Eiern. Getreide, Nüsse, Linsen und Soja gehören auch dazu, wirken aber nicht so stark wie die tierischen Produkte.
- Anregung der Nierenfunktion, indem man genug Wasser trinkt und harntreibendes Obst und Gemüse isst (siehe S. 230, «Mangelnde Urinproduktion»)

Säure- und basenbildende Nahrungsmittel

Die meisten pflanzlichen Nahrungsmittel wirken basenbildend, ausgenommen Getreide und einige Hülsenfrüchte. Alle tierischen Nahrungsmittel wirken säurebildend, außer Molke. Milch und Joghurt sind nahezu neutral.

	pH↓ **Säurebildner**	pH↑ **Basenbildner**
Obst	Pflaumen, Heidelbeeren (rot und blau)	Alle anderen Früchte
Nüsse, Samen	Walnüsse, Erdnüsse, Cashewnüsse	Mandeln, Esskastanien
Getreide	Alle Getreideprodukte, sowohl aus Vollkornals auch aus Weißmehl.	
Hülsenfrüchte	Soja, Linsen	Kichererbsen, Bohnen
Gemüse		Alle Sorten
Milchprodukte	Käse	Molke
Eier, Fleisch, Fisch, Meeresfrüchte	Alle Arten und Produkte daraus	

UNTERGEWICHT

Warnung

Wenn jemand ohne ersichtlichen Grund Gewicht verliert, ist eine vollständige ärztliche Untersuchung erforderlich, um die Ursache herauszufinden und eine bösartige Erkrankung auszuschließen.

Ursachen

Die häufigsten Gründe für plötzlichen Gewichtsverlust sind: Verdauungsstörungen, fiebrige Erkrankungen, Darmparasiten, übermäßige körperliche Betätigung ohne Energieausgleich oder hormonelle Störungen wie eine Schilddrüsenüberfunktion.

Ernährung

Um eine Gewichtszunahme zu bewirken, müssen drei Faktoren der Ernährung berücksichtigt werden:

1. Sie muss ausreichend **Energie** in Form von Kohlenhydraten enthalten. So kann der Organismus das mit der Nahrung aufgenommene Eiweiß zu körpereigenem Eiweiß umbauen, sonst würde es zur Energiegewinnung verbraucht.
2. Sie muss genügend **B-Vitamine** liefern, die zur Verbrennung der Kohlenhydrate benötigt werden.
3. Das **richtige Verhältnis** der Energiezufuhr sollte eingehalten werden: **Kohlenhydrate** (60 %), **Fette** (30 %) und **Eiweiß** (10 %).

Um möglichst energiereiche Nahrungsmittel mit einem hohen Nährstoffgehalt aufzunehmen, empfehlen wir die untenstehend aufgeführten.

vermehrt konsumieren

Luzerne
Vollkorngetreide
Hafer
Sonnenblumenkerne
Weizen
Hülsenfrüchte
Edelkastanie
Kartoffel
Feige
Brotfrucht

Haferflocken

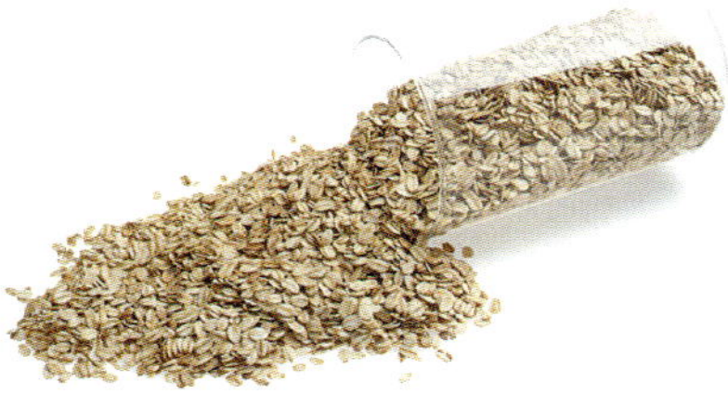

Hafer ist das energiereichste Getreide, das außerdem wegen seines hohen Gehalts an Schleimstoffen leicht zu verdauuen ist und den Darmtrakt beruhigt.

KÖRPERLICHE ERMÜDUNG

Beschreibung

Es handelt sich um einen Zustand körperlicher Schwäche, der bereits nach Ausübung körperlicher Tätigkeiten auftritt, die keine Erschöpfung verursachen sollten. Er ist einer der häufigsten Ursachen für einen Arztbesuch und wird auch als Müdigkeit, Erschöpfung, Energiemangel oder Asthenie bezeichnet.

Ursachen

Hormonelle Störungen, Herz- oder Atembeschwerden können zu körperlicher Ermüdung führen. Auch Infektionen, akute wie Grippe oder chronische wie Tuberkulose, rufen sie hervor.

Ernährung

Auch eine falsche Ernährung kann körperliche Müdigkeit auslösen. Wenn man viele industriell verarbeitete Lebensmittel oder Konserven isst («Junk Food»), werden die Reserven an bestimmten Nährstoffen aufgebraucht, die nur in frischem Obst und Gemüse zu finden sind, wie z. B. Vitamin C. Demgegenüber verleiht eine Ernährung auf der Grundlage von einfach zubereiteten pflanzlichen Nahrungsmitteln Stärke und Widerstandskraft.

Zusätzlich zur Ausschaltung anderer Ursachen muss eine aufbauende Diät eingehalten werden. Die unten angeführten Lebensmittel helfen, dieses Ziel zu erreichen.

vermehrt konsumieren

Weizenkeime
Sesam
Gelée Royale
Pollen
Weintraube
Kresse
Aprikose
Sanddorn
Honig

reduzieren oder meiden

anregende Getränke
Schokolade
Guarana

Kaffee

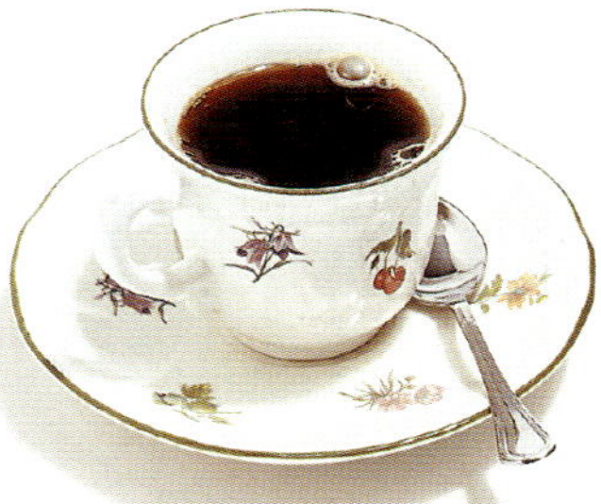

Obwohl sie für kurze Zeit munter machen, lösen Kaffee, Tee und Mate das Erschöpfung verursachende Problem nicht, sondern verstärken es noch.

ERHÖHTE TRIGLYZERIDWERTE

Beschreibung

Triglyzeride sind Fette, die durch das Blut zirkulieren. Zusammen mit Cholesterin und Phospholipiden werden sie in den Lipoproteinen transportiert. Ein erhöhter Triglyzeridspiegel trägt zu Arteriosklerose bei und begünstigt als Folge davon Herzinfarkt und Schlaganfall.

Triglyzeride bestehen aus Glyzerin und Fettsäuren und sind in allen **Fetten** enthalten. **Öle** sind hauptsächlich aus Triglyzeriden zusammengesetzt.

Ursachen

Diabetes, Schilddrüsenunterfunktion und Lebererkrankungen können den Triglyzeridspiegel erhöhen, in vielen Fällen ist er jedoch erblich bedingt.

Ernährung

Man konnte nachweisen, dass bestimmte Nahrungsmittel (siehe unten) den Triglyzeridspiegel senken und damit das Risiko von Arterienverkalkung und Erkrankungen der Herzkranzgefäße verringern helfen.

vermehrt konsumieren

Soja
Bohne
Avocado
Zwiebel
Guave
Weizenkeime
Fischöl

reduzieren oder meiden

Fett insgesamt
Fruchtzucker (Fruktose)
raffinierten Zucker

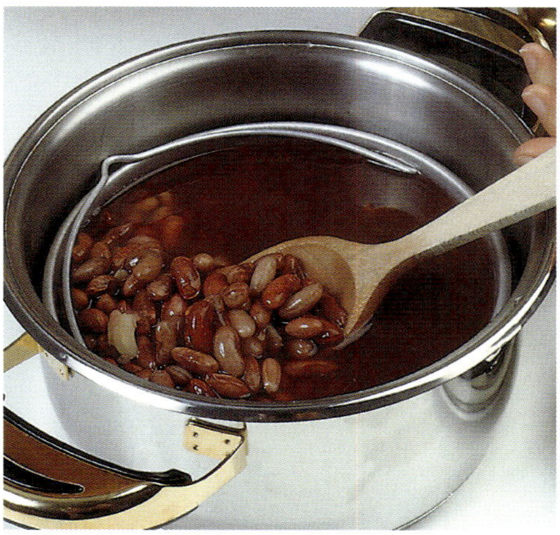

Es hat sich gezeigt, dass 20 g gekochte Bohnen, drei Monate lang täglich eingenommen, den Cholesterin- und Triglyzeridspiegel um 10 % reduzieren.[1]

GICHT

Symptome

Gicht äußert sich aufgrund von kristallinen Harnsäureablagerungen mit Entzündungen und akuten Schmerzen in den Gelenken. Das Großzehengrundgelenk ist am häufigsten betroffen. Männer und Frauen nach den Wechseljahren leiden aufgrund hormoneller Ursachen besonders häufig unter Gicht.

Ursachen

Harnsäure wird in unserem Körper aus zwei Quellen gebildet:

- Aus der **Nahrung**, als Abfallprodukt des Stoffwechsels bestimmter Eiweiße, der Nukleoproteine.
- Aus den **eigenen Zellen des Organismus**, beim Abbau toter Zellen: Wenn mehr Harnsäure produziert wird, als die Nieren ausscheiden können, steigt der Harnsäurespiegel im Blut, die Harnsäure lagert sich in verschiedenen Geweben ab, so z. B. in dem Gewebe, das die Gelenke umgibt. Dort verursacht sie schmerzhafte Entzündungen, die als Gicht bezeichnet werden.

Ernährung

Um die Gicht zu bekämpfen, müssen die verzehrten Lebensmittel zwei Eigenschaften aufweisen:

1. Sie dürfen nur **wenig harnsäurebildende Purine** enthalten.
2. Sie müssen die **Ausscheidung der Harnsäure anregen**. Alkalisierende Nahrungsmittel steigern die Ausscheidung der Harnsäure im Urin, während säurebildende Lebensmittel gegenteilig wirken.

Obst und fast alle **Gemüse** erfüllen beide Bedingungen.

vermehrt konsumieren

alkalisierende Lebensmittel (siehe S. 273)
Zitrone
Obst
Nüsse
Gemüse
Milchprodukte ohne Käse
Kirsche
Erdbeere
Weintraube
Apfel
Sellerie
Tomate

reduzieren oder meiden

Innereien
Fleisch
Meeresfrüchte
fetten Fisch
Alkohol
anregende Getränke
Bierhefe
Hülsenfrüchte
Spinat
Fruktose
Pilze
Spargel

DIABETES MELLITUS

Beschreibung

Die so genannte **Zuckerkrankheit** ist eine Störung des Glukosestoffwechsels, die sehr häufig in den westlichen Ländern auftritt. Dieser Begriff umfasst zwei Typen, deren gemeinsames Kennzeichen der erhöhte Blutzuckerspiegel ist:

- **Diabetes Typ 1,** auch Jugenddiabetes oder insulinabhängiger Diabetes genannt. Aufgrund einer Virusinfektion, eines Giftstoffes oder einer Autoimmunreaktion sind die Zellen der Bauchspeicheldrüse zerstört, die das Insulin produzieren. Diese Diabetiker sind meist sehr schlank und müssen von Kindheit an Insulin zuführen.
- **Diabetes Typ 2** wird auch als Altersdiabetes oder insulinunabhängiger Diabetes bezeichnet. Seine Ursachen sind unbekannt, aber er wird durch eine Ernährung begünstigt, die aus vielen Süßigkeiten und industriell verarbeiteten Lebensmitteln, aber aus wenig Vollkornprodukten besteht.[2]

Ernährung

Empfohlene Nahrungsmittel: Die unten angeführten Lebensmittel dienen dazu, die Zuckerkrankheit unter Kontrolle zu bringen und die schweren Folgeschäden zu vermeiden. Sie sollten in die Diätpläne, die von Spezialisten erstellt werden, eingebracht werden.

Die Nahrungsmittel, vor deren Konsum wir warnen, haben erwiesenermaßen Diabetes verursacht oder verschlimmert. Ein Diabetiker, der diese einfachen Empfehlungen beachtet, hat im Umgang mit seiner Krankheit schon viel gewonnen. Weitere Informationen finden sich auf S. 277.

vermehrt konsumieren	reduzieren oder meiden
Hülsenfrüchte	raffinierten Zucker
Gemüse	helles Feingebäck
Vollkorngetreide	Honig
Obst	gesättigtes Fett
Nüsse	Schokolade
Artischocke	Meeresfrüchte
Sellerie	Fleisch
Avocado	Milch
Zwiebel	Alkohol
Champignon	Kochsalz
Kartoffel	
Weizenkeime	

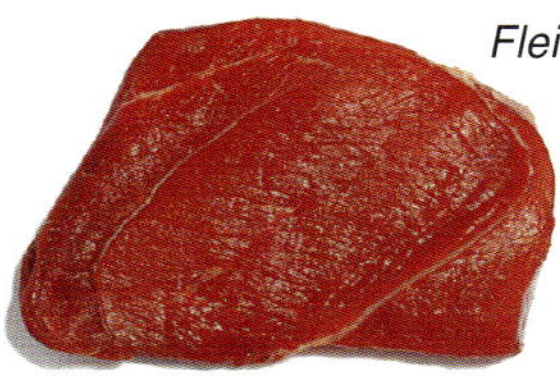

Fleisch

Erhöhter Fleischkonsum steht in Zusammenhang mit einem erhöhten Risiko, an Diabetes zu erkranken.[3] Vegetarier leiden seltener unter Diabetes als Menschen, die Fleisch essen.

HYPOGLYKÄMIE (UNTERZUCKERUNG)

Beschreibung

Diese Stoffwechselstörung wird durch das Absinken des Blutzuckerspiegels unter den für die Gehirnfunktionen erforderlichen Mindestwert (etwa 80 mg/100 ml) gekennzeichnet. Schwäche, Hungergefühl und Nervosität sind die Folge. Bei einem starken Absinken kommt es zu kalten Schweißausbrüchen, Schwindel, Herzklopfen, Ohnmacht bis hin zum Koma.

Ursachen

Die häufigste Ursache für Hypoglykämie ist ein **Insulinüberschuss** aufgrund

- einer zu hohen Insulindosis, die man sich zur Behandlung von Diabetes gespritzt hat oder
- eines extremen Anstieges der Insulinsekretion in der Bauchspeicheldrüse als Reaktion auf einen plötzlichen Anstieg des Blutzuckerspiegels, der durch den Konsum von Zucker verursacht wird.

Ernährung

Eine ausgewogene Ernährung, regelmäßige Essenszeiten und wenig Süßigkeiten können dazu beitragen, Hypoglykämie vorzubeugen. Nur im Notfall soll mit wenig Süßigkeiten (Zucker) der Blutzuckerspiegel angehoben werden.

vermehrt konsumieren	reduzieren oder meiden
Vollkorngetreide	raffinierten Zucker
Hülsenfrüchte	helles Feingebäck
Nüsse	Alkohol
	anregende Getränke

Milch

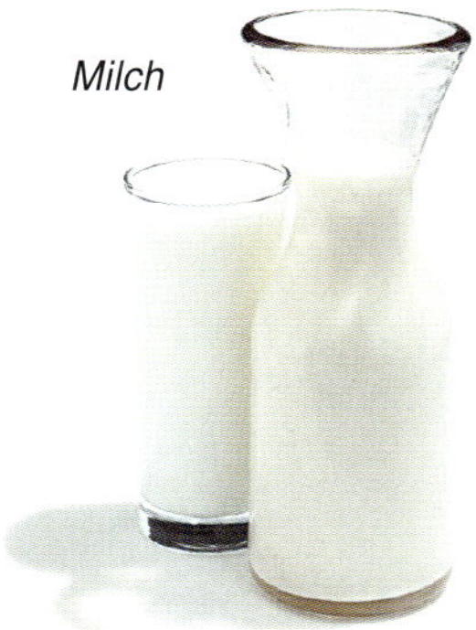

Verschiedene Untersuchungen haben ergeben, dass mit Kuhmilch gefütterte Säuglinge häufiger von Diabetes Typ 1 (insulinabhängig) betroffen sind. Allen Diabetikern wird empfohlen, sicherheitshalber möglichst wenig Milch zu trinken.

Neuigkeiten für Diabetiker

Klassische Diät bei Diabetes

Bis vor wenigen Jahrzehnten empfahl man Diabetikern eine Kost, die

- nur wenig Kohlenhydrate aller Art,
- dafür aber viel Eiweiß und Fett enthielt.

Vom Verzehr von Vollkorngetreide, Hülsenfrüchten und Obst wurde abgeraten, da diese Lebensmittel komplexe Kohlenhydrate (Stärke) und Zucker enthalten, die bei der Verdauung in Glukose umgewandelt werden.

Diese kohlenhydratarme Diät schien für Diabetiker logisch zu sein, weil sie eine Kontrolle des Blutzuckerspiegels erlaubte. Es hat sich jedoch gezeigt, dass Diabetiker, die sich an diese Empfehlungen gehalten haben, überdurchschnittlich oft an Arteriosklerose, Erkrankungen der Herzkranzgefäße bis hin zum Herzinfarkt leiden.

Überschüssiges Fett und Eiweiß, welche Arteriosklerose fördern, dazu der Mangel an Getreide, Hülsenfrüchten und Obst erklären die Langzeitschäden dieser Diätform.

Aktuelle Diät bei Diabetes

Die heutigen Diätvorschläge besiegen die alten Vorurteile gegenüber den Kohlenhydraten. Sie empfehlen:

1. Viele komplexe Kohlenhydrate (Stärke)
2. viele Ballaststoffe
3. wenig Fett, vor allem gesättigtes, tierisches Fett[4]
4. wenig Zucker

Auf diese Weise lassen sich bessere Ergebnisse bei der Kontrolle des Blutzuckerspiegels erzielen. Komplikationen werden vermieden und die Lebenszeit der Diabetiker verlängert sich.

Auf Seite 276 finden Sie die Nahrungsmittel, die Diabetikern empfohlen werden, und solche, die vermieden werden sollten, aufgelistet.

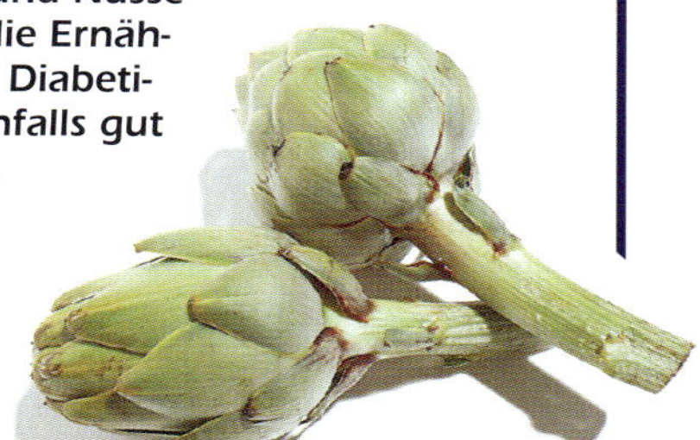

Gemüse und Nüsse sind für die Ernährung von Diabetikern ebenfalls gut geeignet.

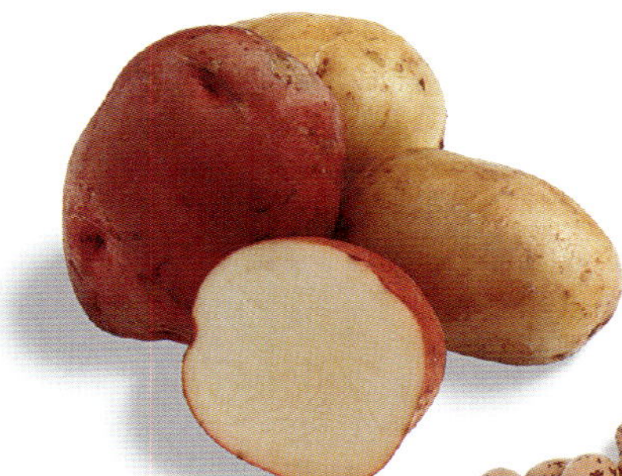

Stärkehaltiges Gemüse wie Kartoffeln und süße Früchte können in kontrollierten Mengen gegessen werden.

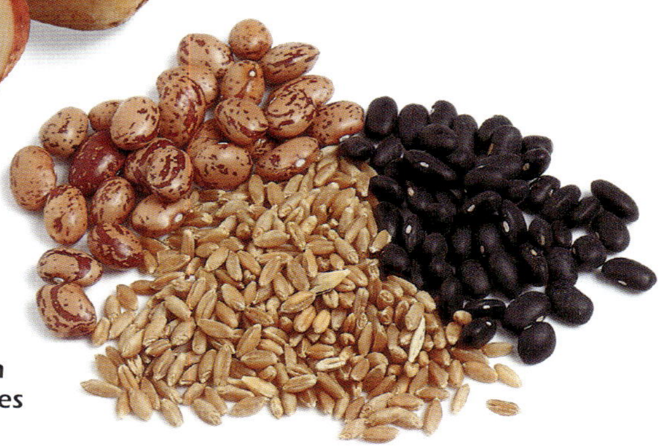

Vollkorngetreide und Hülsenfrüchte erfüllen die vier Bedingungen für Diabetiker vollständig, da sie besser als alle anderen Nahrungsmittel zur Kontrolle des Blutzuckerspiegels beitragen. Außerdem beugt ihr reichlicher Verzehr Diabetes vor.[2]

Der Champignon

senkt den Bedarf an Insulin

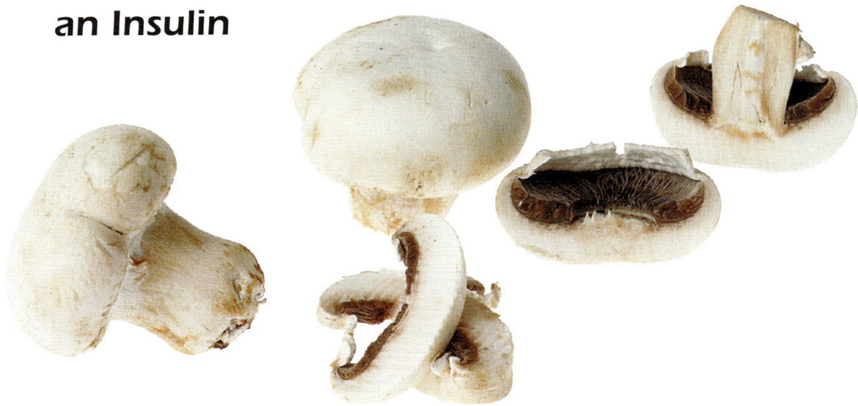

CHAMPIGNON Inhaltsstoffe

je 100 g rohen, verzehrbaren Anteil

Energie	25,0 kcal = 106 kj
Eiweiß	2,09 g
Kohlenhydrate	3,45 g
Ballaststoffe	1,20 g
Vitamin A	—
Vitamin B_1	0,102 mg
Vitamin B_2	0,449 mg
Niacin	4,90 mg NÄ
Vitamin B_6	0,097 mg
Folsäure	21,1 µg
Vitamin B_{12}	—
Vitamin C	3,50 mg
Vitamin E	0,120 mg α-TÄ
Kalzium	5,00 mg
Phosphor	104 mg
Magnesium	10,0 mg
Eisen	1,24 mg
Kalium	370 mg
Zink	0,730 mg
Gesamtfett	0,420 g
Gesättigtes Fett	0,056 g
Cholesterin	—
Natrium	4,00 mg

1% 2% 4% 10% 20% 40% 100%

% des täglichen Bedarfs,
den 100 g dieses Nahrungsmittels decken

Verwandte Art: *Agaricus campestris L. (Feld- und Wiesenchampignon)*

Deutsches Synonym: *Egerling.*

Englisch: *mushroom;* ***Französisch:*** *champignon;* ***Spanisch:*** *champiñón.*

Beschreibung: *Fruchtkörper des Pilzes Agaricus bisporus L., der zur Familie der Blätterpilze (Agaricaceae) und zur Klasse der Ständerpilze (Basidiomycota) gehört. Er besteht aus dem Schirm, dem weißen, fleischigen Gebilde, das etwa 5 – 10 cm Durchmesser hat, dem zylinderförmigen Stiel und den Lamellen. Diese befinden sich an der Unterseite des Schirms. Hier werden die Sporen gebildet.*

Champignons werden wegen ihres Wohlgeschmacks und ihres aparten Äußeren sehr geschätzt. Seit sie Anfang des 20. Jahrhunderts in Paris angeboten wurden, bereichern sie den Speiseplan in vielen Ländern.

EIGENSCHAFTEN UND ANWENDUNG: Diese Pilze enthalten 2,1 % hochwertige Eiweiße, was der Kartoffel entspricht, aber weniger als ein Drittel von deren Kalorien (25 kcal/100 g). Durch das Fritieren oder ölbraten erhöht sich der Energiegehalt der Pilze beträchtlich.

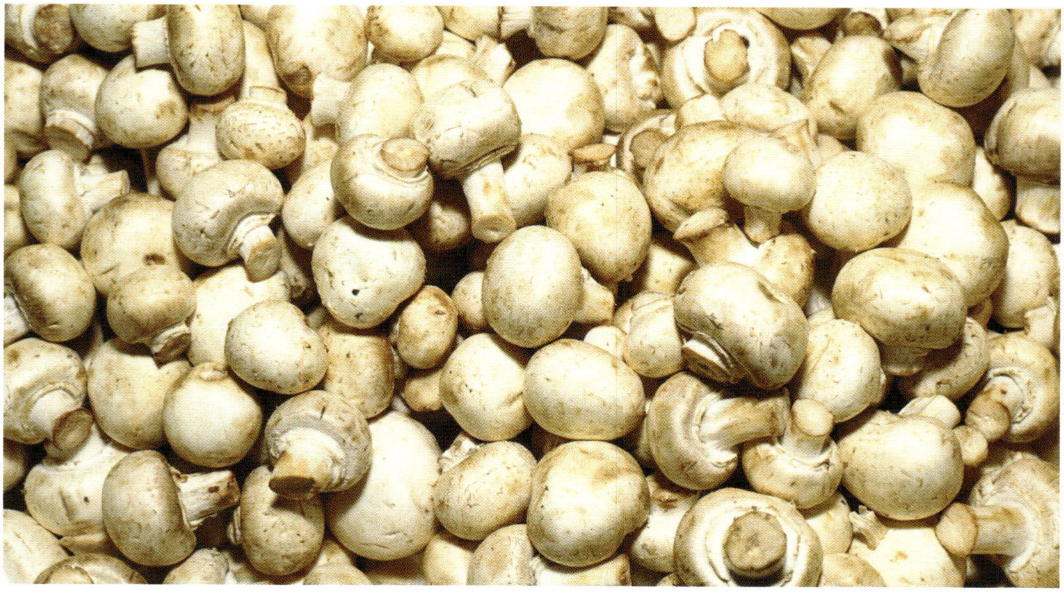

Studien an Labor-Tieren, durchgeführt an der Universität von Surrey (GB), zeigen, dass Champignons den Verlauf von Diabetes erheblich zum Guten beeinflussen können.[5] Außerdem liefern sie Eiweiß, B-Vitamine und nur wenig Kohlenhydrate.

Champignons enthalten ziemlich viel ***Vitamin B1, B2, Niacin*** und ***Folsäure,*** dazu die Mineralstoffe ***Kalium, Phosphor, Eisen*** und ***Spurenelemente.*** Allerdings liefern sie nur wenig Vitamin C und Kalzium und kaum Provitamin A oder Vitamin E.

Sie werden langsam verdaut, manchmal schwer. Das liegt einerseits an der Zellulose, die sie enthalten, und andererseits an der Art ihres Eiweißes, das aus viel Nukleinsäure besteht. Deshalb sind sie bei Gicht nicht empfehlenswert (siehe S. 275).

Champignons sind wegen ihrer **antidiabetischen, blutzuckersenkenden** Wirkung besonders vorteilhaft. Ihr geringer Anteil an Kohlenhydraten (3,45 %) und der hohe Anteil an Eiweiß und B-Vitaminen unterstützen diese. Experimente an diabetischen Versuchstieren haben gezeigt, dass der Verzehr von Champignons den Insulinbedarf senkt.[5]

Übergewichtige können ebenfalls von den Vorteilen der Champignons profitieren (geringer Kaloriengehalt, hohe Sättigung) – solange die Pilze fettfrei zubereitet werden.

Zubereitung und Anwendung

❶ **Roh:** Frische Champginons können roh, in dünne Scheiben geschnitten, verzehrt werden. Sie müssen gründlich gereinigt sein. Einige neuere Studien zeigen, dass rohe Champignons möglicherweise krebserregend sind, weil sie Agaritin enthalten,[6, 7] andere bestreiten dies.[8, 9] Als Vorsichtsmaßnahme empfehlen wir, Champignons nicht roh zu essen.

❷ **Gegart:** Man kann Champignons dünsten, braten oder fritieren. Sie benötigen wenig Garzeit (nur einige Minuten).

❸ **Konserven:** Champignons behalten ihr Aroma, auch wenn sie in Dosen konserviert, eingefroren oder getrocknet werden.

Die Brotfrucht

nahrhaft und energiereich

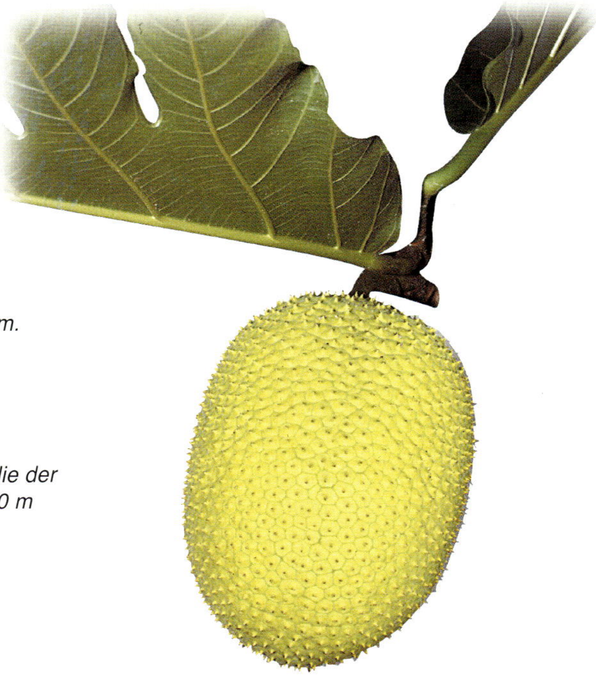

Verwandte Art: *Arctocarpus heterophylla Lam.*

Englisch: *breadfruit;*
Französisch: *fruit de l'arbre à pain;*
Spanisch: *fruto del pan, frutapán.*

Beschreibung: *Frucht des Brotfruchtbaums (Arctocarpus communis Forst.) aus der Familie der Maulbeergewächse (Moraceae), der bis zu 20 m hoch werden kann.*

BROTFRUCHT
Inhaltsstoffe
je 100 g rohen, verzehrbaren Anteil

Energie	**103 kcal = 432 kj**
Eiweiß	**1,07 g**
Kohlenhydrate	**22,2 g**
Ballaststoffe	**4,90 g**
Vitamin A	**4,00 µg RÄ**
Vitamin B_1	**0,110 mg**
Vitamin B_2	**0,030 mg**
Niacin	**0,900 mg NÄ**
Vitamin B_6	**0,100 mg**
Folsäure	**14,0 µg**
Vitamin B_{12}	—
Vitamin C	**29,0 mg**
Vitamin E	**1,12 mg α-TÄ**
Kalzium	**17,0 mg**
Phosphor	**30,0 mg**
Magnesium	**25,0 mg**
Eisen	**0,540 mg**
Kalium	**490 mg**
Zink	**0,120 mg**
Gesamtfett	***0,230 g***
Gesättigtes Fett	***0,048 g***
Cholesterin	—
Natrium	***2,00 mg***

1% 2% 4% 10% 20% 40% 100%

% des täglichen Bedarfs,
den 100 g dieses Nahrungsmittels decken

Der Brotfruchtbaum ging als Auslöser für die Meuterei auf der Bounty in die Geschichte ein. 1792 transportierte dieses britische Schiff eintausend Setzlinge von Tahiti in die englischen Kolonien in der Karibik, wo die Brotfrüchte als Sklavennahrung dienen sollten.

Um die kostbaren Bäumchen zu retten, ordnete Kapitän Bligh an, das Trinkwasser der Mannschaft zu rationieren. Das beschwor die berühmte Meuterei herauf, die im Südpazifik auf der einsamen Insel Pitcairn endete.

Eigenschaften und Anwendung: Das Fleisch der frischen Frucht enthält etwa 70 % Wasser, aber getrocknet ähnelt es in seiner Zusammensetzung dem Weizenmehl. Dieses enthält mehr Eiweiß, aber weniger Fett, Mineralstoffe und Vitamine als die Brotfrucht.

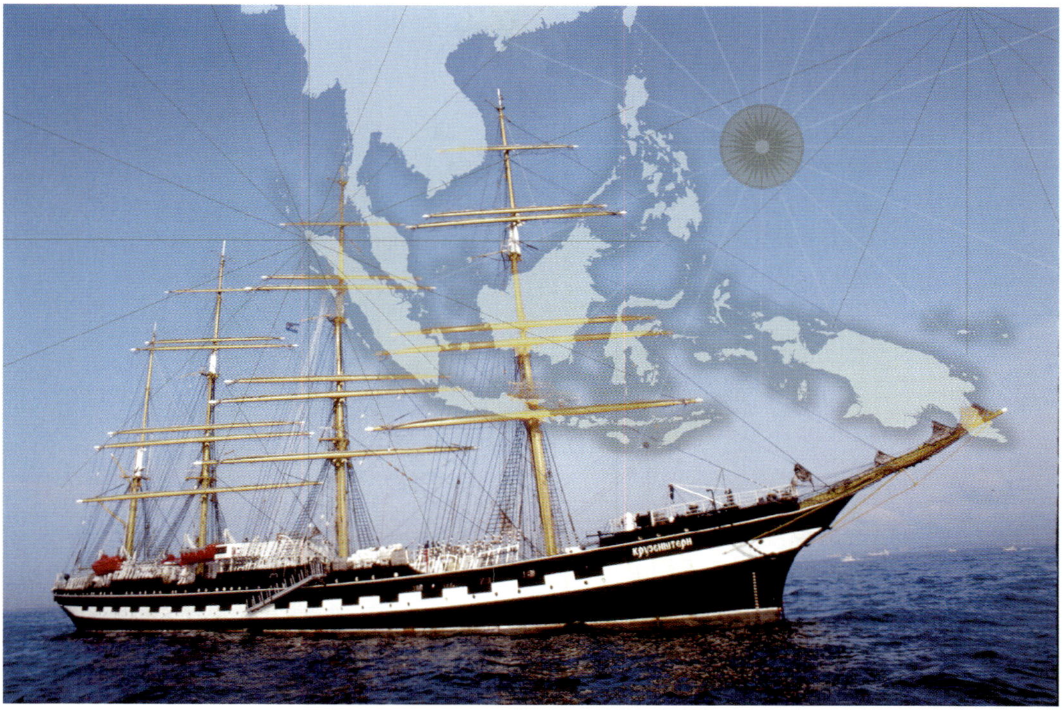

Im 18. Jahrhundert transportierten viele Schiffe Brotfruchtsetzlinge von den Polynesischen Inseln in die Karibik, wo sie angepflanzt wurden, um die hart arbeitenden Sklaven nahrhaft und billig zu ernähren.

Zubereitung und Anwendung

❶ **Fruchtfleisch:** Das frische Fleisch ist saftig und von feinen Fäden durchzogen. Der Geschmack ist mild und neutral, es kann roh, gekocht, gebraten oder fritiert gegessen werden.

❷ **Samen:** Einige Sorten enthalten Samen, die wie Kastanien geröstet werden können.

❸ **Mehl:** Es wird aus dem getrockneten Fruchtfleisch gewonnen und mit Getreidemehl vermischt zum Brotbacken verwendet.

In tropischen Gegenden kann man den Mangel an Getreide mit dieser Frucht ausgleichen. Während es falsch wäre zu behaupten, dass die Brotfrucht alleine zum Überleben ausreicht, ist sie dennoch nahrhaft und gesund. Mit eiweißreichen Nahrungsmitteln wie Bohnen oder anderen Hülsenfrüchten kombiniert, ist sie ein wichtiger Bestandteil der Ernährung der Menschen in tropischen Ländern.

Der Hauptbestandteil der Nährstoffe der Brotfrucht ist ***Stärke,*** die den Hauptanteil der Kohlenhydrate ausmacht, ähnlich wie bei Weizenmehl. Während der Verdauung wird die Stärke langsam in Glukose umgewandelt, die Hauptenergiequelle für die Zellen des Körpers.

Die Pfirsich-Palmfrucht

liefert viel Energie

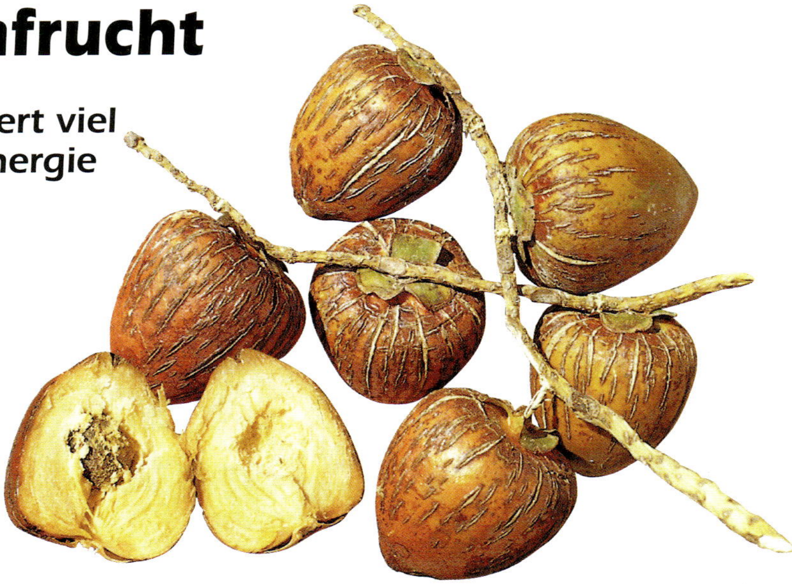

PFIRSICH-PALMFRUCHT
Inhaltsstoffe
je 100 g rohen, verzehrbaren Anteil

Energie	196 kcal = 816 kj
Eiweiß	2,60 g
Kohlenhydrate	37,1 g
Ballaststoffe	4,60 g
Vitamin A	201 µg RÄ
Vitamin B_1	0,050 mg
Vitamin B_2	0,160 mg
Niacin	1,40 mg NÄ
Vitamin B_6	0,300 mg
Folsäure	28,0 µg
Vitamin B_{12}	—
Vitamin C	35,0 mg
Vitamin E	2,40 mg α-TÄ
Kalzium	14,0 mg
Phosphor	46,0 mg
Magnesium	163 mg
Eisen	1,00 mg
Kalium	264 mg
Zink	1,40 mg
Gesamtfett	*4,40 g*
Gesättigtes Fett	*0,700 g*
Cholesterin	—
Natrium	*3,00 mg*

1% 2% 4% 10% 20% 40% 100%

% des täglichen Bedarfs,
den 100 g dieses Nahrungsmittels decken

Wissenschaftliches Synonym: *Guilelma gasipaes (H.B.K.) Bailey.*

Deutsches Synonym: *Pejibay.*

Englisch: *peach palm;* ***Französisch:*** *fruit de palmier-peche;* ***Spanisch:*** *pejibaye.*

Beschreibung: *Frucht der Pfirsich-Palme (Bactris gasipaes L.), eines Baumes aus der Familie der Palmgewächse (Palmaceae).*

Schon lange bevor die ersten Europäer ankamen, wurde diese Frucht in Mittel- und Südamerika verzehrt. Noch heute ist sie in Ländern wie Kolumbien und Venezuela traditioneller Bestandteil der Ernährung.

Eigenschaften und Anwendung: ***Kohlenhydrate*** herrschen mit über 40 % Gewichtsanteil in der Pfirsichpalmfrucht vor. Das meiste davon ist ***Stärke,*** der Rest sind einfache Kohlenhydrate oder ***Zucker.*** Fett und Eiweiß sind ebenfalls enthalten, aber in geringerem Maße. Der Gehalt an ***Vitamin A*** in

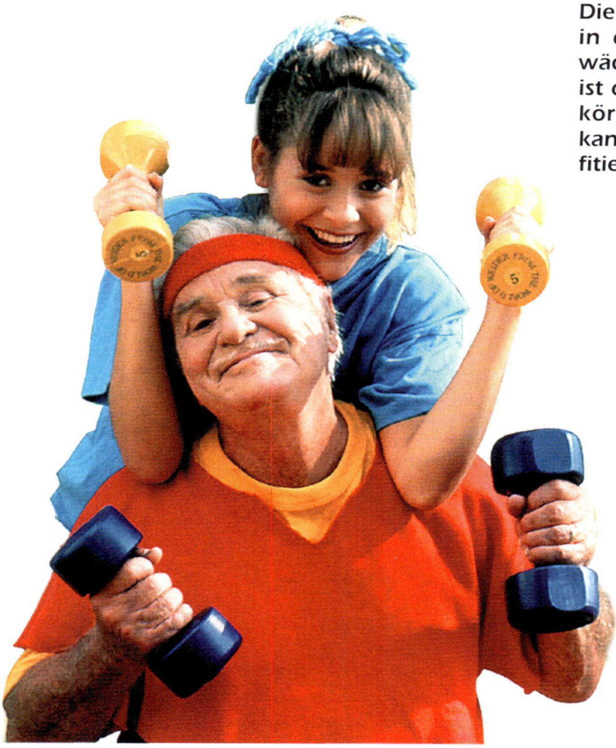

Die Pfirsichpalme ist eine Palmenart, die in den tropischen Regionen Amerikas wächst. Wie die Datteln anderer Palmen ist die Frucht sehr energiereich. Wer sich körperlich betätigt, ob jung oder alt, kann von ihrer belebenden Wirkung profitieren.

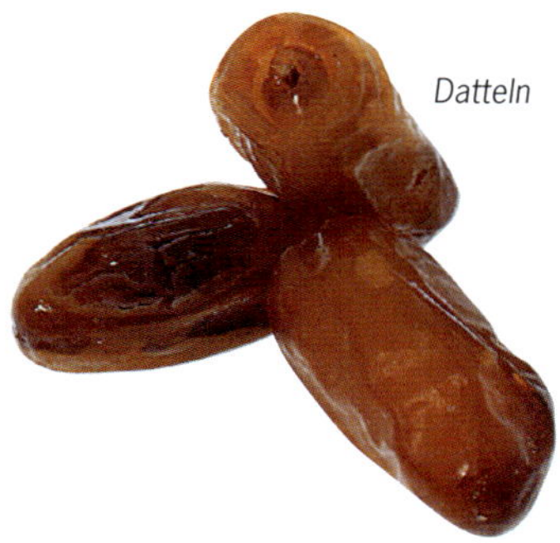

Datteln

Zubereitung und Anwendung

❶ **Roh:** Das Fruchtfleisch ist mehlig und schmeckt sehr angenehm.

❷ **Gekocht:** So wird die Frucht am häufigsten zubereitet. Sie wird 30 – 45 Minuten in Salzwasser gekocht, geschält und mit verschiedenen Saucen oder Frischkäse serviert.

❸ **Geröstet:** Die geröstete Pfirsich-Palmfrucht ist eine besondere Delikatesse.

Form von hitzebeständigen Karotinoiden ist beträchtlich.[10] Ebenfalls vorhanden, wenn auch nicht so reichlich, sind die Vitamine B_1, B_2, C und Niacin. An Mineralstoffen finden sich geringe Mengen Kalzium, Phosphor und Eisen.

Wegen ihres hohen Stärkegehalts gilt die Pfirsich-Palmfrucht als guter ***Energielieferant***. Bei der Verdauung führt jedes Gramm Stärke dem Körper 4 kcal zu.

Die Pfirsich-Palmfrucht wird besonders in den folgenden Fällen empfohlen:

- **Wachstumsphasen** bei Kindern und Jugendlichen,
- bei **erhöhtem Energiebedarf** (Sport, körperliche Arbeit),
- bei **Unterernährung, unerwünschtem Gewichtsverlust** und **Rekonvaleszenz.**

Der Mangold

bekömmlich und schmackhaft

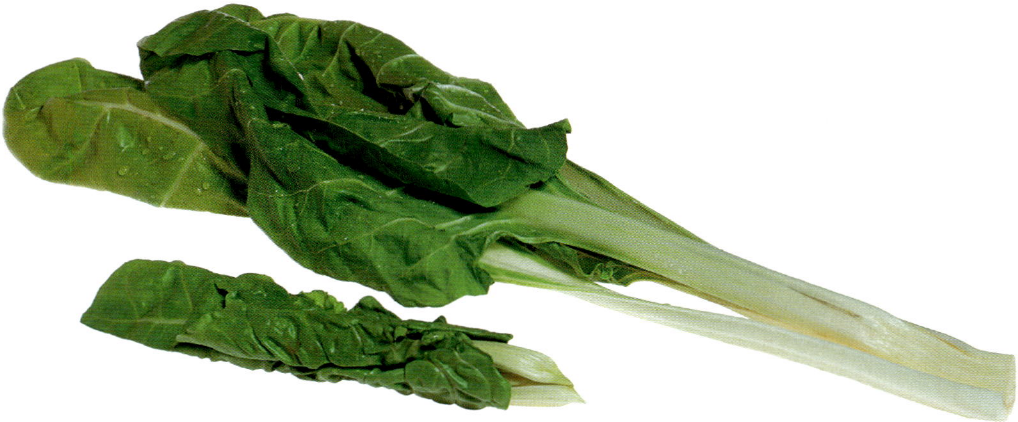

MANGOLD
Inhaltsstoffe
je 100 g rohen, verzehrbaren Anteil

Energie	19,0 kcal = 80,0 kj
Eiweiß	1,82 g
Kohlenhydrate	0,270 g
Ballaststoffe	3,70 g
Vitamin A	610 µg RÄ
Vitamin B_1	0,100 mg
Vitamin B_2	0,220 mg
Niacin	0,883 mg NÄ
Vitamin B_6	0,106 mg
Folsäure	14,8 µg
Vitamin B_{12}	—
Vitamin C	30,0 mg
Vitamin E	1,50 mg α-TÄ
Kalzium	119 mg
Phosphor	40,0 mg
Magnesium	72,0 mg
Eisen	3,30 mg
Kalium	547 mg
Zink	0,380 mg
Gesamtfett	*0,060 g*
Gesättigtes Fett	*0,009 g*
Cholesterin	—
Natrium	*201 mg*

1% 2% 4% 10% 20% 40% 100%

% des täglichen Bedarfs,
den 100 g dieses Nahrungsmittels decken

Wissenschaftliches Synonym: *Beta cycla L.*

Deutsche Synonyme: *Krautstiel, Stielmangold.*

Englisch: *chard;* ***Französisch:*** *bette;*
Spanisch: *acelga.*

Beschreibung: *Leuchtend grüne Blätter auf weißen Stielen der Mangoldpflanze (Beta vulgaris L. ssp. vulgaris cv. Vulgaris), aus der Familie der Gänsefußgewächse (Chenopodiaceae). Es gibt auch farblich attraktive Unterarten mit roten Stielen.*

Der Mangold ist eines der ältesten Gemüse, von griechischen Dichtern vor 2.500 Jahren gepriesen – dennoch verschmähen ihn viele als gewöhnliches, unattraktives Gemüse.

Dabei haben die leuchtend grünen Blätter und die schneeweißen Stängel sehr viel anzubieten, wenn jemand den Versuch wagt.

EIGENSCHAFTEN UND ANWENDUNG: Der Gehalt an ***Provitamin A*** und ***Eisen*** fällt am Mangold besonders auf.

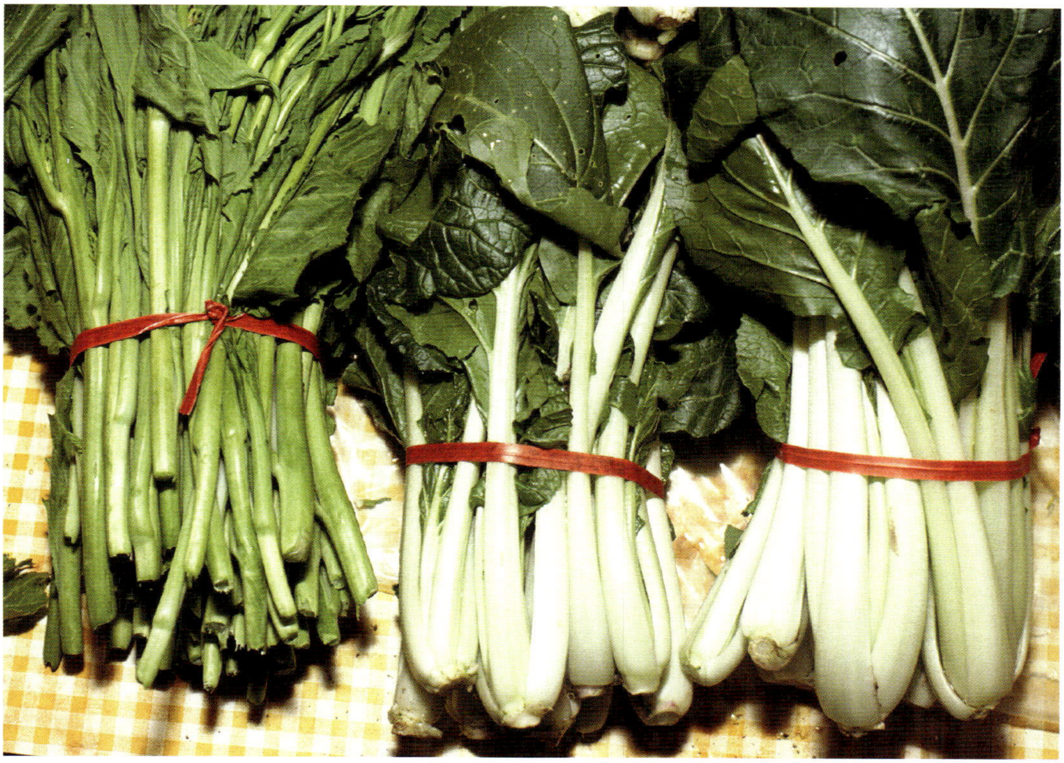

Eine Brühe aus Mangold und anderen Gemüsen wirkt stark basenbildend auf das Blut und das Körpergewebe, weil Mineralstoffe mit alkalischer Wirkung bei weitem überwiegen. So können Stoffwechselgifte, die sauer sind (z. B. Harnsäure), leichter ausgeschieden werden.

Zubereitung und Anwendung

❶ **Blätter:** In wenig Wasser gekocht, gedämpft oder gedünstet und mit Öl und Zitrone angerichtet – ein leicht verdauliches und gesundes Gericht.

❷ **Junge, zarte Blätter** können roh als Salat gegessen werden.

❸ **Blattstiele:** Für Kenner sind sie der köstlichste Teil des Mangolds. Sie werden überbacken, gebraten, gedünstet oder in einer Gemüsesuppe mitgekocht.

Hier sind die wichtigsten Anwendungen:

- **Übergewicht:** Mangold stillt den Hunger mit wenig Kalorien (etwa 20 kcal /100 g). In jeder Zubereitung [❶,❷,❸] ist er eine ideale Mahlzeit für alle, die abnehmen wollen, besonders als Abendessen.
- **Blutreinigend** und **alkalisierend,** wegen des hohen Gehalts an Mineralsalzen.
- **Verdauungsfördernd** und **abführend:** Empfehlenswert bei Gastritis, chronischer Verstopfung und Hämorrhoiden.
- **Gegen Blutarmut,** wegen des hohen Eisengehalts.

Mangold enthält ziemlich viel ***Oxalsäure,*** aber weniger als Spinat (siehe S. 36). Deshalb sollte er bei Neigung zu Nierensteinen nur mäßig genossen werden.

Die Loquat

ein Lebensmittel für Diabetiker

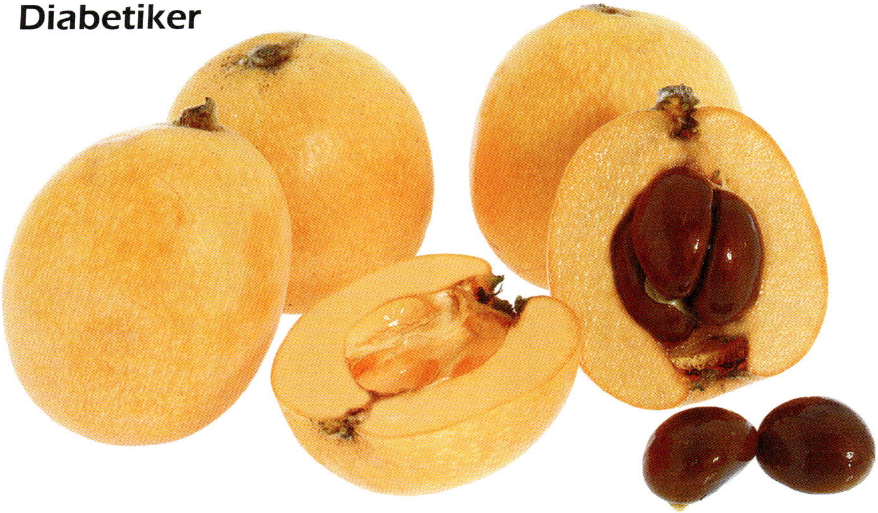

Deutsches Synonym: *Japanische Mispel.*

Englisch: *Loquat, Japanese plum;* ***Französisch:*** *nèfle du Japon;* ***Spanisch:*** *níspero del Japón.*

Beschreibung: *Gelbe Scheinfrucht eines immergrünen Baumes (Eriobotrya japonica Lindl.) aus der Familie der Rosengewächse (Rosaceae), der bis zu 5 m hoch wächst und auch als Zierpflanze beliebt ist.*

LOQUAT
Inhaltsstoffe
je 100 g rohen, verzehrbaren Anteil

Energie	**47,0 kcal = 196 kj**
Eiweiß	**0,430 g**
Kohlenhydrate	**10,4 g**
Ballaststoffe	**1,70 g**
Vitamin A	**153 µg RÄ**
Vitamin B1	**0,019 mg**
Vitamin B2	**0,024 mg**
Niacin	**0,263 mg NÄ**
Vitamin B6	**0,100 mg**
Folsäure	**14,0 µg**
Vitamin B12	—
Vitamin C	**1,00 mg**
Vitamin E	**0,890 mg α-TÄ**
Kalzium	**16,0 mg**
Phosphor	**27,0 mg**
Magnesium	**13,0 mg**
Eisen	**0,280 mg**
Kalium	**266 mg**
Zink	**0,050 mg**
Gesamtfett	***0,200 g***
Gesättigtes Fett	***0,040 g***
Cholesterin	—
Natrium	***1,00 mg***

1% 2% 4% 10% 20% 40% 100%

% des täglichen Bedarfs,
den 100 g dieses Nahrungsmittels decken

Eigenschaften und Anwendung: Wer eine Loquat öffnet, ist vielleicht enttäuscht, weil die Hälfte der Frucht aus Kernen besteht. Doch der erlesene Geschmack des Fruchtfleisches macht diese Enttäuschung sofort wieder wett!

Die ***Zuckerarten*** Fruktose und Lävulose machen 10,4 % des essbaren Teils aus. Der Anteil an Fett (0,2 %) und Eiweiß (0,4 %) kann vernachlässigt werden.

Vitamin A (als Provitamin) ist mit 153 µg RÄ/100 g am reichlichsten vertreten. B-Vitamine, Vitamin C und E kommen auch vor, allerdings in geringeren Mengen.

Von den ***Mineralstoffen*** liefern Loquats genügend Eisen, Kalzium und Magnesium, vor allem aber ***Kalium.***

Loquats liefern wenig Energie (47 kcal /100 g), aber reichlich Wasser (86,7 %) und Mineralsalze, die entwässernd wirken.

Außerdem finden sich ***Tannine*** (2,5 %), dazu zahlreiche aromatische ***Triterpene,*** welche die antidiabetischen Eigenschaften der Loquat bewirken.

Folgende Anwendungsgebiete gibt es:

- **Diabetes:** Untersuchungen der Universität von Neapel[11] (Italien) haben nachgewiesen, dass Loquatextrakte bei diabetischen Mäusen den Zuckergehalt im Urin verringern. Sesquiterpene und Triterpenoide, in der Loquat vorkommende Begleitstoffe, sind für diese Wirkung verantwortlich.

An der Autonomen Universität von Mexico haben Studien ergeben, dass die antidiabetische Wirkung der Loquat auch bei Menschen nachgewiesen werden kann.[12]

Man kann somit jedem Diabetiker den Genuss dieser Frucht anraten. Wie bei anderem Obst auch ist der Gehalt an Fruchtzucker kein Grund, sie zu meiden.

- **Lebererkrankungen:** Eine Loquatkur im Frühling [❸] hat bei chronischen Leberleiden wie Hepatitis, Fettleber und Zirrhose schon oft Erfolg gezeitigt. Sie kann alle zwei bis drei Wochen wiederholt werden.

Zubereitung und Anwendung

❶ **Frisch:** So bleiben alle Wirkstoffe erhalten. Die Früchte müssen gut ausgereift sein, sonst sind sie zu sauer.

❷ **Kompott und Konfitüre:** Diese Zubereitung ist selten, obwohl es die einzige Möglichkeit ist, die Frucht das ganze Jahr zu genießen. Leider verliert sie dabei den Großteil der heilkräftigen Eigenschaften.

❸ **Loquatkur:** Sie wird im Frühling durchgeführt. 2 – 3 Tage lang isst man 1 – 2 kg Loquats pro Tag als Hauptnahrungsmittel, dazu kann etwas Brot oder Zwieback verzehrt werden.

Eine **Loquatkur** entlastet die Leber und verkleinert sie bei Hepatomegalie (Lebervergrößerung). Außerdem hilft sie bei Aszites (Flüssigkeitsansammlungen in der Bauchhöhle), die meist mit Leberveränderungen einhergehen.

- **Infektiöser Durchfall** (aufgrund von Magen-Darm-Entzündung, Entzündung des Dünn- und Dickdarms). Loquats wirken mild adstringierend und normalisierend auf die Darmpassage. Sie liefern Wasser und ersetzen Mineralstoffe. Deshalb sind sie ideal als erstes festes Nahrungsmittel nach der Fastenperiode oder Flüssigdiät, die man bei infektiösen Durchfallerkrankungen einhalten sollte. Man kann bis zu einem Kilo der reifen Früchte täglich verzehren. Das ist leider nur in der Reifezeit (Frühling) möglich.
- **Nierenleiden:** Die Loquat ist ein wirksames harntreibendes Mittel, das die Harnproduktion steigert und so die Ausscheidung von Ablagerungen in den Harnwegen anregt. Deshalb empfehlen wir sie bei Gicht, Harnsäureüberschuss, Nierensteinen (vor allem aus Uraten) und Nierenversagen. Ihr geringer Eiweißgehalt und der hohe Gehalt an Mineralstoffen unterstützen ihre Heilwirkung.
- **Erkältung:** In der Loquat wurden so genannte Triterpenester entdeckt, die gegen Viren wirken. Besonders wirksam sind sie bei den Rhinoviren, die für Erkältungen verantwortlich sind.[13] Im Frühjahr kann man daher mit reichlichem Loquatverzehr Erkältungskrankheiten vorbeugen. Leider erstreckt sich die antivirale Wirkung der Loquat nicht auf den AIDS-Virus.

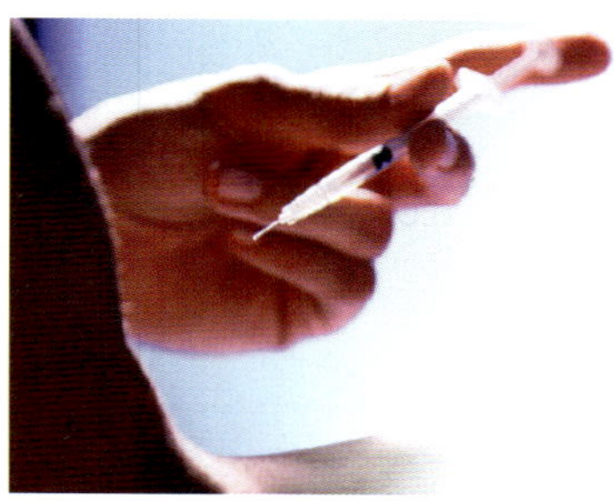

Diabetiker profitieren vom Genuss der Loquat.

Die Süßkartoffel

sättigt auf angenehme Weise

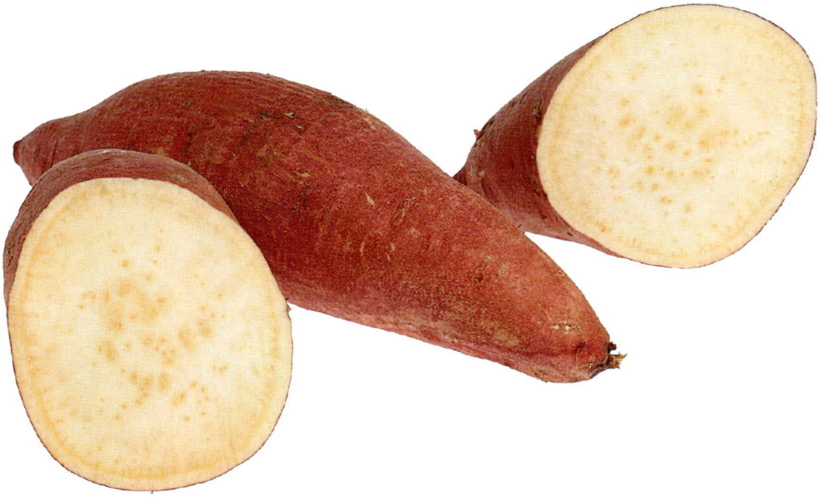

SÜSSKARTOFFEL
Inhaltsstoffe
je 100 g rohen, verzehrbaren Anteil

Energie	**105 kcal = 439 kj**
Eiweiß	**1,65 g**
Kohlenhydrate	**21,3 g**
Ballaststoffe	**3,00 g**
Vitamin A	**2.006 µg RÄ**
Vitamin B_1	**0,066 mg**
Vitamin B_2	**0,147 mg**
Niacin	**1,01 mg NÄ**
Vitamin B_6	**0,257 mg**
Folsäure	**13,8 µg**
Vitamin B_{12}	**—**
Vitamin C	**22,7 mg**
Vitamin E	**0,280 mg α-TÄ**
Kalzium	**22,0 mg**
Phosphor	**28,0 mg**
Magnesium	**10,0 mg**
Eisen	**0,590 mg**
Kalium	**204 mg**
Zink	**0,280 mg**
Gesamtfett	***0,300 g***
Gesättigtes Fett	***0,064 g***
Cholesterin	**—**
Natrium	***13,0 mg***

1% 2% 4% 10% 20% 40% 100% 200% 500%

% des täglichen Bedarfs,
den 100 g dieses Nahrungsmittels decken

Deutsches Synonym: *Batate.*

Englisch: *batata;* ***Französisch:*** *batate [douce];* ***Spanisch:*** *batata, boniato, papa dulce.*

Beschreibung: *Knolle der Süßkartoffel (Ipomoea batatas Poir.), einer immergrünen krautartigen Pflanze aus der Familie der Windengewächse (Convolvulaceae), deren kletternde Stängel bis zu einem Meter lang werden.*

Die Süßkartoffel wird noch immer in Zentralamerika am liebsten gegessen, vor allem in Haiti. Von hier aus brachten die Spanier die Knolle nach Europa, und jetzt ist sie auf der ganzen Welt zu finden.

Eigenschaften und Anwendung: ***Kohlenhydrate*** herrschen in der Zusammensetzung der Süßkartoffel vor und nehmen etwa 21,3 % des Gewichts ein. Es handelt sich um ***Stärke*** und ***Zucker*** (vor allem Saccharose) in unterschiedlichen Verhältnissen, je nach Art. Je mehr Saccharose enthalten ist, desto süßer schmeckt die Knolle.

Sie enthält wenig Fett und Eiweiß, noch weniger als die Kartoffel. Allerdings ist sie sehr reich an ***Beta-Karotin*** (Provitamin A), vor allem die Sorten mit gelbem Fruchtfleisch.

Die Süßkartoffel ist leicht verdaulich, wenn man sie gut gekaut und eingespeichelt hat.

Außerdem enthält die Süßkartoffel einiges an zelluloseartigen ***Ballaststoffen.*** Das unterstützt die Verdauung und beruhigt die Darmwände.

Die drei bedeutendsten ernährungsphysiologischen und therapeutischen Anwendungsgebiete der Knolle sind:

- **Übergewicht:** Obwohl es unlogisch klingt, hilft die Süßkartoffel bei Übergewicht. Sie ist zwar stärkehaltig und liefert Energie (etwas mehr als die Kartoffel), bemerkenswert ist aber ihre Haupteigenschaft: Sie verschafft ein lange anhaltendes Sättigungsgefühl.

Das Völlegefühl im Magen und der verminderte Appetit helfen Übergewichtigen, ihre Kalorienzufuhr zu verringern. Natürlich müssen auch die Süßkartoffeln in kontrollierten Mengen verzehrt werden. Die empfohlene Tageskalorienmenge sollte nicht überschritten werden.

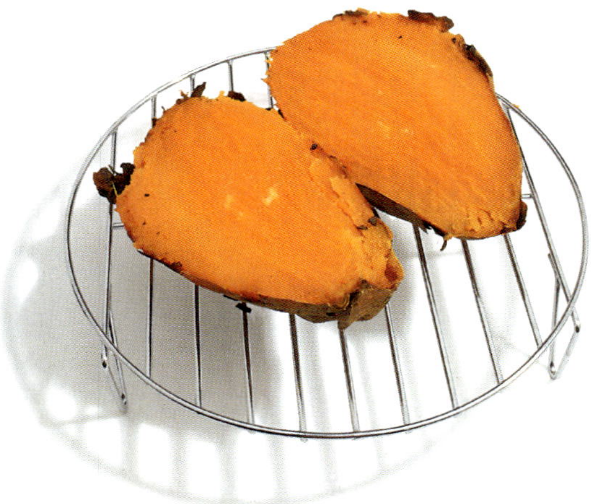

Die Süßkartoffel ist ein stärkereiches Nahrungsmittel. Sie sorgt für ein lange anhaltendes Sättigungsgefühl und kann deshalb als natürlicher Appetitzügler betrachtet werden.

Obwohl 100 g Süßkartoffeln nur 105 kcal enthalten, stillen sie mehrere Stunden lang den Hunger.

Wegen ihres Mangels an Fett und Eiweiß kann die Süßkartoffel nicht Hauptbestandteil einer Ernährung sein. Wenn man sie mit Milch, Hülsenfrüchten oder Nüssen kombiniert, ist sie nahrhafter und noch immer sättigend.

- **Arteriosklerose** (Arterienverkalkung) und **Kreislauferkrankungen:** Der hohe Gehalt an Beta-Karotin (Provitamin A) schützt die Arterien.

Außerdem enthalten Süßkartoffeln kaum gesättigte Fette und Natrium. Das sind die beiden gefährlichsten Feinde des Kreislaufsystems. Der regelmäßige Verzehr von Bataten empfiehlt sich daher bei **Arteriosklerose, Durchblutungsstörungen** und **Bluthochdruck.**

- **Erhöhter Energiebedarf:** Der reichliche Verzehr von Süßkartoffeln wird allen angeraten, die sich körperlich betätigen, auch Sportlern und Menschen, die sich von einer schweren Krankheit erholen. In diesen Fällen kann die Süßkartoffel zwei- oder dreimal pro Woche Hauptbestandteil des Mittagessens sein.

Zubereitung und Anwendung

❶ **Im Ofen gebacken:** In Alufolie gewickelt als ganze, ungeschälte Knolle – so ist sie am beliebtesten. Man kann sie auch grillen.

❷ **Püree mit Milch:** Die gegarten Süßkartoffeln werden mit Milch zu einem gleichmäßigen Brei püriert. Die natürliche Süße macht die zusätzliche Gabe von Zucker überflüssig. Ein Eigelb erhöht den Nährwert zusätzlich.

❸ **Feinbackwaren:** Aus der Süßkartoffel werden delikate Konditoreierzeugnisse sowie Konfitüre hergestellt.

Die Kirsche

stillt den Appetit und reinigt das Blut

Mit einer ein- bis zweitägigen Kirschkur pro Woche kann man abnehmen und den Organismus bzw. das Blut reinigen. Ihre sättigende Wirkung beruht darauf, dass man sie nur langsam essen kann.

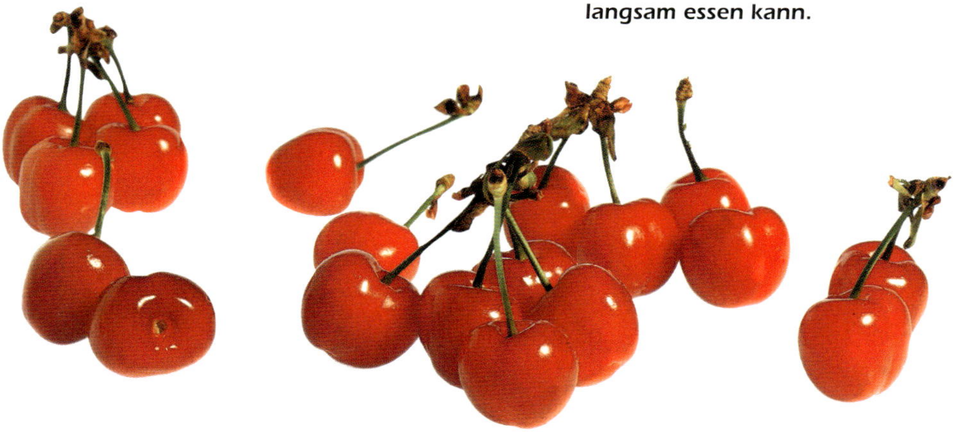

Verwandte Art: *Prunus cerasus L. (Weichsel).*

Englisch: *cherry;* ***Französisch:*** *cerise;* ***Spanisch:*** *cereza, guinda.*

Beschreibung: *Frucht des Kirschbaums (Prunus avium L.) aus der Familie der Rosengewächse (Rosaceae), der bis zu 20 m hoch wird. Die Kirsche ist eine Steinfrucht mit einem Durchmesser von bis zu 2 cm, deren Farbe zwischen hellrot, dunkelviolett und schwarz schwankt.*

KIRSCHE
Inhaltsstoffe
je 100 g rohen, verzehrbaren Anteil

Energie	**72,0 kcal = 300 kj**
Eiweiß	**1,20 g**
Kohlenhydrate	**14,3 g**
Ballaststoffe	**2,30 g**
Vitamin A	**21,0 µg RÄ**
Vitamin B_1	**0,050 mg**
Vitamin B_2	**0,060 mg**
Niacin	**0,400 mg NÄ**
Vitamin B_6	**0,036 mg**
Folsäure	**4,20 µg**
Vitamin B_{12}	**—**
Vitamin C	**7,00 mg**
Vitamin E	**0,130 mg α-TÄ**
Kalzium	**15,0 mg**
Phosphor	**19,0 mg**
Magnesium	**11,0 mg**
Eisen	**0,390 mg**
Kalium	**224 mg**
Zink	**0,060 mg**
Gesamtfett	***0,960 g***
Gesättigtes Fett	***0,216 g***
Cholesterin	**—**
Natrium	***2,00 mg***

1% 2% 4% 10% 20% 40% 100%

% des täglichen Bedarfs,
den 100 g dieses Nahrungsmittels decken

EIGENSCHAFTEN UND ANWENDUNG: Früher sah man in der Kirsche eine wohlschmeckende Frucht, aber ohne größere Bedeutung für die Ernährung oder die Heilkunst.

Jetzt weiß man, dass Kirschen alle Nährstoffe enthalten (außer Vitamin B_{12}), wenn auch in geringeren Mengen. Von den 14 % ***Zuckern*** ist die ***Fruktose*** am verbreitetsten, was die Frucht für Diabetiker interessant macht. ***Fett*** und ***Eiweiß*** sind jeweils mit 1 % vertreten.

Kirschen enthalten die Vitamine A, B, C und E, dazu alle Mineralstoffe und Spurenelemente: Kalzium, Phosphor, Magnesium, Eisen, Natrium, ***Kalium*** (am reichlichsten), Zink, Kupfer und Mangan.

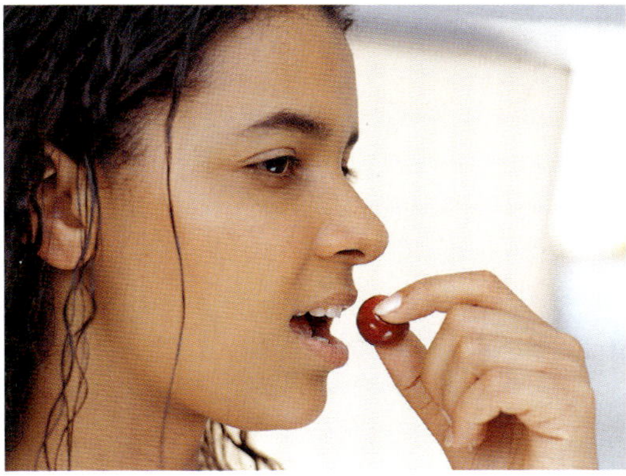

Dazu kommen noch geringe Mengen an begleitenden Pflanzenstoffen wie:

✓ ***Organische Säuren:*** Apfel-, Bernstein- und Zitronensäure regen die Verdauungsdrüsen an und wirken blutreinigend.

✓ ***Lösliche Ballaststoffe,*** vor allem aus ***Pektin.*** In hundert Gramm Kirschen sind zehn Prozent des täglichen Bedarfs an Ballaststoffen enthalten. Das erklärt ihre mild abführende und cholesterinsenkende Wirkung.

✓ ***Flavonoide,*** die harntreibend, antioxidativ und krebshemmend wirken.

✓ ***Salizylsäure,*** der natürliche Vorläufer von Aspirin, wirkt entzündungshemmend und antirheumatisch. Die Menge ist zwar gering (2 mg je kg Kirschen), aber genug, um ihre Wirkung zu entfalten.

Zubereitung und Anwendung

➊ **Frisch:** Kirschen müssen einzeln verzehrt und gut gekaut werden.

➋ **Kirschkur:** Man isst 1 – 2 Tage lang 4 – 5 mal täglich als einziges Nahrungsmittel ein halbes Kilogramm Kirschen. Für empfindliche Mägen können die Kirschen gekocht werden. Um eine intensivere Wirkung zu erzielen, kann man zusätzlich den Sud der Kirschenstängel (50 g Stängel 5 Minuten lang in 1 l Wasser gekocht) zwischendurch trinken.

➌ **Kulinarische Zubereitung:** Kirschen lassen sich gut zu Obstkuchen, Konfitüre oder Kompott verarbeiten.

Die Kirsche ist eine Frucht, die man gerne isst und die als Heilmittel in folgenden Fällen empfohlen wird:

- **Übergewicht:** Schon die Tatsache, dass Kirschen nur langsam, Stück für Stück, gegessen werden können, hilft bei Übergewicht. 360 kcal in Form von Kuchen sind mit wenigen Bissen verzehrt. Wenn man die gleiche Energiemenge in Kirschen zuführen möchte, darf man ein halbes Kilogramm davon essen. Das kann eine Viertelstunde dauern, und danach fühlt man sich satt und zufrieden. Man hat nicht mehr das Bedürfnis weiterzuessen.

Die **harntreibenden** und **blutreinigenden** Eigenschaften der Kirsche, dazu der völlige Mangel an Natrium und Fett, vervielfachen die schlank machende Wirkung.

- **Diabetes:** Diabetiker vertragen beschränkte Mengen Kirschen sehr gut, weil die Hälfte des Zuckers aus Fruktose besteht. Eine Kirschkur [➋] wird – wie alle Obstkuren – nicht empfohlen, außer unter ärztlicher Überwachung.

- **Blutreinigungskuren [➋]:** Nach Dr. Valnet, einem berühmten französischen Phytotherapeuten, wirkt eine Kirschkur von ein bis zwei Tagen reinigend auf den ganzen Organismus, weil Giftstoffe und Abfallprodukte verstärkt ausgeschieden werden.

- **Chronische Erkrankungen:** Reichlicher Verzehr von Kirschen, vor allem als wöchentliche Kirschkur [➋], wird bei allen chronischen Krankheiten wie Arthritis, Gicht, Rheumatismus, Arteriosklerose, Verstopfung, Selbstvergiftung durch falsche Ernährung, Lebererkrankungen, Herzinsuffizienz, Rekonvaleszenz nach Infektionskrankheiten und Krebs empfohlen.

Der Weizen

König aller Getreide

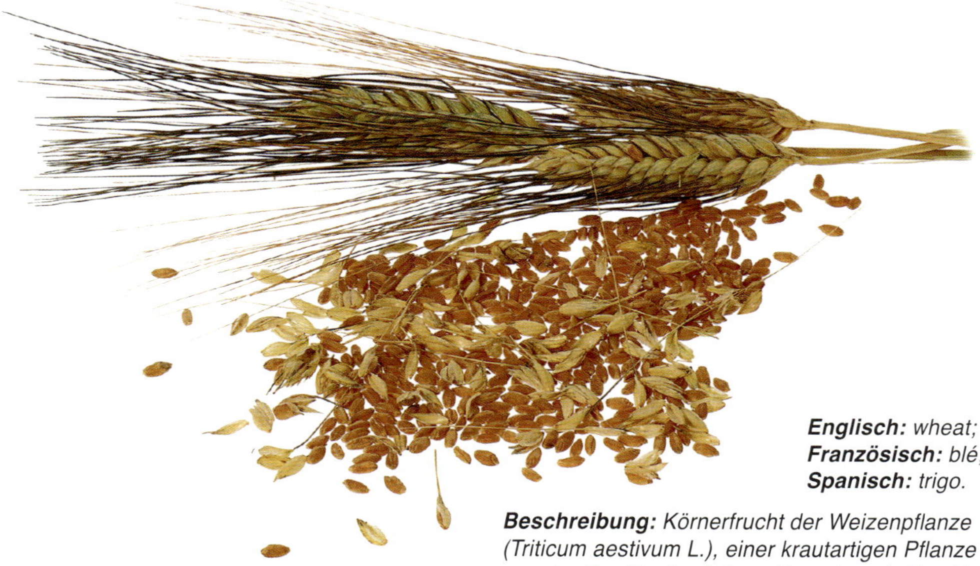

Englisch: *wheat;*
Französisch: *blé;*
Spanisch: *trigo.*

Beschreibung: *Körnerfrucht der Weizenpflanze (Triticum aestivum L.), einer krautartigen Pflanze aus der Familie der Gräser (Gramineae). Das Korn besteht aus der* Kleie, *dem Kern und dem Keim.*

WEIZEN
Inhaltsstoffe
je 100 g rohen, verzehrbaren Anteil

Energie	**331 kcal = 1.385 kj**
Eiweiß	**10,4 g**
Kohlenhydrate	**61,7 g**
Ballaststoffe	**12,5 g**
Vitamin A	—
Vitamin B_1	**0,394 mg**
Vitamin B_2	**0,096 mg**
Niacin	**4,80 mg NÄ**
Vitamin B_6	**0,272 mg**
Folsäure	**41,0 µg**
Vitamin B_{12}	—
Vitamin C	—
Vitamin E	**1,44 mg α-TÄ**
Kalzium	**27,0 mg**
Phosphor	**493 mg**
Magnesium	**126 mg**
Eisen	**3,21 mg**
Kalium	**397 mg**
Zink	**2,63 mg**
Gesamtfett	***1,56 g***
Gesättigtes Fett	***0,289 g***
Cholesterin	—
Natrium	***2,00 mg***

1% 2% 4% 10% 20% 40% 100%

% des täglichen Bedarfs,
den 100 g dieses Nahrungsmittels decken

Jedes Jahr werden auf der ganzen Welt insgesamt etwa 600 Mio. Tonnen Weizen geerntet, um die Menschen zu ernähren. Kein anderes Getreide ist so weit verbreitet. Fast viertausend Jahre, nachdem Josef, der Sohn Jakobs, die hungernden Ägypter mit dem aufbewahrten Weizen versorgte, liefert der Weizen noch immer mehr Nahrung für die Menschen als irgendein anderes Lebensmittel. In Europa, in beinahe ganz Amerika und in großen Teilen Afrikas, Asiens und Australiens baut die menschliche Ernährung auf Weizen.

EIGENSCHAFTEN UND ANWENDUNG: Ein Weizenkorn, bestehend aus Kleie, Kern und Keim, ist ein beinahe vollwertiges Nahrungsmittel, das alles enthält, was der Körper braucht, mit Ausnahme von:

- Provitamin A (Beta-Karotin)
- Vitamin C
- Vitamin B_{12}
- Aminosäure Lysin

Alle übrigen Nährstoffe sind im Weizenkorn zu finden, einschließlich der Ballaststoffe. Alle kommen im richtigen Verhältnis vor, nur Fett und Kalzium sind eher dürftig vertreten.

✓ ***Kohlenhydrate:*** Sie sind der Hauptnährstoff des Weizens und machen 76 % aus, das meiste davon ist ***Stärke.*** Nur wenige (etwa 1 bis 2 %) bestehen aus Zucker.

Je mehr Ballaststoffe diese Stärke begleiten, desto langsamer wird die ***Glukose*** freigegeben. Aus diesem Grund werden Vollkorngetreide und -mehl von Diabetikern besser vertragen als das weiße Mehl, das man von seinen Ballaststoffen gereinigt hat. Vollkornweizen verursacht keinen raschen Anstieg des Blutzuckerspiegels.

✓ ***Eiweiß:*** 90 % der Eiweiße des Weizens bestehen aus ***Glutenin*** und ***Gliadin,*** zwei Proteinen, die man isolieren und mit Wasser zu einer schwammartigen Masse, dem ***Gluten,*** verarbeiten kann. Kurz gesagt, das Gluten ist das Eiweiß des Weizenkornkerns, des weißen Mehls (ohne Keim und Kleie).

Es ist das Gluten, das mit der Kohlensäure das «Gehen» des Teiges ermöglicht. Es dehnt sich aufgrund seiner Elastizität aus und formt die charakteristischen Blasen.

Gluten weist allerdings auch zwei schwere Nachteile auf:

- Es kann bei Personen mit empfindlichem Darm eine Unverträglichkeit auslösen. Dadurch entsteht eine Krankheit, die **Zöliakie** oder einheimische Sprue genannt wird.
- Es ist **kein vollwertiges Eiweiß,** da – obwohl alle wichtigen Aminosäuren vorhanden sind – der Gehalt an ***Lysin*** ungenügend ist, um die Bedürfnisse des Körpers zu decken.

  Die Qualität des Weizeneiweißes steigt beträchtlich, wenn das Getreide zusammen mit Hülsenfrüchten oder Milchprodukten genossen wird, die viel Lysin enthalten.

Das im **Weizenkeim** enthaltene Eiweiß, das sich vom Gluteneiweiß unterscheidet, enthält erstaunlicherweise ebenfalls viel ***Lysin*** und kann den Mangel des Gluten teilweise ausgleichen. Dieser Ausgleich gelingt jedoch nicht vollständig, weil der Keim nur 2,5 % des Getreidekorns ausmacht und die Eiweißmenge zu gering ist, auch wenn sie hervorragende Qualität besitzt. Trotzdem liefert Vollkornweizen oder

Zubereitung und Anwendung

❶ **Das ganze Korn:** Nichts – außer der Verunreinigung durch Spritzmittel – hindert einen daran, das Korn direkt vom Stängel zu essen (wie die Jünger Jesu damals in Palästina[14]). Es muss gut gekaut werden, die Spelzen werden nicht geschluckt. Geröstete Körner sind leichter zu kauen und zu verdauen.

❷ **Vollkornflocken:** Ganze Körner werden gekocht und gewalzt. Diese Flocken bieten fast alle Vorteile des ganzen Korns, der Verlust durch die Hitzeeinwirkung ist gering. Man kann sie in Milch oder Gemüsebrühe einweichen bzw. kochen. Vollkornflocken sind Hauptbestandteil verschiedener Frühstücksmüsli.

❸ **Mehl:** Das Korn wird fein gemahlen. **Vollkornmehl** enthält alle Bestandteile des Korns, Weißmehl nur den Mehlkörper (siehe S. 295). Aus dem Mehl werden Brot und allerlei Backwaren hergestellt.

❹ **Keimlinge:** Weizensprossen sind weich und sehr gesund. Im Unterschied zum trockenen Korn enthalten sie auch Provitamin A und Vitamin C.

❺ **Bulgur-Weizen:** Hartweizenkörner werden mit Wasserdampf behandelt. Sie sind ziemlich vollwertig und benötigen eine geringere Kochzeit als normale Weizenkörner. Man kann sie anstelle von Reis verwenden.

-mehl mehr hochwertiges Eiweiß als das einfache, weiße Mehl.

✓ ***Fette:*** Im Weizen stecken 1,56 % Fett, über die Hälfte davon im Keim und in der Kleie. Es sind vor allem mehrfach ungesättigte Fettsäuren mit einem hohen Anteil an Linolensäure.

✓ ***Ballaststoffe:*** Vollkornweizen enthält ca. 12,5 % Ballaststoffe, die meisten davon sind unlöslich und vor allem in der Kleie zu finden. Sie sorgen für die abführende Wirkung des Weizens.

✓ ***Vitamine:*** Weizen ist ein guter Lieferant der Vitamine B_1, B_2, B_6, Niacin, Folsäure und Vitamin E. Der Keim und die Kleie enthalten mehr davon als der Mehlkörper. Vitamin C, B_{12} oder Provitamin A fehlen diesem Getreide.

✓ ***Mineralstoffe:*** Weizen liefert bedeutende Mengen an Phosphor, Magnesium, Eisen und Kalium, dazu Spurenelemente wie Zink, Kupfer und Mangan. Kalzium kommt nur in Spuren vor.

Vollkornweizen und -getreide sind auf der ganzen Welt Bestandteil der Ernährung. Sie können (außer bei Glutenallergie) täglich genossen werden. Ganz besonders wichtig ist der Verzehr von Vollkornweizen bei:

- **Erhöhtem Nährstoffbedarf:** Bei starkem Wachstum, für Sportler, in der Schwangerschaft und während der Stillzeit sowie nach Krankheiten ist Weizen eine hervorragende Energiequelle (331 kcal/100 g). Weil viel Vitamin B enthalten ist, wird die aus der Stärke freigegebene Glukose leicht verdaut.

- **Verdauungsbeschwerden:** Weizen ist leicht verdaulich und ermöglicht es dem Körper, wichtige Nährstoffe bei Schonung des Verdauungsapparates bereitzustellen.

Die abführende und darmregulierende Wirkung des Weizens muss hervorgehoben werden. Wer unter Verstopfung leidet, sollte täglich Vollkornweizen zu sich nehmen. So können Darmdivertikulose, Hämorrhoiden und Darmkrebs vermieden werden, dazu auch Ekzeme und Kopfschmerzen, die von der Selbstvergiftung durch chronische Verstopfung herrühren.

- **Chronischen Erkrankungen:** Der regelmäßige Verzehr von Vollkornweizen oder -mehl kann vielen Zivilisationskrankheiten vorbeugen, die meist durch den Genuss von künstlich verfeinerten Lebensmitteln entstehen: Arteriosklerose, Diabetes, Rheumatismus und sogar Krebs.[15]

Warum verdrängt das weiße Mehl das Vollkornmehl?

Warum wird Weißmehl so häufig verwendet, wenn doch allgemein bekannt ist, dass Vollkornmehl viel nährstoffreicher und gesünder ist?

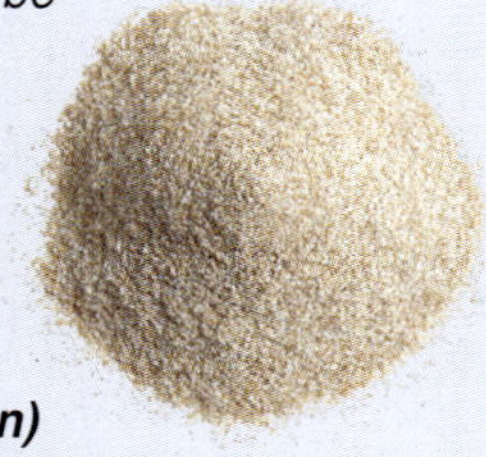

- ***Nachfrage durch den Konsumenten:*** *Weißmehl hat schon immer höheres Ansehen genossen als das dunkle Vollkornmehl.*
- ***Bessere Lagerfähigkeit und Haltbarkeit:*** *Vollkornmehl wird bereits nach wenigen Wochen ranzig und ungenießbar.*
- *Das* ***Vorkommen von die Ernährung behindernden (antinutritiven) Substanzen*** *in der Kleie wie z. B. der Phytate, die theoretisch die Aufnahme von Eisen und Zink im Darm beeinträchtigen. Aus diesem Grund schätzen manche Fachleute die Wertigkeit der Vollkornprodukte als Nahrungsmittel geringer ein. Es gibt aber keine stichhaltige Begründung dafür.*

Aufbau eines Weizenkorns

Drei unterschiedliche Bestandteile mit Nährstoffen, die sich ergänzen.

Wie das «ganze Ei» bildet das Weizenkorn mit seinen drei Bestandteilen (Kleie, Mehlkörper und Keim) eine ausgewogene Einheit verschiedenster Nährstoffe.

Aus diesem Grund zitierte jemand, den Weizen betreffend: «Was Gott zusammengefügt hat, soll der Mensch nicht scheiden.»

Die Kleie (Pericarp)

(siehe S. 297)

14,5 % des Korns

Die Kleie ist die äußere Hülle, die das Korn bedeckt, nachdem man die Spreu oder Schale entfernt hat. Sie wird von sechs Schichten Zellulosefasern gebildet.

Aleuronschicht [4]
Ihre Zellen enthalten sehr viel Eiweiß, Fett, Vitamine und Mineralstoffe. Die dicken Zellulosewände schließen diese Nährstoffe jedoch fest ein. Sie können nur durch mechanisches Aufbrechen (Mahlen, Kauen) geöffnet werden.

Hyalinmembran [5]
Zusammen mit der Aleuronschicht macht sie 62 % des Gewichts der Kleie aus.

Röhrenförmige Schicht
Querschicht
Längsschicht
Diese drei Schichten sind sehr dünn und bilden 11 % des Gewichts der Kleie. Sie bestehen vor allem aus Zellulose.

Oberhaut
Sie macht 27 % des Gewichts der Kleie aus. Der Gehalt an Lignin und Zellulose verleiht ihr die typisch holzige Konsistenz.

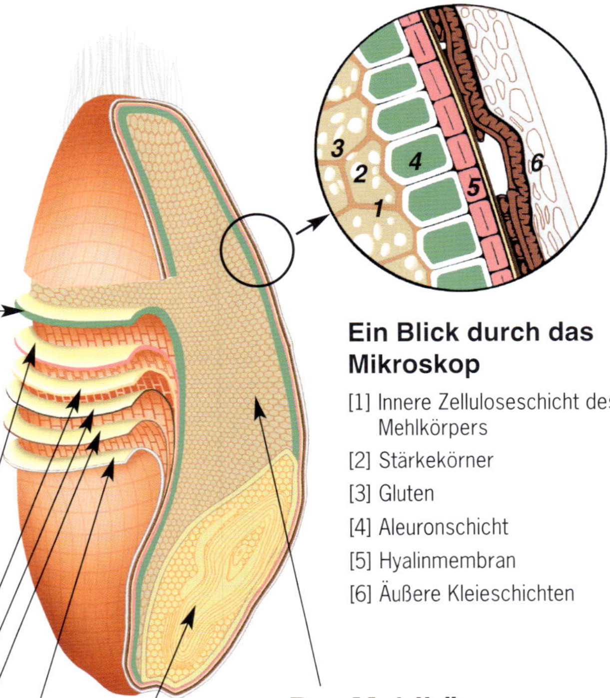

Ein Blick durch das Mikroskop

[1] Innere Zelluloseschicht des Mehlkörpers
[2] Stärkekörner
[3] Gluten
[4] Aleuronschicht
[5] Hyalinmembran
[6] Äußere Kleieschichten

Der Keim

(siehe S. 296)

2,5 % des Korns

Aus diesem Teil wird die neue Weizenpflanze hervorbrechen.

Der Keim enthält drei Viertel des Vitamin B und E-Gehalts des Weizens.

Der Mehlkörper oder das Endosperm

83 % des Korns

Das weiße Mehl aus dem Mehlkörper enthält beträchtliche Mengen an Eiweiß (Gluten), auch wenn dieses nicht vollwertig ist. Seine Wertigkeit steigt, wenn Weizen mit lysinreichen Nahrungsmitteln kombiniert wird. Das sind zum Beispiel:

- Weizenkeime, ganz natürlich in Vollkornprodukten
- Milch und Milchprodukte
- Hülsenfrüchte

Der Weizenkeim

Eine Schatzkammer voller Vitamine und Heilkräfte

Der Keim ist der Teil des Weizenkorns mit dem höchsten Nähr- und Wirkstoffgehalt. Das gilt vor allem für:

- Das ***Eiweiß*** (23,2 %). Es ist vollwertiger als das Gluten des Mehlkörpers, weil es genügend Lysin enthält.
- ***Essentielle Fettsäuren*** (9,72 %), wie Linol- und Alpha-Linolensäure (Omega-3).
- ***Vitamine*** B_1, B_2, B_6, Niacin und Folsäure.
- ***Vitamin E***, ein starkes Antioxidans.
- ***Mineralstoffe,*** vor allem Phosphor, Magnesium, Eisen und Spurenelemente.
- ***Enzyme*** wie die Superoxiddismutase, die wie ein Antioxidans wirkt.
- ***Oktakosanol.*** Es findet sich im Weizenkeim, in dessen Öl und in anderen Keimölen. Seine chemische Formel ist $C_{28}H_{58}O$. Es wirkt auf natürliche Weise gegen Müdigkeit und erhöht die Leistungsfähigkeit von Sportlern.[16]

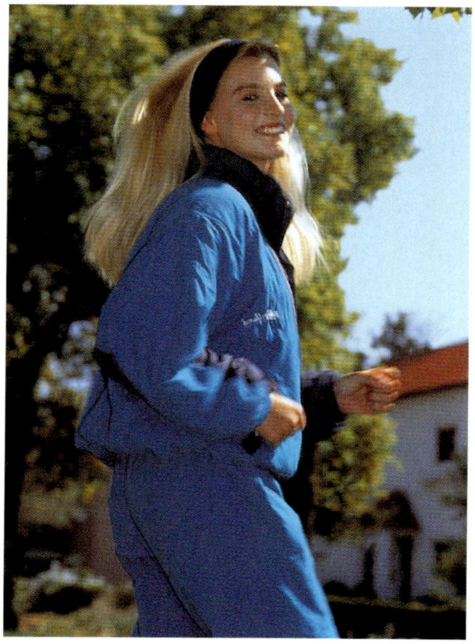

Weizenkeime und Weizenkeimöl verbessern den körperlichen Zustand insgesamt und wirken Müdigkeit entgegen.

100 g Weizenkeime (etwa 8 Esslöffel) decken den Tagesbedarf an Vitamin B_1, Folsäure, Vitamin E, Phosphor und Mangan. Die übliche Dosis liegt bei zwei bis vier Esslöffeln zum Frühstück.

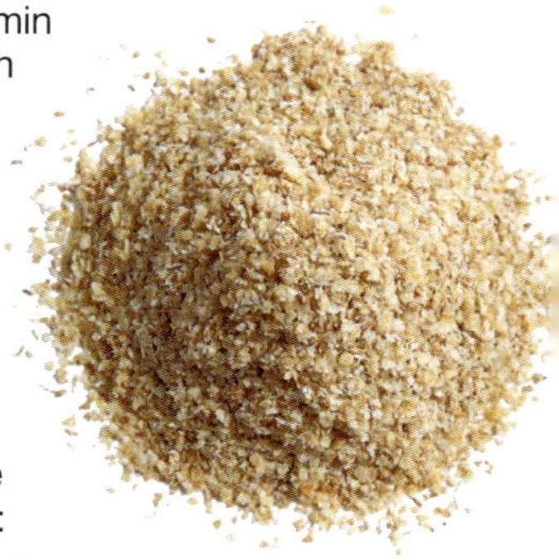

Der Verzehr wird besonders empfohlen, wenn folgende Probleme vorliegen:

- **Störungen des Nervensystems,** die eine zusätzliche Vitamin-B-Dosis erfordern: Ermüdungszustände (Asthenie), Depressionen, Stress, Nervosität etc.
- Männliche oder weibliche **Unfruchtbarkeit** aufgrund der Keimzellen, da Vitamin E die Bildung von Spermien und Eizellen fördert.
- **Erhöhte Blutfettwerte (Hyperlipidämie),** insbesondere des Typs IIa und IIb.
- **Krebs und Erkrankungen der Herzkranzgefäße** (Herzinfarkt, Angina pectoris): Die in den Ölen enthaltenen Antioxidantien wirken degenerativen Zellveränderungen, dem Alterungsprozess und der Arteriosklerose entgegen.
- **Diabetes:** Der blutzuckersenkende Effekt wird den Vitaminen B_1 und E zugeschrieben, die in Weizenkeimen reichlich vorhanden sind.
- **Erhöhter Nährstoffbedarf:** Für Athleten, Studenten im Prüfungsstress, schwangere oder stillende Frauen ...

Die Weizenkleie

wirkt im Darm wie ein Schwamm oder Besen

Zusammensetzung

Die Weizenkleie enthält reichlich Eiweiß, Fett, Vitamine und Mineralstoffe, obwohl sie vom Menschen wegen der umgebenden Zelluloseschichten nur schlecht verwertet werden kann. Der besondere Wert der Weizenkleie liegt aber nicht in den Nährstoffen, sondern im Gehalt an ***Ballaststoffen*** (42,8 %).

Diese bestehen aus Zellulose, Hemizellulose und Lignin (verleiht die harte, holzige Konsistenz).

Physiologische Wirkung

Weizenkleie wirkt im Darm vor allem auf drei Arten:

- **Sie quillt im Darm auf**, bindet Wasser und vergrößert so Umfang und Gewicht des Stuhls. Pro Gramm Weizenkleie erhöht sich das Gewicht um 2 – 3 Gramm.
- **Sie beschleunigt die Darmpassage** des Stuhls.
- **Reizstoffe,** giftige Substanzen, Cholesterin, Gallensalze und Krebserreger **werden** aus dem Darm aufgenommen und mit dem Stuhl **ausgeschieden.**

Vorteile der Weizenkleie

- Sie **gleicht den Mangel an Ballaststoffen aus,** der durch eine falsche Ernährung entsteht. Es ist jedoch vorteilhafter, Vollkornprodukte zu essen, statt Weißmehlprodukte mit Kleie leichter verdaulich zu machen.
- Sie **verhindert Verstopfung:**[18] Man muss mindestens eine Woche lang täglich 20 - 30 g Kleie zu sich nehmen.
- Sie **senkt den Cholesterinspiegel,** aber Haferkleie ist in dieser Hinsicht effektiver.
- Sie **verringert das Risiko** von Darmkrebs, Divertikulitis, Erkrankungen der Herzkranzgefäße und Brustkrebs.[19]

Nachteile der Weizenkleie

- **Reizung des Darms:** Weizenkleie kann die Darmschleimhäute wegen des Gehalts an Lignin reizen. Bei Dickdarmentzündung (Kolitis) und Reizdarm sollte man sie nicht verwenden[19] (siehe die Seiten 199 und 200).
- **Der Phytatgehalt:** Phytate bilden mit Eisen, Zink und Kalzium unlösliche Verbindungen und verhindern so ihre Aufnahme im Darm.
  - Wenn Vollkorngetreide gekocht, gekeimt oder fermentiert verzehrt werden (Brot, Gebäck), haben die Phytate keine negative Wirkung auf die Aufnahme von Eisen, Zink und Kalzium.[20]
- **Verunreinigungen:** Weizenkleie ist die äußerste Schicht und kann verunreinigt werden durch
  - Pestizide oder
  - Schwermetalle.

Die richtige Anwendung

- Es ist besser, die Kleie natürlich zuzuführen, nämlich mit dem ganzen Korn, z. B. als Vollkornweizen oder als dessen Produkte.
- Wenn Weizenkleie extra zugeführt wird, dürfen nicht mehr als 30 g pro Tag gegessen werden. Die Kleie sollte möglichst aus biologischem Anbau stammen.

Es ist besser, Vollkorngetreide und Vollkornbrot zu essen als Kleie allein zu konsumieren. Insgesamt sollte eine Menge von 30 g (zwei Esslöffel) pro Tag nicht überschritten werden.

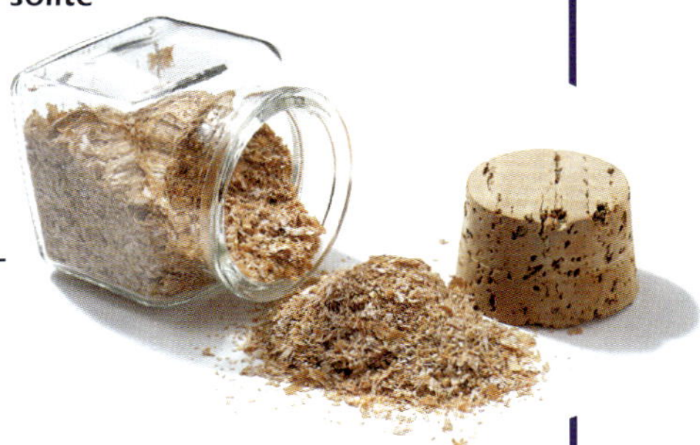

15

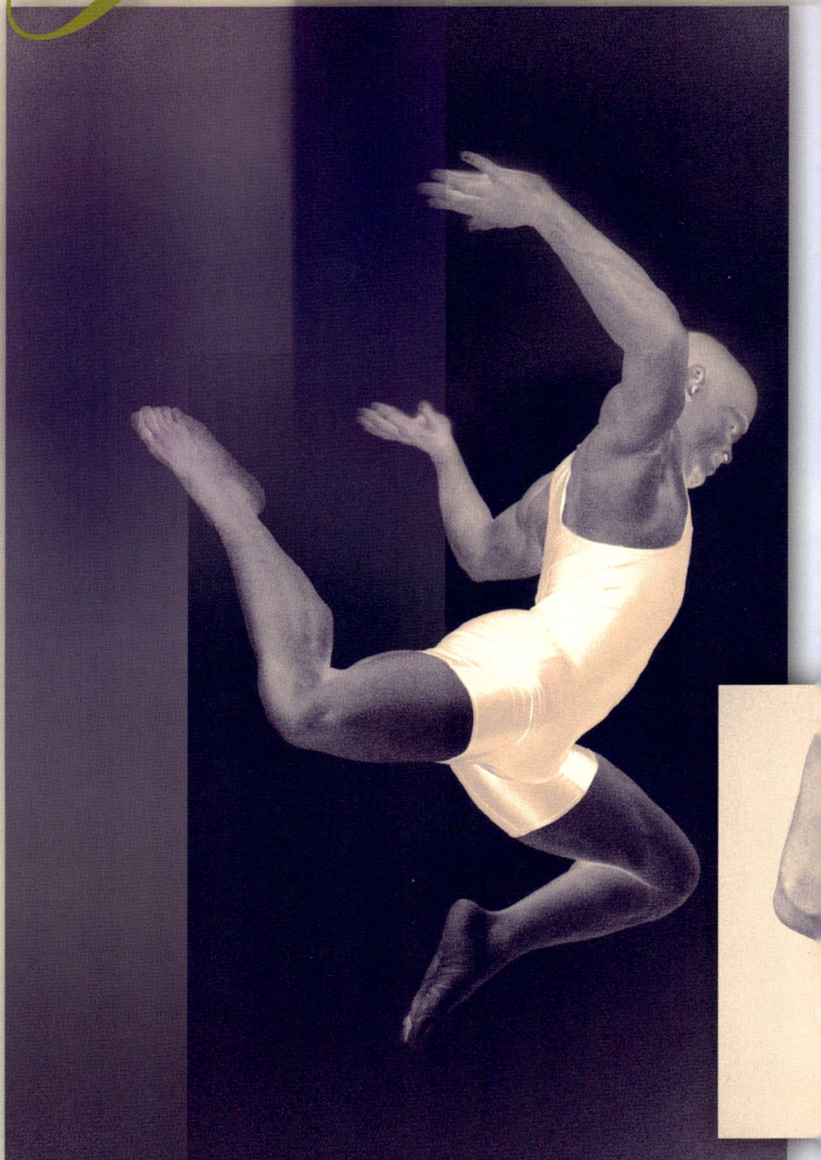

Nahrungsmittel für den Bewegungsapparat

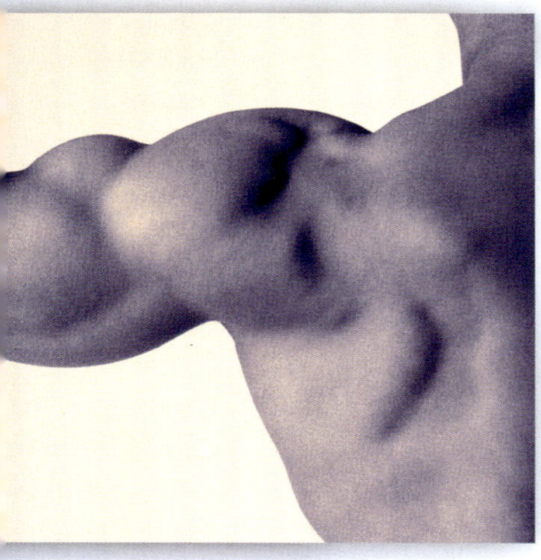

Die Ernährung spielt eine bedeutende Rolle, wenn es um die Gesundheit des Bewegungsapparates geht. Dieser umfasst die Knochen und die sie umgebenden Strukturen, welche die Beweglichkeit unseres Körpers ermöglichen: Muskeln, Gelenke, Sehnen sowie Muskel- und Sehnenhaut.

Bestimmte Nahrungsmittel können zur Gesundheit des Bewegungsapparates beitragen, indem sie:

- die notwendigen Kohlenhydrate, Vitamine und Mineralstoffe liefern, die für den Aufbau und die Arbeit der Muskeln benötigt werden,
- verhindern, dass Harnsäure in den Gelenken abgelagert wird und dort das Gewebe entzündet (siehe S. 275),
- Gelenkentzündungen lindern (siehe S. 302),
- Osteoporose verhindern, indem sie das für den Knochenaufbau benötigte Kalzium, Phosphor und Magnesium liefern (siehe S. 300).

OSTEOPOROSE

Beschreibung

Osteoporose ist gekennzeichnet durch eine Verringerung der Knochenmasse und -dichte, deren Auswirkungen bis zu Knochenbrüchen und -verformungen reichen. Die Knochenmasse verringert sich normalerweise ab dem Alter von 40 bis 50 Jahren. Als Osteoporose bezeichnet man ein krankhaftes Stadium dieses Abbaus.

Vorbeugung

Der Verlust von Knochenmasse wird von einigen Faktoren beeinflusst, mit denen man das Risiko verringern kann:

- **Die Aufnahme von genügend Kalzium** während der Wachstumsphasen in Kindheit und Jugendzeit: Wer zu dieser Zeit zu wenig Kalzium zu sich nimmt, trägt ein höheres Risiko, als Erwachsener unter Osteoporose zu leiden. Auch später muss genügend Kalzium zugeführt werden, da die Knochen während des gesamten Lebens auf- und abgebaut werden. Ein Erwachsener benötigt täglich 1.000 mg Kalzium, um Mineralstoffverluste auszugleichen und neues Knochengewebe aufzubauen.
- **Verringerung der Ausscheidung von Kalzium:** Ein Überschuss an Eiweiß, Salz und Koffein steigert die Ausscheidung von Kalzium über den Urin. Darüber hinaus fördert eine fleischreiche Ernährung die Säuerung des Blutes. Der Organismus versucht, dies auszugleichen, indem er alkalisierende Mineralstoffe aus den Knochen freisetzt. Auf diese Weise wird den Knochen Kalzium entzogen und Osteoporose begünstigt. Obst und Gemüse sind meist Basenbilder, daher verhindern sie den Abbau dieses Mineralstoffes aus den Knochen, obwohl sie selbst nur wenig Kalzium enthalten.

  Die Abnahme des Hormonspiegels in den **Wechseljahren** fördert ebenfalls den Kalziumverlust, unter dem einige Frauen stärker leiden als andere. Soja und die daraus hergestellten Produkte enthalten Phytoöstrogene (pflanzliche Hormone), welche teilweise eine zu geringe Hormonproduktion der Eierstöcke ausgleichen können und so der Osteoporose vorbeugen.
- **Ausreichende Sonneneinwirkung:** Das Sonnenlicht ist notwendig, damit die Haut Vitamin D bilden kann. Dieses Vitamin ermöglicht die Aufnahme von Kalzium aus dem Darm in das Blut. Hellhäutige Menschen benötigen 5 bis 10 Minuten Sonnenbestrahlung, um genügend Vitamin D zu bilden, dunkelhäutige wesentlich mehr.
- **Genügend körperliche Betätigung:** Eine bewegungsarme Lebensweise begünstigt den Abbau der Knochen. Wer sich viel bewegt und Sport treibt, kann dem Verlust von Knochenmasse entgegenwirken und so der Osteoporose vorbeugen.

Eine entsprechende Ernährung ist der wichtigste Faktor in der Osteoporose-Vorbeugung, nicht nur im reifen Alter, sondern vor allem in der Kindheit und Jugend. Je mehr Kalzium das Skelett während der Wachstumsphase aufnimmt, desto größer sind die Reserven für spätere Zeiten und desto später tritt Osteoporose ein.

vermehrt konsumieren	reduzieren oder meiden
Kalzium	Fleisch
Soja	Fisch
Mandel	reifen Käse
Tofu	Salz
Kohl	Fett insgesamt
Keimlinge	raffinierten Zucker
Melasse	Schokolade
Kokosnuss	anregende Getränke
Luzerne	Alkohol
Orange	zuckerhaltige Getränke
Gemüse	Phosphor
Herbstrübe	Weizenkleie
Vitamin D	
Vitaminzusätze	

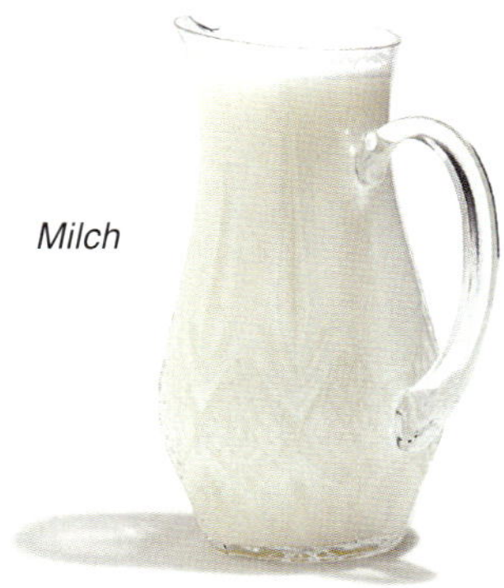

Milch

Milch enthält reichlich Kalzium (etwa 120 mg/100 g) und die Bioverfügbarkeit ist hoch. Milchkonsum in jungen Jahren kann Osteoporose im Alter vorbeugen.[1] Andererseits konnte belegt werden, dass Milch und Milchprodukte – von Erwachsenen konsumiert – nicht weiter zur Verhütung von Osteoporose beitragen. Offenbar benötigen Erwachsene keine Milch mehr. Milchprodukte allein reichen somit nicht aus, um die Knochen gesund zu erhalten.

ARTHROSE

Beschreibung

Als Arthrose bezeichnet man den fortschreitenden, schmerzhaften Verfall der Knorpel, welche die Gelenkoberfläche bilden. Sie wird auch degenerative Arthritis oder Osteoarthritis genannt. Die Überlastung der Gelenke durch Übergewicht oder zu starke körperliche Beanspruchung sind häufige Ursachen für diese Krankheit, die vor allem die Hüfte und die Knie befällt.

Ernährung

Die oberste Zielsetzung bei der diätetischen Behandlung ist der Abbau von Übergewicht. Die Zufuhr knochenbildender Mineralstoffe und von Schwefel, die für die Gesundheit der Knorpel notwendig sind, trägt ebenfalls dazu bei, die Entwicklung von Arthrose zu verhindern oder zu verlangsamen.

vermehrt konsumieren

Kalzium
Hülsenfrüchte
Vollkorngetreide
Melasse
Luzerne
Kokosnuss

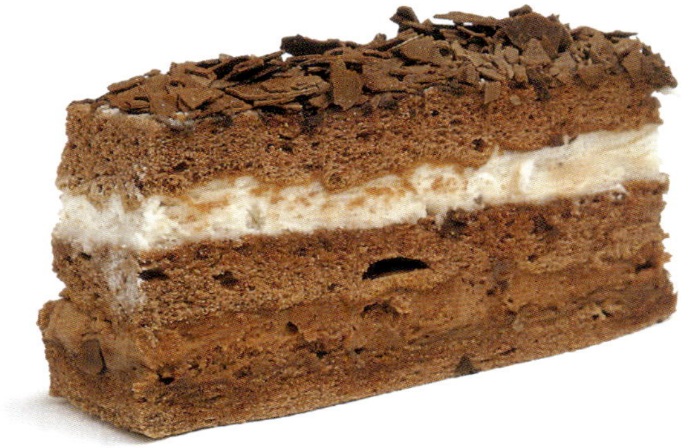

Übergewicht vermeiden – das ist die erste Regel bei Arthrose.

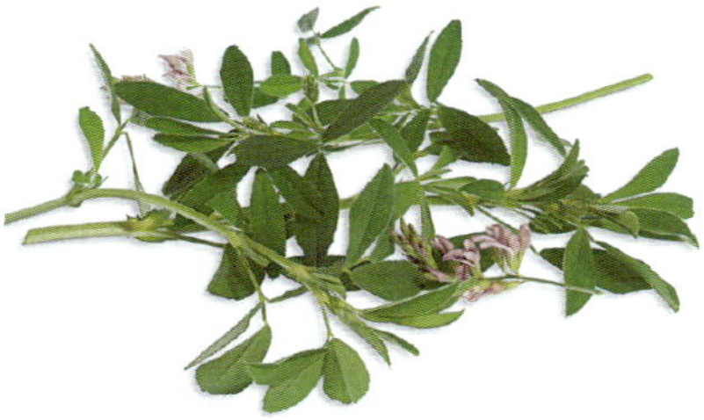

Luzerne

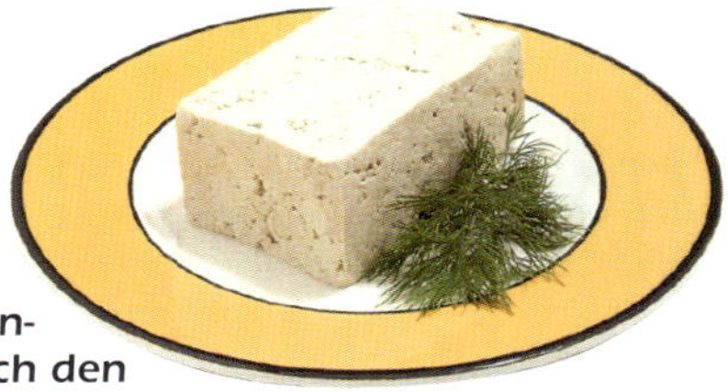

Soja kann dem Abbau von Knochenmasse entgegenwirken, der nach den Wechseljahren auftritt.
Er wird durch die verminderte Hormonproduktion der Eierstöcke verursacht. Soja und Sojaprodukte, vor allem Tofu, liefern pflanzliche Hormone (Phytoöstrogene wie Isoflavone), welche die natürlichen Hormone ersetzen und die Mineralisation des Skelettes fördern.[2] Zusätzlich enthält Soja auch Kalzium.

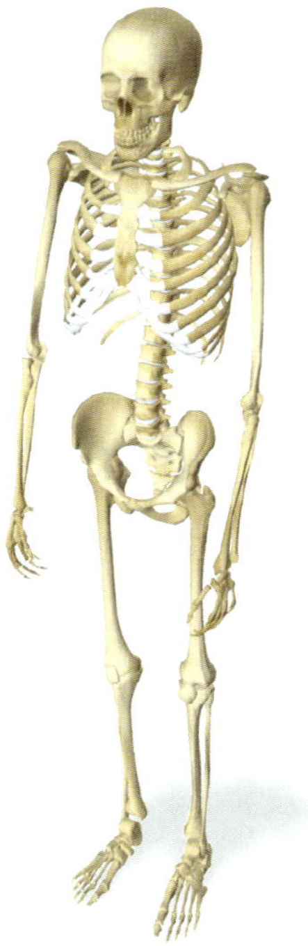

Zahlreiche Studien haben ergeben, dass Frauen, die viel Fleisch essen, ein größeres Risiko eingehen, sich die Hüfte[3] oder den Unterarm[4] zu brechen.
Es ist interessant, dass gerade dort, wo viel Fleisch verzehrt wird, die Anzahl der Knochenbrüche aufgrund von Osteoporose am höchsten ist.
Eine ovo-lakto-vegetabile Kost ist die beste Vorsorge gegenüber Osteoporose.

RHEUMATISCHE ARTHRITIS

Beschreibung

Es handelt sich um eine Entzündung der Gelenke mit unbekannter Ursache, die vor allem Frauen im mittleren Alter betrifft. Sie befällt vor allem die kleinen Gelenke an Händen und Füßen und verursacht Schmerzen, Einschränkungen der Beweglichkeit und Gelenkverformungen.

Ernährung

Häufig wird die rheumatische Arthritis von Blutarmut, Magengeschwüren, Eiweißmangel und leichter Unterernährung begleitet. Aus diesem Grund und weil einige Nahrungsmittel die Symptome weiter verschlimmern, ist die richtige Ernährung wichtig. **Die drei wichtigsten Kostformen** sind:

- **Gemische Kost** auf Grundlage von Fleisch und tierischen Produkten: Sie führt zu einer Verschlechterung des Krankheitsbildes und zur Verschlimmerung der Gelenksentzündungen.
- **Ovo-lakto-vegetabile Kost:** Mit dieser Diät erzielt man Verbesserungen, falls sie eine gemischte Kost ersetzt. Joghurt wird von allen Milchprodukten am besten vertragen.
- **Rein pflanzliche Kost:** Sie liefert die besten Ergebnisse, vor allem, wenn viel rohes Obst und Gemüse verzehrt wird.

Bei rheumatischer Arthritis bilden sich verstärkt Antikörper gegenüber zwei Arten von Darmbakterien: *Escherichia coli* und *Proteus mirabilis.* Beide Arten gedeihen unter gemischter Kost, können aber durch vegetarische Diät oder probiotisches Joghurt eingedämmt werden.[5, 6] Das erklärt, warum eine rein pflanzliche Kost den Verlauf dieser Krankheit so positiv beeinflusst.

vermehrt konsumieren	reduzieren oder meiden
Obst	Fleisch
Hülsenfrüchte	Schweinefleisch
Soja	Alkohol
Gemüse	Milch
Nüsse	Eier
Vollkorngetreide	Zusatzstoffe
Öle	
Fischöl	
Sauerkraut	
Walnuss	
Weizenkeime	
Joghurt	

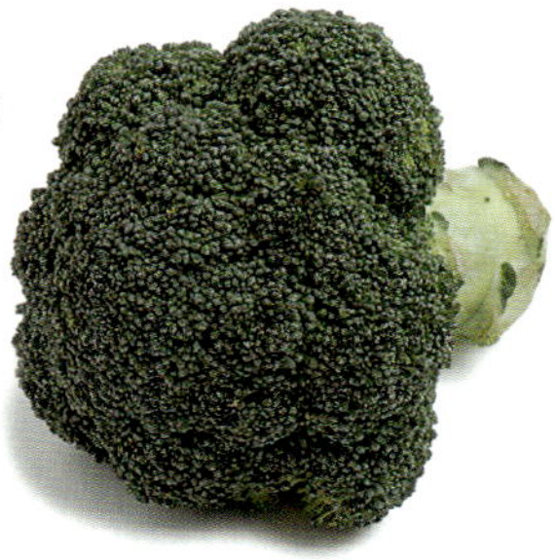

Broccoli

Eine Kost, die viel rohes Obst und Gemüse enthält, führt zu einer wesentlichen Verbesserung des Krankheitsbildes, indem sie die Entzündungen verringert, die Schmerzen lindert und die Verformung der Gelenke verhindert.

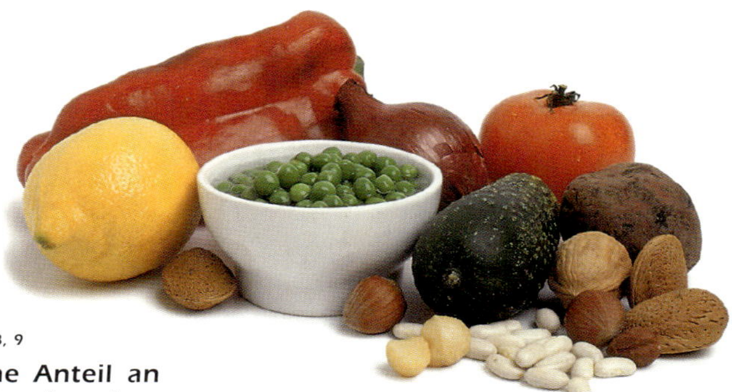

In verschiedenen Versuchen ließ sich durch eine vegetarische Kost ein Abklingen der Entzündungen im Fall von rheumatischer Arthritis beobachten.[7, 8, 9] Einer der Gründe dafür ist der hohe Anteil an Arachidonsäure, die im Fleisch enthalten ist, einer Fettsäure, aus denen der Körper Eicosanoide produziert. Diese können Entzündungserscheinungen auslösen.[10]

RACHITIS UND KNOCHENERWEICHUNG

Beschreibung

Beide Krankheiten äußern sich durch eine Erweichung und Verformung der Knochen, verursacht durch einen Mangel an Mineralstoffen, vor allem Kalzium. Diese verleihen den Knochen ihre charakteristische Härte.

Rachitis tritt in der Kindheit auf, Knochenerweichung erst im Erwachsenenalter.

Bei Osteoporose kommt es zu einem Verlust der Knochenmasse, die Gebeine werden porös und weniger dicht, was zu Knochenbrüchen führt. Bei Rachitis und Knochenerweichung bleibt genügend Knochenmasse erhalten, doch fehlen die härtenden Mineralstoffe.

Ursache

Die häufigste Ursache für beide Krankheiten ist ein Vitamin-D-Mangel durch unzureichende Vitaminaufnahme oder zu geringe Sonneneinstrahlung.

Ernährung

In beiden Fällen müssen dem Körper zusätzlich zu Vitamin D und Kalzium andere Mineralstoffe (Phosphor und Magnesium) sowie Spurenelemente (wie Bor und Fluor) zugeführt werden, um die Knochen zu remineralisieren und ihnen so wieder die normale Härte zu verleihen.

vermehrt konsumieren

Vitamin D
Kalzium
Kohl
Orange
Luzerne
Melasse
Mandel
Kokosnuss

reduzieren oder meiden

Weizenkleie
Spinat

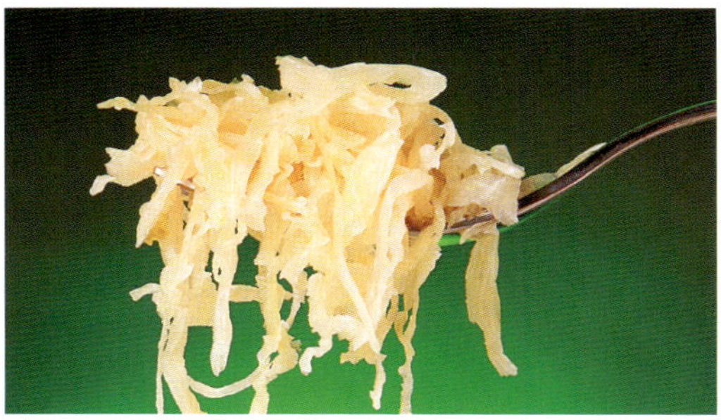

Sämtliche Kohlsorten, einschließlich Blumenkohl und Brokkoli, enthalten ebenso wie Sauerkraut leicht aufzunehmendes Kalzium.

KARPALTUNNEL-SYNDROM

Ursache

Dieses Syndrom entsteht durch einen Druck auf den *Nervus medianus* bei seinem Eintritt in den Karpaltunnel im Handgelenk. Ursache ist die Verengung von Geweben und Bändern, die den Nerv bei seinem Eintritt umgeben.

Symptome

Die Erkrankung äußert sich durch Kribbeln und Stiche (Parästhenie) sowie eine leichte Form der Lähmung (Parese) in Daumen und Zeigefinger der betroffenen Hand.

Behandlung

Obwohl in vielen Fällen eine **Operation** notwendig ist, um den Nerv zu befreien, können auch bestimmte Lebensmittel Erleichterung schaffen.

vermehrt konsumieren

Vitamin B_6
Weizenkeime

reduzieren oder meiden

Alkohol
anregende Getränke (Kaffee, Tee, Mate, Cola ...)

MUSKELKRÄMPFE

Beschreibung

Diese unfreiwilligen, schmerzhaften Kontraktionen der Muskeln treten meist während der Nacht an den Beinmuskeln auf.

Ursachen

Einige Faktoren begünstigen Krämpfe: Wasserentzug, Mineralverlust aufgrund von Durchfall, Erbrechen, Polyurie (übermäßige Urinausscheidung) oder Schweißausbrüchen; intensive körperliche Betätigung sowie Störungen des venösen Blutkreislaufs der Beine in Verbindung mit Krampfadern.

vermehrt konsumieren

Wasser
Magnesium
Kalium
Vitamin B
Gemüsebrühe
Obst
isotonische Getränke

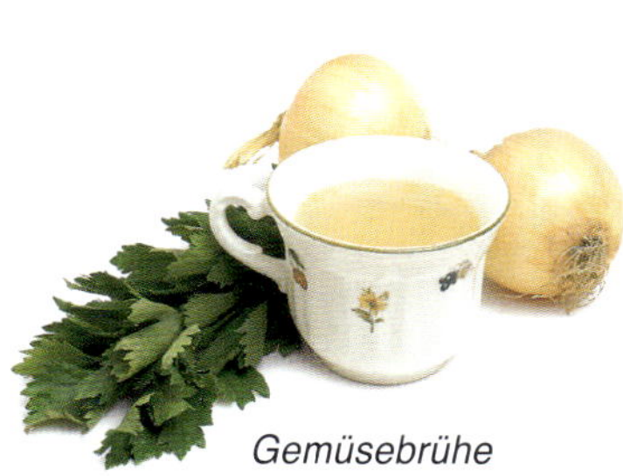

Gemüsebrühe

Eine Tasse Gemüsebrühe am Abend beugt Muskelkrämpfen vor. Sie enthält vor allem Zwiebeln und Sellerie.

Der Porree

scheidet Harnsäure aus

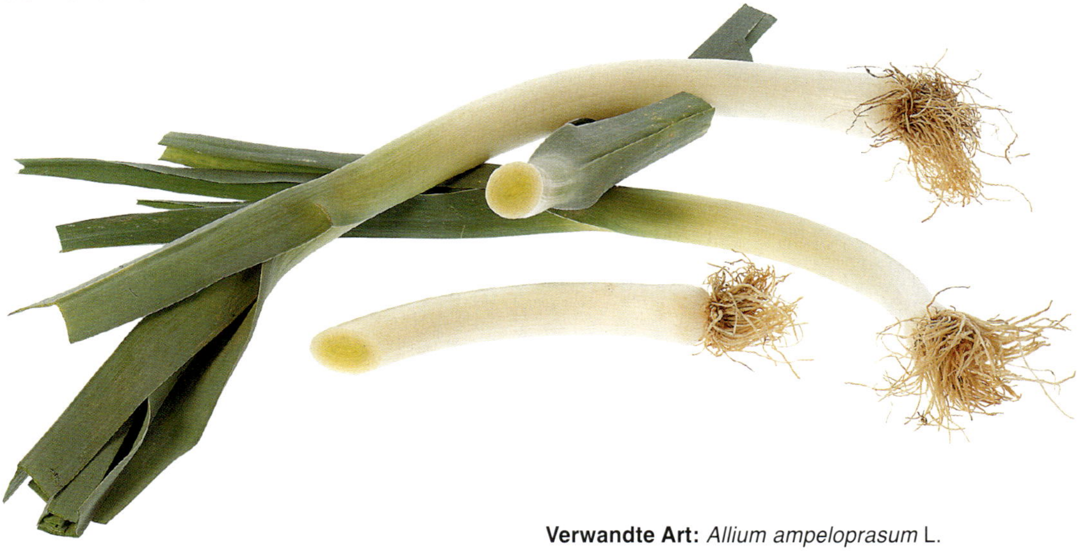

Verwandte Art: *Allium ampeloprasum* L.

Deutsche Synonyme: *Lauch, Breitlauch.*

Englisch: *leek;* ***Französisch:*** *poireau;*
Spanisch: *puerro, ajo puerro.*

Beschreibung: *Stängel des Porree (Allium porrum L.), einer krautartigen Pflanze aus der Familie der Liliengewächse (Liliaceae).*

PORREE
Inhaltsstoffe
je 100 g rohen, verzehrbaren Anteil

Energie	**61,0 kcal = 255 kj**
Eiweiß	**1,50 g**
Kohlenhydrate	**12,4 g**
Ballaststoffe	**1,80 g**
Vitamin A	**10,0 µg RÄ**
Vitamin B_1	**0,060 mg**
Vitamin B_2	**0,030 mg**
Niacin	**0,600 mg NÄ**
Vitamin B_6	**0,233 mg**
Folsäure	**64,1 µg**
Vitamin B_{12}	**—**
Vitamin C	**12,0 mg**
Vitamin E	**0,920 mg α-TÄ**
Kalzium	**59,0 mg**
Phosphor	**35,0 mg**
Magnesium	**28,0 mg**
Eisen	**2,10 mg**
Kalium	**180 mg**
Zink	**0,120 mg**
Gesamtfett	***0,300 g***
Gesättigtes Fett	***0,040 g***
Cholesterin	***—***
Natrium	***20,0 mg***

1% 2% 4% 10% 20% 40% 100%

% des täglichen Bedarfs,
den 100 g dieses Nahrungsmittels decken

Im Gegensatz zur Zwiebel ist beim Porree kaum eine Knolle ausgebildet, dafür ist sein Stängel weitaus kräftiger als der seiner Verwandten. Porree, Zwiebel und Knoblauch gehören zur selben botanischen Familie und teilen viele Eigenschaften.

EIGENSCHAFTEN UND ANWENDUNG: Die Inhaltsstoffe des Porree ähneln denen der Zwiebel (siehe S. 142), enthalten aber mehr ***Kohlenhydrate*** (12,3 %), mehr ***Folsäure*** (64,1 µg/100 g) und mehr ***Mineralstoffe,*** besonders ***Kalzium*** (59 mg/100 g), ***Magnesium*** (28 mg/100 g) und ***Eisen*** (2,1 mg/ 100 g). Schon ein halbes Kilo Lauch liefert die 10 mg Eisen, die ein erwachsener Mensch täglich benötigt, und ein Drittel des Tagesbedarfs an Kalzium. Der Vitamingehalt ist eher niedrig.

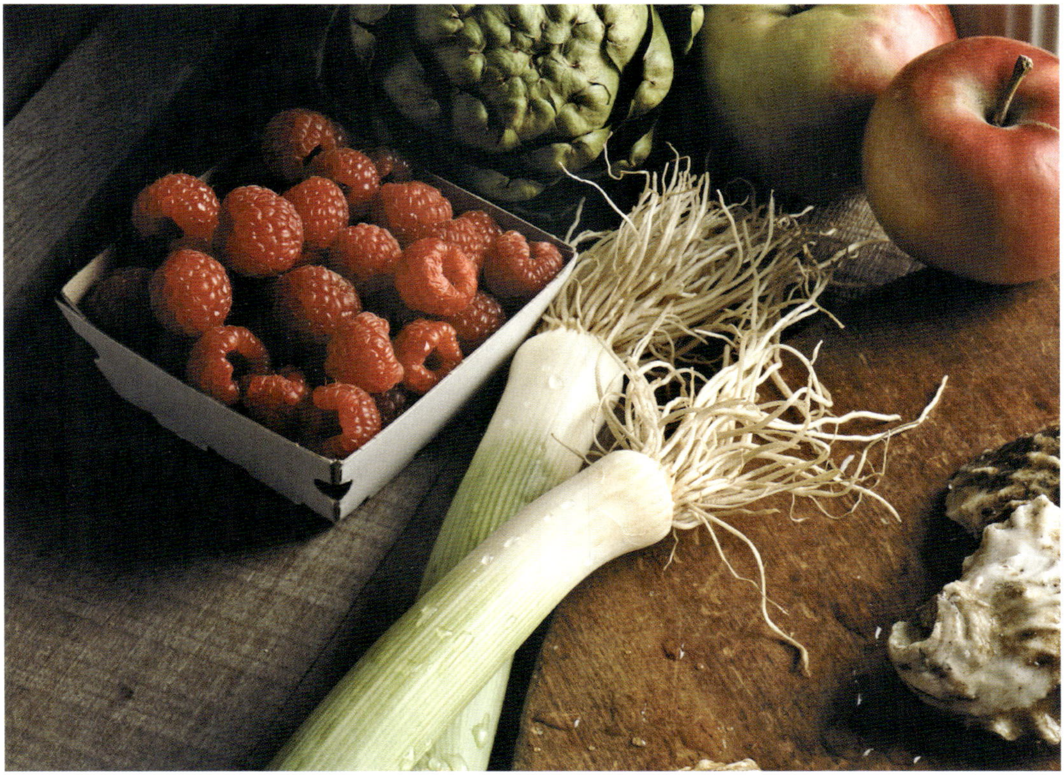

Porree, Erdbeeren, Himbeeren und Äpfel helfen dem Körper, überschüssige Harnsäure aus dem Blut auszuscheiden und so Gichtanfälle zu vermeiden.

Porree enthält ein ähnliches ätherisches Öl wie die Zwiebel, aber in geringerer Konzentration. So nutzt man seine Heilwirkungen:

Zubereitung und Anwendung

❶ **Roh:** Junge, zarte Stängel können wie Zwiebeln roh in Salaten verwendet werden.

❷ **Geschmort** oder gedämpft: Mit Öl und Zitrone oder Mayonnaise verfeinert ist Porree ein Genuss.

❸ **Gegart:** Als Bestandteil vieler Gerichte, besonders schmackhaft mit Kartoffeln und Eiern.

• **Gicht und Nierenleiden:** Der Körper produziert täglich Harnsäure, wenn er Purinstoffe verdaut, und scheidet diese durch den Urin aus. Bei Überschüssen lagert sich die Harnsäure in den Gelenken ab und verursacht dort schmerzhafte Entzündungen (Arthritis). Porree wirkt alkalisierend und harntreibend und erhöht die Ausscheidung von Harnsäure mit dem Urin. Das hilft allen, die unter Gicht, Arthritis und Nierenerkrankungen leiden.

• **Bronchitis und Nasennebenhöhlenentzündung (Sinusitis):** Porree wirkt schleimlösend und antiseptisch, und zwar wegen des in ihm enthaltenen ätherischen Öls.

• **Verstopfung:** Die Ballaststoffe des Porree zeigen hier positive Wirkung. Er kann allerdings auch Blähungen verursachen.

Die Herbstrübe

enthält in ihren Blättern viel Kalzium

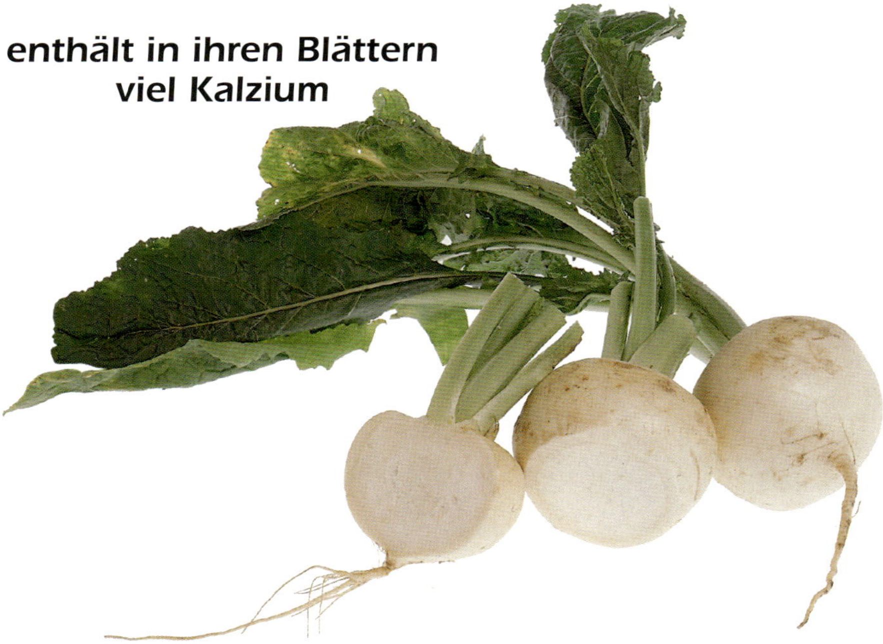

HERBSTRÜBE
Inhaltsstoffe
je 100 g rohen, verzehrbaren Anteil

Energie	27,0 kcal = 114 kj
Eiweiß	0,900 g
Kohlenhydrate	4,43 g
Ballaststoffe	1,80 g
Vitamin A	—
Vitamin B_1	0,040 mg
Vitamin B_2	0,030 mg
Niacin	0,550 mg NÄ
Vitamin B_6	0,090 mg
Folsäure	14,5 µg
Vitamin B_{12}	—
Vitamin C	21,0 mg
Vitamin E	0,030 mg α-TÄ
Kalzium	30,0 mg
Phosphor	27,0 mg
Magnesium	11,0 mg
Eisen	0,300 mg
Kalium	191 mg
Zink	0,270 mg
Gesamtfett	*0,100 g*
Gesättigtes Fett	*0,011 g*
Cholesterin	—
Natrium	*67,0 mg*

1% 2% 4% 10% 20% 40% 100%

% des täglichen Bedarfs,
den 100 g dieses Nahrungsmittels decken

Deutsches Synonym: *Weiße Rübe.*

Englisch: *turnip;* ***Französisch:*** *navet, chou-rave;* ***Spanisch:*** *nabo, colinabo.*

Beschreibung: *Wurzel und Blätter der Herbstrübenpflanze (Brassica rapa L.) aus der Familie der Kreuzblütler (Cruciferae). Da es sich um eine knollenartige verdickte Wurzel und nicht um eine Knolle handelt, hat die Herbstrübe keine Sprossen wie z. B. die Kartoffel. Sie kann rund, zylinder- oder kegelförmig sein und ist außen weiß oder rötlich, innen weiß oder gelblich.*

Die Völker Mitteleuropas verdanken dieser bescheidenen Rübe sehr viel. Obwohl sie heute von der Kartoffel verdrängt wurde und ziemlich selten verwendet wird, hat sie schon im frühen Mittelalter Menschen und Tiere durch die kalten Winter hindurch ernährt.

EIGENSCHAFTEN UND ANWENDUNG: Die Herbstrübe enthält mehr Wasser als die Kartoffel (92 % gegenüber 79 %). Das verringert den Gehalt an energiereichen Nährstoffen: Kohlenhydrate 4,43 %; Eiweiß 0,9 % und Fett 0,1 %.

Sie liefert geringe Mengen an B-Vitaminen (B_1, B_2, B_6, Niacin und Folsäure), dazu einiges an ***Vitamin C*** (100 g enthalten 21 mg, mehr als ein Drittel des Tagesbedarfs eines erwachsenen Mannes). Provitamin A (Beta-Karotin), sowie die Vitamine E und B_{12} fehlen.

Bei den ***Mineralstoffen*** führt Kalium (191 mg/100 g) vor Natrium (67 mg/100 g), dazu kommen geringe Mengen an Kalzium, Phosphor, Eisen und Spurenelementen. Der ***Ballaststoffgehalt*** ist recht hoch (1,8 %).

Alles in allem liefert die Herbstrübe wenig Energie (27 kcal/100 g), kaum Fett, aber ausreichend Ballaststoffe. Wegen der sekundären Pflanzenstoffe, die denen diverser Kohlarten ähneln (siehe S. 182), aber noch nicht vollständig erforscht sind, wirkt sie alkalisierend, blutreinigend und harntreibend.

Ernährungstherapeutisch lassen sich Herbstrüben bei folgenden Krankheiten anwenden:

- **Gicht:** Der Genuss von Herbstrüben fördert die Ausscheidung von Harnsäure, die beim Purinstoffwechsel gebildet wird. Wenn davon zu viel im Körper vorkommt, wird im Organismus ein Gichtanfall ausgelöst, weil sich die Kristalle der Harnsäure in den Gelenken ablagern und dabei Entzündungen und rheumatische Schmerzen hervorrufen.

Der Verzehr von Herbstrüben «reinigt» das Blut von Harnsäure und anderen giftigen Stoffwechselprodukten. So schafft man Erleichterung für alle, die unter **rheumatischen Schmerzen** leiden, die durch Harnsäure hervorgerufen werden.

- **Übergewicht:** Herbstrüben erzeugen trotz ihres niedrigen Energiegehalts (27 kcal/100 g) ein starkes Sättigungsgefühl. Sie bilden einen vorteilhaften Bestandteil von Diäten zur Reduktion des Körpergewichts, sind leicht verdaulich und enthalten kein Fett.

Zubereitung und Anwendung

❶ **Wurzel:** Sie wird gekocht als Beilage zu Reis- und Gemüsegerichten serviert. Reis mit Bohnen und Herbstrüben ist ein spanisches Nationalgericht.

❷ **Grüne Blätter:** Sie können roh als Salat (wenn jung und zart) oder gekocht wie Spinat gegessen werden.

Herbstrübenblätter

Unter den Blattgemüsearten sind die Rübenblätter die kalziumreichsten. Sie sind nährstoffreicher als die Rübe selbst.

Früher hat man die Blätter der Herbstrübe entweder weggeworfen oder an die Tiere verfüttert, doch nun wissen wir, dass diese viel gehaltvoller sind als die Rübe selbst. Immer mehr Menschen entdecken ihren angenehmen Geschmack und nutzen den hohen Mineralstoff- und Vitamingehalt.

Die Blätter können sowohl roh gegessen (junge, zarte Blätter) als auch wie Spinat gekocht werden.

Herbstrübenblätter enthalten doppelt so viel Eiweiß und Ballaststoffe wie die Rübe, aber weniger Kohlenhydrate. Wichtiger ist ihr Gehalt an Vitaminen und Mineralstoffen, der den der Rübe um ein Vielfaches übertrifft. Am besten vertreten sind Kalzium, Provitamin A (Beta-Karotin), Vitamin C, Folsäure und Eisen.

Die Edelkastanie

kräftigt die Muskeln

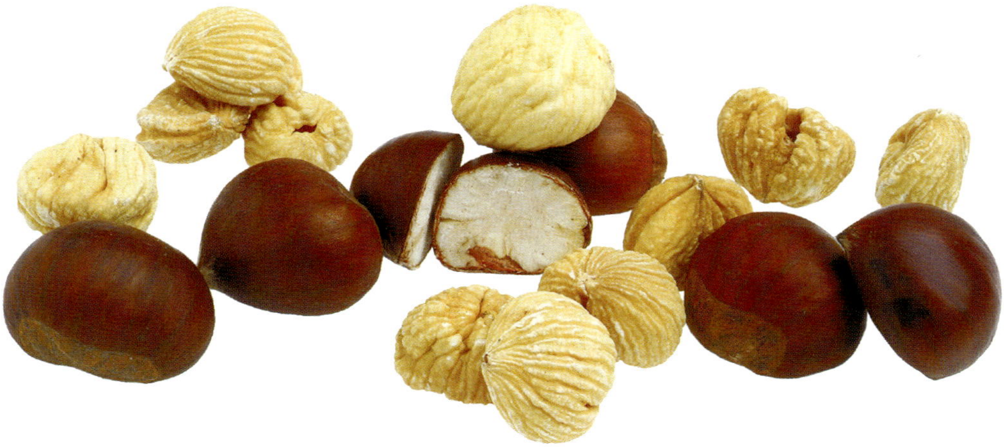

Deutsche Synonyme: *Marone, Esskastanie.*

Engl.: *chestnut;* **Frz.:** *châtaigne;* **Span.:** *castaña.*

Beschreibung: *Samen der Frucht des Kastanienbaumes (Castanea sativa Mill.), eines kräftigen Baumes aus der Familie der Buchengewächse (Fagaceae).*

KASTANIE
Inhaltsstoffe
je 100 g rohen, verzehrbaren Anteil

Energie	213 kcal = 890 kj
Eiweiß	2,42 g
Kohlenhydrate	37,4 g
Ballaststoffe	8,10 g
Vitamin A	3,00 µg RÄ
Vitamin B_1	0,238 mg
Vitamin B_2	0,168 mg
Niacin	1,63 mg NÄ
Vitamin B_6	0,376 mg
Folsäure	62,0 µg
Vitamin B_{12}	—
Vitamin C	43,0 mg
Vitamin E	—
Kalzium	27,0 mg
Phosphor	93,0 mg
Magnesium	32,0 mg
Eisen	1,01 mg
Kalium	518 mg
Zink	0,520 mg
Gesamtfett	*2,26 g*
Gesättigtes Fett	*0,425 g*
Cholesterin	—
Natrium	*3,00 mg*

1% 2% 4% 10% 20% 40% 100%

% des täglichen Bedarfs,
den 100 g dieses Nahrungsmittels decken

Der deutsche Mediziner und Mitbegründer der modernen deutschen Ernährungslehre W. Heupke wusste die Edelkastanien sehr zu schätzen und nannte sie «fertige Brötchen direkt aus der Natur».[11]

Eigenschaften und Anwendung: Die Kastanie ist eine der reichsten Quellen an ***Kohlenhydraten*** (37,4 %) und wird nur von Hülsenfrüchten und Getreide übertroffen. Diese Kohlenhydrate bestehen aus ***Stärke*** (85 %) und ***Saccharose*** (15 %). Glukose oder Fructose kommen kaum vor.

Die Edelkastanie liefert ebenfalls ***Eiweiß*** (2,42 %) und ***Fett*** (2,26 %), das überwiegend aus wertvollen einfach und mehrfach ungesättigten Fettsäuren besteht.

Obwohl sie kein Vitamin E und nur wenig Provitamin A enthält, liefert die Kastanie recht viel Vitamin C und vor allem die ***Vitamine*** des B-Komplexes: B_1, B_2, B_6 und Niacin. Der Gehalt an B-Vitaminen ähnelt dem von Vollkornweizen (einschließlich des Keims).

Bei den ***Mineralstoffen*** überzeugen der Reichtum an Kalium (518 mg/100 g) sowie der niedrige Gehalt an Natrium (3 mg/100 g). Das ist sehr heilsam für alle, die an Bluthochdruck oder Herzerkrankungen leiden. Kastanien enthalten zusätzlich Eisen (1 mg/100 g) sowie Magnesium, Kalzium, Phosphor und die Spurenelemente Zink, Kupfer und Mangan.

Edelkastanien geben den Muskeln neue Energie, wirken alkalisierend, adstringierend (zusammenziehend) und galaktogen (fördern die Milchbildung).

In den folgenden Fällen helfen Edelkastanien:

- **Körperliche Erschöpfung und Müdigkeit** aufgrund großer Anstrengungen (Sport, körperliche Arbeit) oder Unterernährung. Sie stärken die Muskeln und vermitteln ein Gefühl der Energie und des Wohlbefindens.
- **Wachstumsperioden:** Kastanien liefern genau die Energie, Vitamine und Mineralstoffe, die für den Muskelaufbau junger Leute nötig sind.
- **Arteriosklerose und Herz-Kreislauf-Beschwerden:** Maroni liefern genügend Energie, aber nur sehr wenig Fett und Natrium. Der hohe Gehalt an Kalium beugt Bluthochdruck vor.
- **Durchfall:** Vor allem das Kastanienpüree [❹] wirkt aufgrund seiner zusammenziehenden und regulierenden Wirkung gut bei Durchfall.
- **Niereninsuffizienz:** Wegen ihrer alkalisierenden Wirkung helfen Maroni, einen Säureüberschuss im Blut auszugleichen, der durch Nierenleiden entstanden ist.
- **Stillende Mütter:** Die Edelkastanien fördern die Milchbildung und versorgen die stillende Frau mit wichtigen Nährstoffen.

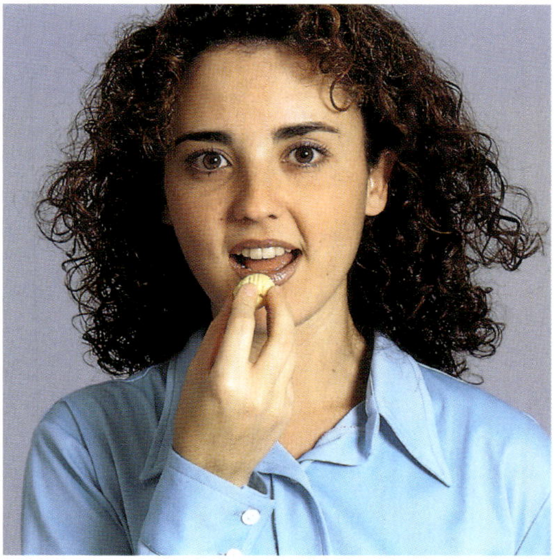

Edelkastanien sind nicht nur eine leckere Zwischenmahlzeit oder eine Nachspeise, sondern ein nahrhaftes, stärkendes Nahrungsmittel.

Zubereitung und Anwendung

❶ **Roh:** Kastanien können nur roh gegessen werden, wenn sie sehr weich sind. Sie müssen gut gekaut werden, damit die Verdauung bereits im Mund beginnt.

❷ **Gekocht:** Nach dem Schälen 20 – 30 Minuten in Wasser kochen, dem man Gewürzkräuter wie Kümmel, Fenchel oder Thymian beifügen kann.

❸ **Geröstet,** im Backrohr oder über Kohlen. Die Schalen müssen eingeschnitten werden, um den Druckausgleich zu ermöglichen. Eine gesunde Delikatesse!

❹ **Kastanienpüree:** Die gekochten Kastanien werden zerdrückt oder im Mixer püriert. Mit braunem Zucker oder Honig süßen, wenn gewünscht, Milch zugeben.

❺ **«Marron glacé»:** Diese klassische französische Köstlichkeit wird aus erlesenen Kastanien und Eiweiß zubereitet.

Die Kokosnuss

ist reich an Mineralstoffen

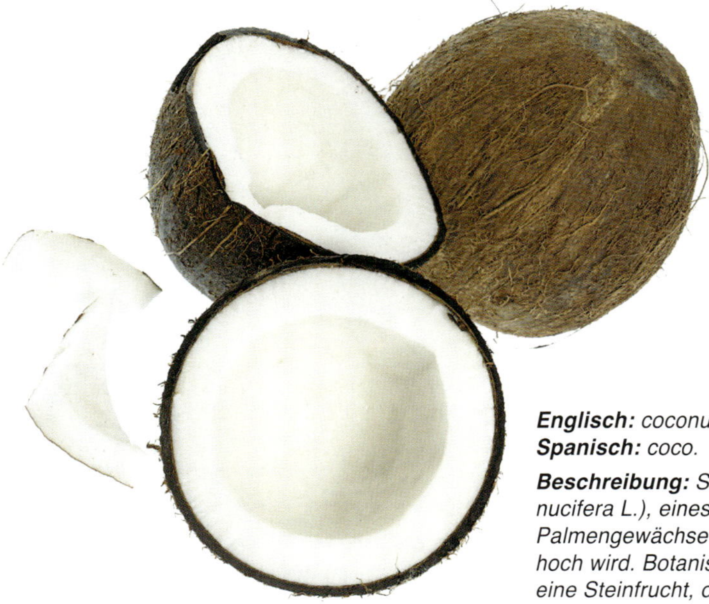

Englisch: *coconut;* **Französisch:** *noix de coco;* **Spanisch:** *coco.*

Beschreibung: *Same der Kokospalme (Cocos nucifera L.), eines Baums aus der Familie der Palmengewächse (Palmaceae), der bis zu 20 m hoch wird. Botanisch gesehen ist die Kokosnuss eine Steinfrucht, die bis zu 2,5 kg schwer wird.*

Die Kokosnuss besteht aus einer gelben oder orangefarbenen dehnbaren äußeren Schale (Exocarp), einer faserigen Zwischenschicht (Mesocarp) und einem Kern (Endocarp), in dessen Innerem sich der Samen, das weiße, essbare Fleisch, befindet.

KOKOSNUSS
Inhaltsstoffe
je 100 g rohen, verzehrbaren Anteil

Energie	354 kcal = 1.480 kj
Eiweiß	3,33 g
Kohlenhydrate	6,23 g
Ballaststoffe	9,00 g
Vitamin A	—
Vitamin B_1	0,066 mg
Vitamin B_2	0,020 mg
Niacin	1,19 mg NÄ
Vitamin B_6	0,054 mg
Folsäure	26,4 µg
Vitamin B_{12}	—
Vitamin C	3,30 mg
Vitamin E	0,730 mg α-TÄ
Kalzium	14,0 mg
Phosphor	113 mg
Magnesium	32,0 mg
Eisen	2,43 mg
Kalium	356 mg
Zink	1,10 mg
Gesamtfett	*33,5 g*
Gesättigtes Fett	*29,7 g*
Cholesterin	—
Natrium	*20,0 mg*

1% 2% 4% 10% 20% 40% 100% 200% 500%

% des täglichen Bedarfs,
den 100 g dieses Nahrungsmittels decken

Die Kokospalme ist ein erstaunlich robustes Gewächs, das den Angriffen der Natur widersteht wie kein anderes. Vor der Kraft der tropischen Wirbelstüme verneigt sie sich, ohne jedoch den Halt in der Erde zu verlieren. Wenn der Sturm vorüber ist, ragt sie wieder zum Himmel, als ob nichts passiert wäre.

Ihre Frucht, die Kokosnuss, kann tausende Kilometer auf den salzigen Wellen dahintreiben, ohne ihre Keimkraft einzubüßen. Erstaunlich, welch unbezähmbare Lebenskraft in diesen so zerbrechlich wirkenden Palmen steckt.

Im indischen Sanskrit trägt die Kokospalme den Namen *kalpa vriksha*, das bedeutet «der Baum, der alles bietet, was man zum Leben braucht». Das ist keine Übertreibung. Die Bewohner Polynesiens haben Generationen lang nur mit Hilfe der Kokospalme überlebt: Die Kokosnuss bietet sowohl Speise als auch Trank; aus den Fasern werden Seile gedreht und Zahnbürsten gebastelt. Aus dem Stamm und den Blättern lassen sich Sandalen, Textilien, ja sogar Häuser herstellen.

Die Lebenskraft, die Widerstandsfähigkeit und die Biegsamkeit der Palme scheinen sich auch in den medizinischen Eigenschaften dieser Frucht widerzuspiegeln.

EIGENSCHAFTEN UND ANWENDUNG: Die Zusammensetzung des Kokosmarks ändert sich mit dem Reifegrad. Bei der grünen Frucht (sechs bis sieben Monate) ist das Mark geleeartig, enthält viel Wasser und wenig Nährstoffe.

Wenn die Kokosnuss reift, wird das Mark härter, enthält weniger Wasser und mehr Nährstoffe. Nun finden sich reichlich ***Kohlenhydrate*** (6,23 %), Eiweiß (3,33%) und Mineralstoffe, vor allem ***Magnesium, Kalzium*** und ***Phosphor.***

Zusammensetzung von Kokosfett

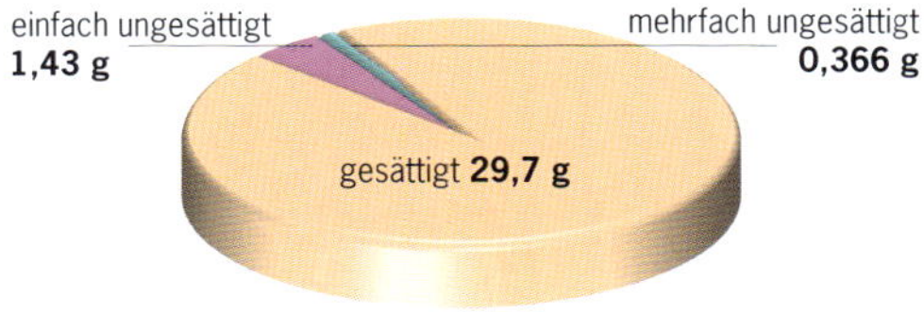

KOKOSNUSS
Prozentuelle Verteilung der Fettsäuren

Die meisten Fettsäuren der Kokosnuss sind gesättigt, deshalb nahm man an, dass sie – genauso wie die aus tierischem Fett stammenden gesättigten Fettsäuren – die Cholesterinbildung fördern würden.
Die meisten Fettsäuren der Kokosnuss weisen jedoch eine Besonderheit auf, die sie von den tierischen unterscheidet: Ihre Moleküle bestehen aus sechs bis vierzehn Kohlenstoffatomen. Heute wissen wir, dass diese kurz- und mittelkettigen Fettsäuren, die in der Kokosnuss vorkommen, ***den Cholesterinspiegel nicht steigern,*** *obwohl sie gesättigt sind. Tierische Fette enthalten vor allem langkettige Fettsäuren (Stearinsäure: 18 Kohlenstoffatome), die den Cholesterinspiegel erhöhen.*

Zubereitung und Anwendung

❶ **Reifes Kokosmark:** Es kann roh in ganzen Stücken oder geraspelt verzehrt werden, aber auch durchgebraten.

❷ **Geleeartiges Kokosmark:** Es stammt aus grünen Kokosnüssen und kann aus der geöffneten Kokosnuss gelöffelt werden. Es enthält die gleichen Nährstoffe wie das reife Kokosmark, aber in geringerer Konzentration.

❸ **Kokoswasser:** Die Flüssigkeit, die sich im Inneren befindet. Je unreifer die Frucht, desto mehr Wasser enthält sie. Kokoswasser ist ein idealer Durstlöscher.

❹ **Kokosmilch** ist erfrischend und nahrhaft (die Zubereitung wird auf Seite 312 beschrieben). Sie kann mit Wasser oder Kuhmilch hergestellt werden.

❺ **Kopra:** Sonnengetrocknetes Kokosmark.

❻ **Kokosfett oder -öl** wird durch Pressen von Kopra industriell gewonnen.

Kokosmilch

Zerkleinertes, reifes Kokosmark wird ausgepresst

1. Das Fruchtfleisch der Kokosnuss fein reiben oder in der Küchenmaschine hacken.
2. Einen halben Liter kochendes Wasser darübergießen und eine halbe Stunde ruhen lassen. Man kann auch Kuhmilch verwenden.
3. Den Kokosbrei in ein Baumwolltuch geben.
4. Das Tuch mit dem Brei auswringen, bis die gesamte Flüssigkeit ausgepresst ist.
5. Die Schritte 2 bis 4 können mit neuem kochendem Wasser wiederholt werden.
6. Kokosmilch wird als Erfrischungsgetränk genossen oder Cocktails und anderen Gerichten beigefügt.

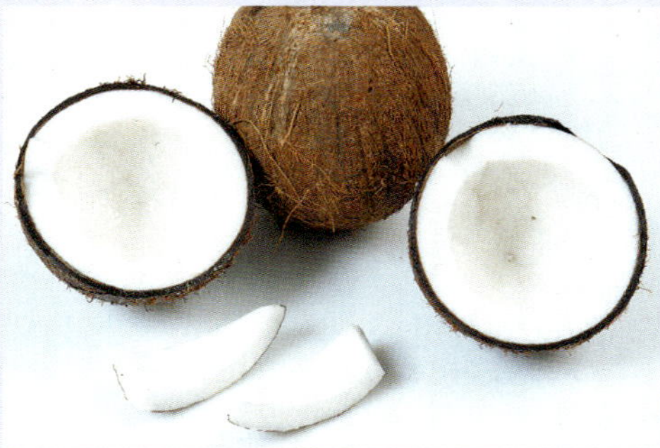

Der am reichlichsten vorhandene Nährstoff der Kokosnuss ist jedoch ***Fett,*** das bei einer reifen Frucht mehr als 33 % ausmacht.

Die diättherapeutischen Eigenschaften der Kokosnuss beruhen auf ihrem Gehalt an ***Magnesium.*** Reifes Kokosmark enthält 32 mg/100 g, Kokoswasser 25 mg/100 g. Obwohl das nicht viel zu sein scheint, übertrifft es doch alle tierischen Nahrungsmittel, einschließlich Fleisch, Fisch, Milch und Eiern.

Der größte Teil des Magnesiums unseres Körpers befindet sich in den Knochen (60 %) und in den Muskeln (26 %). Dort verleiht es den Knochen Härte und den Knorpeln Widerstandsfähigkeit. Magnesiummangel führt zu Muskelkrämpfen und zu nervöser Reizbarkeit.

Zusätzlich zum Magnesiumgehalt liefert die Kokosnuss auch andere Mineralstoffe, die für den Bewegungsapparat wichtig sind, wie ***Kalzium*** und ***Phosphor.***

Ein Nahrungsmittel, das – wie die Kokosnuss – die entsprechenden Minerale im richtigen Verhältnis bereitstellt, trägt viel zur Gesundheit der Knochen, Gelenke und Muskeln bei, die zusammen den Bewegungsapparat bilden.

Der Verzehr von Kokosnüssen (Mark oder Wasser **(❶,❷,❸)**) entfaltet seine Wirksamkeit in folgenden Fällen:

- **Entkalkung der Knochen**
- **Osteoporose** (Knochenschwund)
- **Osteomuskuläre Schmerzen** durch übermäßige Muskelanspannung bzw. zu schwache Muskelentspannung, besonders Rückenschmerzen.

Wegen ihrer remineralisierenden Wirkung empfehlen wir Kokosnüsse

- während der **Zahnungsphase bei Kindern,** um die Bildung von Zahnschmelz zu fördern
- bei **brüchigen Haaren** oder **Nägeln**

Es ist wichtig zu wissen, dass Kokoswasser und -milch **(❸,❹)** beinahe so viele Mineralstoffe wie das Mark enthalten, aber kein Fett. Ein Liter Kokoswasser liefert 300 mg Magnesium, das ist der Tagesbedarf eines erwachsenen Menschen.

Die Kokosnuss liefert noch einen wichtigen Bestandteil einer gesunden Ernährung: ***Selen.*** Sie enthält mit 810 µg/100 g achtmal so viel wie die Paranuss (103 µg/100 g) und viel mehr als die Sojabohne (19 µg/100 g).

Früchte anderer Palmen

Verschiedene tropische Palmen produzieren Früchte, die der Kokosnuss ähnlich sind.

Seychellennuss (*Lodoicea maldivica*): Diese riesige Nuss kann bis zu 25 kg wiegen. Ihre Inhaltsstoffe ähneln denen der Kokosnuss. Sie wächst auf den Inseln im Indischen Ozean und auf Madagaskar.

Engl.: *sea coconut;* ***Frz.:*** *coco de mer;* ***Span.:*** *coco de mar.*

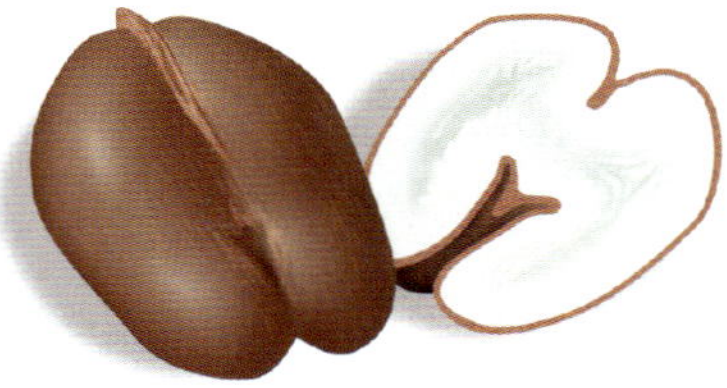

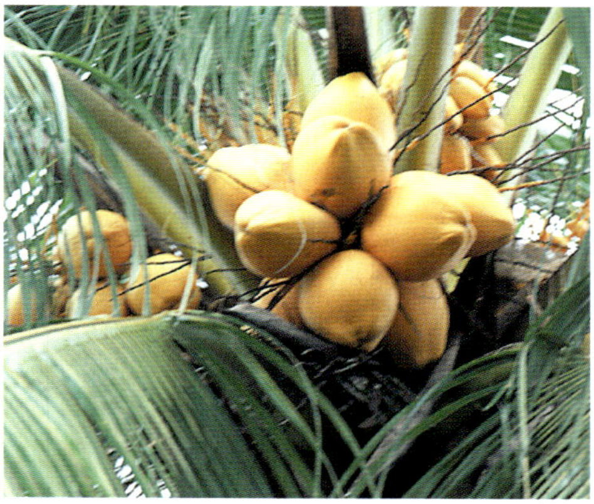

Corozo (*Bactris major* Jacq.): Diese Frucht wächst auf Palmen, die 30 m hoch werden, wild wachsen, aber in Panama, Kolumbien und Venezuela auch angebaut werden. Die kleinen Früchte sind gelb und wachsen in großen Trauben von bis zu 4.000 Stück. Aus dem süßsauren Fruchtfleisch wird ein wohlschmeckender Saft gewonnen, der in Erfrischungsgetränken, Gelees und Konfitüren verarbeitet wird.

Engl.: *beach palm;* ***Frz:*** *corossol;* ***Span.:*** *corozo.*

Trinkkokosnuss (*Cocos nucifera* var. *aurantiaca*): Diese gelbe oder orangefarbene Sorte der gewöhnlichen Kokosnuss enthält weniger Fruchtfleisch, aber viel mehr Wasser (bis zu einem halben Liter). Diese Flüssigkeit ist aromatischer und erfrischender als die der normalen Kokosnuss.

Engl.: *King coconut;* ***Frz:*** *noix de coco;* ***Span.:*** *coco de beber.*

Palmyra-Palme (*Borassus flabellifer* L.): Die Frucht einer Palme, die im Süden Indiens, auf Sri Lanka und in Malaysia gezüchtet wird. Sie wächst wie die Kokosnuss in Trauben, ist aber kleiner (10 – 12 cm). Aus dem pürierten Fruchtfleisch wird ein köstlicher Saft gewonnen.

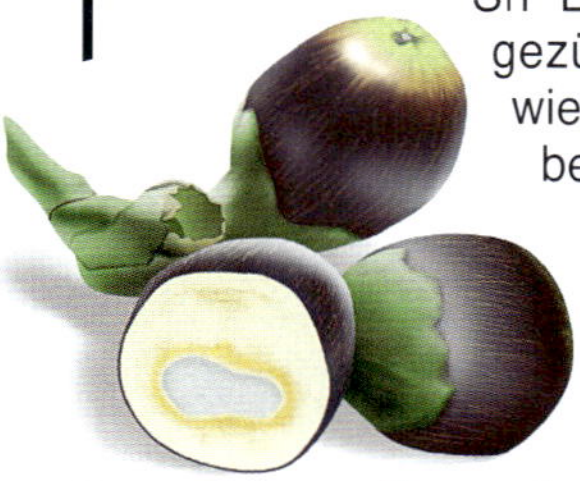

Engl.: *palmyra palm;* ***Frz.:*** *palmier à vin;* ***Span.:*** *palmira.*

Salak-Palme (*Salacca edulis* Reinw.): Diese Palme, die bis zu 5 Meter hoch wird und große Schuppen aufweist, wird in Indonesien und Thailand kultiviert. Das Fruchtfleisch ist dreifach unterteilt, weiß und von fester Konsistenz. Es schmeckt süßsauer und wirkt adstrinigierend.

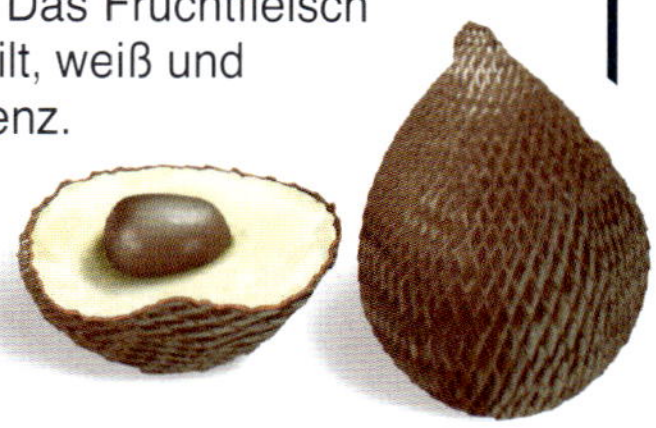

Engl.: *salak;* ***Frz.:*** *zalacca;* ***Span.:*** *salaca.*

16

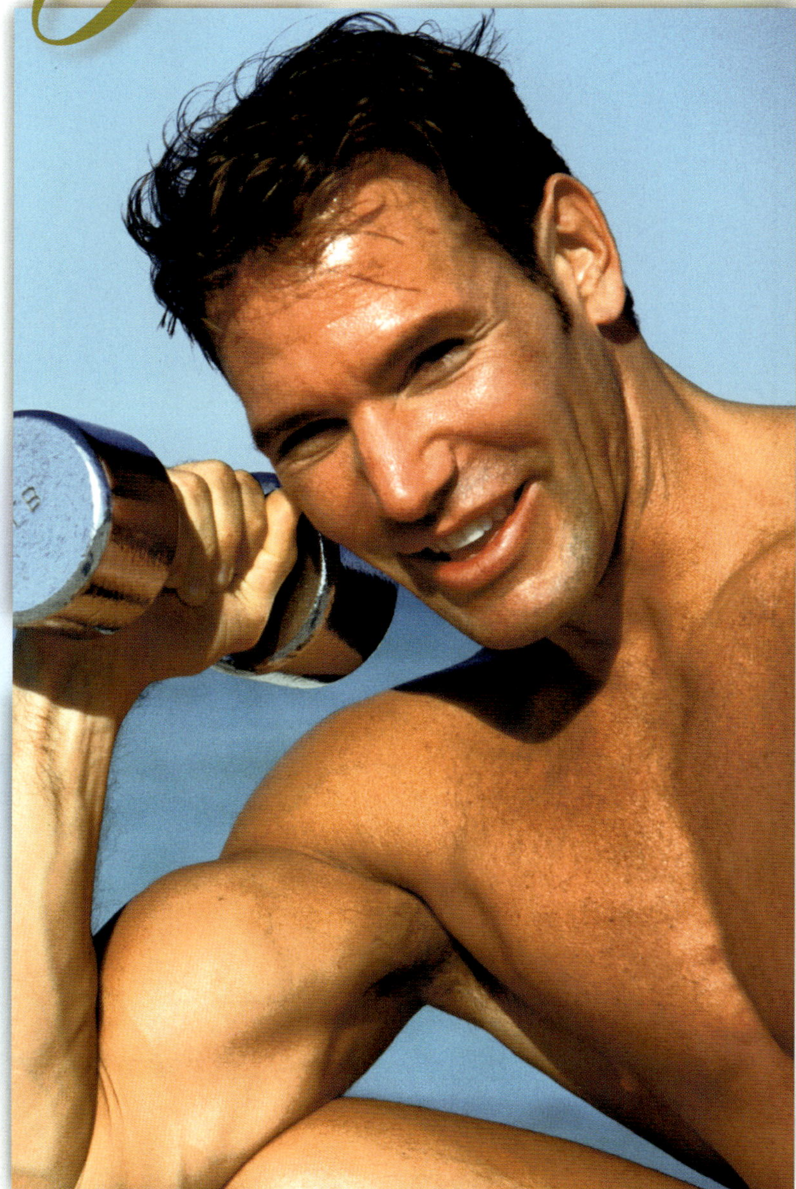

Nahrungsmittel für die Haut

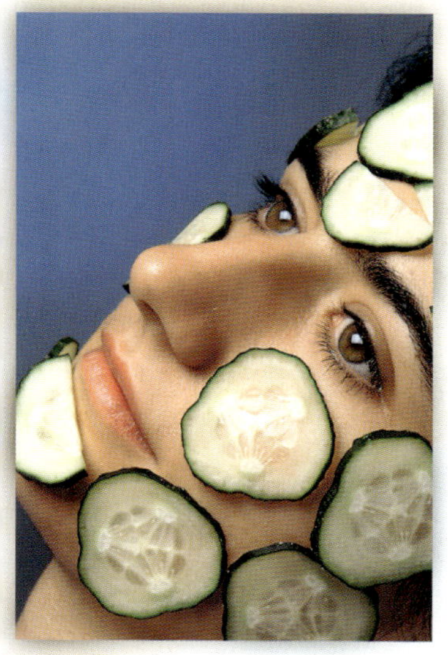

Die Ernährung spielt eine wichtige Rolle für die Gesundheit der Haut und der damit verbundenen Strukturen wie Nägel und Haare. Drei physiologische Merkmale kennzeichnen die Haut:

1. **Sie reagiert empfindlich auf Nährstoffmangel:** Die Hautzellen werden ununterbrochen erneuert, das erfordert eine ständige Zufuhr von Nährstoffen. Deshalb reagiert die Haut sehr empfindlich auf den Mangel an Nährstoffen, besonders an Eiweiß, essentiellen Fettsäuren, den Vitaminen A und C, Eisen und Zink.
2. **Sie ist ein wichtiges Ausscheidungsorgan:** Die Haut wird auch «die dritte Niere» genannt, weil sie am Reinigungsprozess des Organismus aktiv teilnimmt. Gewisse Mengen an Giftstoffen, die im Blut transportiert werden, können über die Haut ausgeschieden werden. Die Ausscheidungskapazität der Haut kann jedoch überfordert

werden, wenn die Konzentration der Giftstoffe zu hoch wird, aufgrund von:
- Nieren- oder Leberversagen
- chronischer Verstopfung
- einer falschen Ernährung mit Schwerpunkt auf Fleischprodukten, vor allem Wurstwaren, Meeresfrüchten und Innereien

Unter diesen Umständen leidet die Haut unter innerlicher Vergiftung und reagiert darauf mit krankhaften Erscheinungsbildern wie Ekzemen, Dermatosen und Ausschlägen.

3. **Sichtbarwerden allergischer Reaktionen:** Viele der durch Nahrungsmittel verursachten Allergien zeigen sich auf der Haut.

Eine gesunde Ernährung bewirkt mehr für die Gesundheit und Schönheit der Haut als alle äußerlichen kosmetischen Behandlungen.

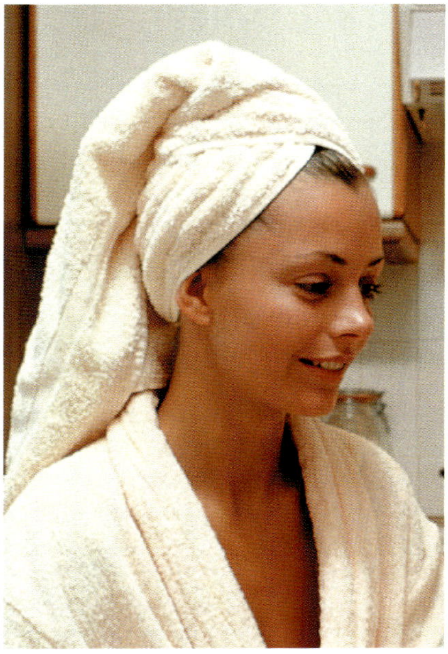

AKNE

Beschreibung

Sie ist durch eine übermäßige Absonderung und Infektion der Talgdrüsen gekennzeichnet. In den Talgdrüsen wird Sebum gebildet, ein Öl, das die Haut schützt. Wenn diese Talg produzierenden Drüsen verstopft sind, sammelt sich Talg im Drüseninneren an. Die Drüse kann sich entzünden und die typischen Talgpusteln bilden.

Ursachen

Akne erscheint vorwiegend im Jugendalter. Folgende Faktoren beeinflussen ihre Entstehung:

- **Erbliche Vorbelastung**
- **Hormone,** vor allem die androgenen, welche die maskulinen Sekundärmerkmale ausbilden
- **Emotionaler Stress**
- **Eine falsche Ernährung,** die nur wenig frisches Obst, Gemüse, Nüsse, Getreide, Hülsenfrüchte umfasst, aber reich an industriell verarbeiteten Produkten, tierischen Fetten und Nahrungsmittelzusätzen ist. Eine aus Hamburgern, Pommes frites und Eiscreme bestehende Ernährung beispielsweise fördert Akne.

vermehrt konsumieren	reduzieren oder meiden
Obst	Zucker
Gemüse	industrielle Backwaren
Vollkorngetreide	gesättigtes Fett
Soja	Milch
Vitamin E	Schokolade
	Kochsalz

Schokolade

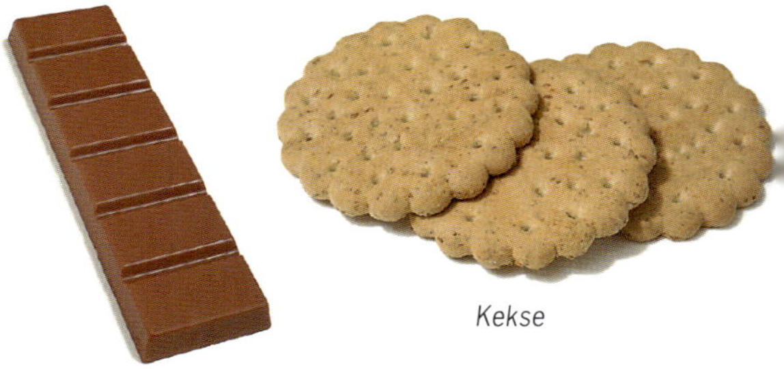

Kekse

Eine Kost, die viel Zucker und Süßwaren enthält, verschlimmert den Verlauf von Akne.

TROCKENE HAUT

Beschreibung und Ursachen

Alter, Sonneneinwirkung und aggressive chemische Substanzen lassen die Hautzellen austrocknen (Feuchtigkeit verlieren). Die Haut wird rau, runzelig und unattraktiv.

Ernährung

Einige Nahrungsmittel, die hier angeführt werden, schützen die Hautzellen, indem sie den Wasserentzug verhindern und vorzeitiger Alterung vorbeugen.

vermehrt konsumieren

Bohne
Karotte
Erdnuss
Mango
Gurke
Sonnenblumenkerne

Sonnenblumenkerne

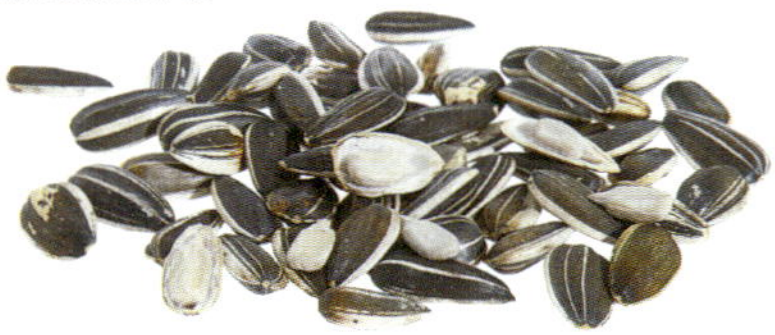

HAARBRÜCHIGKEIT

Ursachen und Behandlung

Gesundes Haar wird durch gute Ernährung erzielt. Die Schönheit und die Kraft des Haares leiden, wenn ein Mangel an Vitaminen und Mineralstoffen eintritt.

Haarausfall ist vorwiegend hormonell bedingt. Eine gesunde Ernährungsweise, die alle benötigten Vitamine, Mineralstoffe und Spurenelemente liefert, kann jedoch zur Festigkeit und Gesundung der übrig gebliebenen Haare beitragen.

vermehrt konsumieren

Bohne
Melasse
Kokosnuss
Gurke
Vitamin A
B-Vitamine

Bohnen

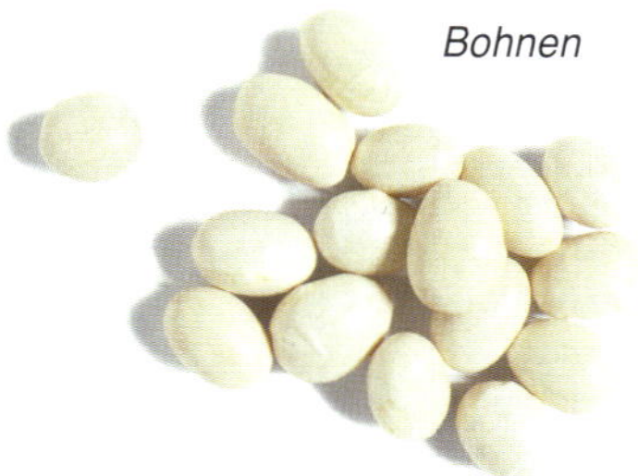

ZELLULITIS

Beschreibung

Der Begriff «Zellulitis» kann sich auf zwei verschiedene Krankheitsbilder beziehen:

- **Infektion des subkutanen Fett- und Bindegewebes** dicht unter der Haut. Das ist eine ernste Erkrankung, die meist auf Unfälle oder andere Schäden der Haut zurückzuführen ist. Infektionen der Zähne können auf Gesicht und Nacken Zellulitis hervorrufen.
- **Entzündung oder Veränderung des subkutanen Fett- und Bindegewebes,** welches nicht entzündet ist. Übergewichtige Frauen sind besonders davon betroffen. Die Haut verliert ihre glatte Struktur und zeigt eine unregelmäßige Oberfläche, die als «Orangenhaut» bezeichnet wird.

Diese zweite Art ist unbedenklich und vor allem ein ästhetisches Problem. Dennoch ist sie von Bedeutung, weil sie einen gesundheitlichen Mangelzustand offenbart.

Ursachen

Übergewicht, Bewegungsmangel, ein hormonelles Ungleichgewicht, übermäßige Sonneneinwirkung (trocknet die Haut aus und macht sie unelastisch), Ablagerung von Flüssigkeiten und Giftstoffen – all das trägt zur Entwicklung von Zellulitis bei.

Ernährung

Eine gesunde Diät wirkt von innen und bringt bessere Resultate als alle äußeren kosmetischen Anwendungen.

vermehrt konsumieren

Harntreibendes
(siehe S. 230)
Obst
Vollkorngetreide
Hülsenfrüchte
Ballaststoffe
Vitamin A

reduzieren oder meiden

gesättigtes Fett
Kochsalz
Alkohol
raffinierten Zucker

Vollkornbrot

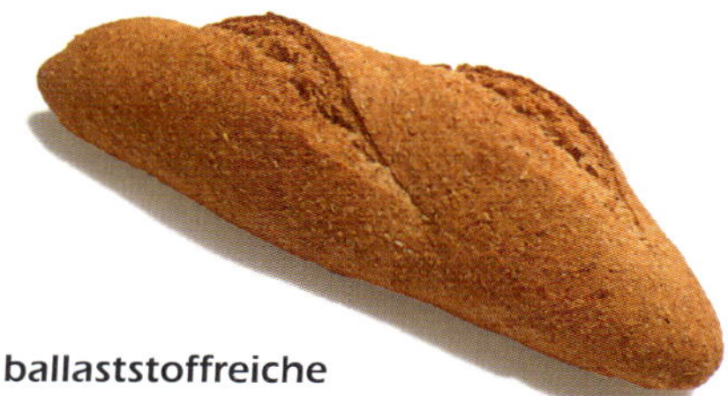

Eine ballaststoffreiche Ernährung hilft bei Zellulitis, vielleicht weil die Ballaststoffe die Gifte aus dem Darm aufnehmen und ausscheiden.

ALLERGIEN

Beschreibung
Allergien sind Abwehrreaktionen des Organismus, die gegen eine chemische Substanz gerichtet sind, die man als Allergen oder Antigen bezeichnet. Diese Reaktion ist angesichts der kleinen Menge des Allergens oder angesichts seiner eigentlichen Harmlosigkeit unverhältnismäßig heftig.

Ursachen
Alle Arten von chemischen Substanzen, die gegessen oder inhaliert werden bzw. auf andere Art in den Körper gelangen, können eine allergische Reaktion auslösen.

Nahrungsmittelallergien
Die nebenstehend angeführten Lebensmittel rufen häufig allergische Reaktionen hervor. Ihr Verzehr kann außerdem eine Allergie gegen andere Nahrungsmittel oder Substanzen fördern. So kann zum Beispiel Milch bei empfindlichen Personen eine Allergie gegen weitere Nahrungsmittel begünstigen und andere allergische Erscheinungsbilder fördern.[1]

Antiallergische Ernährung
Bei einer Allergie wird, zumindest bis die Ursache klar ist, eine antiallergische Ernährung empfohlen, bei der alle Nahrungsmittel gemieden werden, die öfters Allergien hervorrufen. Nach einigen Wochen werden allmählich und unter genauer Beobachtung neue Lebensmittel hinzugefügt, bis der Auslöser für die Symptome entdeckt wird.

Das Meiden der nebenstehend angeführten Speisen hilft bei jeder Nahrungsmittelallergie.

Allergische Erscheinungsbilder
Die Symptome machen sich auf der Haut sowie in den Atmungs- und Verdauungsorganen bemerkbar, unabhängig davon, auf welchem Weg das Allergen in den Körper gelangt ist. Viele Fälle von Ekzemerkrankungen, Schnupfen, Asthma, Migräne und Darmentzündung haben allergische Ursachen und können durch unten angeführte Nahrungsmittel ausgelöst oder gefördert werden.

Muscheln

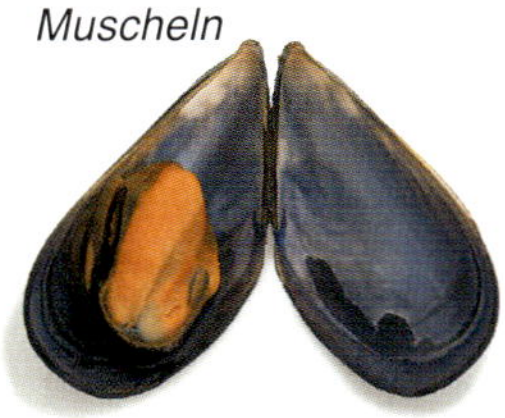

Meeresfrüchte sind die häufigsten Auslöser für Allergien.

reduzieren oder meiden

Milch
Fisch
Meeresfrüchte
Eier
Fleisch
reifen Käse
Zusatzstoffe
Alkohol
Gewürze
Schokolade
Honig
Gluten
Nüsse
Sellerie, Karotten ...
Erdbeeren, Kiwis ...

SCHUPPENFLECHTE

Beschreibung
Es handelt sich um eine erblich bedingte Hauterkrankung, die durch Rötungen und Abschuppungen an verschiedenen Körperteilen (Ellbogen, Knie, Kopfhaut, Brustkorb ...) gekennzeichnet ist.

Gut zu wissen
Sonnenbäder wirken sich vorteilhaft aus, während Stress und Infektionen die Schuppenflechte verschlimmern.

vermehrt konsumieren

Gemüse
Fischöl
Melasse
Vitamin A

reduzieren oder meiden

gesättigtes Fett
Milch
Fleisch
Alkohol

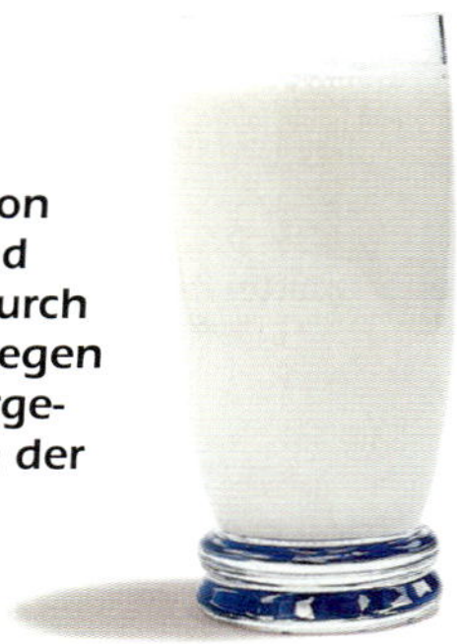

Kuhmilch zählt zu den häufigsten Auslösern von Allergien im Kindes- und Jugendalter. Sie wird durch eine Abwehrreaktion gegen das Milcheiweiß hervorgerufen und zeigt sich an der Haut (Ekzeme, Atopie, Nesselausschlag), den Verdauungs- (Blähungen, Durchfall) und Atmungsorganen (Asthma). [2, 3]

DERMATITIS UND EKZEME

Beschreibung

Diese Begriffe sind sinnverwandt. Sie beziehen sich auf einen Hautzustand, der durch Reizung und Entzündung gekennzeichnet ist und mit Rötungen, Juckreiz, Bildung von Blasen und Schuppen einhergeht.

Ursachen

Die einflussreichsten Faktoren für das Auftreten von Dermatitis sind:

- **Nahrungsmittelallergien,** insbesondere gegen eines oder mehr unter «Allergien» genannten Lebensmittel. Ihr Verzehr ruft Dermatitis hervor oder verschlimmert sie.
- **Kontakt mit Allergie auslösenden Substanzen**
- **Mangel an einem der folgenden Nährstoffe:** Niacin, Vitamin B_6, Vitamin A, essentielle oder mehrfach ungesättigte Fettsäuren und Spurenelemente.

Ernährung

Die atopische Dermatitis, Atopie oder atopisches Ekzem ist eine Form der Dermatitis, unter der Säuglinge und Kinder aus allergisch vorbelasteten Familien leiden. Manchmal wird sie auch von Asthma oder anderen allergischen Erscheinungsbildern begleitet. Eine Ernährungstherapie wirkt am besten und besteht vor allem darin, Kuhmilch und andere Allergieauslöser zu meiden.

Bei Erwachsenen helfen vor allem eine antiallergische Diät mit viel rohem Gemüse und das Meiden der Nahrungsmittel, die unter «Allergien» angeführt sind.

Nesselausschlag ist eine Hautentzündung, die durch Rötung und Juckreiz gekennzeichnet ist. Er wird durch die Freisetzung von Histamin hervorgerufen, einer Substanz, die viele allergische Reaktionen bewirkt.

vermehrt konsumieren	reduzieren oder meiden
Niacin	die gleichen wie bei Allergien
Sojamilch (Getränk)	Milch
Gemüse	Kochsalz
Artischocke	
Sonnenblumenkerne	
Fischöl	
Melasse	
Sauermolke	
Vitamin B_6	
Vitamin A	

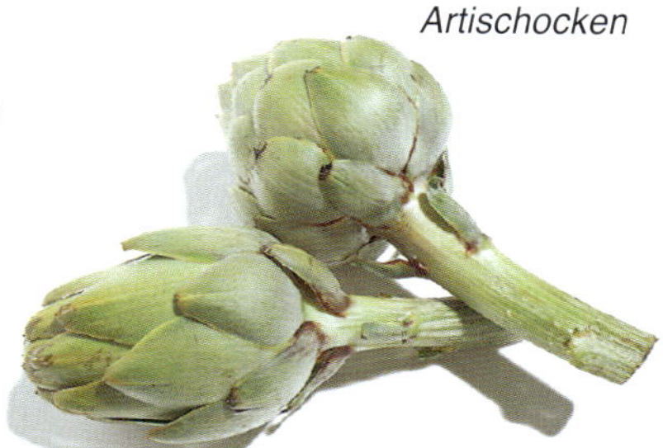

Artischocken

Artischocken regen die entgiftende und reinigende Funktion von Leber und Nieren an. So tragen sie zur Heilung vieler Dermatitisfälle bei, die durch die Ansammlung von Giftstoffen im Blut verursacht oder verschlimmert worden sind.

ROHKOST HILFT DER HAUT

Bei vielen Hautleiden – besonders wenn es sich um Allergien handelt – lässt sich eine Besserung erzielen, wenn man sich einige Tage lang nur von Rohkost ernährt. Obst und Gemüse sollten unverarbeitet, also in natürlichem Zustand, verzehrt werden, Salate können mit Zitrone und Öl verfeinert werden.

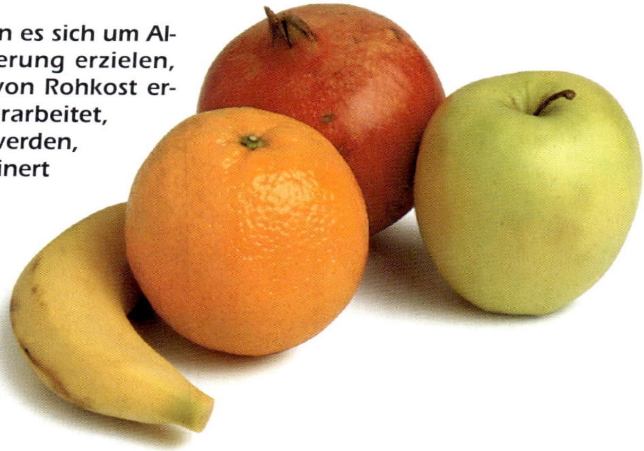

Nach und nach fügt man der Diät neue Lebensmittel hinzu (Brot, Getreideprodukte, Hülsenfrüchte, Milchprodukte), bis man das Allergen gefunden hat. Häufig sind das Nahrungsmittelzusätze oder Gewürze.

Ganz allgemein profitieren Menschen mit empfindlicher Haut sehr davon, wenn sie viel Rohkost zu sich nehmen.

Die Erdnuss

nährt und kräftigt die Haut

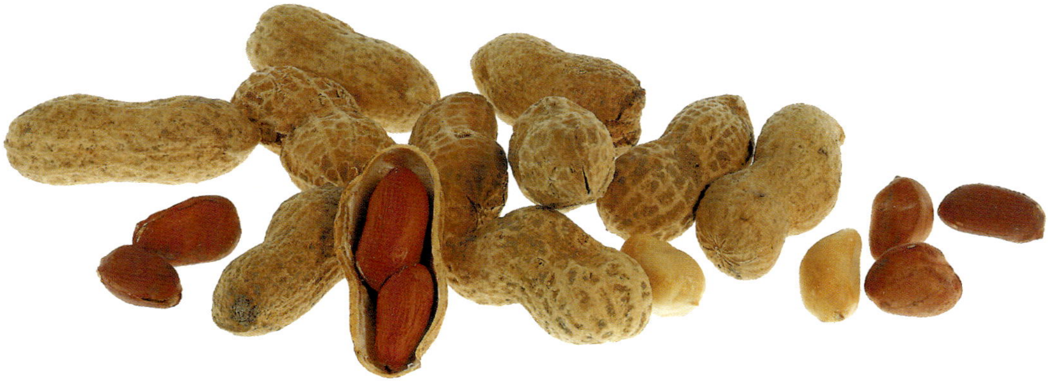

ERDNUSS
Inhaltsstoffe
je 100 g rohen, verzehrbaren Anteil

Energie	**567 kcal = 2.374 kj**
Eiweiß	**25,8 g**
Kohlenhydrate	**7,64 g**
Ballaststoffe	**8,50 g**
Vitamin A	—
Vitamin B1	**0,640 mg**
Vitamin B2	**0,135 mg**
Niacin	**16,2 mg NÄ**
Vitamin B6	**0,348 mg**
Folsäure	**240 µg**
Vitamin B12	—
Vitamin C	—
Vitamin E	**9,13 mg α-TÄ**
Kalzium	**92,0 mg**
Phosphor	**376 mg**
Magnesium	**168 mg**
Eisen	**4,58 mg**
Kalium	**705 mg**
Zink	**3,27 mg**
Gesamtfett	***49,2 g***
Gesättigtes Fett	***6,83 g***
Cholesterin	—
Natrium	***18,0 mg***

1% 2% 4% 10% 20% 40% 100% 200% 500%

% des täglichen Bedarfs,
den 100 g dieses Nahrungsmittels decken

Englisch: *peanut;* ***Französisch:*** *cacahuète;* ***Spanisch:*** *cacahuete, maní.*

Beschreibung: *Unterirdisch wachsende Samen der Erdnussstaude (Arachis hypogaea L.), einer einjährigen Staude aus der botanischen Familie der Hülsenfrüchtler (Leguminosae), die 30 – 40 cm hoch wird.*

Es kommt im großen Pflanzenreich nicht oft vor, dass Früchte unterirdisch wachsen, aber bei der Erdnuss ist es so. Nachdem die Blüte befruchtet worden ist, dringt sie in die Erde ein und entwickelt sich dort zur reifen Frucht weiter.

Deshalb könnte man meinen, dass die Erdnuss eine Wurzel oder Knolle sei, sie ist aber eine unterirdische Frucht. Wie bei den anderen Hülsenfrüchten besteht sie aus einer Schote, in deren Innerem sich die essbaren Samen befinden.

Lange vor der Ankunft der ersten Europäer waren Erdnüsse ein Grundnahrungsmittel für die Eingeborenen Mittelamerikas. Obwohl die Historiker noch darüber streiten, ob die Erdnuss aus Brasilien oder Ostasien stammt, steht fest, dass die Bewohner der Karibischen Inseln sie seit Urzeiten anbauen. Wegen ihres guten Geschmacks und hohen Nährwerts gehören die Erdnüsse heute zu den beliebtesten Nussarten.

EIGENSCHAFTEN UND ANWENDUNG: Erdnüsse sind ein sehr nahrhaftes Naturprodukt, das alle tierischen Nahrungsmittel – einschließlich Fleisch – an Nährstoffdichte übertrifft. Nur die Walnuss (siehe S. 74) und die Mandel (siehe S. 58) können sich auf diesem Gebiet mit der Erdnuss messen.

Erdnüsse übertreffen Fleisch und Eier, was die Menge an Kohlenhydraten, Fetten, Eiweiß, Vitamin B_1, C, E und Niacin betrifft.

Auch bei den Mineralstoffen Kalzium, Magnesium und Kalium liegt die Erdnuss vorne – ganz ohne Cholesterin oder überschüssige gesättigte Fettsäuren.

Zubereitung und Anwendung

❶ **Geröstet:** Geschälte Erdnüsse 5 – 10 Minuten, ungeschälte 15 – 20 Minuten im Backofen rösten, am besten ohne Salz.

❷ **Frittiert:** In Öl frittierte Erdnüsse sind zwar schmackhaft, aber schwer verdaulich.

❸ **Roh:** Rohe Erdnüsse sind schwerer verdaulich, einige Sorten schmecken nicht gut.

❹ **Erdnussbutter:** Sie wird aus leicht gerösteten, gemahlenen Erdnüssen zubereitet, ist sehr konzentriert und nahrhaft, daher ein guter Ersatz für Butter.

❺ **Erdnussmehl:** Dieses Mehl ist sehr eiweißreich und wird in einigen Ländern mit Weizenmehl vermischt zur Herstellung von nahrhaften Backwaren verwendet.

Die Erdnuss ist eines der Nahrungsmittel mit der höchsten Nährstoffkonzentration. Einige Lebensmittel wie Honig oder Öl übertreffen sie bei einzelnen Nährstoffen (Kohlenhydrate und Fett), aber nur Schalenfrüchte, besonders die Erdnuss, enthalten sämtliche wichtigen Nährstoffe in einer so hohen Konzentration.

Dies zeigt, wie wertvoll Erdnüsse für die gesunde Ernährung sind. Sie dürfen nicht nur als Zusatz zu anderen Gerichten oder als Knabberei angesehen werden. Wer den Energiegehalt der Erdnuss (567 kcal /100 g) nicht berücksichtigt und sie zusätzlich zur normalen Kost verzehrt, muss mit einer Gewichtszunahme rechnen. Magenschmerzen und Verdauungsbeschwerden sind die Folge, wenn Erdnüsse zu schnell und zu wenig gekaut verzehrt werden.

Menschen, die beim Genuss von Erdnüssen nicht bedenken, dass es sich um ein konzentriertes und nahrhaftes Lebensmittel handelt, beklagen sich oft über die schwere Verdaulichkeit. Der Körper kann die Nüsse jedoch leicht verarbeiten, wenn sie in angemessenen Mengen zu den Mahlzeiten und nicht zwischendurch verzehrt werden.

Folgende Nährstoffe finden sich in der Erdnuss:

✓ ***Eiweiß:*** Einige Erdnussarten enthalten bis zu 26 % Eiweiß (Fleisch nie mehr als 20 %), das aber nicht genügend ***Methionin, Lysin*** und ***Threonin*** aufweist. Um sämtliche notwendigen Aminosäuren zuzuführen, die der Körper zur Produktion von vollwertigem Eiweiß benötigt, sollten Erdnüsse mit anderen Lebensmitteln kombiniert werden:

- **Vollkorngetreide** (sehr reich an Methionin)
- **Hülsenfrüchte** (reich an Lysin und Threonin)
- **Bierhefe** (reich an Methionin und Threonin).

✓ ***Fette:*** Sie machen die Hälfte des Gewichts der Erdnuss aus, können als Öl entzogen werden und bestehen aus einer ausgewogenen Mischung von einfach und mehrfach ungesättigten sowie gesättigten Fettsäuren (Letztere sind am wenigsten vertreten). Der hohe Anteil an den ungesättigten Linol- und Linolensäuren, die der Körper nicht selbst erzeugen kann und die ihm daher mit der Nahrung zugeführt werden

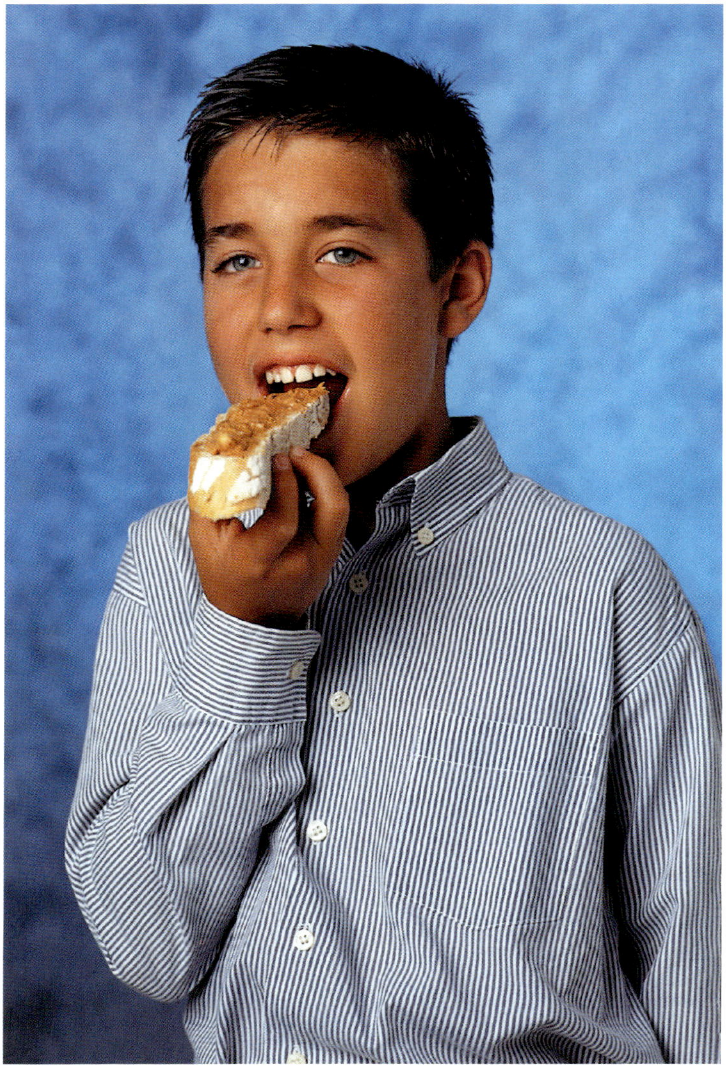

Erdnussbutter, die aus gemahlenen Erdnüssen zubereitet wird, ist in Nordamerika sehr beliebt. Sie ist ein guter Buttersatz, weil sie viele Nährstoffe (vor allem Niacin) enthält und den Cholesterinspiegel senkt.

müssen, bestimmt den hohen Wert der Erdnuss. Fettsäuren spielen bei der Bildung und Erneuerung der Haut sowie der Gehirnzellen eine wichtige Rolle. Sie sind zudem an der Immunabwehr beteiligt und am Herzstoffwechsel, da sie die wichtigste Energiequelle für den Herzmuskel darstellen. Während das Gehirn vor allem Glukose benötigt, um zu funktionieren, verbrennt das Herz Fettsäuren, um die Kraft für seine Tätigkeit zu erhalten.

✓ ***Kohlenhydrate:*** Erdnüsse enthalten recht viel davon (bis zu 10 %), vor allem ***Stärke*** und ***Maltose.*** Aus diesem Grund ist es so wichtig, Erdnüsse gut zu kauen, damit die Amylase des Speichels bereits im Mund mit der Verdauung beginnen kann. Wenn Kohlenhydrate schlecht verdaut – d. h. noch nicht vollständig in Glukose umgewandelt – den Darm erreichen, verursachen sie dort Gärung und Darmgasbildung.

✓ ***Vitamine:*** Erdnüsse liefern eine gewisse Menge der B-Vitamine (B_1, B_2 und B_6), dazu ein wenig Vitamin A und C.

Der Gehalt an Vitamin E ist beträchtlich (ca. 9,13 mg/100 g), geringer als jener der Sonnenblumenkerne (siehe S. 110), Walnüsse (siehe S. 74) oder Mandeln (siehe S. 58), aber viel höher als der von Butter (1,58 mg/100 g) oder Eiern (1,05 mg/100g), die die reichlichsten tierischen Quellen dieses Vitamins darstellen.

Einen wahren Rekord stellen die Erdnüsse in Bezug auf ***Niacin*** dar. Dieses Vitamin, früher Vitamin B_3 genannt, wirkt im Organismus wie ein Co-Enzym, das bei der Energieerzeugung aus Kohlenhydraten und Fetten eine wichtige Rolle spielt. Ein Niacinmangel äußert sich durch trockene, rissige und gerötete Haut, Muskelschwäche und schlechte Verdauung. Schwerer Niacinmangel führt zur Krankheit **Pellagra,** die durch die **«drei D»** gekennzeichnet wird: **D**ermatitis (gerötete, rissige Haut), **D**urchfall und **D**emenz.

✓ ***Mineralstoffe:*** Erdnüsse sind besonders reich an Kalium (670 mg/100 g) und arm an Natrium, wenn sie nicht gesalzen wurden. Außerdem liefern sie reichlich Phosphor, Kalzium, Magnesium und Eisen. Sie sind eine gute Quelle für ***Spurenelemente*** wie Zink, Kupfer und Mangan. Darin übertreffen sie sogar Fisch und Fleisch.

✓ ***Ballaststoffe:*** Erdnüsse enthalten nicht viele Ballaststoffe und können daher Verstopfung verursachen, wenn größere Mengen auf einmal und nicht in Begleitung von Obst oder Vollkornprodukten verzehrt werden.

Dieser Reichtum an Nährstoffen bewirkt, dass die Erdnuss in folgenden Fällen helfen kann:

- **Hautleiden:** Der regelmäßige Verzehr von Erdnüssen fördert die Gesundheit von Haut und Schleimhäuten wegen des hohen Gehalts an Niacin und ungesättigten Fettsäuren. Beide Stoffe werden zur regelmäßigen Erneuerung der Hautzellen benötigt.
- **Herzkrankheiten:** Der hohe Gehalt an essentiellen Fettsäuren ist für Herzpatienten heilsam, da sie die Hauptenergiequelle für die Herzzellen darstellen.

Darüber hinaus **senken** sie den **Cholesterinspiegel** und fördern so die Blutzirkulation in den Herzkranzgefäßen.

Erdnüsse enthalten wenig Natrium und viel Kalium, das schützt vor **Bluthochdruck** und **Wasseransammlungen** im Gewebe. Das gilt selbstverständlich nur für ungesalzene Erdnüsse!

Erdnussöl

Kaltgepresstes Erdnussöl (erste und zweite Pressung) ist klar, flüssig und schmeckt vorzüglich. Das Öl sollte nicht mehr verwendet werden, wenn es nicht mehr dünnflüssig ist. In diesem Fall sind die ungesättigten Fettsäuren zu gesättigten geworden (sie hydrieren) und haben somit ihre diätetische Bedeutung verloren.

In der Küche wird Erdnussöl vor allem zum Fritieren verwendet, weil es erst bei sehr hohen Temperaturen verbrennt. Es eignet sich daher auch zum Braten.

Erdnussöl ist sehr reich an ungesättigten Fettsäuren und wird mit Erfolg äußerlich als Lotion oder als Nahrungsmittel bei Ekzemen, trockener Haut und generell bei Dermatosen angewandt.

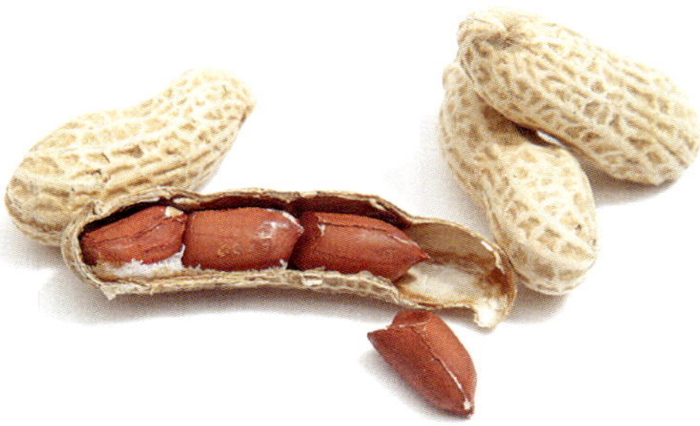

Die Erdnuss hat von allen Nüssen den höchsten Eiweißgehalt und gehört zu den konzentriertesten Nahrungsmitteln, welche die Natur bietet. Sie ist viel mehr als eine Nascherei!

Die Gurke

reinigt und verschönert die Haut

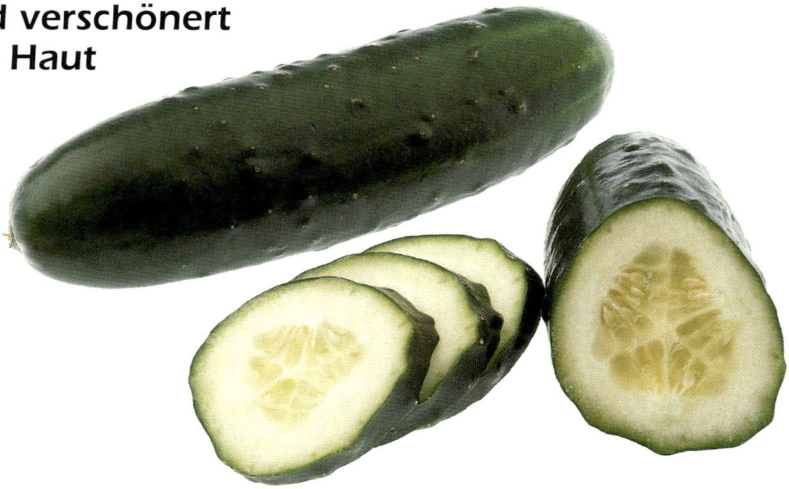

Englisch: *cucumber;* ***Französisch:*** *concombre;* ***Spanisch:*** *pepino.*

Beschreibung: *Beerenfrucht der Gurkenpflanze (Cucumis sativus L.), einer krautartigen Kletterpflanze aus der Familie der Kürbisgewächse (Cucurbitaceae), die etwa einen Meter hoch wächst. Gurken werden unreif gegessen, da die reifen Früchte schwammig und gelblich werden. Die Früchte werden 15 bis 25 cm lang und sind etwa 5 cm dick.*

GURKE
Inhaltsstoffe
je 100 g rohen, verzehrbaren Anteil

Energie	13,0 kcal = 53,0 kj
Eiweiß	0,690 g
Kohlenhydrate	1,96 g
Ballaststoffe	0,800 g
Vitamin A	21,0 µg RÄ
Vitamin B1	0,024 mg
Vitamin B2	0,022 mg
Niacin	0,304 mg NÄ
Vitamin B6	0,042 mg
Folsäure	13,0 µg
Vitamin B12	—
Vitamin C	5,30 mg
Vitamin E	0,079 mg α-TÄ
Kalzium	14,0 mg
Phosphor	20,0 mg
Magnesium	11,0 mg
Eisen	0,260 mg
Kalium	144 mg
Zink	0,200 mg
Gesamtfett	*0,130 g*
Gesättigtes Fett	*0,034 g*
Cholesterin	—
Natrium	*2,00 mg*

1% 2% 4% 10% 20% 40% 100%

% des täglichen Bedarfs,
den 100 g dieses Nahrungsmittels decken

Eine Gurke zu essen ist wie ein Glas Wasser zu trinken. Wenn man bedenkt, dass sie zu 96 % aus Wasser besteht, enthält eine Gurke von 250 g 240 g Wasser! Das bedeutet aber nicht, dass sie keine Nährstoffe enthielte: Diese 10 g fester Masse sind biologisch wertvoll und bergen erstaunliche Heilkräfte.

EIGENSCHAFTEN UND ANWENDUNG: Gurken gehören zu den wasserreichsten Lebensmitteln und liefern daher bescheidene 13 kcal/100 g Energie. Der Gehalt an Eiweiß (0,69 %), Kohlenhydraten (1,96 %) und Fett (0,13%) ist ebenfalls sehr niedrig. Außerdem finden sich geringe Mengen an Provitamin A und den Vitaminen B, C und E.

Die ernährungstherapeutische Wirkung beruht auf den ***Mineralstoffen,*** die stark alkalisch sind: Kalium, Kalzium, Phosphor, Magnesium und Eisen, dazu kommen noch ***Spurenelemente*** wie Schwefel.

Gurken weisen folgende medizinische Eigenschaften auf:

- **Alkalisierend:** Sie neutralisieren einen Säureüberschuss im Körper, der durch den Verzehr von tierischen Produkten entsteht.
- **Blutreinigend:** Sie unterstützen die Ausscheidung von im Blut vorhandenen Abfallstoffen durch den Urin oder die Haut.
- **Diuretisch:** Sie steigern die Harnbildung.
- **Abführend:** Der hohe Anteil an Wasser (96 %) und die löslichen Ballaststoffe (0,8 %) fördern den Transport der Nahrung durch den Darm.

Gurken werden vor allem wie folgt angewendet:

• **Hautleiden:** Gurken liefern der Haut Feuchtigkeit und den Schwefel, den gesunde Hautzellen, Nägel und Haare benötigen. Gleichzeitig **«reinigen»** sie **das Blut** von schädlichen Substanzen. Deshalb helfen sie allen, die unter Ekzemen, Dermatose und Schuppenflechte leiden. Äußerlich angewendet sind sie auch ein beliebtes **Schönheitsmittel.**

Die besten Ergebnisse erzielt man, wenn man die Gurken innerlich und äußerlich anwendet, indem man sie

- direkt auf der Haut reibt oder
- dünne Scheiben auf die betroffenen Hautpartien legt.

• **Verstopfung** aufgrund von Darmträgheit.

• **Harnsäureüberschuss** und eine Ernährung mit vielen tierischen Nahrungsmitteln, da die Gurke die Ausscheidung von Harnsäure und schädlichen Stoffen fördert.

• **Übergewicht,** weil sie wenig Kalorien enthalten und trotzdem satt machen.

• **Diabetes,** wegen ihres geringen Anteils an Kohlenhydraten und wegen der Mineralstoffe.

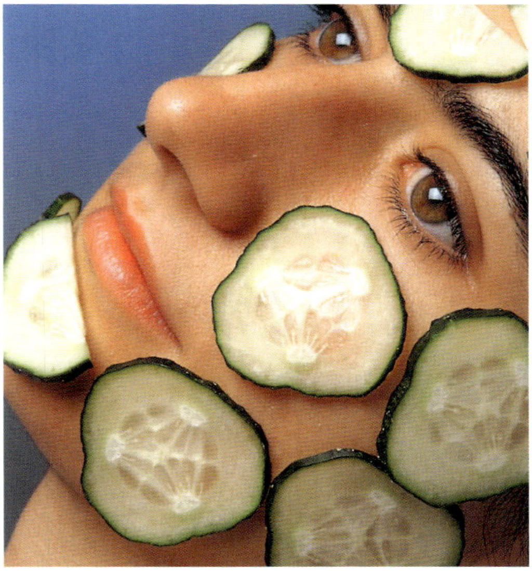

Gesundheit und Schönheit unserer Haut hängen mehr von der Reinheit des Blutes als von äußerlich angewendeten Kosmetika ab. Wahre Schönheit kommt von innen!

Zubereitung und Anwendung

❶ **Roh:** Gurken werden meist roh gegessen, müssen aber gut gekaut werden, um Verdauungsstörungen vorzubeugen. Als Salat, mit Zitrone und Öl angemacht, sind sie ideal. Gurken aus konventionellem Anbau sollten geschält werden, um die Vergiftung durch Pestizide zu vermeiden.

❷ **Gegart:** Gurken können im Ofen überbacken, Suppen beigefügt oder mit anderen Gemüsen zusammen gekocht werden.

❸ **Eingelegt:** Eine besondere, kleine Gurkensorte wird mit Salz, Essig und Gewürzen eingelegt. Diese Spezialität ist allerdings ziemlich ungesund.

Die Mango

nährt die Haut und schützt die Arterien

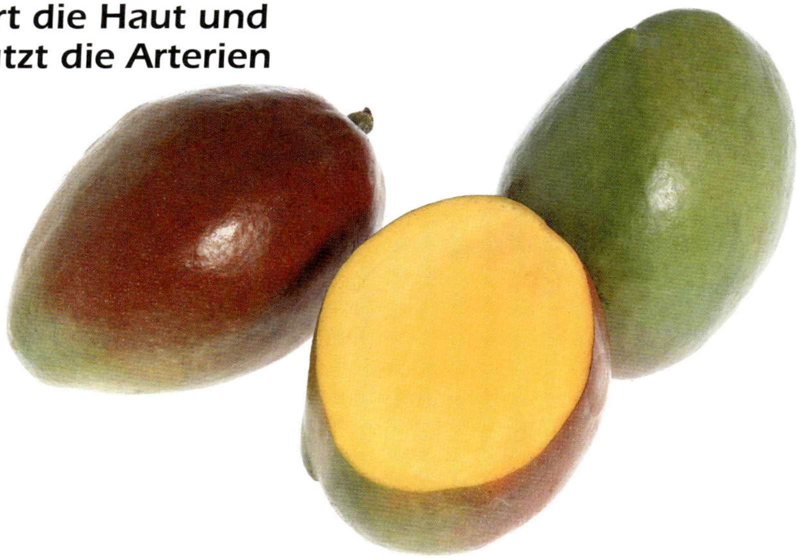

MANGO
Inhaltsstoffe
je 100 g rohen, verzehrbaren Anteil

Energie	**65,0 kcal = 273 kj**
Eiweiß	**0,510 g**
Kohlenhydrate	**15,2 g**
Ballaststoffe	**1,80 g**
Vitamin A	**389 µg RÄ**
Vitamin B_1	**0,058 mg**
Vitamin B_2	**0,057 mg**
Niacin	**0,717 mg NÄ**
Vitamin B_6	**0,134 mg**
Folsäure	**14,0 µg**
Vitamin B_{12}	**—**
Vitamin C	**27,7 mg**
Vitamin E	**1,12 mg a-TÄ**
Kalzium	**10,0 mg**
Phosphor	**11,0 mg**
Magnesium	**9,00 mg**
Eisen	**0,130 mg**
Kalium	**156 mg**
Zink	**0,040 mg**
Gesamtfett	***0,270 g***
Gesättigtes Fett	***0,066 g***
Cholesterin	**—**
Natrium	***2,00 mg***

1% 2% 4% 10% 20% 40% 100%

% des täglichen Bedarfs,
den 100 g dieses Nahrungsmittels decken

Englisch: *mango;* ***Französisch:*** *mangue;* ***Spanisch:*** *mango.*

Beschreibung: *Frucht des Mangobaums (Mangifera indica L.), eines immergrünen Baumes aus der Familie der Sumachgewächse (Anacardiaceae). Die Frucht ist oval, von einer dünnen gelben, orangefarbenen oder grünlichen Haut umgeben und umschließt einen harten, flachen Kern.*

Der Mangobaum ist ein Beweis für die Üppigkeit der tropischen Pflanzenwelt. Ein mittelgroßer Baum von 20 m Höhe bringt jedes Jahr vier Millionen Blüten hervor, von denen «nur» 25.000 zu Früchten werden. Dieser Reichtum hat die Eingeborenen dazu gebracht, den Baum als natürliche Vorratskammer anzusehen.

Wenn man bedenkt, dass ein Mangobaum hundert Jahre alt werden kann, lässt sich davon ausgehen, dass er im Laufe seines Lebens mehr als zwei Millionen Früchte liefert! Diese Quantität geht aber keineswegs zu Lasten der Qualität. Jede einzelne Frucht ist ein Meisterwerk der Natur, was Aroma und Geschmack sowie die Heilkräfte betrifft.

EIGENSCHAFTEN UND ANWENDUNG: Das Fruchtfleisch enthält 81,7 % Wasser, das ist weniger als beim Pfirsich (87,7 %) oder bei der Pflaume (85,2 %). Von den 15,2 g ***Kohlenhydraten*** je 100 g verzehrbaren Anteil besteht das meiste aus Zucker (Glukose, Fruktose und Saccharose). Unreife Mangos enthalten Stärke, die im Reifungsprozess zu Zucker umgewandelt wird. Der Gehalt an Eiweiß (0,51 %) und Fett (0,27 %) ist sehr niedrig.

Folgende Nährstoffe sind besonders beachtenswert:

✓ ***Provitamin A:*** 100 g Mango enthalten 389 µg RÄ (Retinol-Äquivalent), das bedeutet 1.295 IU Vitamin A. Bei einem Tagesbedarf von 1.000 µg RÄ liefert eine einzige Mango von 300 g den gesamten Tagesbedarf dieses wichtigen Vitamins.

Die Mango ist das Obst mit dem höchsten Vitamin-A-Gehalt,[4] gefolgt von der Kantalupe (322 µg RÄ/100 g). Beide werden allerdings weit von der Karotte übertroffen (2.813 µg RÄ /100 g).

In der Mango wurden 16 verschiedene Karotinoide entdeckt, die für die hohe Vitamin-A-Wirksamkeit verantwortlich sind. Am besten vertreten ist das Beta-Karotin.

Karotinoide sind Pflanzenfarbstoffe (meist gelb oder orangefarben), die im Körper zu Vitamin A umgewandelt werden. ***Vitamin A*** ist für die Erhaltung des Ephitelgewebes, der obersten Zellschicht der Haut, und der Schleimhäute, welche die Körperhohlräume auskleiden, unbedingt erforderlich. Karotinoide sind wirksame Antioxidantien, die die aggressiven freien Radikale neutralisieren, die für die Zellalterung verantwortlich sind.

✓ ***Vitamin C:*** Mit 27,7 mg/100 g ist die Mango eine gute Quelle. Eine mittelgroße Mango (300 g) liefert 138 % des Tagesbedarfs eines Erwachsenen.

✓ ***Vitamin E:*** Eine 300 g-Mango hält 33 % des Tagesbedarfs eines erwachsenen Mannes bereit. Es gibt nicht viel Obst, das noch mehr Vitamin E liefert.

Außerdem finden sich bedeutende Mengen von ***Vitamin*** B_1, B_2, B_6 und ***Niacin.*** Bei den ***Mineralstoffen*** ist ***Kalium*** am bemerkenswertesten, dazu gibt es noch geringere Mengen von Eisen und Magnesium.

Mangos enthalten zahlreiche weitere Bestandteile wie ***lösliche Ballaststoffe*** (Pektin), ***organische Säuren*** (Zitronen- und Apfelsäure) sowie ***Tannine.***

Wie komplex die Zusammenstellung der Mango tatsächlich ist, zeigt die Tatsache, dass in ihr 41 aromatische Substanzen[5] festgestellt wurden, die zusammen für das Aroma der Frucht verantwortlich sind.

Die Heilkräfte der Mango helfen bei folgenden Krankheitsbildern:

- **Hauterkrankungen:** Der Genuss von Mangos schenkt eine gesunde Haut. Während ein Mangel an Vitamin A zu trockener und rauer Haut führt, verleihen Mangos der Haut Feuchtigkeit und Glätte.

Der reichliche Verzehr von Mangos wird bei Ekzemen, Dermatosen (degenerativen Hautveränderungen), trockener Haut und zur Vorbeugung vorzeitiger Hautalterung empfohlen.

- **Netzhauterkrankungen:** Vitamin A, dessen Wirkung durch Vitamin C und E verstärkt wird, ist für ein gutes Sehvermögen unabdingbar. Die Mango hilft, wenn die Sehkraft aufgrund von Netzhautveränderungen nachlässt, wie bei Nachtblindheit, Sehnervschwund oder Thrombosen der Zentralarterie der Netzhaut.

Zubereitung und Anwendung

❶ **Frisch:** So nützt man alle Wirkstoffe aus. Mangos von schlechter Qualität sind faserreich und schmecken nach Terpentin, hochwertige enthalten wenig Fasern und ein mildes, sehr aromatisches Fruchtfleisch. Mangos werden unreif geerntet und können 1 – 2 Wochen im Kühlschrank aufbewahrt werden.

❷ **Konserven:** Aus Mangos lassen sich Saft, Gelee, Konfitüren und Kompotte herstellen. Man kann sie auch dörren.

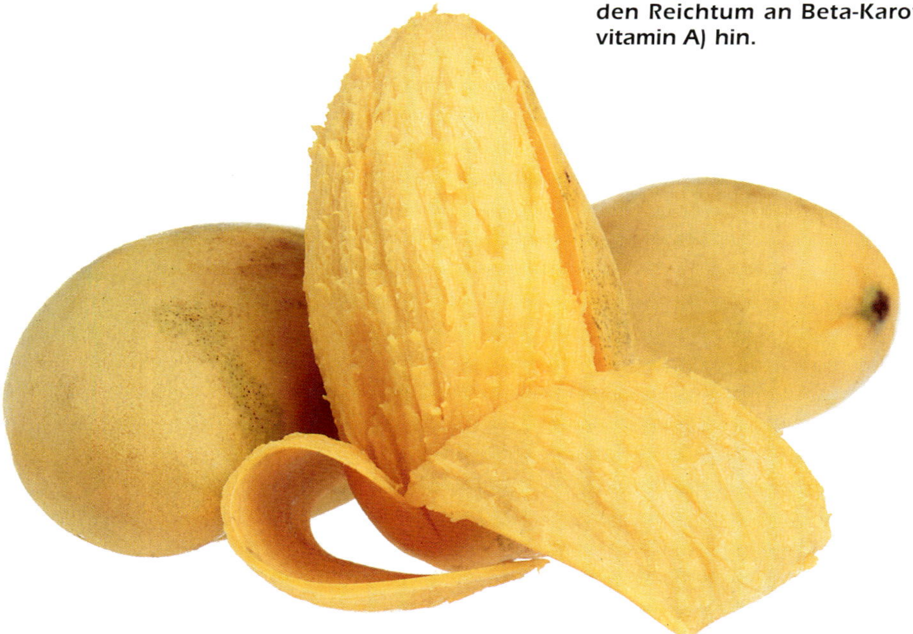

Die Mango-Sorte «Manila», die hier abgebildet ist, gehört zu den besten. Die intensive gelbe Farbe weist auf den Reichtum an Beta-Karotin (Provitamin A) hin.

• **Arteriosklerose:** Mangos sind reich an den drei stärksten antioxidativen Vitaminen A, C und E. Jedes für sich ist sehr wirksam, aber in der Kombination mit den anderen verhindern sie die Oxidation der Lipoproteine, die die Cholesterinmoleküle im Blut transportieren, noch effektiver. Durch die Oxidation dieser Stoffe kommt es zu Cholesterinablagerungen an den Arterienwänden und in Folge zur Schädigung der Gefäßwände.

Die Mango schützt das Kreislaufsystem und sollte im Speiseplan derer nicht fehlen, die unter Durchblutungsstörungen der Arme und Beine oder der Herzkranzgefäße (Angina pectoris oder Herzinfarkt) leiden.

• **Bluthochdruck:** Mangos wirken harntreibend. Sie enthalten ziemlich viel Kalium und wenig Natrium. Deshalb sollten Leute, die unter hohem Blutdruck leiden, ausreichend davon essen, denn Mangos helfen, diesen unter Kontrolle zu halten.

• **Diabetes:** Der positive Effekt der Mango auf die Arterien hilft, diabetesbedingten Kreislaufproblemen vorzubeugen.

Die Mango wird von Diabetikern gut vertragen. Bei nicht insulinabhängigen Diabetikern war der Blutzuckerspiegel nach dem Genuss von Mangos niedriger, als man erwartet hatte.[6]

Von allen frischen Früchten enthält die Mango am meisten Provitamin A. Aus diesem Grund und weil sie ebenfalls viel Vitamin C und E, wirksame Antioxidantien, liefert, trägt sie dazu bei, eine schöne Haut zu erhalten und vorzeitige Altersspuren zu vermeiden.

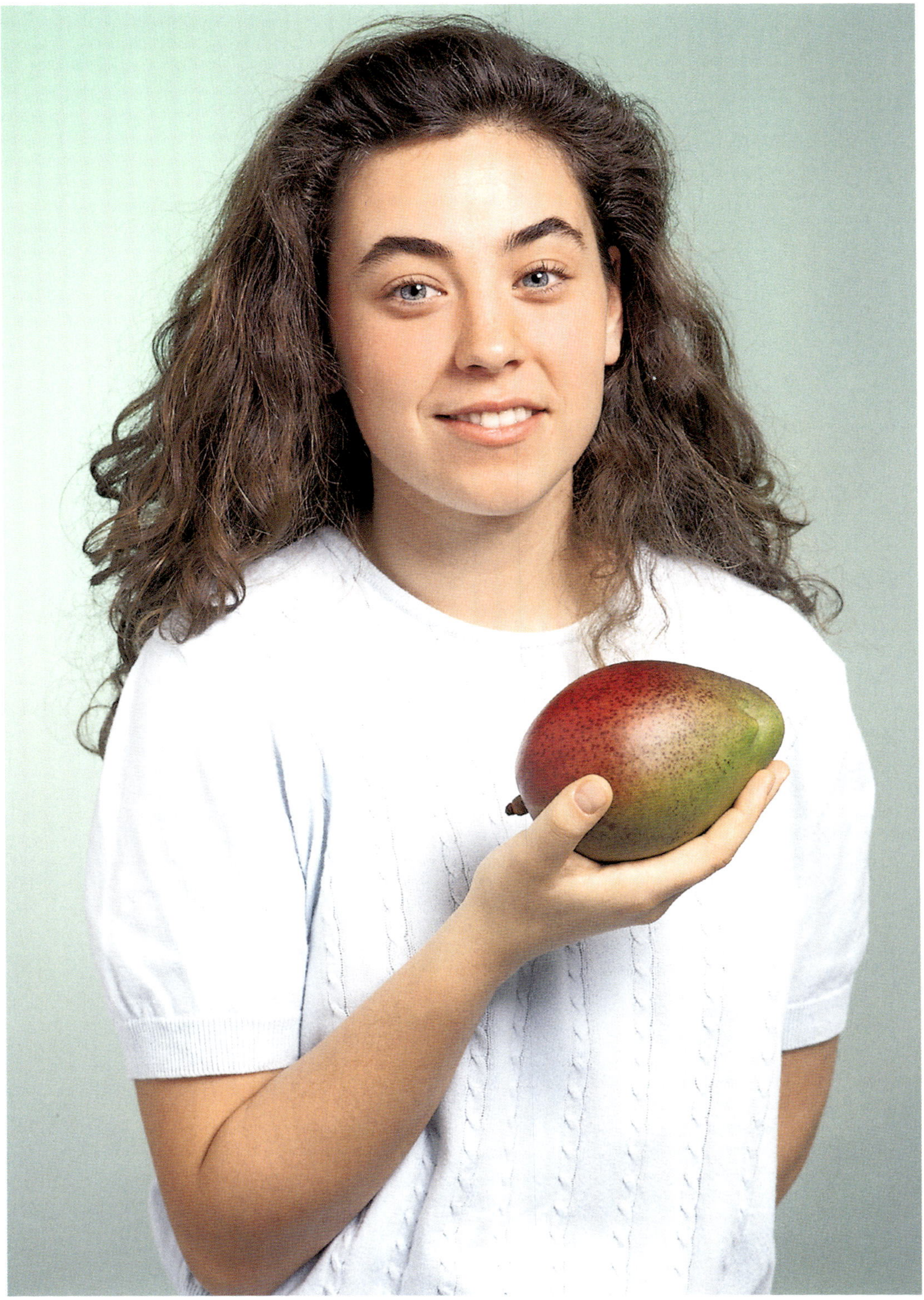

Die Bohne

nährt sogar die Haut

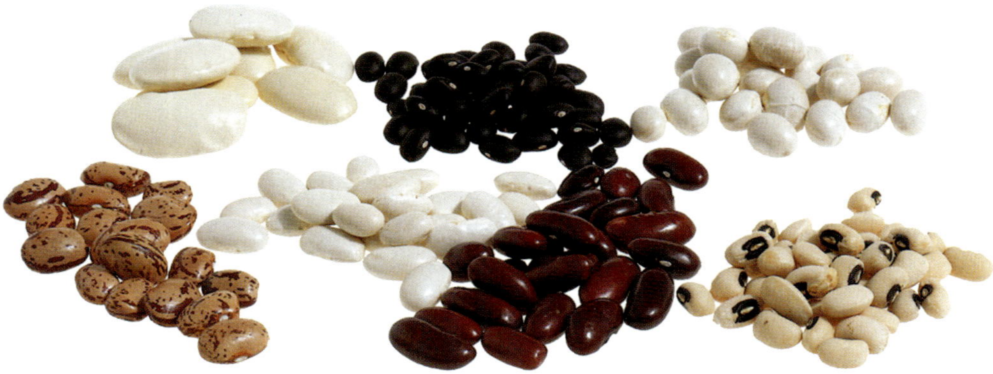

WEISSE BOHNE
Inhaltsstoffe
je 100 g rohen, verzehrbaren Anteil

Energie	**333 kcal = 1.395 kj**
Eiweiß	**23,4 g**
Kohlenhydrate	**45,1 g**
Ballaststoffe	**15,2 g**
Vitamin A	—
Vitamin B_1	**0,437 mg**
Vitamin B_2	**0,146 mg**
Niacin	**5,10 mg NÄ**
Vitamin B_6	**0,318 mg**
Folsäure	**388 µg**
Vitamin B_{12}	—
Vitamin C	—
Vitamin E	**0,530 mg α-TÄ**
Kalzium	**240 mg**
Phosphor	**301 mg**
Magnesium	**190 mg**
Eisen	**10,4 mg**
Kalium	**1.795 mg**
Zink	**3,67 mg**
Gesamtfett	***0,850 g***
Gesättigtes Fett	***0,219 g***
Cholesterin	—
Natrium	***16,0 mg***

1% 2% 4% 10% 20% 40% 100% 200% 500%

% des täglichen Bedarfs,
den 100 g dieses Nahrungsmittels decken

Englisch: *bean;* ***Französisch:*** *haricot;* ***Spanisch:*** *judía, alubia, fríjol.*

Beschreibung: *Samen der Bohnenpflanze (Phaseolus vulgaris [L.] Savi) aus der Familie der Hülsenfrüchtler (Leguminosae). Die Frucht der Bohnenpflanze ist eine Hülse, die aus zwei miteinander verbundenen Hälften besteht. In ihrem Inneren befinden sich mehrere Samen mit zwei Keimblättern. Die grünen Bohnen, die wir als Gemüse essen, sind die noch nicht ausgereiften Hülsen.*

Ob die Bohnen aus Amerika stammen oder ob es sie in Europa bereits gab, bevor Kolumbus von seinen Reisen zurückkehrte, wird von Naturforschern und Historikern seit langem diskutiert.

Es scheint, dass die Bohnen in der «Alten Welt» bereits in der Antike bekannt und beliebt waren. Als im achten Jahrhundert die Araber in Spanien herrschten, kam es im heutigen Andalusien zu einem beispiellosen Aufblühen der

Künste, der Wissenschaften und der Landwirtschaft. Ein sehr bekannter spanisch-arabischer Arzt, der im zwölften und dreizehnten Jahrhundert in Sevilla praktizierte und als der «exzellente Doktor Abu Zacaria Ihaia» angesprochen wurde, beschreibt in seinem «Buch der Landwirtschaft» etwa ein Dutzend verschiedener Bohnensorten.[7] Dort betont er, dass sie «dem Magen helfen und sehr gut schmecken».

Kolumbus beschrieb in seinen Aufzeichnungen amerikanische Bohnen, die größer als die aus Spanien bekannten waren und die zusammen mit Mais und Chilischoten den Hauptbestandteil der Kost der Ureinwohner bildeten.

Diese amerikanischen Bohnen wurden nach Europa gebracht und fanden sofort großen Anklang. Im Unterschied zu anderen Lebensmitteln aus der Neuen Welt wie Tomaten und Kartoffeln, die lange nicht beliebt waren, fanden sich die Bohnen bald auf den Tischen der Europäer. Der Großteil der Bohnen, die auf der ganzen Welt angebaut werden, stammen von den amerikanischen Sorten ab.

EIGENSCHAFTEN UND ANWENDUNG: Niemand steht nach einem Bohnengericht hungrig vom Tisch auf! Die Bohne macht aber nicht nur satt, sie liefert auch viele wichtige Nährstoffe:

Das ***Eiweiß*** ist der hervorstechendste Nährstoff der Bohne, daher nennt man sie auch «das Fleisch der armen Leute».

Zubereitung und Anwendung

❶ **Gekochte Bohnen** werden in vielen Gerichten serviert, denn roh kann man sie nicht essen. Man weicht sie vorher einige Stunden ein und kocht sie am besten in Wasser mit niedrigem Kalkgehalt.

❷ **Gekocht und püriert,** um die Schalen zu entfernen, welche am schwersten verdaulich sind und Blähungen verursachen.

Über die Eigenschaften der Bohneneiweisse lässt sich Folgendes sagen:

- ***Eiweißgehalt:*** Er schwankt – je nach Sorte – zwischen 21 und 24 %. Das entspricht oder übertrifft jenen tierischer Nahrungsmittel wie Tunfisch, Rind- oder Geflügelfleisch, die zu 18 bis 21 % ihres Gewichtes aus Eiweiß bestehen.
- ***Biologische Wertigkeit:*** Dieser Wert gibt an, wie gut die Zusammenstellung der Aminosäuren dem menschlichen Körper angepasst ist. Je höher dieser Wert ist, desto wertvoller ist das Eiweiß für die Ernährung. 100 % stellen das perfekte Eiweiß dar. Bohnen erreichen eine Wertigkeit von 85 %. Das scheint niedrig, wenn man sie mit Eiern (94 %) vergleicht, entspricht aber der Wertigkeit von Milch (85 %) und übertrifft diejenige von Fleisch (75 %).

  Ursache der niedrigen Wertigkeit ist der Mangel an ***Methionin,*** einer essentiellen Aminosäure. Unser Körper kann aber durch Ergänzung mit anderen pflanzlichen Nahrungsmitteln, die reich an Methionin sind, wie Getreide, Sesam, Sonnenblumenkernen oder Hefe, alle notwendigen Aminosäuren erhalten. Aus mehreren unvollständigen Eiweißen niedriger biologischer Wertigkeit kann hochwertiges, vollständiges Eiweiß gebildet werden.
- Die ***Verwertbarkeit*** des Bohneneiweißes liegt bei 83 %, das ist niedriger als bei Eiern (99 %), Milch (98 %) und Fleisch (97 %). Der Körper kann also Bohneneiweiß etwas schlechter auswerten als jenes tierischen Ursprungs. Man hat festgestellt,[8] dass das Eiweiß aus schwarzen Bohnen am leichtesten verwertbar ist, gefolgt von dem der roten und der weißen Sorten.

Außer Eiweiß enthalten Bohnen noch folgende wichtige Nährstoffe:

✓ ***Ballaststoffe:*** Bohnen enthalten, wie alle Hülsenfrüchte, viele Ballaststoffe. 100 g getrocknete Bohnen liefern 15,2 g Ballaststoffe, das ist mehr als die Hälfte der empfohlenen Tagesdosis für Erwachsene (25 g). Diese Ballaststoffe helfen, Verstopfung vorzubeugen und den Cholesterinspiegel zu senken.

✓ ***Folsäure:*** Eine Portion Bohneneintopf liefert den Tagesbedarf eines Erwachsenen

Essenzielle Aminosäuren in verschiedenen Nahrungsmitteln

Aminosäure	Bohnen		Eier		Rindfleisch	
	mg/100 g	%	mg/100 g	%	mg/100 g	%
Isoleucin	927	12	778	14	915	12
Leucin	1.685	22	1.091	20	1.542	20
Lysin	1.593	21	863	16	1.690	22
Methionin	234	3	416	8	514	7
Phenylalanin	1.154	15	709	13	836	11
Threonin	878	11	634	11	873	12
Tryptophan	223	3	184	3	213	3
Valin	1.016	13	847	15	952	13
Gesamt	7.710	100	5.522	100	7.535	100

(400 µg). Der Bedarf an Folsäure steigt während der Schwangerschaft auf 600 µg. Menschen mit einem erhöhten Risiko für Herzkrankheiten sollten ebenfalls die Zufuhr von Folsäure steigern. In jedem Fall sind Bohnen ausgezeichnete Lieferanten.

Vollwertiges Eiweiß aus der Bohne

Wie die obenstehende Grafik zeigt, enthalten Bohnen alle essenziellen Aminosäuren, ebenso wie Eier und Fleisch.

Wie bei allen Hülsenfrüchten gibt es von der Aminosäure Methionin zu wenig.

Um diesen kleinen Mangel zu beheben und vollwertiges Eiweiß zu bekommen, reicht es aus, Bohnen mit anderen Nahrungsmitteln zu kombinieren, die viel Methionin enthalten, wie:

- ***Getreide** (Weizen, Mais, Reis, Hafer ...)*
- ***Sesam** und **Sonnenblumenkerne***
- ***Bierhefe***

✓ ***Eisen:*** 100 g Bohnen liefern mehr als den Tagesbedarf eines erwachsenen Mannes (10 mg), sie gehören damit zu den besten Eisenquellen. Da es sich um nicht hämoglobingebundenes Eisen handelt, benötigt man Vitamin C, um die Absorption zu steigern. Einige Tropfen Zitronensaft sind daher eine gute Zugabe für Bohnengerichte.

✓ ***Niacin*** und ***Pantothensäure*** sind für die Gesundheit der Haut wichtig.

Bohnen enthalten wenig Provitamin A, Vitamin C, Fett und kein Vitamin B_{12} – wie alle pflanzlichen Nahrungsmittel.

Getrocknete Bohnen sind ein nahrhaftes und energiereiches Nahrungsmittel mit hochwertigem Eiweiß, wenn man sie mit anderen Lebensmitteln kombiniert. Zusätzlich zu ihrer ernährungsphysiologischen Bedeutung entfalten sie ihre Heilkräfte bei:

- **Hautkrankheiten:** Bohnen schützen Haut und Schleimhäute, weil sie eine gute Quelle für die beiden wichtigen hautwirksamen Vitamine Niacin und Pantothensäure sind.

✓ ***Niacin,*** auch Faktor PP oder Vitamin B_3 genannt, unterstützt viele chemische Reaktionen in den Zellen. Ein akuter Mangel führt zu

In den Mittelmeerländern wird als Hauptgericht zum Mittagessen häufig ein Eintopf aus Hülsenfrüchten (Bohnen, Linsen, Kichererbsen) serviert. Das ist mit ein Grund für die niedrige Herzinfarktrate in diesen Gebieten.

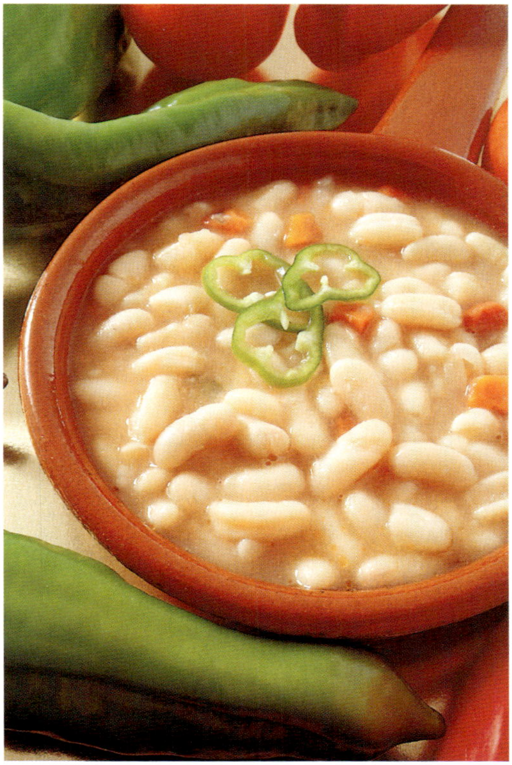

Pellagra, das durch die «**drei D**» gekennzeichnet ist: **D**ermatitis, **D**urchfall und **D**emenz. Obwohl diese Krankheit heute sehr selten ist, ist das Auftreten leichter Mangelerscheinungen wie rissiger, schuppiger Haut verbreitet.

Bohnen sind gute Niacin-Lieferanten, denn sie enthalten:

- ***Verwertbares Niacin*** (0,479 mg/ 100 g), siehe die Tabelle mit den Inhaltsstoffen.
- ***Tryptophan,*** eine essenzielle Aminosäure, die der Körper zu Niacin umwandelt. Getrocknete Bohnen gehören zu den besten Quellen für Tryptophan (277 mg /100 g), das übertrifft Fleisch (199 mg /100 g) oder Eier (152 mg/ 100 g). Aus diesen 277 mg Tryptophan werden zusätzliche 4,62 mg Niacin gebildet. Wenn man das mit den bereits vorhandenen 0,479 mg Niacin addiert, erhält man 5,1 mg/ 100 g Niacin (26,8 % des Tagesbedarfs).

✓ ***Pantothensäure*** ist ebenfalls am Zellstoffwechsel beteiligt. Ein Mangel führt zu Haut- und Haarschäden. Bohnen enthalten 0,732 mg/100 g, doppelt so viel wie Fleisch.

Aus diesen Gründen wird der regelmäßige Konsum von Bohnen bei Ekzemen, trockener und juckender Haut, Allergien und Dermatosen empfohlen.

Bohnen haben ebenfalls eine günstige Wirkung auf die Haarfollikel (Haarwurzeln) und helfen bei **Haarausfall, brüchigen Haaren, Talgdrüsenüberproduktion** und **Schuppen.**

• **Cholesterin:** Regelmäßiger Verzehr von Bohnen ist eine gute Möglichkeit, den Cholesterinspiegel zu senken. Ein Experiment in den Vereinigten Staaten[9] hat bewiesen, dass der Genuss von 120 g Bohnen pro Tag über drei Wochen hinweg den Cholesterin- und Triglyzeridspiegel um 10 % senken kann.

Das beruht vor allem auf dem Ballaststoffgehalt (15,2 %). Die Ballaststoffe reinigen den Darm von Cholesterin und Gallensäuren, indem sie diese mit dem Stuhl ausscheiden.

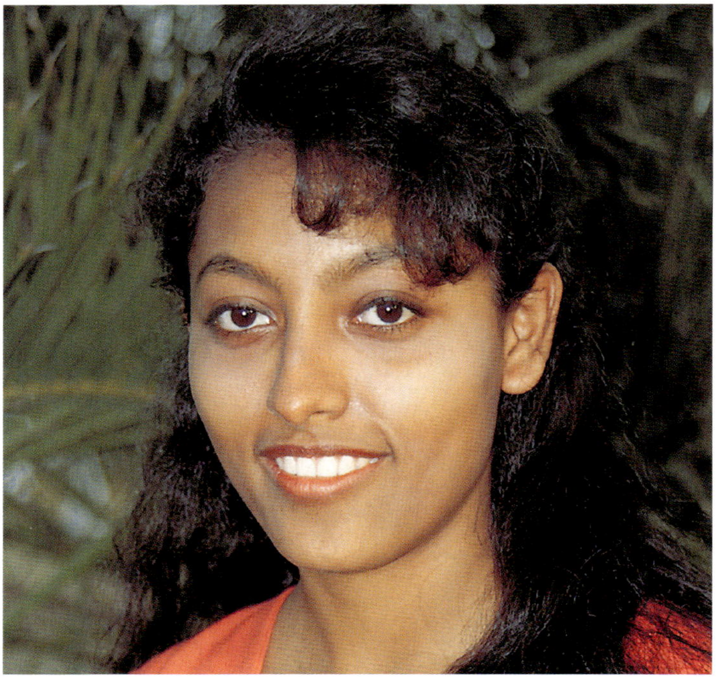

Je dunkler die Haut der Bohnen ist, desto intensiver ist der Geschmack und desto leichter verdaulich ist das enthaltene Eiweiß. Bohnen sind eine gute Quelle für Niacin und Pantothensäure. Diese beiden Vitamine sind für eine gesunde, schöne Haut notwendig.

• **Verstopfung und Darmerkrankungen:** Der hohe Anteil an Zellulose (20 % des Gewichtes) hilft gegen Verstopfung und beugt so **Divertikeln** (Ausstülpungen von Wandteilen der Verdauungsorgane) und **Darmkrebs** vor.

• **Bluthochdruck:** Bohnen helfen Menschen mit erhöhtem Blutdruck, weil sie wenig Natrium und viel Kalium enthalten.

• **Blutarmut und Rekonvaleszenz:** Diese Hülsenfrucht liefert 10,4 mg/100 g Eisen und übertrifft damit Spinat und Fleisch (beide enthalten etwa 3 mg/100 g). Diese Tatsache, zusammen mit den anderen wichtigen Nährstoffen, die in der Bohne zu finden sind, machen sie ideal für Menschen, die unter Blutarmut oder Unterernährung leiden.

Bohnen sind Samen, die in der Fruchthülse der Bohnenpflanze heranwachsen.

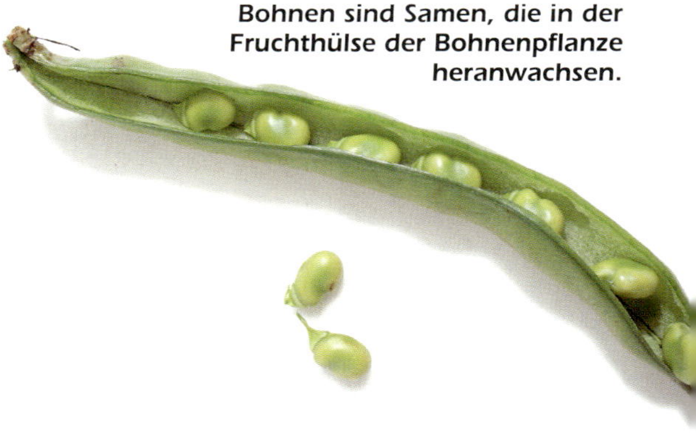

Verschiedene Bohnensorten

Perlbohne

Diese kleine, rundliche Sorte eignet sich für viele Speisen. Ihr weiches Innere ist leicht zu pürieren.

Kochzeit: 1½ bis 2 Stunden

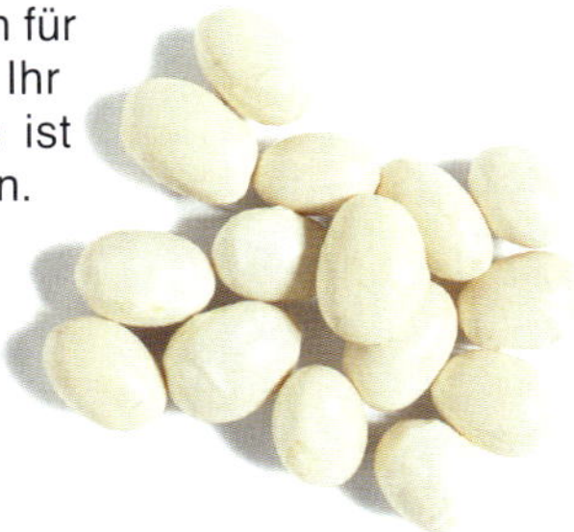

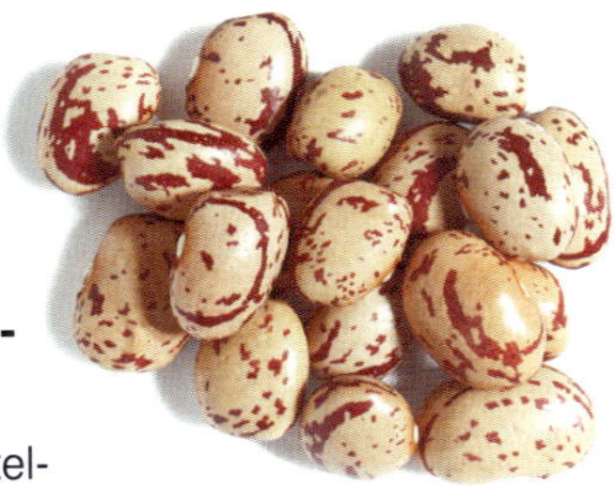

Große Borlotto-Bohne

Sie ist mittelgroß, oval und wird gerne in der italienischen Küche verwendet.

Kochzeit: 1½ bis 2 Stunden

Rote Kidneybohne

In Form und Farbe erinnert sie an eine Niere. Gekocht ist sie sehr weich und lässt sich gut mit Chili, Salaten und Reis kombinieren.

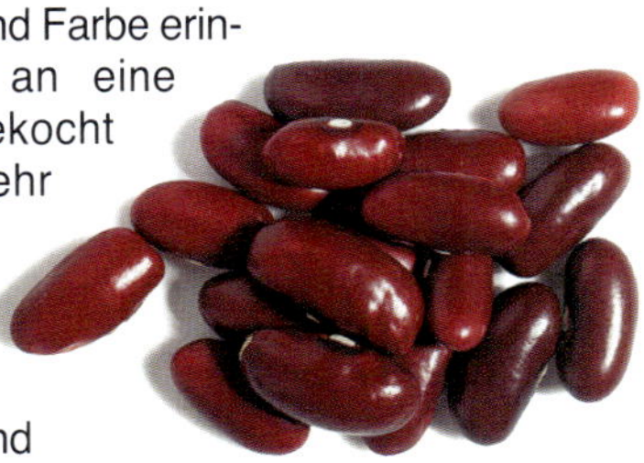

Kochzeit: 1½ Stunden

Braune Bohne

Sie schmeckt intensiv, aber nicht so stark wie die Rote Kidneybohne.

Kochzeit: 1 Stunde

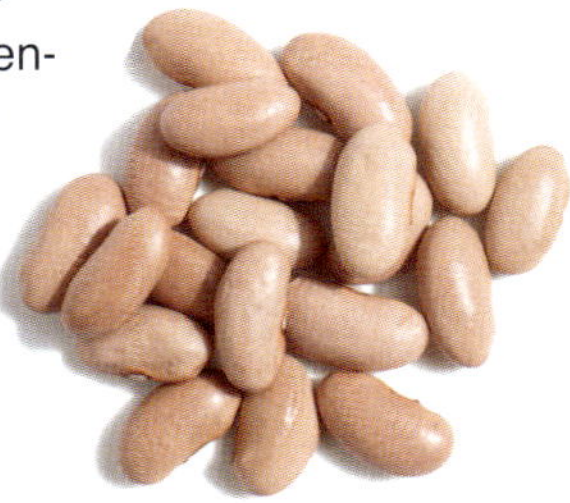

Schwarze Bohne

Sie ist oval und dunkel. Ihr Geschmack ist süß und erinnert an Champignons. Sie wird gerne in Suppen und Reisgerichten verwendet.

Kochzeit: 1½ Stunden

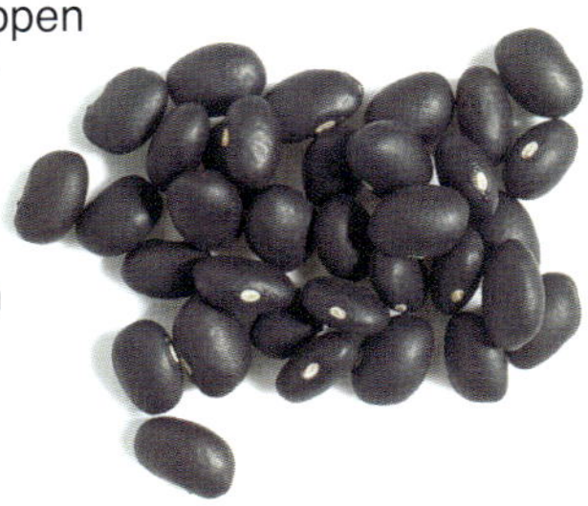

Augenbohne

Die schwarzen Flecken erinnern an Augen, die Haut ist sehr dünn.

Kochzeit: ½ bis 1 Stunde

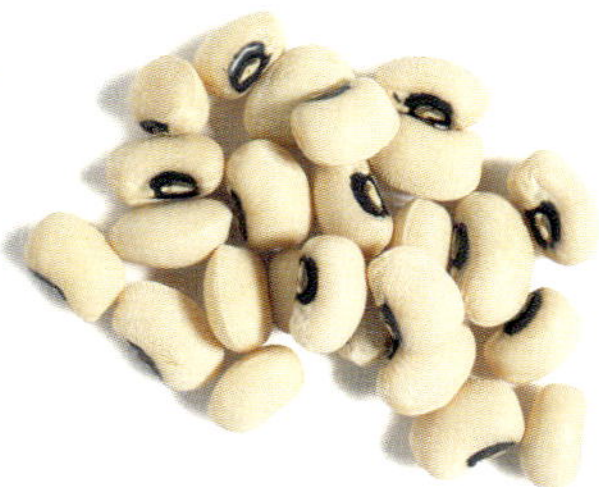

Limabohne

Diese flache, cremige Bohne schmeckt mild und wird gerne in Eintöpfen serviert.

Kochzeit: 1 bis 1½ Stunden

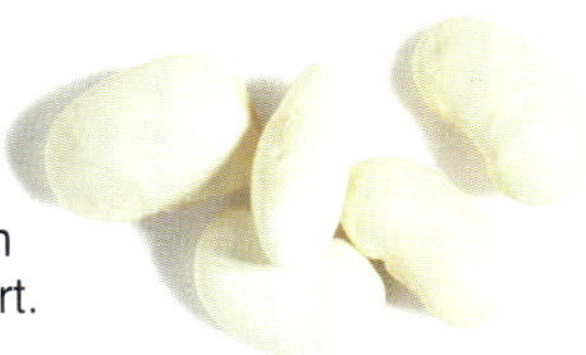

17

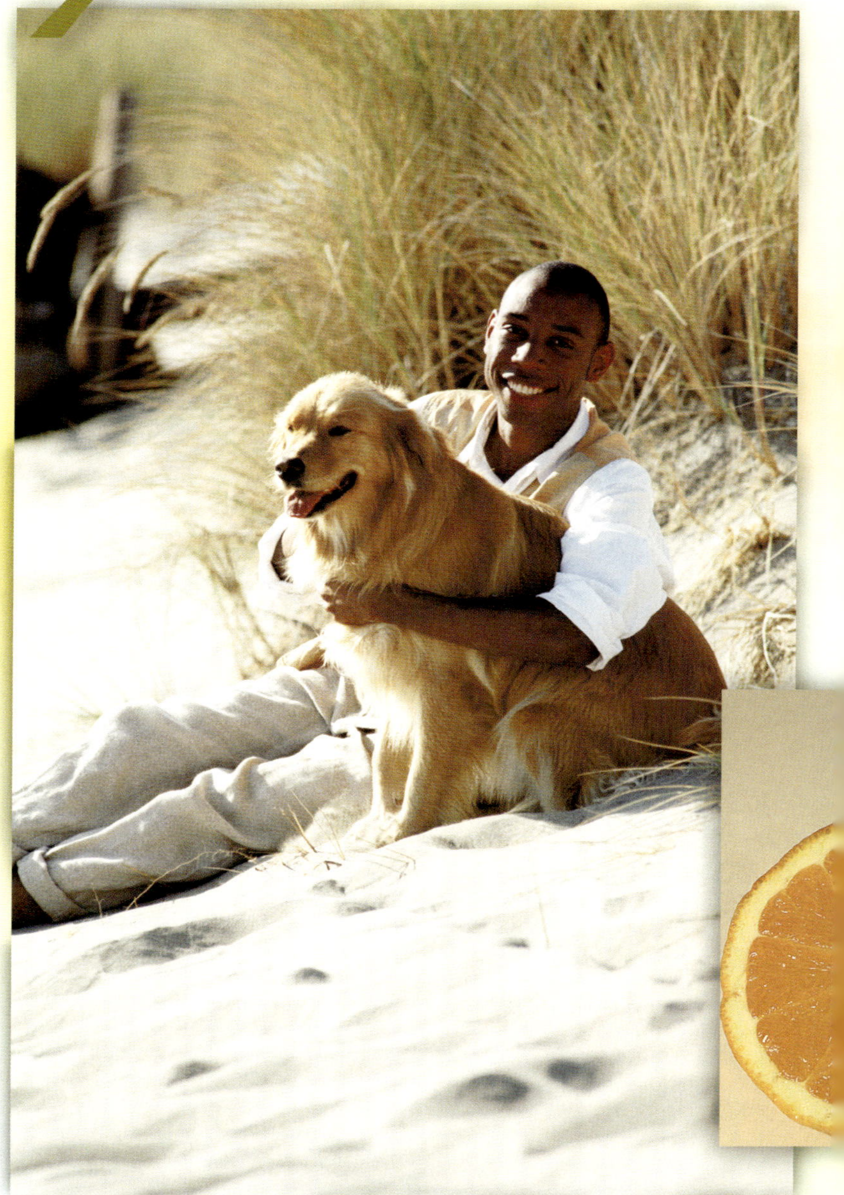

Nahrungsmittel gegen Infektionen

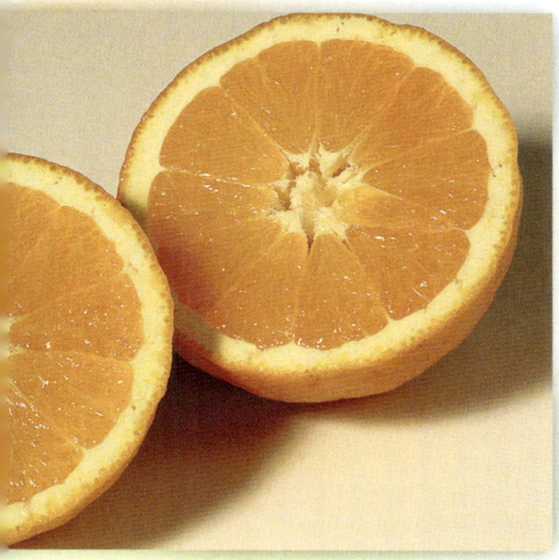

Während des gesamten Lebens muss der Körper gegen krankheitserregende Mikroorganismen und körperfremde Substanzen, die Antigene, kämpfen. Das Gewebe und die Zellen, die für die Verteidigung des Organismus gegen die ihn bedrohenden Antigene zuständig sind, werden als **Immunsystem** bezeichnet.

Manche Nahrungsmittel unterstützen dieses, indem sie

• **das Immunsystem stärken:** Dieses komplexe Verteidigungssystem ist bei der Abwehr von Krankheitserregern und fremdartigen Substanzen auf bestimmte Nährstoffe angewiesen:

- Eiweiß
- Antioxidative Vitamine (A, C und E)
- Spurenelemente wie Eisen, Selen, Zink und Kupfer

Entsprechende Nährstofflieferanten sind daher bei Infektionskrankheiten wichtig. Näheres unter «Immundepression» (siehe S. 339).

• **antibiotische Substanzen enthalten:** Diese Nahrungsmittel unterstützen das Immunsystem in seinem Kampf gegen Infektionserreger. Näheres unter «Infektionen» (siehe S. 339).

• **den Körper reinigen:** Hierzu gehören Nahrungsmittel, welche die Ausscheidung von toxischen Abfallstoffen über Nieren, Leber und Haut verstärken. Im nebenstehenden Abschnitt über «Fieber» werden bestimmte Nahrungsmittel aufgezählt, die wegen ihrer reinigenden Wirkung bei Infektionskrankheiten besonders empfehlenswert sind.

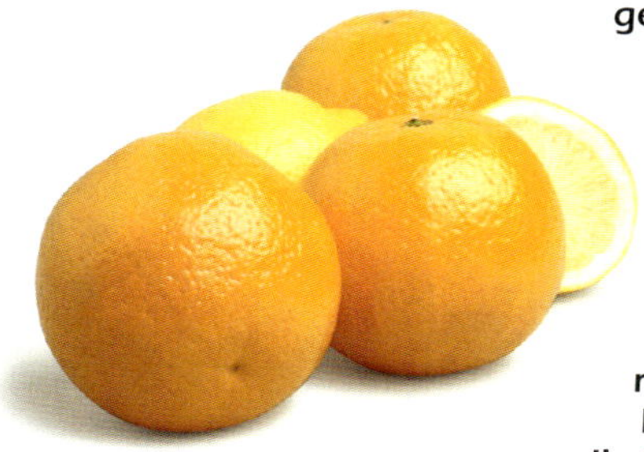

Zitrusfrüchte wie Orangen, Mandarinen oder Zitronen sind bei Infektionen zu empfehlen. Sie enthalten antioxidativ wirkende Vitamine wie Vitamin C und Beta-Karotin, welche die Funktionen des Immunsystems anregen.

Vitamin C erhöht, gemeinsam mit den in Zitrusfrüchten enthaltenen Flavonoiden, die Abwehrkräfte gegen Viren.

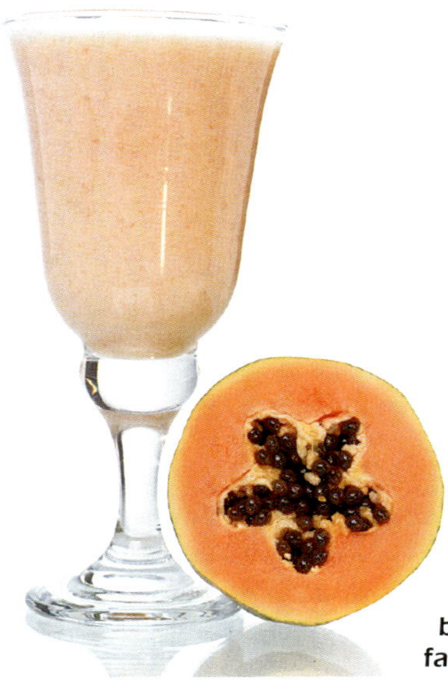

Fruchtsäfte liefern Wasser, Vitamine, Mineralstoffe und sekundäre Pflanzeninhaltsstoffe, die insbesondere bei Fieber benötigt werden. Sie begünstigen die Ausscheidung von Abfallstoffen aus dem Blut, die verstärkt bei fiebrigen Infektionskrankheiten anfallen.

FIEBER

Ernährung

Fieber ist im Allgemeinen ein Zeichen dafür, dass der Körper eine Infektion bekämpft. Obgleich die hier empfohlenen Nahrungsmittel weder fiebersenkend wirken noch die verursachende Infektion direkt bekämpfen, spielen sie doch eine wichtige Rolle bei der Heilung. Bei Fieber muss die **Kost** wie folgt beschaffen sein:

- **Leicht verdaulich und nährstoffreich.**
- **Reichlich Flüssigkeit enthalten,** um den Wasserverlust durch die erhöhte Temperatur auszugleichen und eine Dehydration zu vermeiden.
- **Vitaminreich,** vor allem an stärkenden Vitaminen wie Provitamin A (Beta-Karotin) und Vitamin C.
- **Alkalisierende Wirkstoffe bereitstellen,** die den Überschuss an freien Radikalen und sauren Abfallstoffen neutralisieren, die durch die Infektion gebildet wurden.

Obst und Gemüse erfüllen diese Vorgaben bestens, sie sollten die Grundlage der Ernährung bilden, vor allem im akuten Stadium.

vermehrt konsumieren

Wasser
Fruchtsäfte
Zitrusfrüchte
Gerstenwasser
Gemüsebrühe
Borretsch
Melone
Himbeere

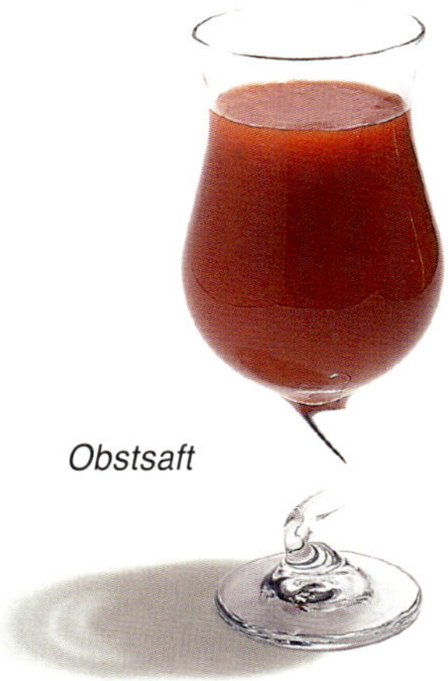

Obstsaft

IMMUNDEPRESSION

Beschreibung
Bei dieser Krankheit liegt eine eingeschränkte Funktion des Immunsystems vor. Sie wird auch «Verminderung der Abwehrkräfte» genannt.

Aufgaben des Immunsystems
Grundsätzlich sind zum Überleben eines Organismus zwei Funktionen von wesentlicher Bedeutung:

- Die **Identifizierung** aller Mikroorganismen und körperfremden Substanzen, die möglicherweise gefährlich werden können.
- Die **Zerstörung** dieser Mikroorganismen, Substanzen und fremden Zellen.

Ursachen
Sie können sehr vielfältig sein und manchmal kann man sie überhaupt nicht herausfinden. Die häufigsten sind:

- **Fehl- oder Unterernährung.** Das Fehlen essenzieller Nährstoffe, besonders der hier angeführten Vitamine und Spurenelemente, kann die Immunreaktion des Körpers schwächen.
- **Stress,** ob physisch oder psychisch.
- **Chemotherapie** (krebsbekämpfende Medizin)
- **Infektionskrankheiten**
- **AIDS:** Eine erworbene Immunschwäche aufgrund einer Virusinfektion, die das Abwehrsystem des Organismus angreift.

Ernährung
Die hier angeführten Nahrungsmittel tragen auf besondere Weise dazu bei, dass dieses komplexe Überwachungs- und Verteidigungssystem einwandfrei arbeiten kann.

vermehrt konsumieren	reduzieren oder meiden
Antioxidantien	Alkohol
Eiweiss	raffinierten Zucker
Spurenelemente	Meeresfrüchte
Zitrusfrüchte	Fett insgesamt
Pflanzenöle	Kaffee
Propolis	
Gelée Royale	
Knoblauch	
Joghurt	
Acerola-Kirsche	
Kiwi	
Tomate	
Luzerne	

INFEKTIONEN

Ernährung
Die **natürlichen Antibiotika,** die in einigen Nahrungsmitteln und Pflanzen zu finden sind, wirken weniger stark als pharmazeutische. Ihr großer Vorteil liegt darin, dass sie keine Resistenzen erzeugen und die normale Bakterienbesiedlung des Körpers nicht verändern.

Bei Infektionen sollten immer auch die Nahrungsmittel berücksichtigt werden, die für «Immundepression» und «Fieber» empfohlen werden (siehe die vorige Spalte bzw. S. 338).

vermehrt konsumieren	reduzieren oder meiden
die gleichen wie bei «Immundepression»	die gleichen wie bei «Immundepression»
Knoblauch	
Zwiebel	
Zitrone	
Kohl	
Rettich	
Heidelbeeren	

Hummer

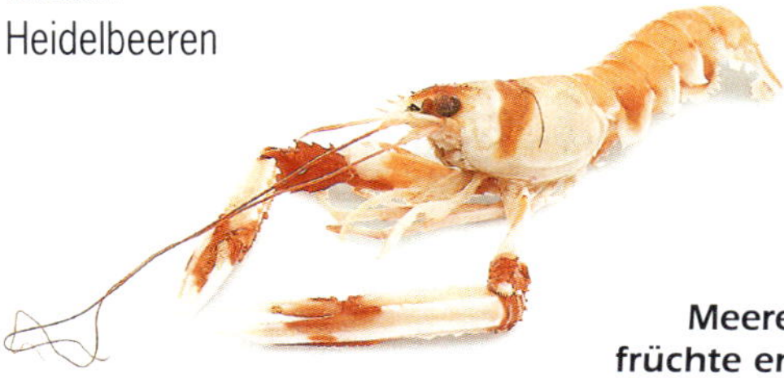

Meeresfrüchte enthalten häufig Toxine, Bakterien und Viren, die eine Belastung für das Immunsystem darstellen.

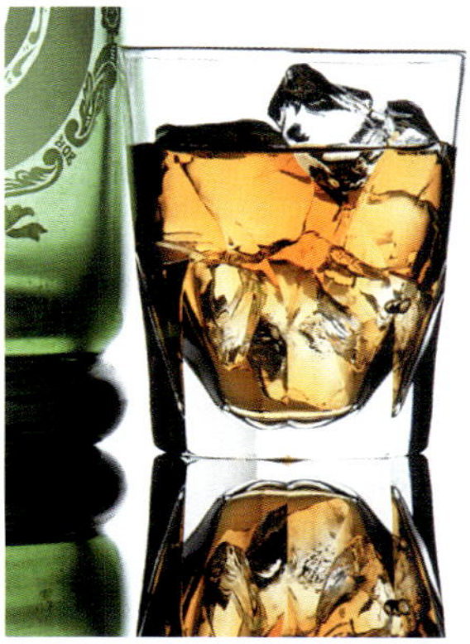

Alkohol schwächt viele organische Funktionen, darunter auch das Immunsystem. Sein regelmäßiger Konsum vermindert die Abwehrleistung des Organismus.

ERKÄLTUNGEN UND GRIPPE

Ursachen

Erkältungen und Grippe werden durch verwandte Viren ausgelöst. Eine Erkältung kann der Beginn bzw. das erste Erscheinungsbild einer Grippe sein.

Symptome

Eine **Erkältung** zeigt sich durch vermehrte Schleimbildung und Entzündung der oberen Atemwege (Nase und Hals). Bei einer **Grippe** ist das Allgemeinbefinden durch Kopf- und Gliederschmerzen wesentlich stärker betroffen.

Ernährung

Die Ernährung ist in beiden Fällen ähnlich, sowohl was die Vorbeugung als auch die Unterstützung des Heilungsverlaufes betrifft. Kein Nahrungsmittel kuriert Erkältungen oder Grippe, genauso wenig tun es irgendwelche Antibiotika oder andere Medikamente. Virusinfektionen können nur vom eigenen Körper besiegt werden. Eine richtige Diät sorgt deshalb dafür, dass das **Immunsystem** gestärkt wird.

Mögliche Folgen

Sofern die Bronchien betroffen sind und es zu gelblichem Schleim und Husten kommt, sollten die Empfehlungen für «Bronchits» (siehe S. 140) beachtet werden.

vermehrt konsumieren

die gleichen wie bei «Immundepression»
Obst
Gemüse
Knoblauch
Propolis
Vitamin C
Selen
Zink

reduzieren oder meiden

Salz
raffinierten Zucker
Milch

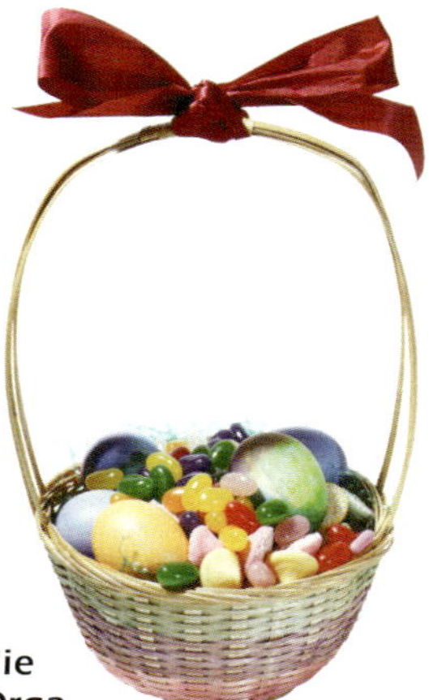

Süßigkeiten

Zucker schwächt die Abwehrkräfte des Organismus gegen Infektionen. Übermäßiger Verzehr von Süßigkeiten, Schokolade, Kuchen und anderen zuckerhaltigen Produkten begünstigt Erkältungen und Grippe.

AIDS

Beschreibung

AIDS **(erworbene Immunschwächekrankheit)** führt zu einer Verminderung der Abwehrkräfte gegenüber Infektionskrankheiten und Krebs.

Ursache

AIDS wird durch das humane Immunschwächevirus **(HIV)** verursacht, das die Abwehrzellen des Organismus (Lymphozyten) angreift und zerstört.

Eine Ernährung mit vielen verarbeiteten Nahrungsmitteln, die wenig Obst, Gemüse, Getreide und Nüsse enthält, neigt zum Mangel an antioxidativen Vitaminen (A, C, E) und fördert die Krankheitsentwicklung.[1]

Ernährung

AIDS-Erkrankte neigen zu Unterernährung, die ihrerseits die Immunschwäche verstärkt. Gewichtsverlust ist in diesem Fall immer ein schlechtes Vorzeichen. Mehrere Faktoren begünstigen die **Unterernährung:**

- **Häufige Infektionen,** die als Folge der Abwehrschwäche auftreten.
- Die **mangelnde Verwertung von Fetten,** die mit dem Stuhl ausgeschieden werden und diesem ein schaumiges und schmieriges Aussehen (Steatorrhoe) geben. Diese Verdauungsstörung, die sich etwa bei jedem vierten Erkrankten zeigt, bewirkt, dass auch die fettlöslichen Vitamine (A, D, E, K) nicht verwertet werden.[2]
- **Medikamente gegen AIDS:** Gewöhnlich verschlimmern ihre Nebenwirkungen, welche die Verdauung betreffen wie Übelkeit und Brechreiz, die Unterernährung.

Eine passende Ernährung ist lebenswichtig, da sie die Abwehrkräfte steigern und das Fortschreiten der Krankheit verlangsamen kann.

vermehrt konsumieren

die gleichen wie bei «Immundepression»
Obst
Vollkorngetreide
Nüsse
Hülsenfrüchte
Aubergine
Gemüse
Joghurt
Antioxidantien
Vitamin A
B-Vitamine
Vitamin C
Selen

reduzieren oder meiden

die gleichen wie bei «Immundepression»

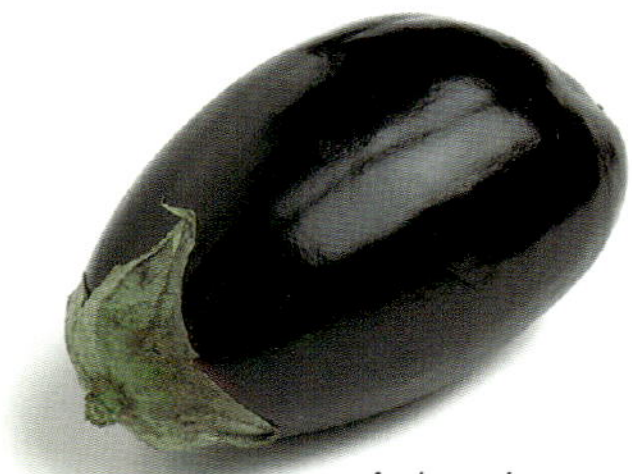

Aubergine

CANDIDIASIS

Beschreibung
Es handelt sich um eine Pilzinfektion durch *Candida albicans,* eine mikroskopisch kleine Pilzart, die zur Familie der Hefepilze gehört und normalerweise im Verdauungstrakt und auf der Haut anzutreffen ist.

Ursache
Wenn das Immunsystem geschwächt ist (aufgrund von Diabetes, intensiver Behandlung mit Antibiotika, Krebserkrankungen ...) vermehren sich die Candida-Pilze und verursachen Candidiasis.

Symptome
Betroffen sind Vagina, After, Mund oder Hautzonen wie Leisten, Achselhöhlen oder der untere Teil der weiblichen Brust.

Ernährung
Eine richtige Ernährung hilft, das Immunsystem zu stärken und die Darmflora ins Gleichgewicht zu bringen, wodurch die Heilung der Candidiasis begünstigt wird.

vermehrt konsumieren

die gleichen wie bei «Immundepression»
Joghurt
Knoblauch
Folsäure
Eisen

reduzieren oder meiden

raffinierten Zucker
Alkohol
Schokolade
Bierhefe
Schimmelkäse
hefehaltiges Brot

Knoblauch verhindert die Entwicklung vieler Mikroorganismen, darunter auch der Pilzarten, die als Verursacher von Candidiasis gelten. Diese Wirkung wird auf seine schwefeligen Inhaltsstoffe zurückgeführt. Knoblauch kann außerdem die Darmflora wieder ins Gleichgewicht bringen und die natürlichen Abwehrkräfte stimulieren.

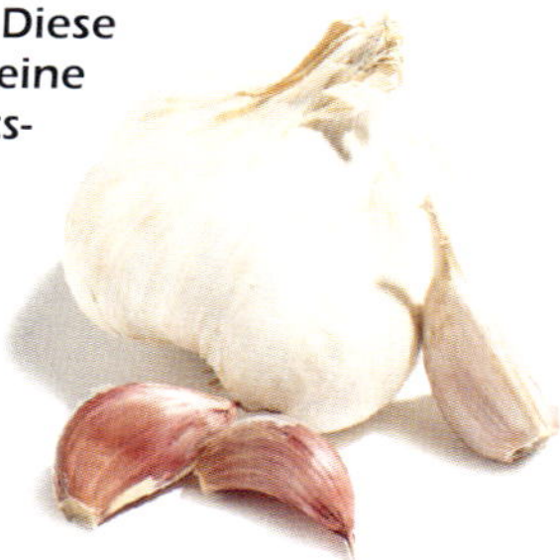

RACHENENTZÜNDUNG

Beschreibung
Infektionen und Entzündungen der Rachen- oder Halsschleimhäute gehen in vielen Fällen mit einer Infektion der im Hals befindlichen lymphatischen Organe einher. Dann kommt es entweder zur **Angina** oder zu einer **Mandelentzündung.**

Ernährung
Bestimmte Nahrungsmittel werden empfohlen, weil sie ihre lokal mildernde und infektionsbekämpfende Wirkung mit einer allgemein stärkenden Wirkweise kombinieren.

vermehrt konsumieren

Vitamin A
Zitrusfrüchte
Propolis
Honig
Borretsch

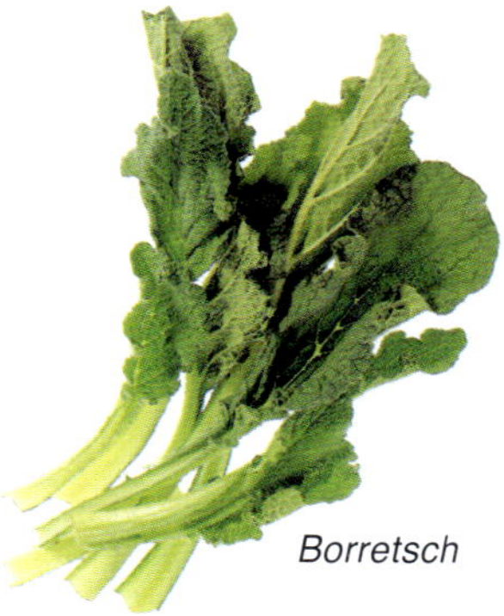

Borretsch

Borretsch beruhigt die Halsschleimhaut und hilft bei der Infektionsbekämpfung. Am besten wirkt er aufgekocht als Brühe oder als Frischsaft.

BLASENENTZÜNDUNG

Beschreibung
Die Entzündung der Harnblase hat fast immer eine infektiöse Ursache. Sie tritt aus anatomischen Gründen vor allem bei Frauen auf.

Ernährung
Die angegebenen Nahrungsmittel können den Heilungsprozess fördern und Rückfällen vorbeugen. Es ist ratsam, diese Regeln auch bei allen anderen Fällen von Harnwegsinfektion zu befolgen.

vermehrt konsumieren

Harntreibendes
Wasser
Heidelbeere (rote und blaue Sorten)
Kürbiskerne
Zitrusfrüchte
Zwiebel

reduzieren oder meiden

scharfe Gewürze
Cayennepfeffer
Kaffee
zuckerhaltige Getränke
raffinierten Zucker

Die Kiwi

stärkt die Abwehrkräfte und schützt vor Anämie

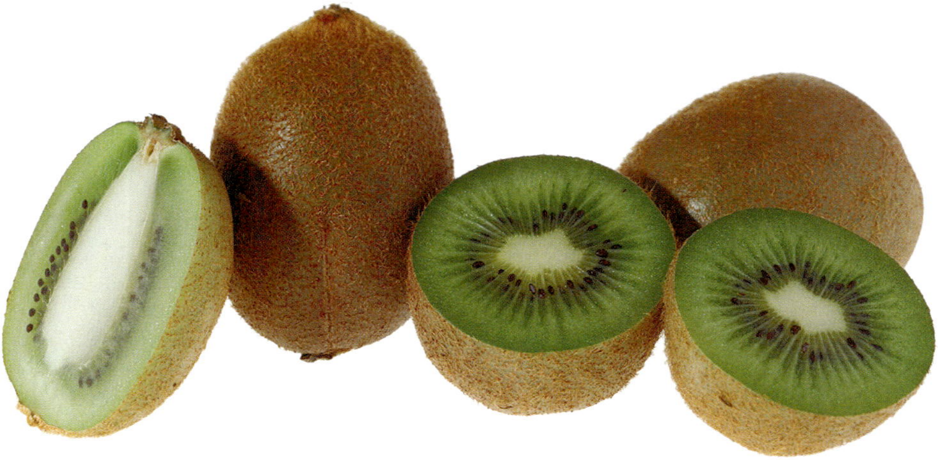

KIWI
Inhaltsstoffe
je 100 g rohen, verzehrbaren Anteil

Energie	**61,0 kcal = 254 kj**
Eiweiß	**0,990 g**
Kohlenhydrate	**11,5 g**
Ballaststoffe	**3,40 g**
Vitamin A	**18,0 µg RÄ**
Vitamin B1	**0,020 mg**
Vitamin B2	**0,050 mg**
Niacin	**0,500 mg NÄ**
Vitamin B6	**0,090 mg**
Folsäure	**38,0 µg**
Vitamin B12	**—**
Vitamin C	**98,0 mg**
Vitamin E	**1,12 mg α-TÄ**
Kalzium	**26,0 mg**
Phosphor	**40,0 mg**
Magnesium	**30,0 mg**
Eisen	**0,410 mg**
Kalium	**332 mg**
Zink	**0,170 mg**
Gesamtfett	**0,440 g**
Gesättigtes Fett	**0,029 g**
Cholesterin	**—**
Natrium	**5,00 mg**

1% 2% 4% 10% 20% 40% 100% 200% 500%

% des täglichen Bedarfs,
den 100 g dieses Nahrungsmittels decken

Deutsche Synonyme: *Chinesische Stachelbeere, Strahlengriffel.*

Englisch: *kiwi;* ***Französisch:*** *kiwi;* ***Spanisch:*** *kiwi.*

Beschreibung: *Die Kiwi ist die Frucht des Strahlengriffels (Actinidia chinensis Planch.), eines Kletterstrauchs aus der Familie der Strahlengriffelgewächse (Actinidiaceae). In Größe und Form ähnelt sie einem Ei, ist aber mehr zylinderförmig. Die raue Schale umschließt ein saftiges, grünes Fruchtfleisch, das angenehm säuerlich schmeckt.*

Die Kiwi, eine exotische Frucht, die ursprünglich von den Hängen des Himalaya stammt und heute vor allem aus Neuseeland kommt, steckt voller Überraschungen. Hinter der haarigen, dunklen Schale findet sich ein außergewöhnliches Fruchtfleisch. Über zweihundert kleine, schwarze, essbare Kerne formen ein elegantes Muster. Doch die größte Überraschung ist der Gehalt an Vitamin C, der den aller Zitrusfrüchte übertrifft.

EIGENSCHAFTEN UND ANWENDUNG: Die Kiwi enthält einige Kohlenhydrate in Form von Zucker (11,5 %), 1 % Eiweiß und weniger als

0,5 % Fett. Folgende Inhaltsstoffe sollten hervorgehoben werden:

✓ ***Vitamin C:*** Die Kiwi liefert hiervon doppelt so viel wie Orangen und Zitronen (siehe S. 346 und S. 128). Nur Guaven (183 mg/100 g) und Acerola-Kirschen (1.000 mg/100 g des essbaren Anteils) übertreffen die Kiwi hier. Eine einzige Kiwi deckt den Tagesbedarf an Vitamin C.

✓ ***Andere Vitamine:*** Kiwis enthalten sehr viel Vitamin E und ziemliche Mengen an Vitamin B_6, B_2, Niacin, B_1 und Provitamin A.

✓ ***Folsäure:*** Der Gehalt ist mit 38 µg/100 g beträchtlich. Er kommt dem der Eier (47 µg /100 g) nahe und übertrifft Fleisch (6 - 13 µg /100 g) und Milch (5 µg/100 g). Zusammen mit der Feijoa (siehe S. 252) gehören Kiwis zu den Obstarten mit dem höchsten Folsäuregehalt.

✓ ***Mineralstoffe:*** Kiwis gehören zu den mineralstoffreichsten Früchten, besonders was Kalium, Magnesium und Eisen betrifft. Sie enthalten ebenfalls genügend Kupfer, ein Spurenelement, das zusammen mit Vitamin C die Absorption von Eisen im Darm verbessert.

✓ ***Ballaststoffe:*** Kiwis enthalten 3,4 g/100 g, davon sind die meisten löslich (Pektin und Schleimstoffe). Damit übertreffen Kiwis die meisten Obstsorten wie Äpfel (2,7 g /100 g) und Pflaumen (1,5 g/100 g).

Im Vergleich mit dem Apfel (siehe S. 216) zeigt sich der hohe Nährstoffwert der Kiwi: Sie enthält 17mal mehr Vitamin C, sechsmal mehr Magnesium, fünfmal mehr Eiweiß und doppelt so viel Eisen.

Zubereitung und Anwendung

❶ **Frisch:** Am besten isst man Kiwis frisch und roh. Bei der Ernte sind sie noch hart, aber sie reifen während des Transportes gut nach. Sie schmecken am Besten, wenn sie auf Druck leicht nachgeben.

Folgende positive Wirkungen lassen sich nachweisen:

• Wegen des hohen Vitamin-C-Gehalts und der unterstützenden Wirkung der anderen Vitamine und Mineralstoffe **regt** die Kiwi die körpereigenen Abwehrkräfte, **das Immunsystem, an.** Die Frucht ist dabei wesentlich wirksamer als pharmazeutische Präparate.

Der regelmäßige Verzehr von Kiwis (mindestens eine pro Tag) ist allen zu empfehlen, die an Infektionskrankheiten leiden, ob während der Erkrankung oder in der Rekonvaleszenz.

• **Blutarmut (Anämie):** Wegen ihres Gehalts an Eisen, Vitamin C und Kupfer (Letztere erleichtern die Absorption und Verarbeitung des Eisens) sowie an Folsäure ist die Kiwi bei Blutarmut zu empfehlen, besonders wenn diese auf Eisenmangel zurückzuführen ist.

• In der **Schwangerschaft** schützen Kiwis Mutter und Kind: Sie stimulieren das Immunsystem und fördern die Blutbildung, zudem trägt der hohe Gehalt an Folsäure dazu bei, Neuralrohrdefekten beim Ungeborenen, wie beispielsweise Spina bifida, vorzubeugen.

• **Zu hoher Cholesterinspiegel und Arteriosklerose:** Die löslichen Ballaststoffe reduzieren die Absorption des Cholesterins und seiner Vorläufer im Darm und senken so den Blutcholesterinspiegel. Damit schalten sie eine der Hauptursachen der Arteriosklerose aus. Kiwis sind ebenfalls sehr reich an antioxidativ wirkenden Vitaminen wie C und E, die verhindern, dass sich Cholesterin an den Wänden der Arterien anlagert und Plaques bildet. Der hohe Kaliumgehalt und der niedrige Gehalt an Natrium tragen dazu bei, **Bluthochdruck** zu vermeiden.

• **Verstopfung:** Die Ballaststoffe wirken leicht abführend und erleichtern die Darmpassage des Stuhls.

• **Sport:** Ein Versuch[3] an der Universität von Peking (China) zeigte, dass Sportler, die Kiwis aßen, zu 24 % langsamer ermüdeten als die der Kontrollgruppe. Die Forscher schreiben dies dem hohen Gehalt an Vitamin C und Mineralstoffen zu.

Die Mandarine

Eine ist nie genug!

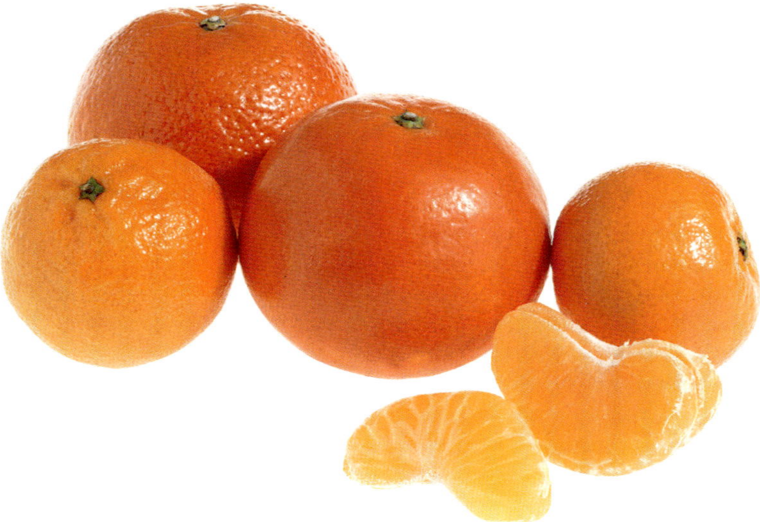

Deutsche Synonyme: *Clementine, Satsuma (Sorten)*

Englisch: *tangerine;* **Französisch:** *mandarine;* **Spanisch:** *mandarina.*

Beschreibung: *Frucht des Mandarinenbaums (Citrus reticulata Blanco) aus der Familie der Rautengewächse (Rutaceae), der dem Orangenbaum ähnelt, aber kleiner ist. Die zwei bekanntesten Sorten sind die hellorangen oder grünlichen Satsumas und die kleineren, süßeren Clementinen mit leuchtend oranger Schale.*

MANDARINE
Inhaltsstoffe
je 100 g rohen, verzehrbaren Anteil

Energie	**44,0 kcal = 184 kj**
Eiweiß	**0,630 g**
Kohlenhydrate	**8,89 g**
Ballaststoffe	**2,30 g**
Vitamin A	**92,0 µg RÄ**
Vitamin B_1	**0,105 mg**
Vitamin B_2	**0,022 mg**
Niacin	**0,260 mg NÄ**
Vitamin B_6	**0,067 mg**
Folsäure	**20,4 µg**
Vitamin B_{12}	—
Vitamin C	**30,8 mg**
Vitamin E	**0,240 mg α-TÄ**
Kalzium	**14,0 mg**
Phosphor	**10,0 mg**
Magnesium	**12,0 mg**
Eisen	**0,100 mg**
Kalium	**157 mg**
Zink	**0,240 mg**
Gesamtfett	***0,190 g***
Gesättigtes Fett	***0,022 g***
Cholesterin	—
Natrium	***1,00 mg***

1% 2% 4% 10% 20% 40% 100%

% des täglichen Bedarfs,
den 100 g dieses Nahrungsmittels decken

Eine Mandarine zu schälen und zu essen ist so einfach, dass Kinder diese Frucht rasch ins Herz schließen. Wegen der angenehmen Süße, ihres geringen Säuregehaltes und des milden Geschmacks des Fruchtfleisches gehört sie weltweit zu den beliebtesten Zitrusfrüchten.

Der Anbau der Mandarine erfolgt in Südeuropa, Nordafrika und Nordamerika, seit sie im 19. Jahrhundert aus China ankam. Sie ist der jüngste Zitruspflanzenimport aus diesem Land – die Orangen wurden bereits im 16. Jahrhundert eingeführt.

EIGENSCHAFTEN UND ANWENDUNG: Die Inhaltsstoffe der Mandarine ähneln denen der Orange (siehe S. 346), obwohl Vitamin C, Mineralstoffe, organische Säuren und die meisten Nährstoffe in geringeren Mengen vorkommen.

Die Heilwirkungen der Mandarine gleichen ebenfalls denen der Orange, wenn sie auch nicht so kräftig sind. Mandarinen bekämpfen auf die gleiche Weise Infektionen, verflüssigen das Blut, senken den Blutdruck, führen ab, schützen vor Allergien, remineralisieren, reinigen und wirken krebshemmend. Weil sie so einfach zu essen und zu verdauen sind, sind sie für Kinder und Senioren bestens geeignet.

Zwei Anwendungsgebiete sind besonders hervorzuheben:

- **Fiebrige Erkrankungen bei Kindern,** wegen ihrer antiinfektiösen, tonisierenden und remineralisierenden Wirkung. Sie werden besonders bei Erkältungen, Grippe und Halsinfektionen empfohlen.
- **Bluthochdruck:** Mandarinenkuren [❷] erzielen bei Bluthochdruck und Arteriosklerose gute Ergebnisse.

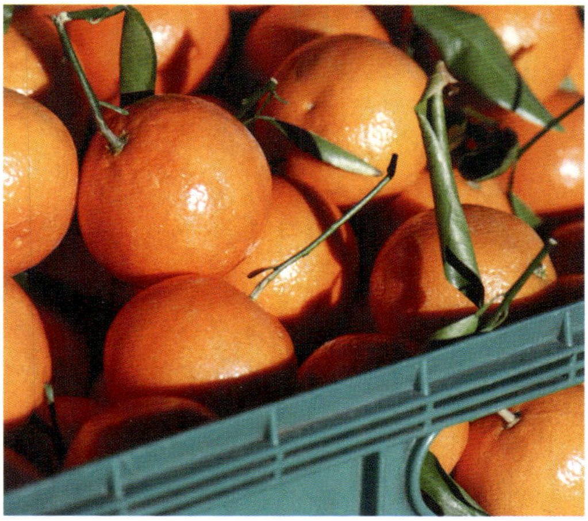

Die Krebsschutzwirkung der Zitrusfrüchte

Alle Obstarten verfügen über antikarzinogene Eigenschaften. Mit ihrem regelmäßigen Verzehr leistet man daher einen persönlichen Beitrag zur Krebsvorbeugung. Besonders Zitrusfrüchte enthalten eine sehr ausgewogene Kombination von Substanzen mit Krebsschutzwirkung wie Vitamin C, Flavonoide, Limonoide und Pektin.

Diese Substanzen verstärken sich gegenseitig in ihrer Wirkung und erreichen so einen ausgeprägten Krebsschutz. Das bedeutet, dass die Einnahme einzelner, isolierter und gereinigter Substanzen nicht so wirksam ist wie die Aufnahme der ganzen Zitrusfrucht.

Die antikarzinogene Wirkung der Inhaltsstoffe von Zitrusfrüchten wurde im Tierversuch nachgewiesen, was die Ergebnisse statistischer Erhebungen bestätigt. Es besteht ein Zusammenhang zwischen hohem Konsum von Zitrusfrüchten und einem geringeren Krebsrisiko.

Es ist sehr wahrscheinlich, dass die Wirkstoffe der Zitrusfrüchte auch beim Menschen das gleiche Ergebnis zeitigen.

Zubereitung und Anwendung

❶ **Frisch:** Es tut gut, beim Schälen der Früchte ihre ätherischen Öle einzuatmen. Um eine Heilwirkung zu erzielen, sollten täglich 6 – 8 Stück verzehrt werden.

❷ **Mandarinenkur:** Wie bei der Orangenkur werden täglich 1,5 bis 2 kg Mandarinen an ein oder zwei Tagen pro Woche für die Dauer eines Monats als einziges Nahrungsmittel gegessen. Zusätzliches Trinken ist – vor allem im Winter – kaum notwendig.

Citrus sinensis (L.) Osbeck

Die Orange

enthält nicht nur Vitamin C

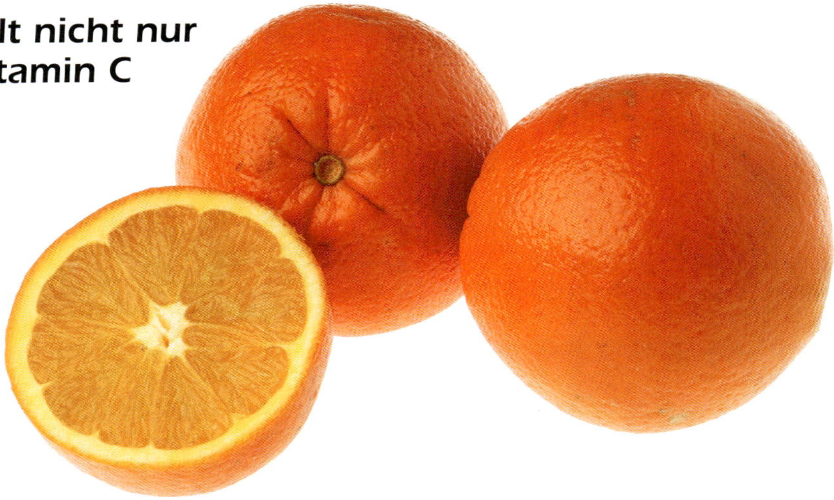

Verwandte Art: *Citrus aurantium L. (Pomeranze).*

Deutsches Synonym: *Apfelsine.*

Englisch: *orange;* ***Französisch:*** *orange;* ***Spanisch:*** *naranja.*

Beschreibung: *Frucht des Orangenbaums (Citrus sinensis Osbeck), eines immergrünen Baumes aus der Familie der Rautengewächse (Rutaceae). Die Orange besteht, wie alle Zitrusfrüchte, aus verschiedenen Fruchtteilen, die zusammen eine Einzelfrucht bilden.*

ORANGE
Inhaltsstoffe
je 100 g rohen, verzehrbaren Anteil

Energie	**47,0 kcal = 197 kj**
Eiweiß	**0,940 g**
Kohlenhydrate	**9,35 g**
Ballaststoffe	**2,40 g**
Vitamin A	**21,0 µg RÄ**
Vitamin B_1	**0,087 mg**
Vitamin B_2	**0,040 mg**
Niacin	**0,432 mg NÄ**
Vitamin B_6	**0,060 mg**
Folsäure	**30,3 µg**
Vitamin B_{12}	—
Vitamin C	**53,2 mg**
Vitamin E	**0,240 mg α-TÄ**
Kalzium	**40,0 mg**
Phosphor	**14,0 mg**
Magnesium	**10,0 mg**
Eisen	**0,100 mg**
Kalium	**181 mg**
Zink	**0,070 mg**
Gesamtfett	***0,120 g***
Gesättigtes Fett	***0,015 g***
Cholesterin	—
Natrium	—

1% 2% 4% 10% 20% 40% 100%

% des täglichen Bedarfs,
den 100 g dieses Nahrungsmittels decken

Professor Stepp erklärte in seinen Vorlesungen an der Medizinischen Universität in Valencia (Spanien): «Es ist völlig absurd, in dieser Gegend Vitamin-C-Präparate zu verschreiben!»

Um 1940 war man von den Möglichkeiten begeistert, welche die pharmazeutische Produktion von Vitaminen bot. Professor Stepp, ein damals wegen seiner Studien über die Vitamine sehr berühmter Wissenschaftler, nahm an einem Kongress teil, der in Valencia stattfand. Einige Kollegen, die dort wohnten, zeigten ihm das Land und führten ihn auch in einen Orangenhain, wo er das Vorrecht wahrnahm, von den besten, am Baum ausgereiften Orangen zu kosten. Dort vergaß der Forscher seine Begeisterung für synthetisch hergestellte Vitamine und rief aus:

«Wie viel besser ist es doch, eine wohlschmeckende Orange aus Valencia zu verzehren, als das beste Vitamin-C-Präparat aus industrieller Fertigung zu schlucken!»

Professor Stepp hatte vollkommen Recht: Eine natürliche Orange ist als ***Vitamin-C-Quelle*** jedem synthetischen Präparat weit überlegen. Heute weiß man, dass Orangen zusätzlich zum Vitamin C etwa ***170 Begleitstoffe*** enthalten, die die Wirkung des Vitamins verstärken und vervollständigen. Dazu kommt noch das Wohlbefinden und die Freude (die ein bedeutender Faktor der Gesundheit ist), die man beim Verzehr dieser Frucht empfindet. Gesamthaft betrachtet sind die Heilkräfte der Orange weit intensiver, als man von 50 mg/100 g Vitamin C erwarten könnte. Diese Menge kommt unserem Körper mehr zugute als 50 oder gar 500 mg eines Vitaminpräparates, was immer die Werbung behaupten mag.

EIGENSCHAFTEN UND ANWENDUNG: Folgende Inhaltsstoffe sind bemerkenswert:

✓ ***Zucker*** in Maßen (etwa 9,35 g/100 g), leicht verdaulich und in kontrollierten Mengen auch von Diabetikern vertragen, bestehend aus Saccharose, Dextrose und Lävulose.

✓ ***Mineralstoffe,*** vor allem Kalium und Kalzium. Außerdem finden sich geringe, aber nicht unbedeutende Mengen an Eisen und Magnesium.

✓ ***Vitamine:*** Zusätzlich zum Vitamin C (45 – 60 mg/100 g) enthalten Orangen Karotinoide, welche die typische Farbe verleihen (Provitamin A), Vitamin B_1 und B_2.

✓ ***Folsäure*** (etwa 30 – 40 µg/100 g). Folsäure ist für die gesunde Entwicklung des fötalen Nervensystems wichtig. Sie wirkt außerdem als Antioxidans, das die Funktionen der Abwehrzellen (Leukozyten oder weiße Blutkörperchen) ermöglicht.

✓ ***Ballaststoffe*** in Form von Pektin, das den Cholesterinspiegel senkt. Sie sind das Einzige, was dem frischen Orangensaft fehlt.

✓ ***Organische Säuren,*** vor allem Zitronensäure, die die Wirkung von Vitamin C verstärken und die Ausscheidung von giftigen Abfallstoffen wie Harnsäure aus dem Körper fördern.

✓ ***Karotinoide,*** die ähnlich wie Beta-Karotin im Körper zu Vitamin A umgewandelt werden. Sie wirken stark antioxidativ. Von den 20 Arten, die in der Orange vorkommen, sind Beta-Cryptoxanthin, Lutein und Zeaxanthin hervorzuheben.[4, 5]

✓ ***Bioaktive Substanzen*** kommen nur in geringen Mengen vor, erfüllen aber im Körper wichtige Aufgaben. Man schätzt, dass 170 verschiedene Wirkstoffe in der Orange enthalten sind,[5] wobei es möglich ist, dass in Zukunft noch mehr entdeckt werden.

Chemisch gesehen lassen sich diese bioaktiven Substanzen in zwei Hauptgruppen einteilen:

– ***Flavonoide:*** Es handelt sich um Glykoside mit antioxidativer, entzündungshemmender

Zubereitung und Anwendung

❶ **Frisch:** Wenn man eine Orange isst, sollte man wenigstens einen Teil der weißen inneren Schale (Mesokarp) mit essen, solange sie nicht zu hart ist.

❷ **Saft:** Am besten trinkt man ihn frisch gepresst, weil Vitamin C mit der Zeit und durch Lichteinfall zerstört wird. Konservierter Saft verliert einen Teil des natürlichen Vitamin-C-Gehalts, aber einige Hersteller reichern ihn mit synthetischem Vitamin C an.

❸ **Orangenkur:** Sie sollte 1 – 2 mal pro Woche innerhalb eines Zeitraums von 3 – 4 Monaten durchgeführt werden. Dabei isst man nur Orangen (10 – 12 Stück pro Tag) und trinkt nur frisch gepressten Saft (2 – 4 Gläser pro Tag). Bei sehr sauren Orangen kann man 1 – 2 Löffel Honig pro Glas dazugeben.

und krebswidriger Wirkung, die auch auf den Kreislauf günstig wirken.[6] Die bekanntesten (es gibt noch viel mehr) sind: Rutin, Tangeretin, Nobiletin, Naringin, Hesperidin, und Quercetin.

– ***Limonoide:*** Diese Substanzen erzeugen das Aroma der Orangen und sind in deren ätherischem Öl vorhanden. Chemisch handelt es sich um Terpene, von denen das am reichlichsten vorkommende D-Limonen heißt. Diese Substanz zeigte im Tierversuch tumorvorbeugende Wirkung.[7]

Dank der außergewöhnlichen Zusammenstellung von Inhaltsstoffen stärkt die Orange die Abwehrkräfte und schützt damit vor Infektionen und Allergien. Ferner hält sie die Arterien gesund, wirkt remineralisierend und krebshemmend.

Ihre therapeutischen Anwendungsgebiete sind:

• **Infektionskrankheiten:** Wer an einer Infektionskrankheit leidet oder sie vermeiden möchte, kann auf Orangen nicht verzichten. Studien belegen, dass etwa vier Stück täglich (etwa 250 mg Vitamin C) bereits ausreichend sind, um eine Wirkung zu verspüren. Vitamin C oder der Genuss von Orangen kann Erkältungen oder Grippe nicht verhindern, aber die Krankheitsdauer verkürzen und die Intensität der Symptome verringern.

Aufgrund der Kombination von Vitamin C und der anderen natürlichen Begleitsubstanzen wirken Orangen wie folgt bei Infektionskrankheiten:

- **Sie steigern die Kampfkraft der weißen Blutkörperchen.**
- **Sie vergrößern die Anzahl und die Lebensdauer der weißen Blutkörperchen.** Das beruht auf der Wechselwirkung zwischen Folsäure und Vitamin C.
- **Sie verlangsamen,** aber verhindern nicht **die Entwicklung der Viren** in den menschlichen Zellen. Die Flavonoide mit dem Vitamin C sind dafür verantwortlich.
- **Sie steigern die Bildung von Interferon,** einem körpereigenen Eiweiß, das Viren bekämpft.

Der tägliche Genuss von Orangen hilft somit nicht nur bei Grippe und Erkältungen, sondern bei allen Infektionskrankheiten, auch bei Kinderkrankheiten und sogar bei AIDS.

• **Thrombose, Arteriosklerose und Erkrankungen der Herzkranzgefäße:** Die Flavonoide der Orangen, verstärkt durch Vitamin C, hemmen die Blutgerinnung. So verflüssigen sie das Blut und verbessern seine Fließeigenschaften, was besonders zwei Organen zugute kommt, die ständig mit ausreichenden Blutmengen versorgt werden müssen: dem Gehirn und dem Herzen.

Darüber hinaus enthält die Orange vier sehr wirksame Antioxidantien, die sich in ihren

Grüne Orangen können reif und süß sein

Um ihre typische orange Farbe zu bekommen, müssen Orangen einige aufeinanderfolgende kalte Nächte überstehen, während sie noch am Baum hängen. Im gemäßigten Klima ist das fast immer der Fall. In tropischen Ländern hingegen findet man reife Orangen, die grün sind, weil diese Kälteperiode gefehlt hat.

Die Reife einer Orange kann nicht aufgrund ihrer Farbe bestimmt werden, sondern aufgrund des Verhältnisses zwischen Zucker und Säure, das ihr Saft aufweist. Eine reife Frucht enthält etwa sechsmal mehr Zucker als Säure. Das Verhältnis ist also 6 : 1.

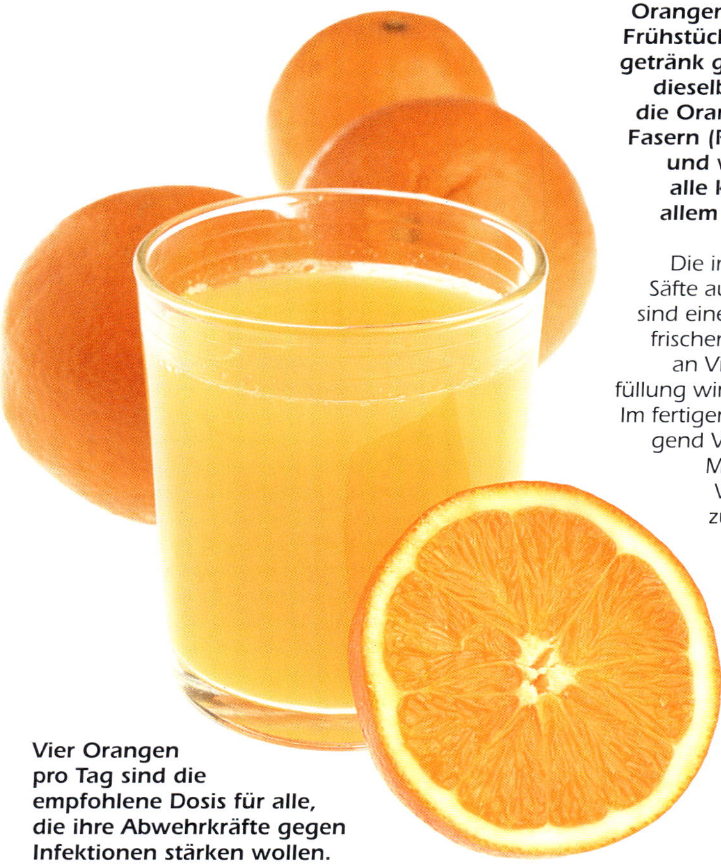

Orangensaft ist ein beliebtes Frühstücks- und Erfrischungsgetränk geworden. Er enthält dieselben Inhaltsstoffe wie die Orange, allerdings keine Fasern (Pektin und Zellulose) und weniger Kalzium. Sie alle kommen nämlich vor allem im Fruchtfleisch vor.

Die industriell hergestellten Säfte aus Orangenkonzentrat sind eine gute Alternative zum frischen Presssaft. Der Verlust an Vitamin C durch die Abfüllung wird auf 10 % geschätzt. Im fertigen Saft sind noch genügend Vitamine, Folsäure und Mineralstoffe enthalten. Wenn kein frischer Saft zur Verfügung steht, ist es auf jeden Fall besser, abgefüllten Saft zu trinken als gar keinen.

Vier Orangen pro Tag sind die empfohlene Dosis für alle, die ihre Abwehrkräfte gegen Infektionen stärken wollen.

Wirkungen gegenseitig verstärken: Vitamin C, Quercetin (ein Flavonoid als sekundärer Pflanzenstoff), Provitamin A und Folsäure. Das ergibt eine stark antioxidative Wirkung auf alle Körperzellen. Heute weiß man, dass Arteriosklerose und Arterienalterung vor allem auf Oxidationsphänomene zurückzuführen sind. Hohe Dosen von Vitamin C (1 g täglich 6 Wochen lang) senken den Blutdruck.[8]

Das Fruchtfleisch der Orange, dazu die weiße Innenschale oder Mesocarp, sind reich an Pektin, einem löslichen Ballaststoff, der den Cholesterinspiegel senkt.

Regelmäßiger Verzehr von Orangen, samt Fruchtfleisch und Innenschale (Mesokarp), trägt dazu bei, den **Cholesterinspiegel** des Blutes sowie den **Blutdruck** zu **senken** und dem Risiko von Arteriosklerose, arteriellen Thrombosen und Erkrankungen der Herzkranzgefäße vorzubeugen.

- **Verstopfung:** Orangen helfen durch zwei Wirkmechansimen, Verstopfung und Darmträgheit (Atonie) zu beseitigen:

– **Sie regen die Entleerung der Gallenblase an** (cholagoge Wirkung). Die Gallensäure wirkt im Darm abführend.

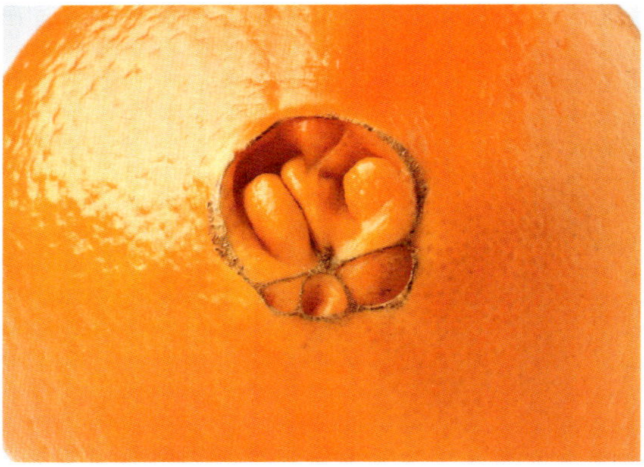

Die Navelorange gehört zu den beliebtesten und meistverbreiteten Früchten ihrer Art. Ihr Name weist auf ihren nabelförmigen Kelch hin, denn «navel» bedeutet im Englischen «Nabel».

– Die weichen Ballaststoffe **regen die Darmperistaltik** (Darmbewegungen) **an.**

Orangen helfen nicht nur bei Verstopfung, sie lassen auch die Beschwerden von **Hämorrhoiden** zurückgehen, die diese oft begleiten. In beiden Fällen ist eine Orangenkur am wirksamsten **[❸]**.

• **Allergien:** Menschen mit einem hohen Vitamin-C-Spiegel im Blut leiden weniger unter Allergien. Vitamin C wirkt den Histaminen entgegen, die allergische Anfälle auslösen. Vier oder fünf Orangen täglich (oder die entsprechende Menge Saft) tragen zur Vorbeugung allergischer Reaktionen wie Schnupfen oder Bronchialasthma bei.

• **Mineralstoffmangel:** Mit 30 – 40 mg je 100 g Kalzium sind Orangen die beste Quelle unter den Zitrusfrüchten (Milch enthält im Vergleich dazu 119 mg). Dazu kommt, dass die Zitronensäure die Absorption von Kalzium im Darm steigert. Orangen enthalten ebenfalls Magnesium und Phosphor.

Vitamin C ist wichtig für den Erhalt und das Wachstum von Knochen, Zähnen und Knorpeln. Deshalb werden Orangen bei **Osteoporose** (Knochenschwund), Rachitis und in allen Fällen von erhöhtem Mineralstoffbedarf empfohlen.

• **Harnsäureüberschuss (Gicht):** Eine Orangenkur **[❸]** (ebenso wie eine Zitronenkur, siehe S. 129) ist bei der Auflösung und Ausscheidung von Harnsäureablagerungen in den Gelenken, die zu **Arthritis** führen, sehr wirkungsvoll. **Nierensteine** können ebenfalls, zumindest teilweise, durch eine Orangenkur aufgelöst werden.

Zurückzuführen ist das auf die stark alkalisierende Wirkung der Zitrusfrüchte. Trotz ihres sauren Geschmacks wirken Orangen und alle Zitrusfrüchte stark alkalisierend auf das Blut und die Zellen (siehe S. 272).

• **Augenerkrankungen:** Wegen des Reichtums an Karotinoiden[4] und an anderen Antioxidantien können Orangen Makuladegeneration (Netzhauterkrankung) vorbeugen, in westlichen Ländern die häufigste Ursache für Blindheit bei Menschen über 65 Jahren.

• **Krebsvorsorge:** Vitamin C wirkt krebswidrig, ebenfalls die sekundären Pflanzenstoffe, die in Orangen und anderen Zitrusfrüchten vorkommen. Zahlreiche Studien belegen, dass der Genuss wenigstens einer Orange oder Zitrusfrucht pro Tag verschiedene Krebsarten verhindert. Bereits an Krebs erkrankte Personen können ebenfalls von reichlichem Orangenverzehr Nutzen ziehen.

Verschiedene Zitrusfrüchte

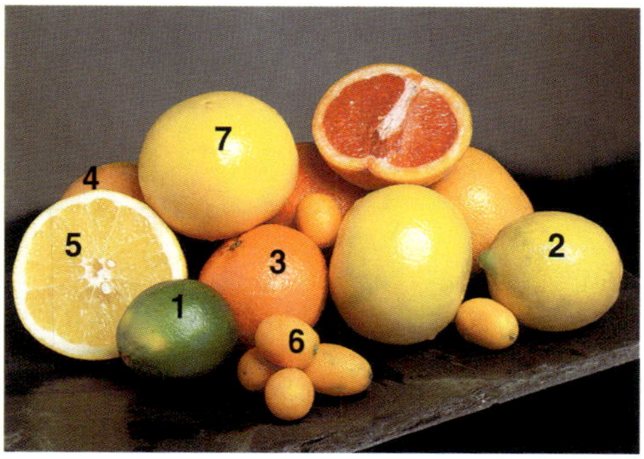

Die Limette [1]

Citrus aurantiifolia (Christm.-Panz.) Sw. = Limonia aurantiifolia Christm.-Panz.

Engl.: *lime;* ***Frz.:*** *lime, limette;* ***Span.:*** *lima.*

Sie ähnelt in Größe und Form der Zitrone, ist aber grün und schmeckt weniger sauer. Man baut sie vor allem in Mittelamerika, Kalifornien und Florida an.

Der Gehalt an Vitamin C, B_1 und B_2 ist etwas geringer. Man verwendet sie vor allem zur Herstellung von Erfrischungsgetränken.

Die Zitrone (siehe S. 128) [2]

Citrus limon (L.) Burm.

Möglicherweise die Zitrusfrucht mit den meisten wissenschaftlich belegten Heilwirkungen.

Die Mandarine (siehe S. 344) [3]

Citrus reticulata Blanco

Die süßeste und mildeste Zitrusfrucht.

Die Bitterorange [4]

Citrus aurantium L. = Citrus vulgaris Risso.

Deutsches Synonym: *Pomeranze.*

Engl.: *bitter orange;* ***Frz.:*** *orange amère;*
Span.: *Naranja amarga, naranja agria.*

Wegen des intensiven Geschmacks wird sie für Marmeladen und Gelees verwendet, roh ist sie ungenießbar.

Die Bitterorange wird vor allem für phytotherapeutische Zwecke verwendet, weil ihre Blätter, Blüten und Schalen eine hohe Konzentration an ätherischen Ölen und anderen Wirkstoffen aufweisen.

Die Orange [5]

Citrus sinensis Osbeck.

Sie ist die beliebteste und meistverbreitete Zitrusfrucht und wird auf den vorangehenden Seiten beschrieben.

Die Kumquat [6]

Fortunella margarita (Lour.) Sw.

Verwandte Art: *Fortunella japonica [Thunb.] Sw. (runde Kumquat)*

Dt. Synonyme: *Zwergorange, ovale Kumquat.*
Engl: *kumquat;* ***Span.:*** *naranjita china.*

Sie werden vor allem in Indonesien, Australien und Florida angebaut. Der Durchmesser der Früchte liegt zwischen 2 und 3 cm.

Diese wohlschmeckende Frucht ist säuerlich, mild aromatisch und wird mit Schale gegessen.

Grapefruit (siehe S. 103) [7]

Citrus paradisi MacFad. = Citrus maxima (Burm.) Merr. = Citrus decumanus L.

Grapefruits beugen Arteriosklerose vor und werden wegen ihrer entgiftenden Wirkung auch bei Schlankheitsdiäten eingesetzt.

Calamondine

Citrus mitis Blanco

Engl.: *calamondin, musk lime;* ***Frz.:*** *calamondin;*
Span.: *calamondín, lima filipina.*

Diese Zitrusfrucht stammt aus Südostasien, ist eine kleine Limettenart mit viel Saft und leicht bitterem Geschmack. Sie wird vor allem zur Herstellung von Erfrischungsgetränken und Marmalade verwendet.

Zitronat-Zitrone

Citrus medica L.

Engl.: *citron;* ***Frz.:*** *cédrat;* ***Span.:*** *cidral.*

Die Früchte werden bis zu 2 kg schwer und haben eine dicke, gelbe, runzelige Schale.

Obwohl sie weniger Vitamin C als die anderen Zitrusfrüchte enthält, ist der Gehalt an Kalzium höher. Man gewinnt aus ihrer Schale Zitronat.

Die Litschi

wirkt entzündungshemmend und beugt Infektionen vor

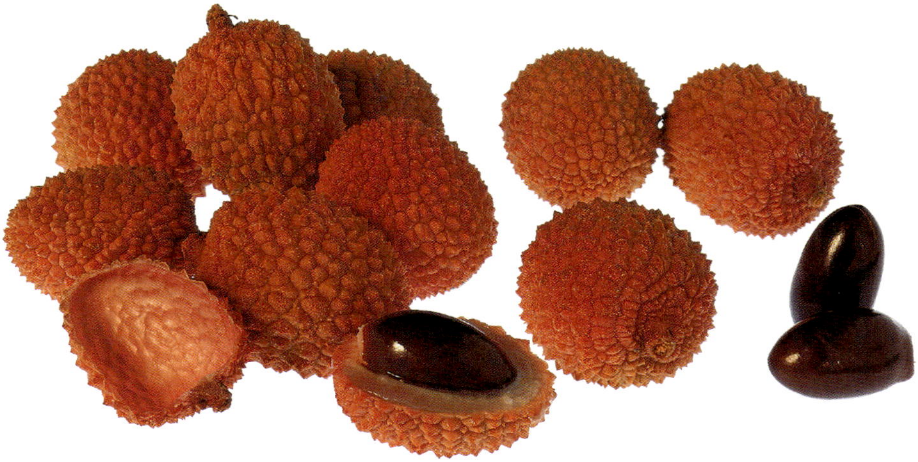

LITSCHI
Inhaltsstoffe
je 100 g rohen, verzehrbaren Anteil

Energie	**66,0 kcal = 276 kj**
Eiweiß	**0,830 g**
Kohlenhydrate	**15,2 g**
Ballaststoffe	**1,30 g**
Vitamin A	**—**
Vitamin B_1	**0,011 mg**
Vitamin B_2	**0,065 mg**
Niacin	**0,720 mg NÄ**
Vitamin B_6	**0,100 mg**
Folsäure	**14,0 µg**
Vitamin B_{12}	**—**
Vitamin C	**71,5 mg**
Vitamin E	**0,700 mg α-TÄ**
Kalzium	**5,00 mg**
Phosphor	**31,0 mg**
Magnesium	**10,0 mg**
Eisen	**0,310 mg**
Kalium	**171 mg**
Zink	**0,070 mg**
Gesamtfett	***0,440 g***
Gesättigtes Fett	***0,099 g***
Cholesterin	**—**
Natrium	***1,00 mg***

1% 2% 4% 10% 20% 40% 100% 200% 500%

% des täglichen Bedarfs,
den 100 g dieses Nahrungsmittels decken

Deutsches Synonym: *Zwillingspflaume.*

Engl.: *litchi;* ***Frz.:*** *litchi;* ***Span.:*** *litchi.*

Beschreibung: *Frucht des Litschibaumes (Litchi sinensis Sonn.), eines immergrünen Baums aus der Familie der Sapindazeen (Sapindaceae),der bis zu 12 m hoch wird. Die Frucht hängt in Trauben vom Baum, hat einen Durchmesser von 3 – 4 cm und umschließt einen einzelnen, braunen Stein.*

In China wird die Litschi seit über viertausend Jahren kultiviert und hoch geschätzt. Die rote, rosarote oder grünliche Schale umschließt ein perlmutterfarbenes, süßes, manchmal säuerlich schmeckendes Fruchtfleisch, das leicht nach Rosen duftet.

Eigenschaften und Anwendung: Litschis enthalten etliche ***Kohlenhydrate*** in Form von Zuckern (15,2 %), aber wenig Eiweiß (0,83 %) und Fett (0,44 %). Ihr Wasseranteil ist geringer als bei den meisten frischen Früchten

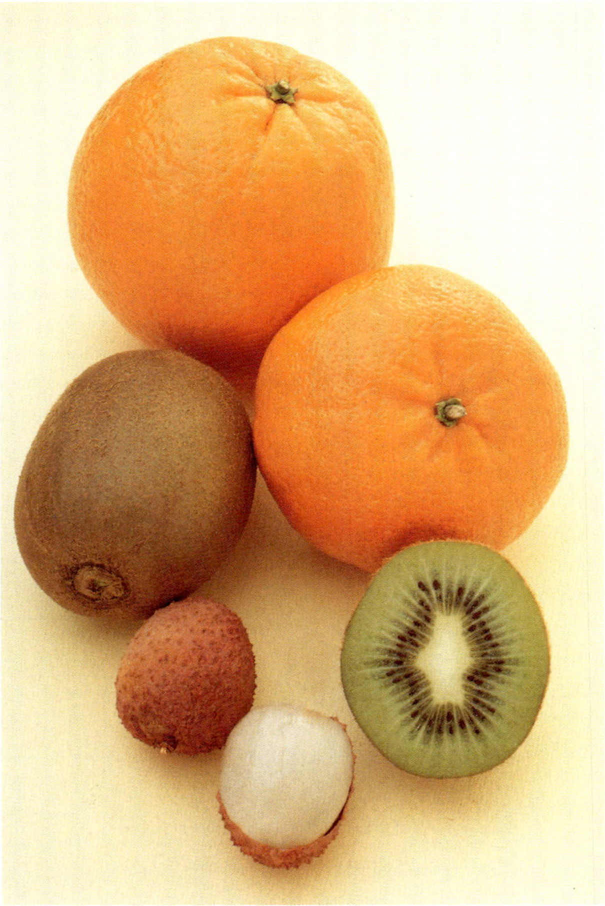

Das Vitamin C, das wir aus Zitrusfrüchten, Kiwis und anderem Obst beziehen, wirkt im Körper wie folgt:

- **Antioxidativ: Es neutralisiert die freien Radikalen, welche Zellalterung, DNA-Zerstörung und Krebs hervorrufen.**
- **Entgiftend: Es verhindert die Wirkung von vielen giftigen Stoffen, wie z. B. Nitrosaminen, die in geräuchertem Fleisch vorkommen.**
- **Es stärkt das Immunsystem gegen Infektionen.**
- **Es unterstützt die Bildung von Kollagen, einem Fasergewebe, das zur Wundheilung benötigt wird.**
- **Es verbessert den Zustand von Zähnen und Knochen.**
- **Es schützt die Wände von Arterien und Blutgefäßen.**
- **Es fördert die Aufnahme von nicht hämoglobingebundenem Eisen (das aus pflanzlichen Nahrungsmitteln, Milch und Eiern stammt).**

(81,8 %), weshalb sie relativ energiereich sind (66 kcal/100 g).

Litschis enthalten alle Vitamine außer Provitamin A und Vitamin B_{12}. Besonders beachtlich ist aber ihr ***Vitamin-C-Gehalt*** (71,5 mg/100 g), der jenen von Orangen und Zitronen übertrifft. 100 g Litschis liefern mehr als den Tagesbedarf eines Erwachsenen (60 mg).

Forscher in Kalkutta (Indien) haben herausgefunden, dass die Blätter der Litschi entzündungshemmend, schmerzlindernd und fiebersenkend wirken.[9] In der Frucht finden sich dieselben Stoffe, aber in geringerer Konzentration.

Wegen der schmerzstillenden und fiebersenkenden Wirkung werden Litschis bei allen **Infektionskrankheiten** zur Unterstützung der spezifischen medizinischen Behandlung empfohlen. Der regelmäßige Genuss von Litschis stimuliert das Immunsystem und hilft, Krankheiten vorzubeugen.

Zubereitung und Anwendung

❶ **Frisch:** Das weiße Fruchtfleisch lässt sich gut mit anderen Früchten oder Reis kombinieren.

❷ **Getrocknet:** Durch Trocknung verdreifacht sich die Nährstoffkonzentration. Leider gehen 20 – 50 % des Vitamin-C-Gehalts verloren.

❸ **Tiefgekühlt:** Eingefroren halten Litschis bis zu einem Jahr, was den Transport erleichtert. Sie verlieren dabei 10 – 15 % ihres Vitamin-C-Gehalts.

❹ **Als Konserve:** Meist in gezuckertem Sirup eingelegt.

Die Acerola-Kirsche

enthält am meisten Vitamin C

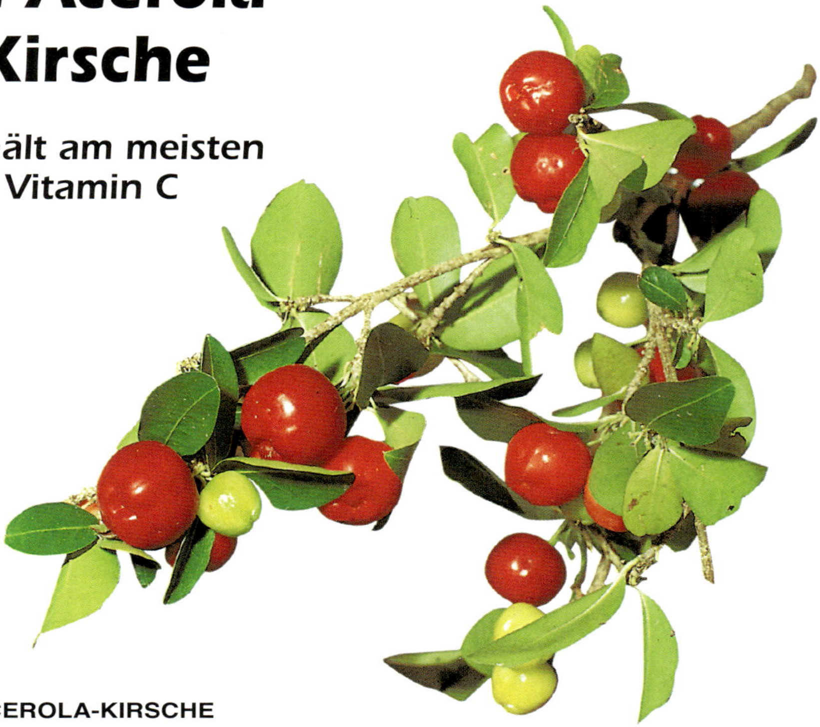

ACEROLA-KIRSCHE
Inhaltsstoffe
je 100 g rohen, verzehrbaren Anteil

Energie	**32,0 kcal = 132 kj**
Eiweiß	**0,400 g**
Kohlenhydrate	**6,59 g**
Ballaststoffe	**1,10 g**
Vitamin A	**77,0 µg RÄ**
Vitamin B_1	**0,020 mg**
Vitamin B_2	**0,060 mg**
Niacin	**0,400 mg NÄ**
Vitamin B_6	**0,009 mg**
Folsäure	**14,0 µg**
Vitamin B_{12}	**—**
Vitamin C	**1.678 mg**
Vitamin E	**0,130 mg α-TÄ**
Kalzium	**12,0 mg**
Phosphor	**11,0 mg**
Magnesium	**18,0 mg**
Eisen	**0,200 mg**
Kalium	**146 mg**
Zink	**0,100 mg**
Gesamtfett	***0,300 g***
Gesättigtes Fett	***0,068 g***
Cholesterin	**—**
Natrium	***7,00 mg***

1% 2% 4% 10% 20% 40% 100% 200% 500%

% des täglichen Bedarfs,
den 100 g dieses Nahrungsmittels decken

Verwandte Art: *Malpighia punicifolia L.*

Deutsches Synonym: *Barbados-Kirsche.*

Englisch: *acerola, West Indian Cherry;* ***Französisch:*** *acerolier;* ***Spanisch:*** *acerola.*

Beschreibung: *Frucht des Westindischen Kirschbaums (Malpighia glabra L.) aus der Familie der Malpighiengewächse (Malpighiaceae).*

Als die Spanier im 16. Jahrhundert die Karibischen Inseln erreichten, fanden sie eine Frucht, die der europäischen Acerola ähnelte. Sie nannten sie ebenfalls Acerola und ahnten nicht, dass diese Früchte viel Vitamin-C-reicher waren als die europäischen.

EIGENSCHAFTEN UND ANWENDUNG: Bis 1946 wurde die Acerola wenig geschätzt. Dann analysierten puertoricanische Forscher den Gehalt an ***Vitamin C*** und gaben bekannt, dass sie die reichlichste Quelle dieses Vitamins (bis zu 2.520 mg/100 g, je nach

Wann benötigt der Körper mehr Vitamin C?

Ein Erwachsener braucht mindestens 60 mg Vitamin C pro Tag. Dabei muss berücksichtigt werden, dass sich dieses Vitamin nicht in den Zellen speichern lässt und daher täglich zugeführt werden muss. Frisches Obst und Gemüse sind die einzige verlässliche Quelle für Vitamin C.

Ein schwerer Vitamin-C-Mangel führt zu Skorbut, was aber in den westlichen Ländern selten vorkommt. Leichtere Mangelerscheinungen sind jedoch verbreitet, wie ***geringe Abwehrkraft gegen Infektionen, Unruhe*** *und* ***Gelenkschmerzen.*** *Manche leiden im Überfluss an Mangelerscheinungen, ohne es zu wissen.*

Oft wird dieser Mangel durch ***erhöhten Bedarf*** *an Vitamin C hervorgerufen, wie bei*

- *jeder Art von Infektion*
- *Schwangerschaft und Stillzeit*
- *chirurgischen Eingriffen*
- *Tabakkonsum*
- *schweren körperlichen Anstrengungen*

Um diesen erhöhten Bedarf, der zwei- bis dreimal so hoch sein kann wie der normale, zu decken, sollte man täglich mindestens zwei Orangen, vier Mandarinen, zwei Kiwis, 200 g Litschis oder eine Handvoll Acerola-Kirschen essen.

Sorte) entdeckt hatten – die Acerola übertrifft die Zitrone um das Fünfzigfache.[10]

Zusätzlich liefert die Acerola eine ganze Reihe weiterer natürlicher Substanzen, die die Wirkung von Vitamin C erhöhen: ***Organische Säuren*** wie die Apfelsäure oder ***Flavonoide*** wie Rutin und Hesperidin.

Nach Dr. med. Schneider[11] verstärken hohe Dosen von Vitamin C die Bildung von Interferon im Körper. Dieses Eiweiß hemmt die Vermehrung von Viren sowie das Wachstum von Tumoren und regt das Immunsystem an.

Aus diesen Gründen wird der Genuss von Acerola bei allen **Infektionskrankheiten** angeraten, vor allem aber bei Virusinfekten (Grippe, Erkältung usw.) und als ergänzendes Mittel zur Vorbeugung und Behandlung von **Krebs** (siehe S. 360).

Zubereitung und Anwendung

❶ **Frisch:** Die Früchte müssen vollreif sein, damit man sie essen kann, selbst dann sind sie noch ziemlich sauer.

❷ **Fruchtsaft:** Am besten mischt man ihn mit den Säften süßerer Früchte.

❸ **Industriell verarbeitet:** Aus dem Mark wird Gelee hergestellt, aus der ganzen Frucht Acerolapulver als Nahrungsergänzung (Vitamin C).

Die mediterrane Acerola

(*Crataegus azarolus L.*) Die Frucht eines Strauches / Baumes aus der Familie der Rosengewächse (Rosaceae) ähnelt der Süßkirsche und enthält ebenfalls wie die hier beschriebene amerikanische Acerola viel Vitamin C (275 mg/100 g).

18

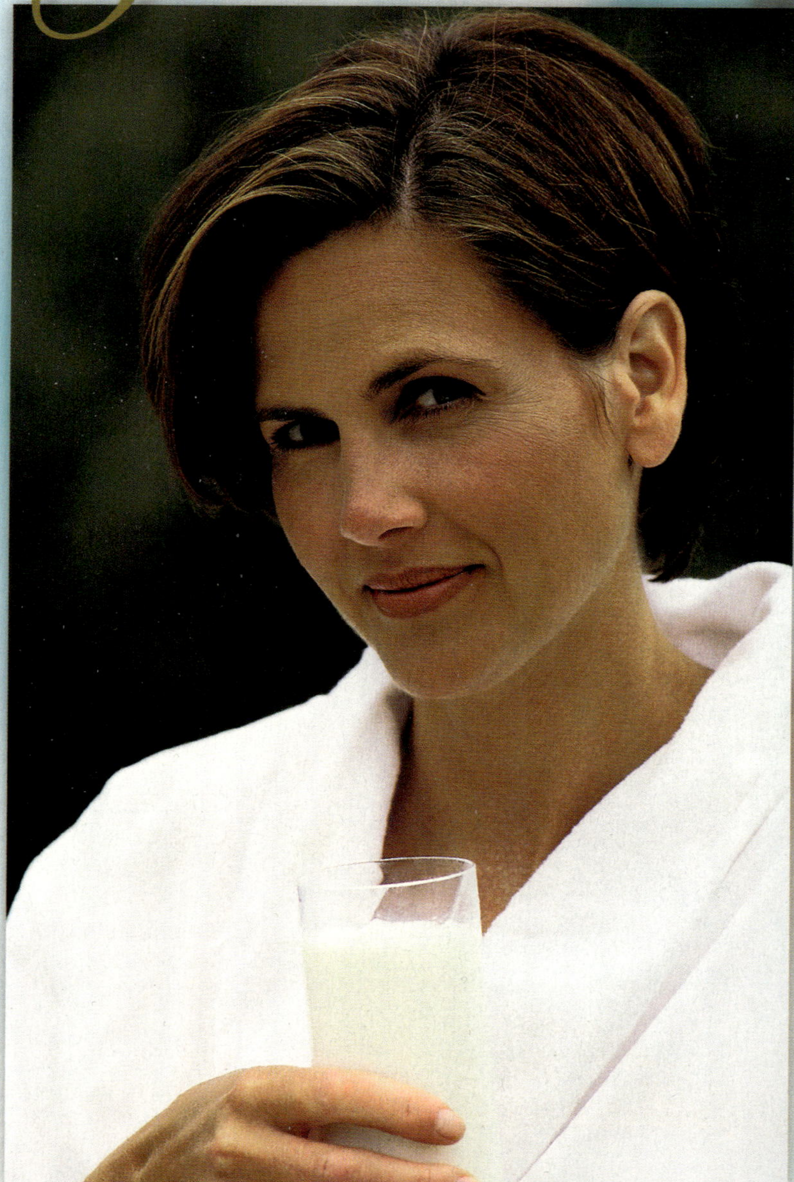

Nahrungsmittel und Krebs

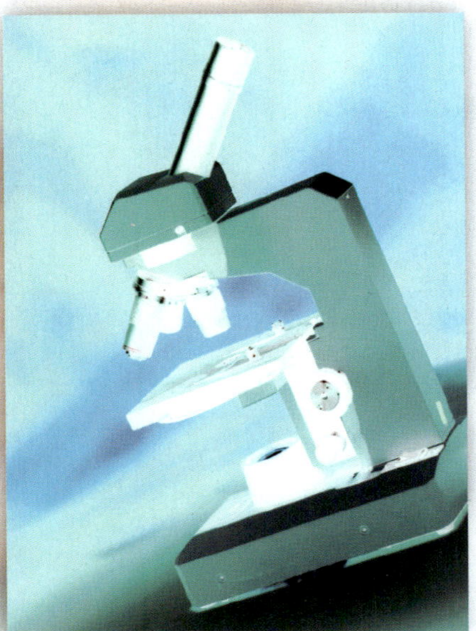

Krebs ist vermutlich eine der meistgefürchteten Diagnosen, die der Arzt stellen kann. Auf der ganzen Welt werden weder Kosten noch Mühen gescheut, dieser Krankheit Herr zu werden und ihre Ursachen zu erforschen.

Der wichtigste verursachende Faktor, falsche Ernährung, wurde schon von Ellen G. White und anderen führenden Verfechtern der Naturheilkunde, die sich in der zweiten Hälfte des 19. Jahrhunderts in den USA entwickelte, aufgezeigt.[1]

Leider schenkte die Schulmedizin dieser Überlegung wenig Beachtung, und noch vor kurzer Zeit wurde jeder, der gewisse Nahrungsmittel zur Vorbeugung oder Bekämpfung von Krebs empfahl, als Scharlatan abgestempelt.

In den letzten Jahrzehnten konnte allerdings wissenschaftlich bewiesen werden, wie eng Ernährung und Krebsentstehung miteinander verflochten sind.[2]

Krebserregende Faktoren[4]

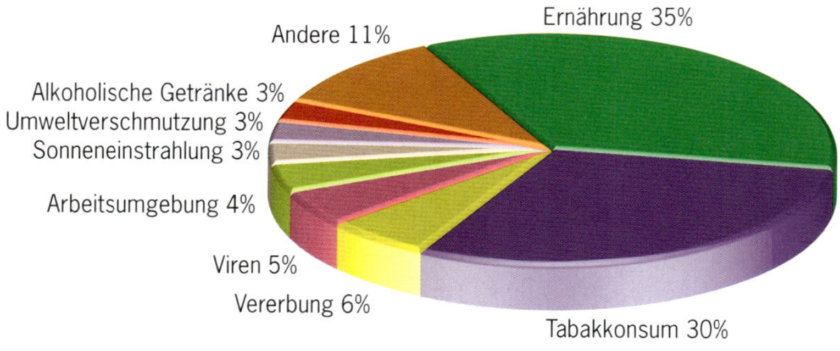

Die durchschnittlichen Prozentwerte der krebsfördernden Faktoren, bezogen auf die in den Industrieländern auftretenden Krebsfälle.

Viele der in den Industrieländern gerne verzehrten Nahrungsmittel sind eine bedeutende Quelle für krebserregende Substanzen.[3]

Krebsbegünstigende Nahrungsmittel

Wie die obige Grafik zeigt, ist die Ernährung der wichtigste Einflussfaktor auf die Krebsentwicklung. Es ist schrecklich, dass die Nahrungsmittel, die Gesundheit und Leben bringen sollten, Krankheit und Tod bewirken.[3]

Was ist an der Ernährung der westlichen Bevölkerung falsch? Sie isst zu viele tierische Nahrungsmittel, die Krebs fördern, statt ihm vorzubeugen, wie es die pflanzlichen Lebensmittel tun.

Das steigert Ihr Krebsrisiko:

- Pökelfleisch (Wurstwaren, Schinken, Speck usw.), gegrilltes Fleisch und gut durchgegartes oder gebratenes Fleisch.
- Überschüssige Energie aus Eiweiß oder Fett, besonders aus tierischen Quellen wie Fleisch, Fisch, Eiern oder Milch.
- Geräucherte, in Essig eingelegte, eingesalzene oder stark gewürzte Speisen.
- Sehr heiße Nahrungsmittel und Getränke.
- Alkoholische Getränke, Kaffee und Tabak: In Kombination wird ihre krebserregende Wirkung noch verstärkt.

Krebsvorbeugende Nahrungsmittel

Alle Nahrungsmittel, die zum Verzehr des Menschen geeignet sind, werden im ersten Kapitel dieses Buches vorgestellt. Sie schützen vor Krebs, statt ihn zu fördern – so wirken Obst, Gemüse, Nüsse, Vollkorngetreide und Hülsenfrüchte.

Zur Vermeidung von Krebs konsumieren Sie reichlich:

- Provitamin A und die Vitamine C und E
- Ballaststoffe
- Sekundäre Pflanzeninhaltsstoffe

Diese Nahrungsbestandteile wirken, wie man experimentell und epidemiologisch belegen kann, vorbeugend gegen Krebs und kommen fast ausschließlich in Pflanzen vor.

Nahrungsmittel in der Krebstherapie

Nahrungsmittel wirken vor allem vorbeugend gegen Krebs. Trotzdem spielt die Ernährung auch dann noch eine wichtige Rolle, wenn der Krebs bereits diagnostiziert wurde.

Krebs, Karzinogene, Mutagene und Antikarzinogene

- ***Krebs:*** *Unkontrollierte Zellvermehrung, die eine bösartige Tumorbildung bewirkt. Benachbartes Gewebe wird befallen, es kann zur Bildung von* **Metastasen** *(weitere Tumore desselben Typs, die an anderen Stellen im Körper entstehen) kommen. Die natürliche Entwicklung schreitet bis zum Tod des Organismus fort.*
- ***Karzinogene:*** *Nahrungsmittel, Substanzen oder Mittel, welche die Entwicklung von Krebs fördern. Die verbreitetsten Krebserreger sind: Tabakrauch, bestimmte Lebensmittelzusätze wie Nitrit, Substanzen, die sich beim Braten von Fleisch bilden, Schadstoffe wie Pestizide, einige Viren und Schimmelpilze sowie Strahlungen.*
- ***Mutagene:*** *Substanzen, die Mutationen, d. h. Veränderungen im genetischen Code der Zellen hervorrufen. Viele Mutationen bewirken, dass sich die Zellen in Krebszellen verwandeln, und sind daher ebenfalls krebserregend. Beim Braten von Fleisch entstehen Mutagene.*
- ***Antikarzinogene:*** *Nahrungsmittel oder Substanzen, die die Wirkung der Karzinogene neutralisieren und die Entwicklung von Krebs hemmen oder verhindern. Praktisch alle Antikarzinogene sind pflanzlichen Ursprungs.*

Alle Nahrungsmittel, die Krebs vorbeugen und die auf den zwei folgenden Seiten aufgelistet werden (besonders rohes Obst, Salate und frische Säfte), sind ein zusätzliches Hilfsmittel bei der Bekämpfung des Tumors. Studien zeigen ihre Wirksamkeit bei der Wachstumshemmung von Krebszellen, wodurch ihr Einsatz als therapeutische Waffe durchaus belegt ist.

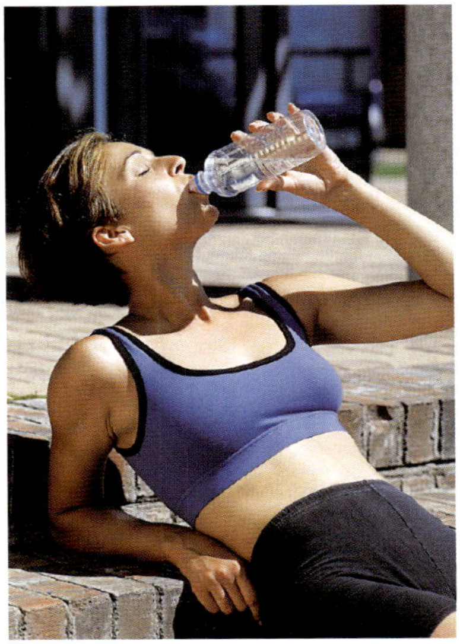

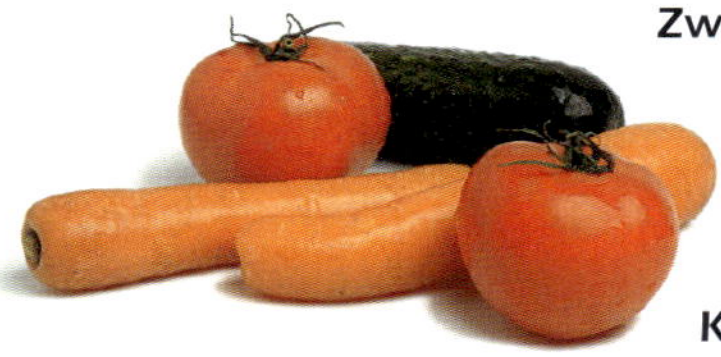

Zwischen der Ernährung und Krebs besteht ein enger Zusammenhang: Einige Nahrungsmittel fördern ihn, andere beugen ihm vor. Wer sich vor Krebs schützen möchte, kann einen ganz einfachen Rat befolgen: Wählen Sie eine vegetarische Kostform.

Nahrungsmittel, die

Obst

Obst ist neben Gemüse das wirkungsvollste Nahrungsmittel gegen Krebs. Hunderte von wissenschaftlichen Untersuchungen haben gezeigt, dass reichlicher Obstgenuss die meisten Krebsarten verhindern kann.

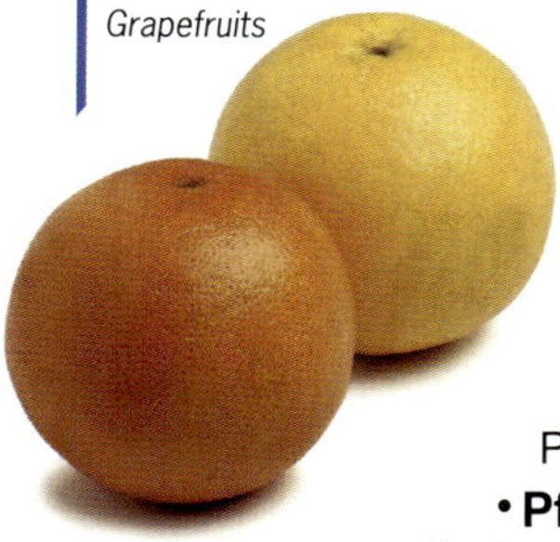

Grapefruits

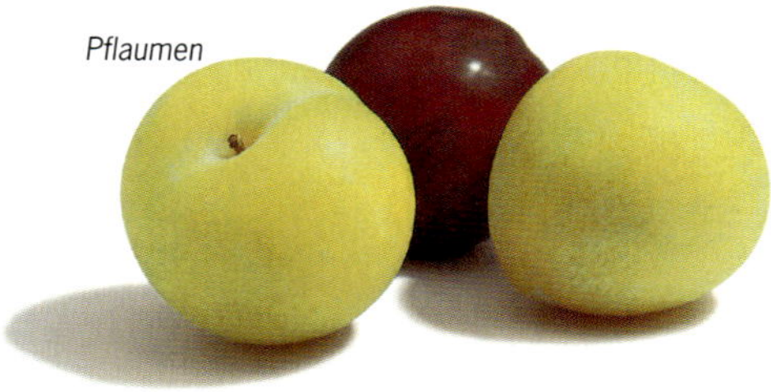

Pflaumen

- **Zitrusfrüchte** wie **Zitronen** (siehe S. 128), **Orangen** (siehe S. 346) und **Grapefruit** (siehe S. 102): Ihre vorbeugende Wirkung gegen Krebs ist auf die kombinierte Wirkung von Vitamin C, Flavonoiden, Limonoiden und Pektin zurückzuführen (siehe S. 345).
- **Pflaumen** (siehe S. 220) und **Äpfel** (siehe S. 216) schützen vor Dickdarmkrebs.
- **Ananas** (siehe S. 180) beugen Magenkrebs vor.
- **Weintrauben** enthalten vor allem in ihrer Haut Resveratrol, das antikarzinogen wirkt.
- **Brombeeren** und andere **Beerenfrüchte** wie **Erdbeeren, Heidelbeeren** und **Johannisbeeren** liefern viele Anthozynanine, wirksame Antioxidantien, welche die krebserregende Wirkung der freien Radikalen neutralisieren.
- **Acerola-Kirschen** (siehe S. 354), **Guaven** (siehe S. 118) und **Kiwis** (siehe S. 342) wegen ihres hohen Vitamin-C-Gehalts.

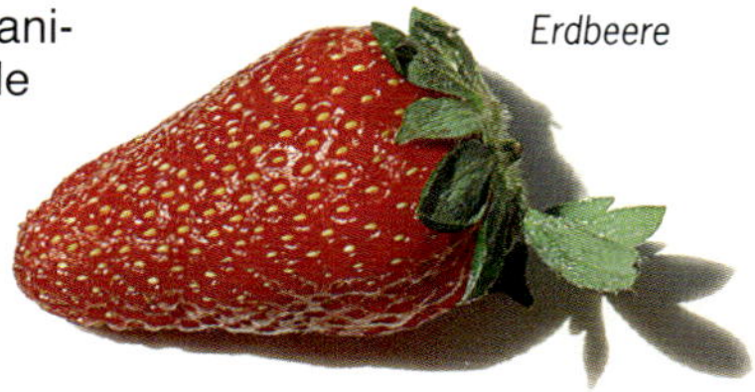

Erdbeere

Olivenöl

Studien in Spanien und den USA belegen, dass Olivenöl, wenn es statt anderer Fette verwendet wird, das Risiko von Brustkrebserkankungen senkt.

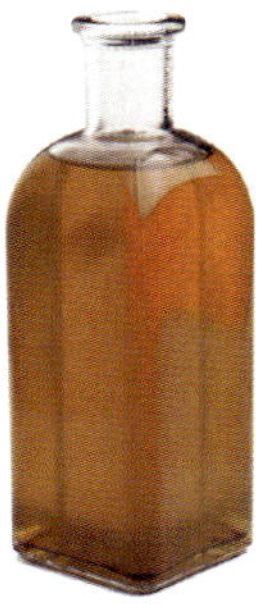

Vollkorngetreide

Die Ballaststoffe im Vollkorngetreide beschleunigen die Darmpassage. Darüber hinaus werden eventuell vorhandene krebserregende Substanzen im Darm gebunden und mit dem Stuhl ausgeschieden.

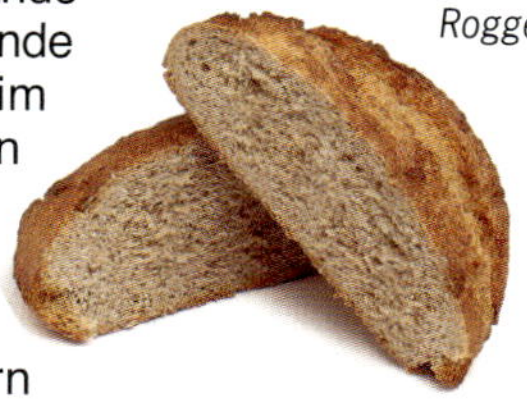

Roggenbrot

Getreide liefern ebenfalls Phytate, die krebswidrig wirken, wenngleich sie die Absorption von Eisen und Zink beeinträchtigen.

Krebs vorbeugen

Gemüse

Alle Gemüse schützen mehr oder weniger vor Krebs, dafür sorgt ihr Reichtum an Provitamin A, Vitamin C und antioxidanten Pflanzenwirkstoffen. Die wirksamsten Arten sind:

- **Rote Rüben (Rote Bete)**

  Sie enthalten krebswidrige sekundäre Pflanzenwirkstoffe (siehe S. 126).

- **Karotten (Mohrrüben)**

  Ihr hoher Gehalt an Beta-Karotin (Provitamin A), anderen Karotinoiden und Ballaststoffen (siehe S. 32) erklärt die nachgewiesene vorbeugende Wirkung gegen Krebs.

- **Nachtschattengewächse (Solanaceae)**

  Die zu dieser Familie gehörenden Sorten schützen vor Krebs, wie **Tomaten** (siehe S. 264), **Paprika** (siehe S. 188) und **Auberginen** (siehe S. 242). Dies ist auf ihren Reichtum an Beta-Karotin (Provitamin A), Karotinoiden und Vitamin C, die wirksame Antioxidantien sind, zurückzuführen.

- **Liliengewächse (Liliaceae)**

  Alle Gemüsesorten dieser Familie, vor allem **Zwiebeln** (siehe S. 142) und **Knoblauch,** enthalten Flavonoide und Schwefelessenzen, die vor Krebs schützen.

- **Kreuzblütler (Cruciferae)**

  Die Pflanzen dieser Familie enthalten viele schwefelhaltige sekundäre Pflanzenstoffe, deren krebswidrige Wirkung in Tierversuchen eingehend bewiesen wurde (siehe S. 183). Dieser Effekt bleibt auch nach dem Garen erhalten.

  Kohl (siehe S. 182), **Karfiol** (siehe S. 154), **Broccoli** (siehe S. 72) und **Rettich** (siehe S. 174) sind die bekanntesten Kreuzblütler, die Krebs vorbeugen.

Tomate

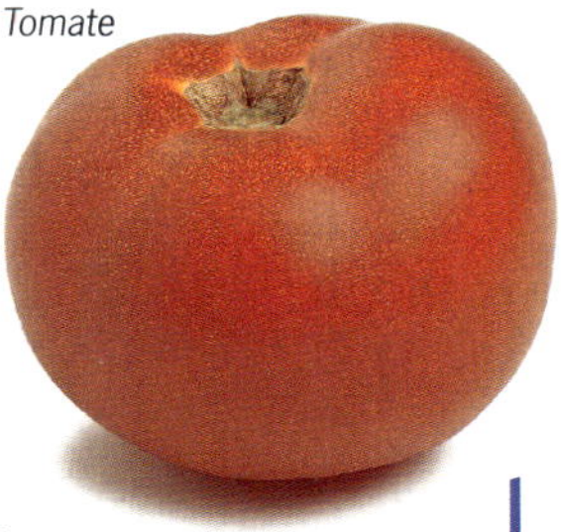

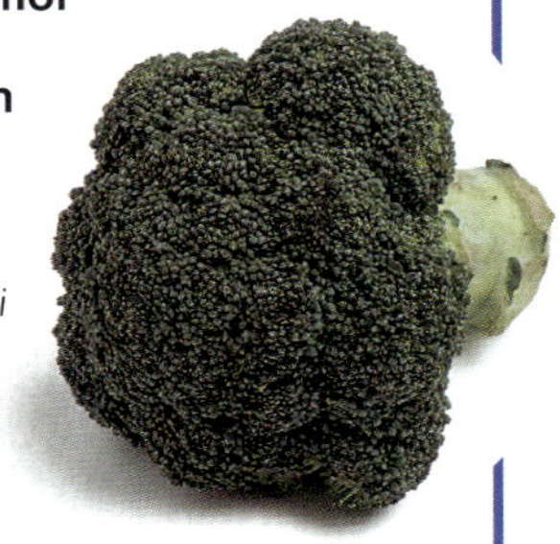

Broccoli

Joghurt

Im Gegensatz zu Milch, deren Konsum in Zusammenhang mit mehreren Krebsarten steht, kann Joghurt der Krebsentwicklung entgegenwirken, besonders dem Brustkrebs.

Sein Gehalt an lebenden Bakterien («Bioghurt») und Milchsäure erklärt zum Teil die schützende Wirkung.

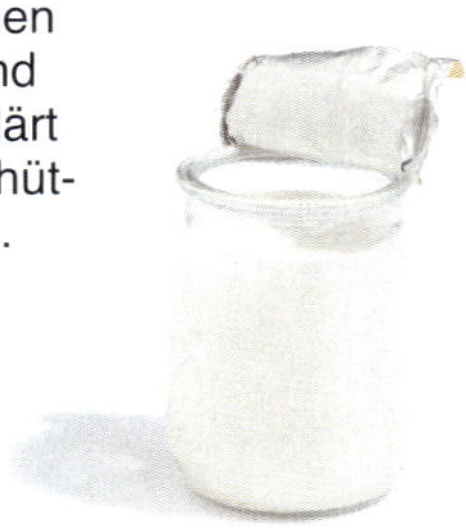

Naturjoghurt

Hülsenfrüchte

Wegen ihres Gehalts an Ballaststoffen und sekundären Pflanzenstoffen wie Phytinsäure und Phytaten besitzen alle Hülsenfrüchte eine krebsvorbeugende Wirkung.

Soja und Sojaprodukte

Soja (siehe S. 254) und Sojaprodukte, vor allem **Tofu** und **Sojamilch**, liefern eine Vielzahl von krebshemmenden Pflanzenstoffen. Am wirksamsten sind die Isoflavonoide Genistein und Daidzein. Sie schützen vor allem vor Brust- und Prostatakrebs.

Kichererbsen

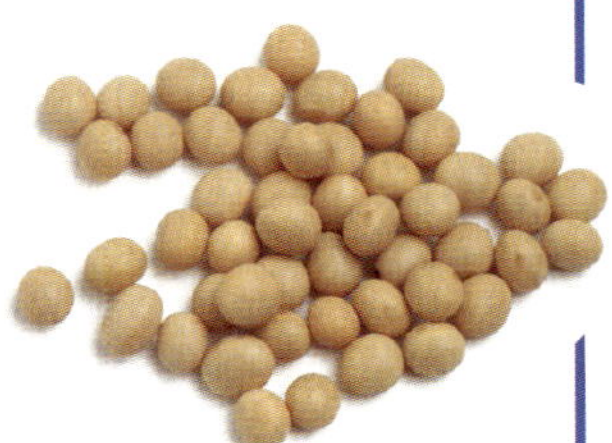

Nahrungsmittel, die

Fleisch

Zahlreiche wissenschaftliche Untersuchungen (statistischer und experimenteller Art) haben ergeben, dass der Fleischverzehr einen bedeutenden Risikofaktor in Bezug auf die meisten Krebsarten (Gehirn, Lunge, Magen, Nieren, Harnblase, Gebärmutter, Eierstock, Prostata und andere) darstellt.

Besonders krebserregend wirken:

- So genanntes rotes Fleisch (Rind, Lamm und Schwein)
- Gut durchgebratenes Fleisch
- Auf offenem Feuer gegrilltes Fleisch
- Gebratenes Fleisch
- Eingesalzenes und/oder gepökeltes Fleisch wie Schinken, Speck und Wurst.

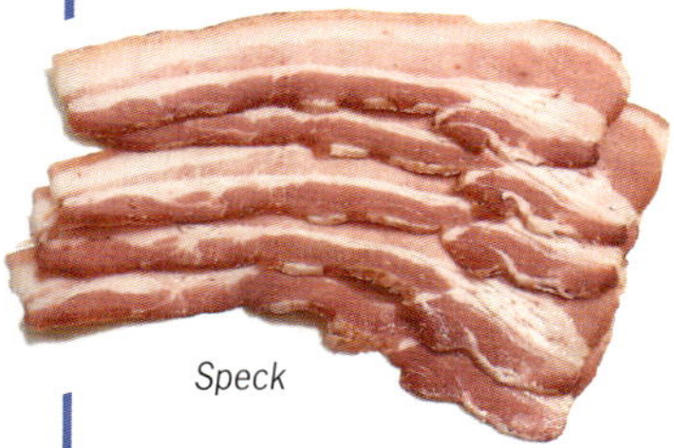

Speck

Milch

Nach verschiedenen Untersuchungen steht der übermäßige Konsum von Vollmilch (nicht entrahmt) im Zusammenhang mit der Entstehung verschiedener Krebsarten wie Brust-, Lungen-, Eierstock-, Prostata- und Harnblasenkrebs.

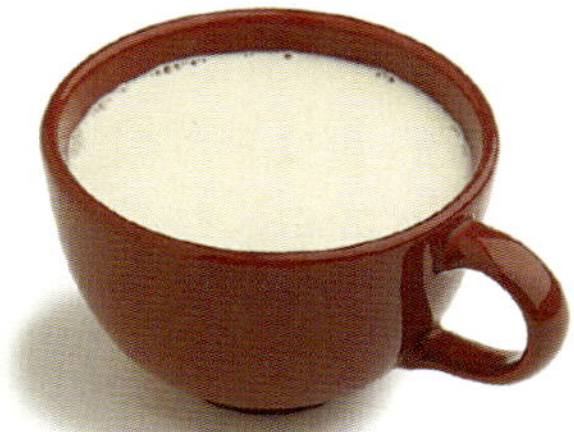

Vollmilch

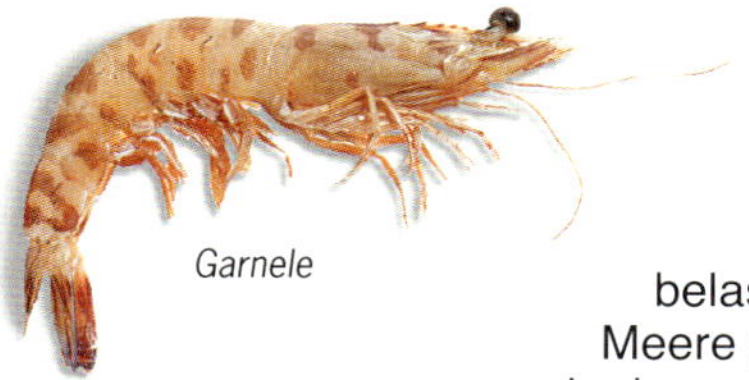

Garnele

Meeresfrüchte

sind stark mit Schadstoffen belastet, die in die Meere gelangen und krebserregend wirken.

Alkoholische Getränke

Alle alkoholischen Getränke fördern die Krebsbildung, auch solche, die angeblich medizinisch wertvoll sein sollen wie Wein oder Bier. Dazu sind keine großen Mengen nötig, auch der mäßige Konsum ist krebserzeugend.

Ein Glas Wein pro Tag erhöht das Brustkrebsrisiko bei Frauen um 250 %.[5]

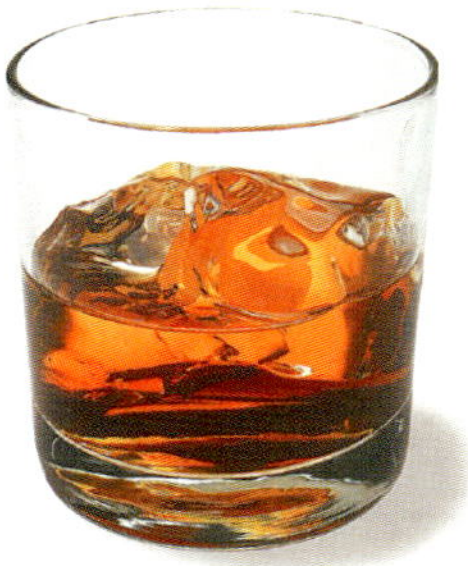

Whisky

Eier

Statistische Untersuchungen weisen darauf hin, dass übermäßiger Konsum von Eiern (mehr als drei pro Woche) im Zusammenhang mit Brust-, Magen-, Lungen-, Bauchspeicheldrüsen-, Darm-Gebärmutterschleimhaut- und Eierstockkrebs steht.

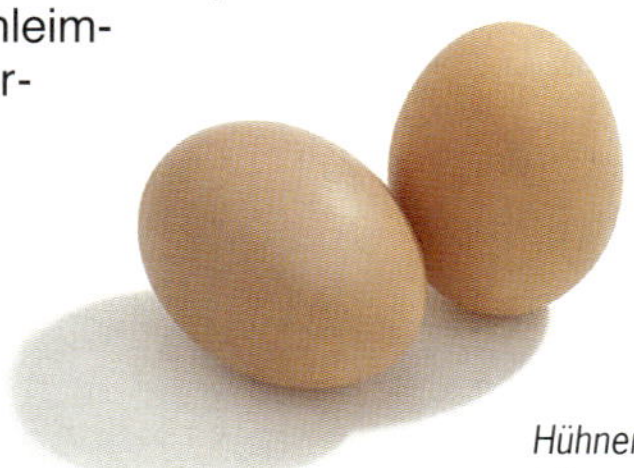

Hühnereier

Krebs begünstigen

Fisch

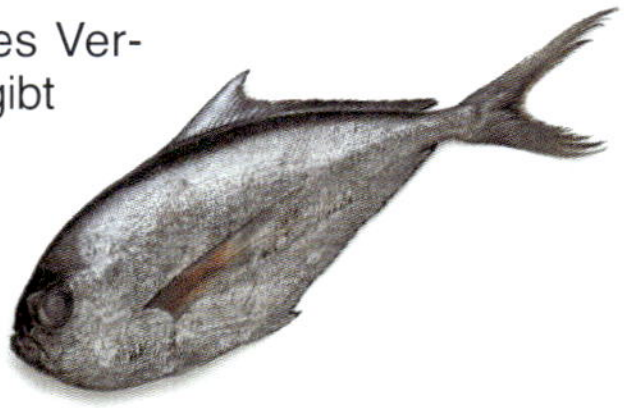

Über die Folgen des Verzehrs von Fischen gibt es weniger Untersuchungen als über die krebserregende Wirkung von Fleisch. Man hat jedoch einen Zusammenhang zwischen dem Verzehr von Fischen (vor allem eingesalzen oder gepökelt) und Krebserkrankungen am Kehlkopf, im Nasen-Rachen-Raum, an der Gebärmutterschleimhaut und an der Bauchspeicheldrüse festgestellt.

Gewürze

Eine scharf gewürzte Kost kann ein Risikofaktor für bestimmte Krebsarten wie Mundhöhlen- und Speiseröhrenkrebs sein.

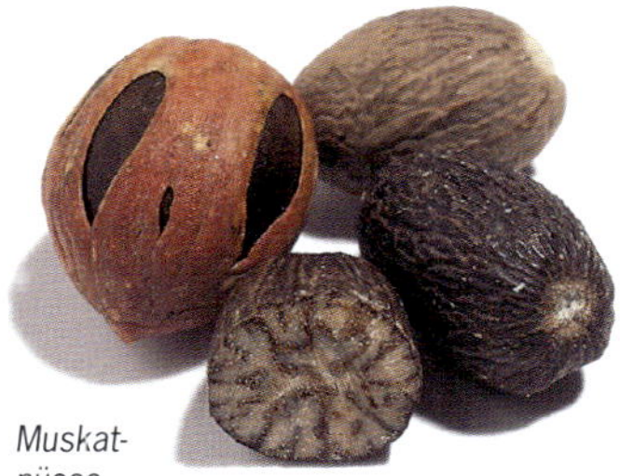

Muskatnüsse

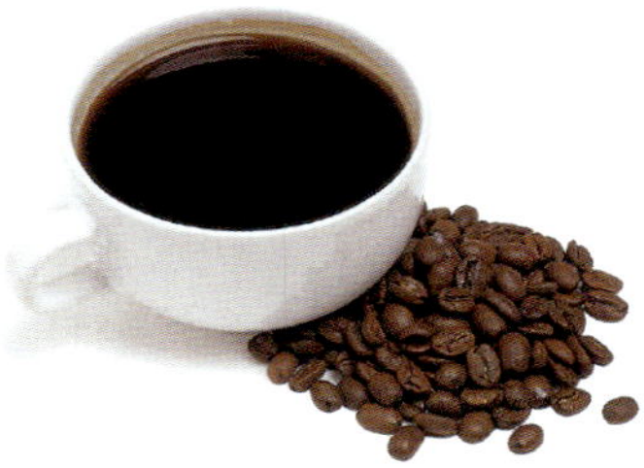

Kaffee

Reichlicher Kaffeegenuss steht vermutlich in Beziehung zu Harnblasenkrebs und zu Knotenbildungen in der Brustdrüse (fibrozystische Mastopathie), die ein Vorstadium von Krebs sein können.

Dieser Effekt ist nicht auf das Koffein zurückzuführen, sondern auf einige Bestandteile der enthaltenen Aromastoffe. Deshalb kann auch koffeinfreier Kaffee das Risiko, an Harnblasenkrebs zu erkranken, erhöhen.[6]

Industriell verarbeitete Produkte

Wenn Vollkorngetreide durch Weißbrot, Feingebäck und industriell hergestellte Konditoreiwaren vom Speiseplan verdrängt werden, begünstigt dies das Auftreten verschiedener Krebsarten. Mindestens drei Merkmale erklären ihre Beziehung zum Krebs:

- Mangel an Ballaststoffen
- Hoher Zuckergehalt
- Transfettsäuren: Diese Fettsäuren kann man in industriell hergestelltem Feingebäck und in Konditoreiwaren finden, ebenso in Fritierfetten und Margarinen. Sie erhöhen den Cholesterinspiegel, fördern Arteriosklerose und führen zum Herzinfarkt. Außerdem stehen sie in Beziehung zu Brust- und Gebärmutterkrebs.

Weißbrot

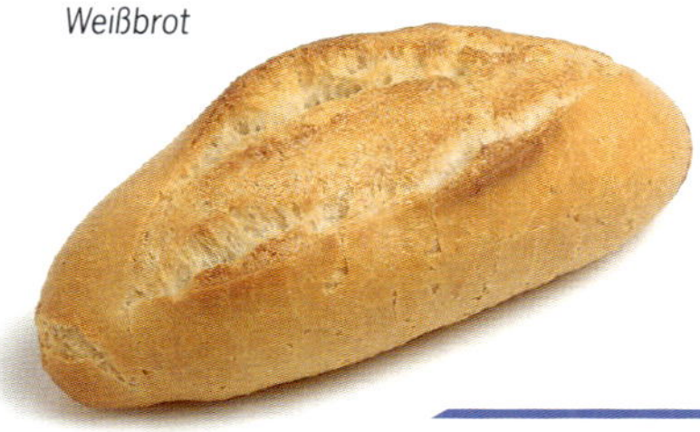

Zucker

Mehrere epidemiologische Studien haben einen Zusammenhang zwischen übermäßigem Konsum von weißem Zucker (Saccharose) und folgenden Krebsarten festgestellt:

- Darmkrebs
- Magenkrebs
- Gebärmutterhalskrebs

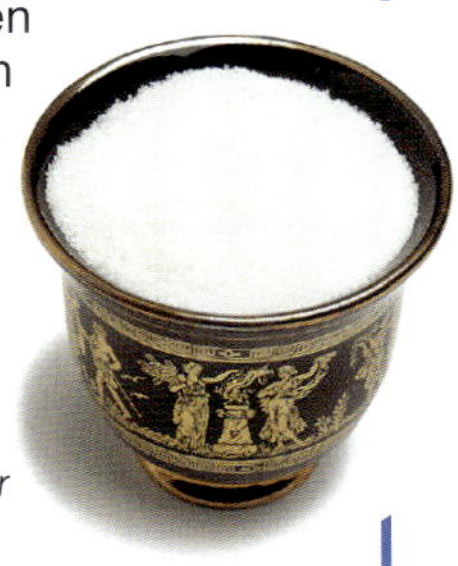

Raffinierter Zucker

Nahrungsmittel, die bestimmten

Die Übersichten der Seiten 364 bis 367 sind nach Untersuchungsergebnissen erstellt worden, die während der letzten Jahre in den weltweit angesehensten medizinischen Fachzeitschriften veröffentlicht wurden. Sie spiegeln den derzeitigen Wissensstand dieser Thematik wider.

Gegen Kehlkopfkrebs

vermehrt konsumieren

- Obst
- Gemüse
- pflanzliche Öle
- antioxidative Vitamine (A, C, E)

reduzieren oder meiden

- Alkohol
- Pökelfleisch
- Maté-Tee

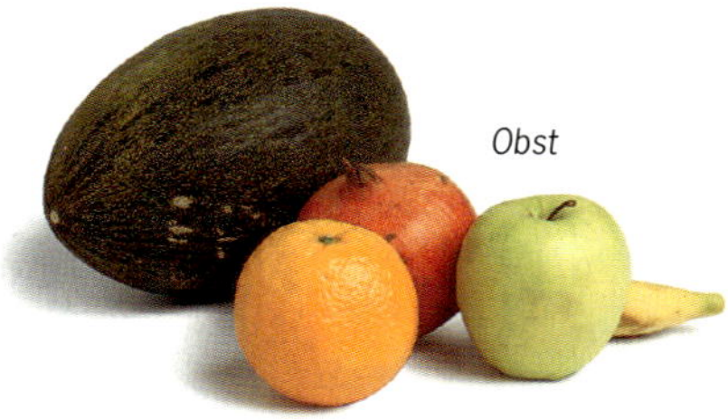

Obst

Gegen Gehirntumor

vermehrt konsumieren

- Vitamine, vor allem C und E

reduzieren oder meiden

- Würstchen und Hot Dogs. Schwangere erhöhen das Risiko für ihre Ungeborenen
- Hamburger
- gepökeltes und gebratenes Fleisch
- verarbeitetes Schweinefleisch wie gekochten Schinken und Speck
- Fritiertes

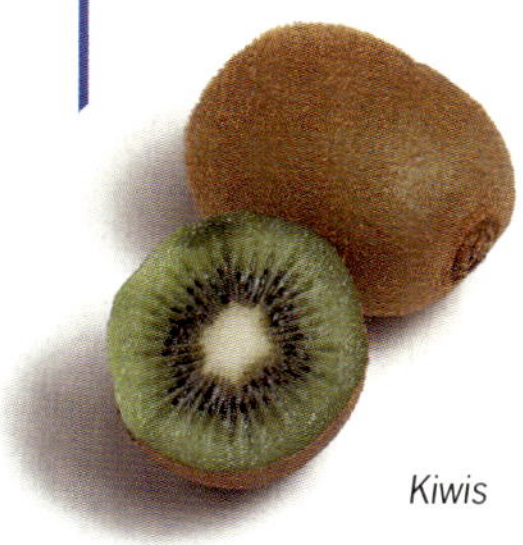

Kiwis

Gegen Krebs im Nasen-Rachen-Raum

vermehrt konsumieren

- Gemüse
- Karotine (Provitamin A)

reduzieren oder meiden

- gesalzenen Fisch (vor allem bei Kindern)
- sehr heiße Getränke
- Geräuchertes
- Eingesalzenes

Spinat

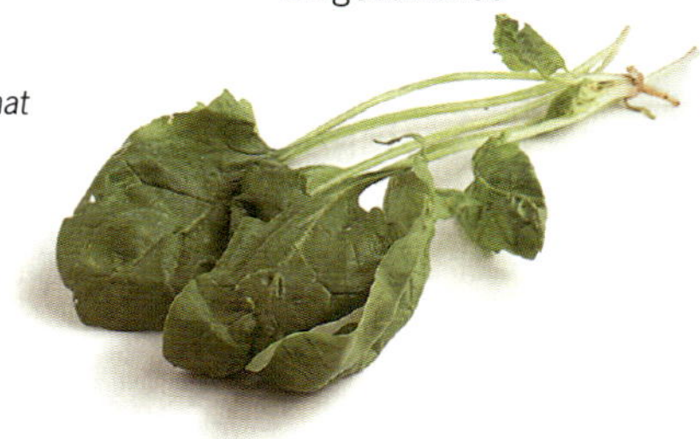

Gegen Mundhöhlenkrebs

vermehrt konsumieren

- Obst, vor allem Zitrusfrüchte
- Gemüse, vor allem Sorten, die viel Karotin enthalten

reduzieren oder meiden

- Alkohol, vor allem Wein und Spirituosen
- Fleisch, vor allem gegrillt oder gebraten
- Cayennepfeffer
- Maté-Tee

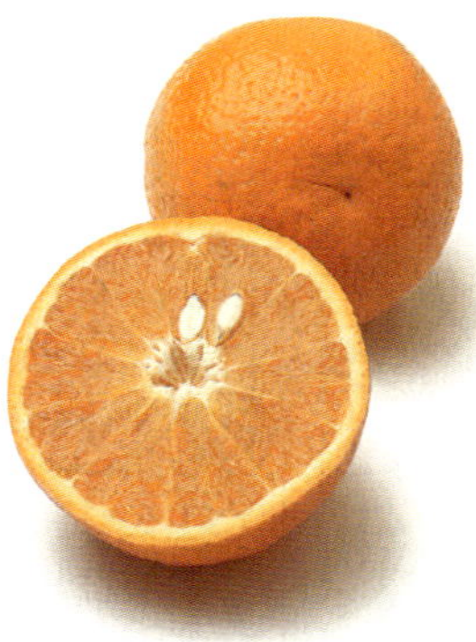

Zitrusfrüchte

Krebsarten vorbeugen (Teil 1)

Gegen Speiseröhrenkrebs

vermehrt konsumieren

- Obst, besonders Zitrusfrüchte
- Gemüse
- Beta-Karotin (Provitamin A) und Karotinoide
- Ballaststoffe

reduzieren oder meiden

- Alkohol
- heiße Getränke, vor allem Maté-Tee
- rotes Fleisch, vor allem gegrillt
- Essiggemüse

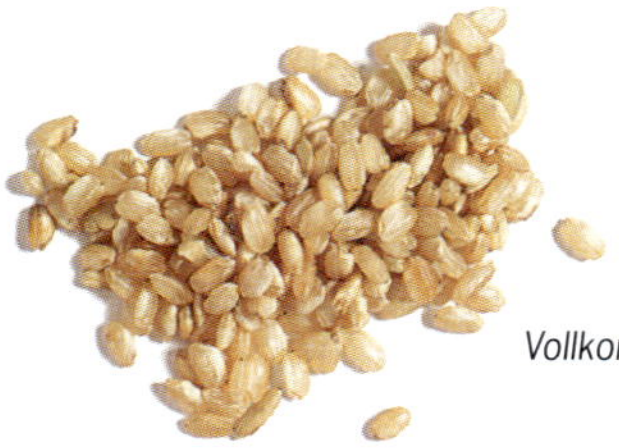

Vollkornreis

Gegen Lungenkrebs

vermehrt konsumieren

- Obst
- Gemüse

reduzieren oder meiden

- Gepökeltes (Wurst, Speck)
- Bier
- Vollmilch und Milchprodukte
- Eier
- Feingebäck

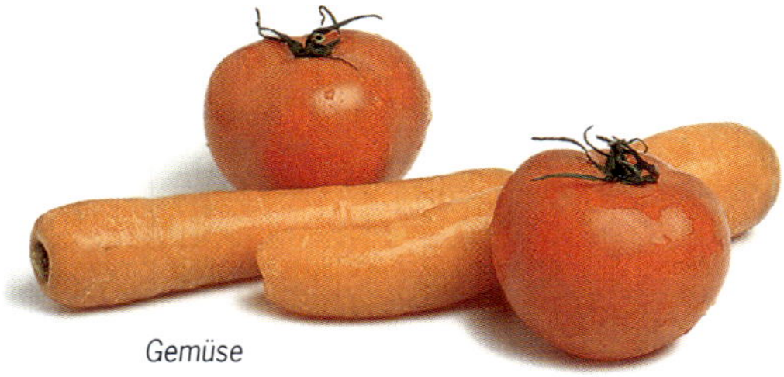

Gemüse

Gegen Magenkrebs

vermehrt konsumieren

- Obst, vor allem Zitrusfrüchte und Ananas
- Gemüse, auch mit hohem Nitratgehalt
- Knoblauch und Zwiebeln
- Vollkornbrot
- pflanzliche Öle
- Teigwaren und Reis

reduzieren oder meiden

- rotes Fleisch, besonders durchgebraten
- Gepökeltes, besonders Hausgemachtes
- Bier
- Eingesalzenes
- Eier
- Feingebäck und Kuchen
- Zucker
- gesättigtes Fett

Knoblauch

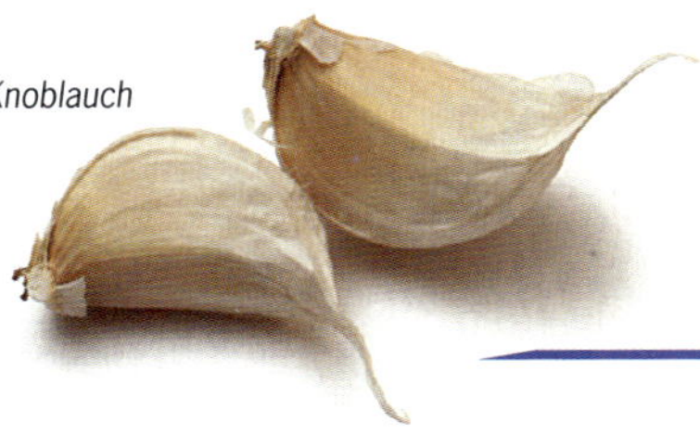

Gegen Leberkrebs

vermehrt konsumieren

- Gemüse
- Beta-Karotin (Provitamin A)

reduzieren oder meiden

- Schweinefleisch
- Wein und Alkohol
- verschimmelte Nahrungsmittel

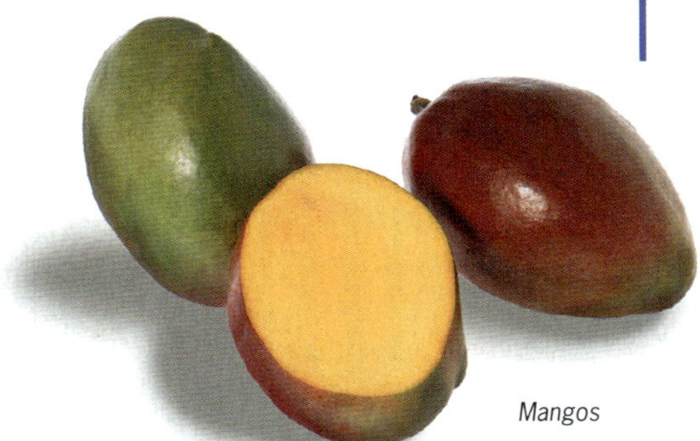

Mangos

Nahrungsmittel, die bestimmten

Gegen Brustkrebs

vermehrt konsumieren

- Soja, Tofu und Sojamilch
- Obst
- Gemüse, vor allem Karotten und Spinat
- Olivenöl
- Knoblauch
- Joghurt
- Ballaststoffe
- Vitamin C
- Beta-Karotin (Provitamin A)
- Vitamin E

reduzieren oder meiden

- rotes Fleisch
- verarbeitetes Schweinefleisch (Schinken, Wurst)
- Eier
- Milch (nach einer Studie schützt sie allerdings)
- fetten Käse
- Fett
- Transfettsäuren (Margarine und Backwaren)
- Alkohol, auch in kleinen Mengen
- Schokolade und Kuchen

Soja

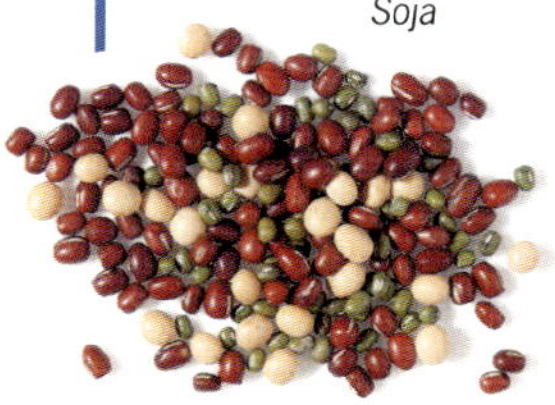

Gegen Dickdarmkrebs

vermehrt konsumieren

- Ballaststoffe
- Obst
- Gemüse, vor allem Karotten und Spinat
- Vollkornbrot und -teigwaren
- fermentierte Milchprodukte (Joghurt) und Kalzium

reduzieren oder meiden

- rotes Fleisch (Rind, Lamm, Schwein)
- Durchgebratenes
- Verarbeitetes oder Gepökeltes
- Leber und Innereien
- Eier, vor allem bei Frauen
- Fette und energiereiche Nahrungsmittel[61], vor allem tierischen Ursprungs
- reifen Käse
- Zucker
- Alkohol, vor allem Wein

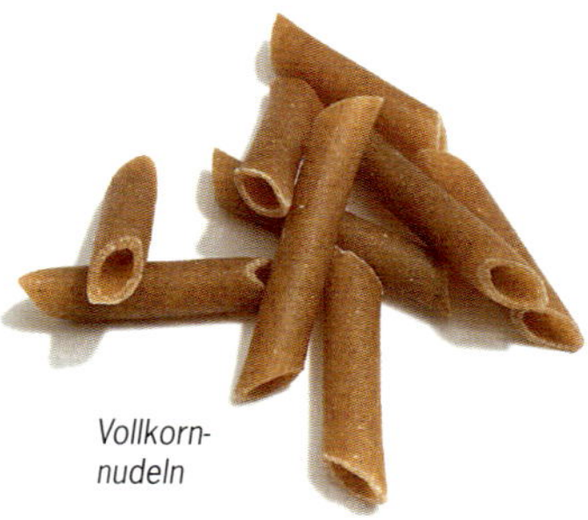

Vollkornnudeln

Gegen Nierenkrebs

vermehrt konsumieren

- Obst, vor allem Zitrusfrüchte und Äpfel
- Salate
- Vitamin C
- Vitamin E

reduzieren oder meiden

- rotes Fleisch und Fleischprodukte
- Hühnerfleisch
- Fett
- Eiweiß

Äpfel

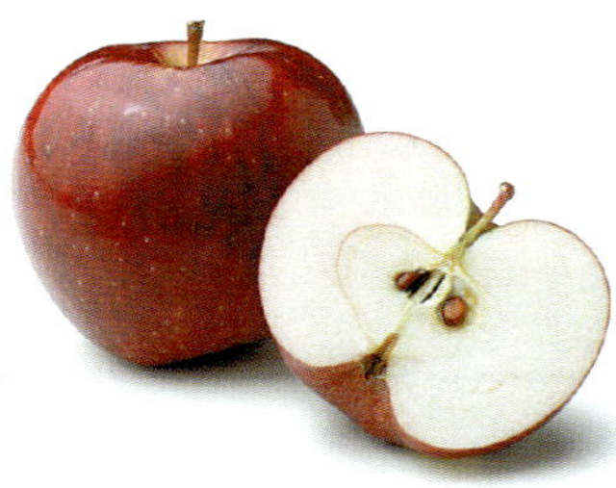

Gegen Bauchspeicheldrüsenkrebs

vermehrt konsumieren

- Obst
- Gemüse, vor allem Kohl und Tomaten
- Vollkorngetreide
- Hülsenfrüchte
- Ballaststoffe
- Joghurt

reduzieren oder meiden

- Fleisch
- Fisch
- Eier
- Eiweiß
- Cholesterin
- gesättigtes tierisches Fett
- viele Kalorien
- alkoholische Getränke

Krebsarten vorbeugen (Teil 2)

Gegen Prostatakrebs

vermehrt konsumieren

- Obst
- Tomaten
- Trockenfrüchte (Datteln, Rosinen)
- Hülsenfrüchte
- Soja, Tofu, Sojamilch
- Pektin aus Zitrusfrüchten
- Knoblauch
- Fruktose
- Vitamin E
- Karotinoide (Lycopene)

reduzieren oder meiden

- rotes Fleisch
- Milch
- tierisches Fett
- Kalzium aus Nahrungsmitteln oder Zusatzpräparaten

Tofu

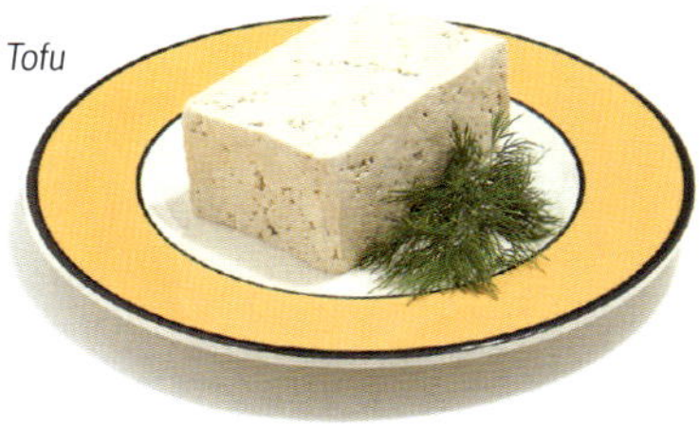

Gegen Eierstockkrebs

vermehrt konsumieren

- Gemüse, vor allem Karotten
- Vollkornbrot und -teigwaren
- Fisch

reduzieren oder meiden

- Fleisch
- Vollmilch
- gesättigtes Fett
- Eier
- Butter

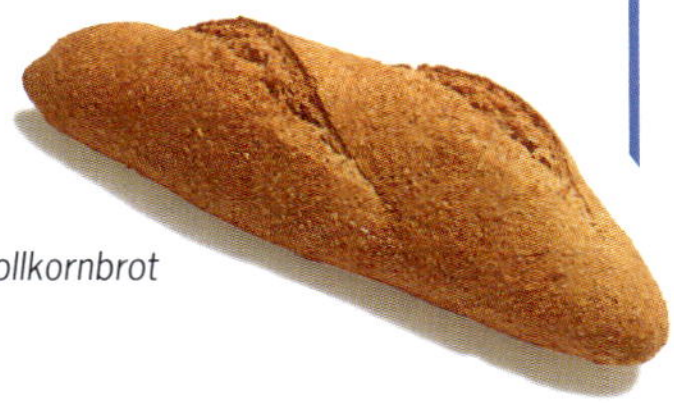

Vollkornbrot

Gegen Gebärmutterkrebs

vermehrt konsumieren

- Obst
- Gemüse
- Vollkornflocken, -brot und -nudeln
- Hülsenfrüchte
- Knoblauch und Zwiebeln
- Beta-Karotin

reduzieren oder meiden

- rotes oder gepökeltes Fleisch
- gepökelten oder eingesalzenen Fisch
- Eier
- tierisches Fett
- Margarine
- Cholesterin

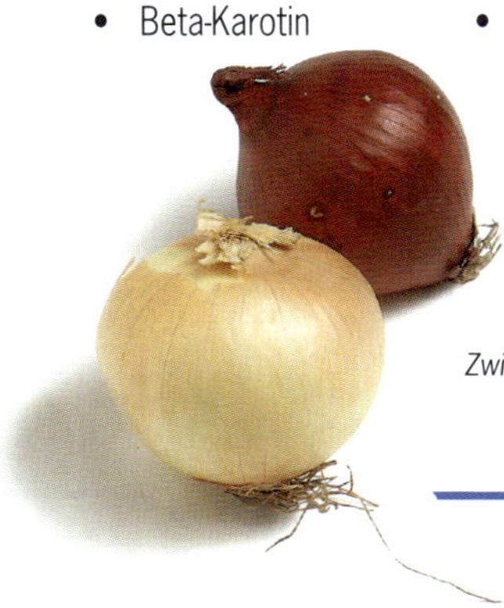

Zwiebeln

Gegen Harnblasenkrebs

vermehrt konsumieren

- Obst
- Gemüse, vor allem Spinat und Karotten
- Beta-Karotin (Provitamin A)
- Vitamin C
- Vitamin E

reduzieren oder meiden

- Schweinefleisch
- Lammfleisch
- Kaffee
- Milch
- Essiggemüse
- Fett, vor allem tierisches Fett
- Fritiertes
- zu viele Kalorien
- Natrium (Salz)
- Wein, Bier und alle anderen alkoholischen Getränke

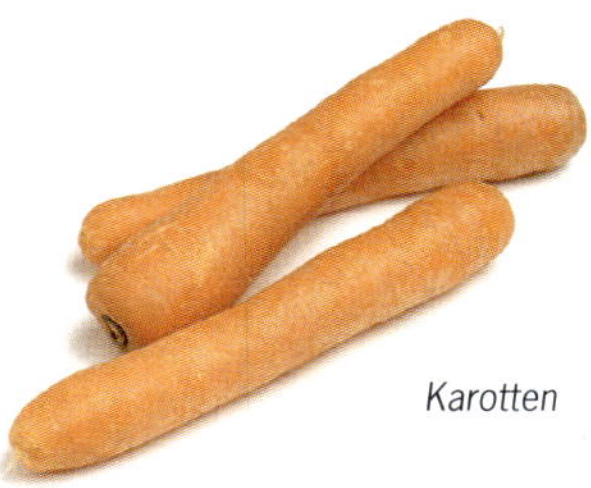

Karotten

Bibliographie und Fussnoten

Kap. 1: Der Mensch und seine Nahrungsmittel

1. 1.Mose 1,29.
2. 1.Mose 3,18.
3. Nobmann, E.D.; Byers, T.; Lanier, A.P. et al. The Diet of Alaska Native Adults: 1987-1988 [see comments]. *Am. J. Clin. Nutr.,* **55:** 1024-1032 (1992).
4. Heber, D. The stinking rose: organosulfur compounds and cancer. *Am. J. Clin. Nutr.,* **66:** 425-426 (1997).
5. Bergman, J. Diet, Health and Evolution. *Creation Research Society Quarterly,* **34:** 209-217 (1998).
6. Martins, Y.; Pelchat, M.L.; Pliner, P. "Try it; it´s good and it's good for you" effects of taste and nutrition information on willingness to try novel foods. *Appetite,* **28:** 89-102 (1997).

Kap. 2: Nahrungsmittel für die Augen

1. Strasburger et al. *Strasburger, Lehrbuch der Botanik,* Stuttgart, Gustav Fischer Verlag, 33.Aufl., 1991.
2. Seddon, J.M.; Ajani, U.A.; Sperduto, R.D. et al. Dietary carotenoids, vitamins A, C and E, and advanced age-related macular degeneration. *JAMA,* **272:** 1413-1420 (1994).
3. Tavani, A.; Negri, E.; La Vecchia, C. Food and nutrient intake and risk of cataract. *Ann. Epidemiol.,* **6:** 41-46 (1996).
4. Seddon, J.M.; Ajani, U.A.; Sperduto, R.D. et al. Dietary carotenoids, vitamins A, C and E, and advanced age-related macular degeneration. *JAMA,* **272:** 1413-1420 (1994).
5. Reddy, N.S.; Malewar, V.G. Bio-availability of iron from spinach cultivated in soil fortified with graded levels of iron. *Plant Foods Human Nutrition,* **42:** 313-318 (1992).
6. Satoh, T.; Goto, M.; Igarashi, K. Effects of protein isolates from radish and spinach leaves on serum lipids levels in rats. *Journal of Nutrition Science and Vitaminology of Tokyo,* **39:** 627-633 (1993).

Kap. 3: Nahrungsmittel für das Nervensystem

1. Breakey, J. The role of diet and behaviour in childhood. *J. Paediatr. Child Health,* **33:** 190-194 (1997).
2. Lechky, O. If children are developing poorly, ask what they had for breakfast. *CMAJ,* **143:** 210-213 (1990).
3. Needleman, H.L.; Riess, J.A.; Tobin, M.J. et al. Bone lead levels and delinquent behavior. *JAMA,* **275:** 363-369 (1996).
4. Pollock, I.; Warner, J.O. Effect of artificial food colours on childhood behaviour. *Arch. Dis. Child.,* **65:** 74-77 (1990).
5. Tuormaa, T. E. The adverse effects of food additives on health: a review of the literature with special emphasis on childhood hyperactivity. *Journal of Orthomolecular Medicine,* **9:** 225-243 (1994).
6. Leira, R.; Rodriguez, R. Diet and migraine. *Rev. Neurol.,* May 24 **(129):** 534-538 (1996).
7. Pamplona-Roger G. D. *Encyclopedia of Medicinal Plants.* Editorial Safeliz, Madrid, 1998, p. 151.
8. Esko, K. et al: A comparison of diets with and without oats in adults with celiac disease. *The New England Journal of Medicine,* **333**: 1033-1037 (1995).
9. Hallfrish, J.; Scholfield, D.J.; Behall, K.M. et al.: Diets containing oat extracts improve glucose and insulin responses of moderately hypercholesterolemic men and women. *Am. J. Clin. Nutr.,* **61**: 379-84 (1995).
10. Marlett, J.; Hosig, K.B.; Vollendorf, N.W. et al.: Mechanism of serum reduction by oat bran. *Hepatology,* **20**: 1450-1457 (1994).
11. Dubois, C.; Armand, M.; Senft, M. et al.: Chronic oat bran intake alters postprandial lipemia and lipoproteins in healthy adults. *Am. J. Clin. Nutr.,* **61**: 325-333 (1995).
12. Braaten, J.: Oat beta-glucan reduces blood cholesterol concentration in hypercholesterolemic subjects. *Eur. J. Clin. Nutr.,* **48**: 465-474 (1994).
13. Beer, M.; Wood, P.J.; Scott, F.W. et al. Effects of oat gum on blood cholesterol levels in healthy young men. *Eur. J. Clin. Nutr.,* **49**: 517-522 (1995).
14. Pamplona-Roger G. D. *Encyclopedia of Medicinal Plants.* Editorial Safeliz, Madrid, 1998, p. 160.
15. Wolff R.L.; Bayard C.C. Fatty acid composition of some pine seed oils. *Journal of the American Oil Chemists Society,* **72**: 1043-1046 (1995).
16. *Present Knowdledge in Nutrition.* International Life Sciences Institute, ILSI-North America, 1990, 6th ed., p. 252.
17. WHO, Technical Report Series, 797. *Diet, Nutrition, and the Prevention of Chronic Diseases.* Report of a WHO Study Group. Geneva, 1990, p. 90.

Kap. 4: Nahrungsmittel für das Herz

1. Ness, A.R.; Powles, J.W. Fruit and vegetables, and cardiovascular disease: a review. *Int. J. Epidemiol.,* **26:** 1-13 (1997).
2. Ducimetiere, P.; Guize, L.; Marciniak, A. Arteriographically documented coronary artery disease and alcohol consumption in French men. *The CORALI Study. Eur. Heart. J.,* **14:** 727-733 (1993).
3. Constant, J. Alcohol, ischemic heart disease, and the French paradox. *Clin. Cardiol.,* **20:** 420-424 (1997).
4. Yuan, J.M.; Ross, R.K.; Gao, Y.T. et al. Follow up study of moderate alcohol intake and mortality among middle aged men in Shanghai, China. *British Medical Journal,* **314:** 18-23 (1997).
5. Camargo, C.A; Hennekens, C,H.; Gaziano, J.M. et al. Prospective study of moderate alcohol consumption and mortality in United States male physicians. *Arch. Intern. Med.,* **157:** 79-85 (1997).
6. Frankel, E.N.; Kanner, J.; German, J.B. et al. Inhibition of oxidation of human low-density lipoprotein by phenolic substances in red wine. *Lancet,* **341:** 454-457 (1993).
7. Singh, R.B.; Niaz, M.A.; Agarwal, P. et al. Effect of antioxidant-rich foods on plasma ascorbic acid, cardiac enzyme, and lipid peroxide levels in patients hospitalized with acute myocardial infarction. *J. Am. Diet. Assoc.,* **95:** 775-780 (1995).
8. Ornish, D.; Brown, S.E.; Scherwitz, L.W. et al. Can lifestyle changes reverse coronary heart disease? The Lifestyle Heart Trial [see comments]. *Lancet,* 336: 129-133 (1990).
9. Stoewsad, G. Bioactive organosulfur phytochemicals in Brassica oleracea vegetables (a review). *Food Chem. Toxicol.,* **33**: 537-543 (1995).
10. Preobrazhenskaya, M.; Bukhman, V.M.; Korolev, A.M. et al. Ascorbigen and other indole-derived compounds from brassica vegetables and their analogs as anticarcinogenic and immunomodulating agents. *Pharmacol., Ther.,* **60**: 301-313 (1993).
11. Mehta, R.; Liu, J.; Constantinou, A. et al. Cancer chemopreventive activity of brassinin, a phytoalexin from cabagge. *Carcinogenesis,* **16**: 399-404 (1995).
12. Chen, M.; Chen, L.T.; Boyce, H.W. Cruciferous vegetables and glutathione: their effects on colon mucosal glutathione level and colon tumor development in rats induced by DMH. *Nutr. Cancer,* **23**: 77-83 (1995).

13. FRASER, G.; SABATE, J.; BEESON, L. ET AL. A possible protective effect of nut consumption on risk of coronary heart disease. *Archives of Internal Medicine,* **152:** 1416-1424 (1992).

14. NAGY, S.; SHAW, P.E. *Tropical and subtropical fruits.* Westport (Connecticut), 1980, The AVI Publishing Company, Inc., p. 548.

15. QUINN, L.A.; TANG, H.H. *Journal of the American Oil Chemists Society,* **73:** 1585-1588 (1996).

16. AKO, H. ET AL. Healthful new oil from macadamia nuts. *Nutrition,* **11**: 286-288 (1995).

17. SEGAL I. ET AL. Fermentation of the carbohydrate of bananas in the human large intestine. *American Journal of Gastroenterology,* **88:** 420-423 (1993).

18. HORIGOME T.; SAKAGUCHI E.; KISHIMOTO C. Hypocholesterolaemic effect of banana pulp in the rat fed on a cholesterol-containing diet. *British Journal of Nutrition,* **68:** 231-244 (1992).

19. KRISHNA G.C. Role of potassium in the pathogenesis of hypertension. *American Journal of Clinical Science,* **307:** S21-S25 (1994).

20. GILLMAN M.W. ET AL. Protective effect of fruits and vegetables on development of stroke in men. *JAMA,* **273:** 1113-1117 (1995).

21. JANSSON, B. Dietary, total body, and intracellular potassium-to-sodium ratios and their influence on cancer. *Cancer Detect. Prev.* **14:** 563-565 (1990).

KAP. 5: NAHRUNGSMITTEL FÜR DIE ARTERIEN

1. WILLETT, W.C.; ASCHERIO, A. Trans fatty acids: are the effects only marginal? *Am. J. Public Health,* **84:** 722-724 (1994).

2. KRIS-ETHERTON, P.M.; SHAOMEI, Y. Individual fatty acid effects on plasma lipids and lipoproteins: human studies. *Am. J. Clin. Nutr.,* **65** (suppl): 1628S-1644S (1997).

3. ASCN/AIN Task Force on Trans Fatty Acids. Position paper on trans fatty acids. *Am. J. Clin. Nutr.,* **63:** 663-670 (1996).

4. GILANI, A.H.; ASIF, M.; NAGRA, S.A. Energy utilization of supplemented cereal diets in human volunteers. *Arch. Latinoam. Nutr.,* **36:** 373-378 (1986).

5. MUIR, J.G.; O'DEA, K. Measurement of resistant starch: factors affecting the amount of starch escaping digestion in vitro. *American Journal of Clinical Nutrition,* **56:** 123-127 (1992).

6. MAHAN, L.K.; ARLIN, M.T. *Krause's Food, Nutrition and Diet Therapy.* Philadelphia, W.B. Saunders Company, 8th ed.,1992.

7. *Present Knowledge in Nutrition.* International Life Sciences Institute, ILSI-North America, 1990, 6th ed., p. 275.

8. GAITAN, E. ET AL. Antithyroid effects in vivo and in vitro of babassu and mandioca: a staple food in goiter areas of Brazil. *Eur. J. Endocrinol.,* **131:** 138-144 (1994).

9. AWOYINKA, A.F.; ABEGUNDE, V.O.; ADEWUSI, S.R. Nutrient content of young cassava leaves and assessment of their acceptance as a green vegetable in Nigeria. *Plant Foods Hum. Nutr.,* **47:** 21-28 (1995).

10. ARAGHINIKNAM, M. ET AL. Antioxidant activity of dioscrea and dehydroepiandrosterone (DHEA) in older humans. *Life Sciences,* **59:** PL147-157 (1996).

11. HONG-WANG; GUOHUA-CAO; PRIOR, R.L. Total antioxidant capacity of fruits. *Journal of Agricultural and Food Chemistry,* **44:** 701-705 (1996).

12. MEYDANI, M. Vitamin E. *The Lancet,* **345:** 170-175 (1995).

13. BELLICE, M.C. ET AL. Vitamin E and coronary heart disease: the European paradox. *Eu. J. of Clinical Nutrition,* **48**: 822-831 (1994).

14. PEREZ-JIMENEZ, F. ET AL. Lipoprotein concentrations in normolipidemic males consuming oleic acid-rich diets from two different sources: olive oil and oleic acid-rich sunflower oil. *Am. J. Clinical Nutrition,* **62:** 769-775 (1995).

15. RAINEY, C.; AFFLECK, M.; BRETSCHGER, K. ET AL. The California avocado. *Nutr. Today,* **29:** 23-27 (1994).

16. NAGY, S.; SHAW, P.E. *Tropical and subtropical fruits.* Westport (Connecticut), 1980, The AVI Publishing Company, Inc., p. 143.

17. GRANT, W.C. Influence of avocados on serum cholesterol. *Proc. Soc. Exp. Biol. Med.,* **104**: 45-47 (1960).

18. ALVIZOURI MUÑOZ, M. ET AL. Effects of avocado as a source of monounsaturated fatty acids on plasma lipid levels. *Arch. Med. Res.,* **23**: 163-167 (1992).

19. SIMON, E. ET AL. The blockade of insulin secretion by mannoheptulose. *J. Israel Med. Sci.,* **2**: 785-799 (1966).

20. LERMAN GARBER, I. ET AL. Effect of a high-monounsaturated fat diet enriched with avocado in NIDDM [Non Insulin Dependent Diabetes Mellitus]. *Diabetes Care,* **17**: 311-315.

21. MARTÍN-CANREJAS, M.A. ET AL. Dietary fiber content of pear and kiwi pomaces. *Journal of Agricultural and Food Chemistry,* **43:** 662-666 (1995).

22. KRISHNA G.C. Role of potassium in the pathogenesis of hypertension. *American Journal of Clinical Science,* **307:** S21-S25 (1994).

23. SINGH R.B.; RASTOGI, S.S.; SINGH, R. ET AL. Effects of guava intake on serum total and high-density lipoprotein cholesterol levels and on systemic blood pressure. *Am. J. Cardiol.,* **70:** 1287-1291 (1992).

24. KORPELA, J.T.; KORPELA, R.; ADLERCREUTZ, H. Fecal bile acid metabolic pattern after administration of different types of bread. *Gastroenterology,* **103:** 1246-1253 (1992).

KAP. 6: NAHRUNGSMITTEL FÜR DAS BLUT

1. TUNTAWIROON, M.; SRITONGKUL, N.; BRUNE, M. ET AL. Dose-dependant inhibitory effect of phenolic compounds in foods on nonheme-iron absorption in men. *Am. J. Clin. Nutr.,* **53:** 554-557 (1991).

2. SIEGENBERG, D. ET AL. Ascorbic acid prevents the dose-dependent inhibitory effects of polyphenols and phytates on nonheme-iron absorption. *Am. J. Clin. Nutr.,* **53:** 537-541 (1991).

3. MAHAN, L.K.; ARLIN, M.T. *Krause's Food, Nutrition and Diet Therapy.* Philadelphia, W.B. Saunders Company, 8th ed., 1992.

4. SIEGENBERG D. ET AL. Ascorbic acid prevents the dose-dependent inhibitory effects of polyphenols and phytates on nonheme-iron absorption. *Am. J. Clin. Nutr.* **53:** 537-541 (1991).

5. SCHNEIDER, ERNST. *La salud por la nutrición [Health through Nutrition].* Madrid, Editorial Safeliz, 1986, p. 520.

6. WATTENBERG, L.W.; COCCIA J.B. Inhibition of 4-(methylnitrosamino)-1-(3-pyridyl)-1-butanone carcinogenesis in mice by D-limonene and citrus fruit oils. *Carcinogenesis,* **12:** 115-117 (1991).

7. PANLASIGUI, L.N.; PANLILIO, L.M.; MADRID, J.C. Glycaemic response in normal subjects to five different legumes commonly used in the Philippines. *Int. J. Food Sci. Nutr.,* **46:** 155-160 (1995).

8. MURRAY, I.E. ET AL. Volatile constituents of passion fruit, Passiflora edulis. *Aust. J. Chem.* **25:** 1920-1933 (1972).

9. PAMPLONA-ROGER G. D. *Encyclopedia of Medicinal Plants.* Editorial Safeliz, Madrid, 1998, p. 167.
10. 1.Mose 43,11.
11. *Present Knowledge in Nutrition.* International Life Sciences Institute, Washington, 6th ed., 1990, p. 304.

KAP. 7: NAHRUNGSMITTEL FÜR DIE ATMUNGS-ORGANE

1. COOK, D.G.; CAREY, I.M.; WHINCUP, P.H. ET AL. Effect of fresh fruit consumption on lung function and wheeze in children. *Thorax,* **52:** 628-633 (1997).
2. 4.Mose 11,5.
3. LECLERC, H. *Précis de phytothèrapie.* Paris, Masson, 1983, p.69.
4. HOLLMAN, P. ET AL. Absorption of dietary quercitin glycosides and quercitin in healthy ileostomy volunteers. *American Journal of Clinical Nutrition,* **62:** 1276-1282 (1995).
5. SCHNEIDER, ERNST. *La salud por la nutrición [Health through Nutrition].* Madrid, Editorial Safeliz, 1986, p. 498.
6. DANKERT, J.; TROMP, T.F.; DE VRIES, H. ET AL. Antimicrobial activity of crude juices of Allium ascalonicum, Allium cepa and Allium sativum. *Zentralbl. Bakteriol* [Orig. A], **245:** 229-239 (1979).
7. ELNIMA, E.; AHMED, S.A.; MEKKAWI, A.G. ET AL. The antimicrobial activity of garlic and onion extracts. *Pharmazie,* **38:** 747-748 (1983).
8. DORSCH, W.; SCHARFF, J.; BAYER, T. ET AL. Antiasthmatic effects of onions. Prevention of platelet-activating factor induced bronchial hyperreactivity to hismine in guinea pigs by diphenylthiosulfinate. *Int. Arch. Allergy Appl. Immunol.,* **88:** 228-230 (1989).
9. WAGNER, H. Search for new plant constituents with potential antiphlogistic and antiallergic activity. *Planta Med.,* **55:** 235-241 (1989).
10. VERTES, C.; DEBRECZENI, L.A. Effect of intracerebrally injected aminophylline, vinpocetinum, vasoactive intestinal peptide and onion extract on breathing pattern of rats. *Z. Erkr. Atmungsorgane,* **173:** 134-137 (1989).
11. KLEIJNEN, J.; KNIPSCHILD, P.; RIET, G. Garlic, onions and cardiovascular risk factors. *British Journal of Clinical Pharmacology,* **28:** 535-544 (1989).
12. MULDOON, M.; KRITCHEVSKY, S.B. Flavonoids and heart disease. *British Medical Journal,* **312:** 458-459 (1996).
13. KNEKT, P. ET AL. Flavonoid intake and coronary mortality in Finland: a cohort study. *British Medical Journal,* **312:** 478-481 (1996).
14. SEBASTIAN, K.L. ET AL. The hypolipidemic effect of onion (Allium cepa) in sucrose fed rabbits. *Indian Journal of Physiology and Pharmacology,* **23:** 27-30 (1979).
15. YOU, W.C.; BLOT, W.J.; CHANG, Y.S. ET AL. Allium vegetables and reduced risk of stomach cancer. *Journal of the National Cancer Institute,* **81:** 162-164 (1989).
16. DORANT, E.; VAN DEN BRANDT, P.A.; GOLDBOHM, R.A. ET AL. Consumption of onions and a reduced risk of stomach carcinoma. *Gastroenterology,* **110:** 12-20 (1996).
17. DAVIS, D.L. Natural anticarcinogens, carcinogens, and changing patterns in cancer: some speculation. Environ. *Res.,* **50:** 322-340 (1989).
18. DORANT, E.; VAN DEN BRANDT, P.A.; GOLDBOHM, R.A. Allium vegetable consumption, garlic supplement intake, and female breast carcinoma incidence. *Breast Cancer Research and Treatment,* **33:** 163-170 (1995).
19. DORANT, E.; VAN DEN BRANDT, P.A.; GOLDBOHM, R.A. A prospective cohort study on Allium vegetable consumption, garlic supplement use, and the risk of lung carcinoma in The Netherlands. *Cancer Research,* **54:** 6148-6153 (1994).
20. MOUSA, O. Bioactivity of certain Egyptian Ficus species. *Journal Ethnopharmacology,* **41:** 71-76 (1994).

KAP. 8: NAHRUNGSMITTEL FÜR DIE VERDAUUNGSORGANE

1. STOEWSAD, G. Bioactive organosulfur phytochemicals in Brassica oleracea vegetables (a review). *Food Chem. Toxicol.,* **33** (6): 537-543 (1995).
2. PREOBRAZHENSKAYA, M. ET AL. Ascorbigen and other indole-derived compounds from brassica vegetables and their analogs as anticarcinogenic and immunomodulating agents. *Pharmacol., Ther.,* **60** (2): 301-313 (1993).
3. MARKS, H. Effect of S-methyl cysteine sulphoxide and its metabolite methyl methane thiosulphinate, both occurring naturally in Brassica vegetables, on mouse genotoxicity. *Food Chem. Toxicol,* **31** (7): 491-495 (1993).
4. OSATO, J.A.; SANTIAGO, L.A.; REMO, G.M. ET AL. Antimicrobial and antioxidant activities of unripe papaya. *Life Sciences,* **53:** 1383-1389 (1993).
5. SATRIJA, F.; NANSEN, P.; BJORN, H. ET AL. Effect of papaya latex against Ascaris suum in naturally infected pigs. *Journal of Helminthology,* **68:** 343-346 (1994).
6. LIVESEY, G.; WILKINSON, J.A.; ROE, M. ET AL. Influence of the physical form of barley grain on the digestion of its starch in the human small intestine and implications for health. *Am. J. Clin. Nutr.,* **61:** 75-81 (1995).
7. NAISMITH, D.J.; MAHDI, G.S.; SHAKIR, N.N. Therapeutic value of barley in the management of diabetes. *Ann. Nutr. Metab.,* **35:** 61-64 (1991).
8. MCINTOSH, G.H. Colon cancer: dietary modifications required for a balanced protective diet. *Prev. Med.,* **22:** 767-774 (1993).

KAP. 9: NAHRUNGSMITTEL FÜR DIE LEBER

1. ENGLISCH W, BECKERS C, UNKAUF M, RUEPP M. ET AL. Efficacy of Artichoke dry extract in patients with hyperlipoproteinemia. *Arzneimittelforschung* 2000 Mar; 50(3):260-5
2. TEUBNER, C.; LEVIN, H.G.; LANGE, E. *Das große Buch der Gemüse,* Teubner Edition, 1991, p. 64.
3. ROJANAPO, W.; TEPSUWAN, A. Antimutagenic and mutagenic potential of Chinese radish. *Environ. Health Perspect.,* **101** (suppl. 3): 247-252 (1993).

KAP. 10: NAHRUNGSMITTEL FÜR DEN MAGEN

1. MAROTTA, R.B.; FLOCH, M.H. Diet and nutrition in ulcer disease. *Med. Clin. North. Am.,* **75:** 967-979 (1991).
2. HELSER, M.A.; HOTCHKISS, J.H.; ROE, D.A. Influence of fruit and vegetable juices on the endogenous formation of N-nitrosoproline and N-nitrosothiazolidine-4-carboxylic acid in humans on controlled diets. *Carcinogenesis,* **13:** 2277-2280 (1992).
3. MEHTA, R. ET AL. Cancer chemopreventive activity of brassinin, a phytoalexin from cabagge. *Carcinogenesis,* **16** (2): 399-404 (1995).
4. CHEN, M. Cruciferous vegetables and glutathione: their effects on colon mucosal glutathione level and colon tumor development in rats induced by DMH. *Nutr. Cancer,* **23** (1): 77-83 (1995).
5. GUO, Z. ET AL. Effects of phenethyl isothiocyanate, a carcinogenesis inhibitor, on xenobiotic-metabolizing enzymes

and nitrosamine metabolism in rats, *Carcinogenesis,* **13** (12): 2205-2210 (1992)
6. MARKS, H. ET AL. Effects of S-methyl cysteine sulphoxide and its metabolite methyl methane thiosulphinate, both occurring naturally in *Brassica* vegetables, on mouse genotoxicity. *Food Chem. Toxicol.,* **31** (7): 491-495 (1993).
7. KIM, D. ET AL. Biphasic modifying effect of indole-3-carbinol on diethylnitrosamine-induced preneoplasic glutathione S-transferase placental form-positive liver cell foci in Sprague-Dawley rats. *Japon Journal Cancer Research,* **85** (6): 578-583 (1994).
8. PAMPLONA-ROGER G. D. *Encyclopedia of Medicinal Plants.* Editorial Safeliz, Madrid, 1998, p. 434.
9. SCHNEIDER, ERNST. *La salud por la nutrición [Health through Nutrition].* Madrid, Editorial Safeliz, 1986, p. 424.
10. ESPINOSA-AGUIRRE, J.J. ET AL. Mutagenic activity of urban air samples and its modulation by chili extracts. *Mutation Research,* **303:** 55-61 (1993).
11. ENSMINGER, A.H. ET AL. *The Concise Encyclopedia of Foods and Nutrition.* Boca Raton (Florida), CRC Press, 1995, p. 869.
12. WILDMANN, J. ET AL. Occurrence of pharmacologically active benzodiazepines in trace amounts in wheat and potato. *Biochem. Pharmacol.,* **37:** 3549-3559 (1988).
13. WILDMANN, J. Increase of natural benzodiazepines in wheat and potato during germination. *Biochem. Biophys. Res. Commun,* **157:** 1436-1443 (1988).

KAP. 11: NAHRUNGSMITTEL FÜR DEN DARM

1. BROSSARD J.; MACKINNEY G. The carotenoid of Diospyros kaki. *J. Agric. Food Chem.* **11:** 501-503 (1963).
2. MULDOON, M.F.; KRITCHEVSKY, SB: Flavonoids and heart disease. *British Medical Journal,* **312:** 458-459 (1996).
3. KNEKT, P. ET AL. Flavonoid intake and coronary mortality in Finland: a cohort study. *British Medical Journal,* **312:** 478-481 (1996).
4. SABLE, R.; SICART, R.; BERRY, E. Steroid pattern of bile and feces in response to fruit-enriched diet in hypercholesterolemic hamsters. *Annals of Nutrition and Metabolism,* **34:** 303-310 (1990).
5. OHKAMI, H. ET AL. Effects of apple pectin on fecal bacterial enzymes in azoxymethane-induced rat colon carcinogenesis. *Japan Journal of Cancer Research,* **86:** 523-529 (1995).
6. MAHAN, L.K.; ARLIN, M.T. *Krause's Food, Nutrition and Diet Therapy.* Philadelphia, W.B. Saunders Company, 1992, 8th ed.
7. TINKER L.F. ET AL. Prune fiber or pectin compared with cellulose lowers plasma and liver lipids in rats with diet-induced hyperlipidemia. *Journal of Nutrition,* **124:** 31-40 (1994).

KAP. 12: NAHRUNGSMITTEL FÜR DIE HARNORGANE

1. HESSE, A.; SIENER, R.; HEYNCK, H. ET AL. The influence of dietary factors o the risk of urinary stone formation. *Scanning Microsc.*, **7:** 1119-1127 (1993).
2. SIENER, R.; HESSE, A. Einfluss verschiedener Kostformen auf die Harnzusammensetzung und das Kalziumoxalat-Steinbildungsrisiko [The effect of different food forms on the urine composition and the risk of calcium oxalate stone formation]. *Z. Ernährungswiss.*, **32:** 46-55 (1993).
3. MASSEY, L.K.; ROMAN-SMITH, H.; SUTTON, R.A. Effect of dietary oxalate and calcium on urinary oxalate and risk of formation of calcium oxalate kidney stones. *J. Am. Diet. Assoc.*, **93:** 901-906 (1993).
4. TSI D. ET AL: Effects of aqueous celery *(Apium graveolens)* extract on lipid parameters of rats fed a high fat diet. *Planta. Med.*, **61** (1): 18-21, (1995).
5. GRAL N. ET AL: Étude des taux plasmatiques de psoralènes aprés ingestion de céléri. *Annal. Dermatol. Venereol.*, **120** (9): 599-603, (1993).
6. GUILLEN, R. ET AL. Dietary fibre in white asparagus before and after processing. *Z. Lebensm. Unters. Forsch.*, **200:** 225-228 (1995).
7. AMARO LOPEZ, M.A. ET AL. Influence of vegetative cycle of asparagus on copper, iron, zinc and manganese content. *Plants Foods in Human Nutrition*, **47:** 349-355 (1995).
8. VALNET, J. *Traitement des maladies par les légumes, les fruits et les céréals.* Paris, Librairie Maloine S.A. éditeur, p. 151.
9. FLEET, J.C.: New support for a folk remedy: cranberry juice reduces bacteriuria and pyuria in elderly women. *Nutr. Rev.* **52** (5): 168-170, (1994).
10. AVORN J. ET AL.: Reduction of bacteriuria and pyuria after ingestion of cranberry juice. *JAMA,* **271** (10): 751-754, (1994).
11. ENSMINGER, A.H. ET AL. *The Concise Encyclopedia of Foods and Nutrition.* Boca Raton (Florida), CRC, 1995, p. 342.

KAP. 13: NAHRUNGSMITTEL FÜR DIE FORTPFLANZUNGSORGANE

1. BARR, S.I.; JANELLE, K.C.; PRIOR, J.C. Vegetarian vs nonvegetarian diets, dietary restraint, and subclinical ovulatory disturbances: prospective 6-mo study. *Am. J. Clin. Nutr.*, **60:** 887-894 (1994).
2. ANTHONY, M.S. ET AL. Soybean isoflavones improve cardiovascular risk factors without affecting the reproductive system of peripubertal rhesus monkeys. *J. Nutr.*, **126:** 43-50 (1996).
3. MISHRA, S.K.; SHARMA, A.K.; SALILA, M. ET AL. Efficacy of low fat diet in the treatment of benign breast disease. *Natl. Med. J. India*, **7:** 60-62 (1994).
4. ENSMINGER, A.H. ET AL. *The Concise Encyclopedia of Foods and Nutrition.* Boca Raton (Florida), CRC, 1995, p. 971.
5. BAGLIERI, A. ET AL. Gastro-jejunal digestion of soya-bean-milk protein in humans. *British Journal of Nutrition* **72:** 519-532 (1994).
6. BARNES, S. Rationale for the use of genistein-containing soy matrices in chemoprevention trials for breast and prostate cancer. *J. Cell. Biochem. Suppl.*, **22:** 181-187 (995).
7. LIENER, I.E. Possible adverse effects of soybean anticarcinogens. *J. Nutr.*, **125** (3 Suppl): 744S-750S (1995).
8 CLAWSON, G.A. Protease inhibitors and carcinogenesis: a review. *Cancer Invest.*, **14:** 597-608 (1996).
9. KENNEDY, A.R. The evidence for soybean products as cancer preventive agents. *J. Nutr.*, **125** (3 Suppl): 733S-743S (1995).
10. CASSIDY, A. Biological effects of a diet of soy protein rich in isoflavones on the menstrual cycle of premenopausal women. *Am. J. Clin. Nutr.*, **60:** 333-340 (1994).
11. HONORÉ, E.K. ET AL. Soy isoflavones enhance coronary vascular reactivity in atherosclerotic female macaques. *Fertility and Sterility*, **67:** 148-154 (1997).
12. WU, A.H. Tofu and risk of breast cancer in Asian-Americans. *Cancer Epidemiol. Biomarkers Prev.*, **5:** 901-906 (1996).
13. PERSKY, V.; VAN-HORN, L. Epidemiology of soy and cancer: perspectives and directions. *J. Nutr.*,**125** (3 Suppl): 709S-712S (1995).
14. DWYER, J.T. ET AL. Tofu and soy drinks contain phytoestrogens. *J. Am. Diet. Assoc.,* **94:** 739-743 (1994).

15. STOLL, B.A. Eating to beat breast cancer: potential role for soy supplements. *Ann. Oncol.*, **8:** 223-225 (1997).
16. MESSINA, M.J. ET AL. Soy intake and cancer risk: a review of the in vitro and in vivo data. *Nutr. Cancer*, **21:** 113-131 (1994).
17. ADLERCREUTZ, H. ET AL. Plasma concentration of phytoestrogens in Japanese men. *Lancet*, **342:** 1209-1210 (1993).
18. BARRET-CONNER, E. Estrogen and coronary heart disease. *JAMA*, **265:** 1861 (1991).
19. ANTHONY, M.S. ET AL. Soybean isoflavones improve cardiovascular risk factors without affecting the reproductive system of peripubertal rhesus monkeys. *J. Nutr.*, **126:** 43-50 (1996).
20. WILCOX, J.N.; BLUMENTHAL, B.F. Thrombotic mechanisms in atherosclerosis: potential impact of soy proteins. *J. Nutr.*, **125** (3 Suppl): 631S-638S (1995).
21. ABELOW, B.J.; HOLFORD, T.R.; INSOGNA, K.L. Cross-cultural association between dietary animal protein and hip fracture: a hypothesis. *Calcif. Tissue Int.*, **50:** 14-18 (1992).
22. BRESLAU, N.A.; BRINKLEY, L.; HILL, K.D. ET AL. Relationship of animal protein-rich diet to kidney stone formation and calcium metabolism. *J. Clin. Endocrinol. Metabol.* **66:** 140-146 (1988).
23. ARJMANDI, B.H. ET AL. Dietary soybean protein prevents bone loss in an ovariectomized rat model of osteoporosis. *J. Nutr.*, **126:** 161-167 (1996).
24. KONTESSIS. P. ET AL. Renal, metabolic and hormonal responses to ingestion of animal and vegetable proteins. *Kidney Int.*, **38:** 136-144 (1990).
25. GENTILE, M.G. ET AL. Treatment of proteinuric patients with a vegetarian soy diet and fish oil. *Clin. Nephrol.*, **40:** 315-320 (1993).
26. MESSINA, M.J.; BARNES, S. The role of soy products in reducing risk of cancer. *J. Natl. Cancer Inst.*, **83:** 541-546 (1991).
27. ANDERSON, J.W. ET AL. Meta-analysis of the effects of soy protein intake on serum lipids. *N. Eng. J. Med.*, **333:** 276-282 (1995).
28. LIENER, I.E. Implications of antinutritional components in soybean foods. *Crit. Rev. Food Sci. Nutr.*, **34:** 31-67 (1994).
29. MATAIX, J. ET AL. *Tabla de composición de alimentos españoles [Composition table of Spanish foods].* Universidad de Granada, 1995, 2nd ed., p. 316.
30. STAHL, W.; SIES, H. Uptake of lycopene and its geometrical isomers is greater from heat-processed than from unprocessed tomato juice in humans. *Journal of Nutrition*, **122:** 2161-2166 (1992).
31. STAHL, W.; SIES, H. Lycopene: a biologically important carotenoid for humans? *Arch. Biochem. Biophys*, **336:** 1-9 (1996).
32. FRANCESCHI, S. ET AL. Tomatoes and risk of digestive-tract cancers. International *Journal of Cancer*, **59:** 181-184 (1994).

KAP. 14: NAHRUNGSMITTEL FÜR DEN STOFFWECHSEL

1. ANDERSON J.W. ET AL. Serum lipid response of hypercholesterolemic men to single and divided doses of canned beans. *Am. J. Clin. Nutr.* **51:** 1013-1019 (1990).
2. SALMERON, J.; MANSON, J.E.; STAMPFER, M.J. ET AL. Dietary fiber, glycemic load, and risk of non-insulin-dependent diabetes mellitus in women. *JAMA,* **277:** 472-477 (1997).
3. SNOWDON, D.A.; PHILLIPS, R.L. Does a vegetarian diet reduce the occurrence of diabetes? *Am. J. Public. Health.,* **75:** 507-512 (1985).
4. FESKENS, E.J.; VIRTANEN, S.M.; RÄSÄNEN, L. ET AL. Dietary factors determining diabetes and impaired glucose tolerance. A 20-year follow-up of the Finnish and Dutch cohorts of the Seven Countries Study. *Diabetes Care,* **18:** 1104-1112 (1995).
5. SWANSTON-FLATT, S.K.; DAY, C.; FLATT, P.R. ET AL. Glycaemic effects of traditional European plant treatments for diabetes. Studies in normal and streptozotocin diabetic mice. *Diabetes Res.,* **10:** 69-73 (1989).
6. TOTH, B.; ERICKSON, J. Cancer induction in mice by feeding of the uncooked cultivated mushroom of commerce Agaricus bisporus. *Cancer Res.,* **46:** 4007-4011 (1986).
7. SHEPHARD, S.E.; GUNZ, D.; SCHLATTER, C. Genotoxicity of agaritine in the transgenic mouse mutation assay: evaluation of the health risk of mushroom consumption. *Food Chem. Toxicol.,* **33:** 257-264 (1995).
8. MATSUMOTO, K. ET AL. Carcinogenicity examination of Agaricus bisporus, edible mushroom, in rats. *Cancer Lett.,* **58:** 87-90 (1991).
9. PAPAPARASKEVA, C.; IOANNIDES, C.; WALKER, R. Agaritine does not mediate the mutagenicity of the edible mushroom Agaricus bisporus. *Mutagenesis,* **6:** 213-217 (1991).
10. BLANCO, A; MUÑOZ, L. Contenido y disponibilidad biológica de los carotenoides de pejibaye (Bactris gasipaes) como fuente de vitamina A. *Archivos Latinoamericanos de Nutrición,* **42** (2): 146-154 (1992).
11. DE TOMMASI, N. ET AL. Hypoglycemic effects of sesquiterpene glycosides and polyhydroxylated triterpenoids of Eriobotrya japonica. *Planta Med.,* **57:** 414-416 (1991).
12. ROMAN-RAMOS, R. ET AL. Experimental study of the hypoglycemic effect of some antidiabetic plants. *Arch. Invest. Med. (Mexico),* **22:** 87-93 (1991).
13. DE TOMMASI, N. ET AL. Constituents of Eriobotrya japonica. A study of their antiviral properties. *Journal of Natural Products,* **55:** 1067-1073 (1992).
14. Lukas 6,1.
15. JACOBS JR, D.R.; SLAVIN, J.; MARQUART, L. Whole grain intake and cancer: a review of the literature. *Nutr. Cancer,* **24:** 221-229 (1995).
16. ENSMINGER, A.H. ET AL. *The Concise Encyclopedia of Foods and Nutrition.* Boca Raton (Florida), CRC, 1995, p. 793.
17. BADIALI, D. Effect of wheat bran in treatment of chronic nonorganic constipation. A double-blind controlled trial. *Dig. Dis. Sci.,* **40:** 349-356 (1995).
18. ROSE, D.P.; LUBIN, M.; CONNOLLY, J.M. Effects of diet supplementation with wheat bran on serum estrogen levels in the follicular and luteal phases of the menstrual cycle. *Nutrition,* **13:** 535-539 (1997).
19. FRANCIS, C.Y.; WHORWELL, P.J. Bran and irritable bowel syndrome: time for reappraisal. *Lancet,* **344:** 39-40 (1994).
20. TORRE, M.; RODRIGUEZ, A.R.; SAURA-CALIXTO, F. Effects of dietary fiber and phytic acid on mineral availability. *Crit. Rev. Food Sci. Nutr.,* **30:** 1-22 (1991).

KAP. 15: NAHRUNGSMITTEL FÜR DEN BEWEGUNGSAPPARAT

1. WELTEN, D.C.; KEMPER, H.C.; POST, G.B. ET AL. Longitudinal development and tracking of calcium and dairy intake from teenager to adult. *Eur. J. Clin. Nutr.,* **51:** 612-618 (1997).
2. ARJMANDI, B.H.; ALEKEL, L.; HOLLIS, B.W. ET AL. Dietary soybean protein prevents bone loss in an ovariectomized rat model of osteoporosis. *J. Nutr.,* **126:** 161-167 (1996).

3. Abelow, B.J.; Holford, T.R.; Insogna, K.L. Cross-cultural association between dietary animal protein and hip fracture: a hypothesis. *Calcif. Tissue Int.,* **50:** 14-18 (1992).

4. Feskanich, D.; Willett, W.C.; Stampfer, M.J. et al. Protein consumption and bone fractures in women. *Am. J. Epidemiol.,* **143:** 472-479 (1996).

5. Kjeldsen-Kragh, J.; Rashid, T.; Dybwad, A. et al. Decrease in anti-Proteus mirabilis but not anti-Escherichia coli antibody levels in rheumatoid arthritis patients treated with fasting and a one-year-vegetarian diet. *Ann. Rheum. Dis., Mar.,* **54:** 221-224 (1995).

6. Peltonen, R.; Nenonen, M.; Helve, T. et al. Faecal microbial flora and disease activity in rheumatoid arthritis during a vegan diet. *Br. J. Rheumatol.,* **36:** 64-68 (1997).

7. Peltonen, R.; Kjeldsen-Kragh, J.; Haugen, M. et al. Changes of faecal flora in rheumatoid arthritis during fasting and one-year vegetarian diet. *Br. J. Rheumatol.,* **33:** 638-643 (1994).

8. Kjeldsen-Kragh, J.; Mellbye, O.J.; Haugen, M. et al. Changes in laboratory variables in rheumatoid arthritis patients during a trial of fasting and one-year vegetarian diet. *Scand. J. Rheumatol.,* **24:** 85-93 (1995).

9. Kjeldsen-Kragh, J.; Haugen, M.; Borchgrevink, C.F. et al. Vegetarian diet for patients with rheumatoid arthritis status: two years after introduction of the diet. *Clin. Rheumatol.,* **13:** 475-482 (1994).

10. Adam, O. Ernährung als adjuvante Therapie bei chronischer Polyarthritis [Nutrition as adjuvant therapy in chronic polyarthritis]. *Z. Rheumatol.,* **52:** 275-280 (1993).

11. Heupke, W.; Weitzel, W. *Deutsches Obst und Gemüse in der Ernährung und Heilkunde* [Las frutas y hortalizas alemanas en la alimentación y en la terapéutica], Hippokrates Verlag, Stuttgart, 1950.

Kap. 16: Nahrungsmittel für die Haut

1. Hill, D.J.; Bannister, D.G.; Hosking, C.S. et al. Cow milk allergy within the spectrum of atopic disorders. *Clin. Exp. Allergy,* **24:** 1137-1143 (1994).

2. Norgaard, A.; Bindslev-Jensen, C. Egg and milk allergy in adults. Diagnosis and characterization. *Allergy,* **47:** 503-509 (1992).

3. Oehling, A.; Fernandez, M.; Cordoba, H. Skin manifestations and immunological parameters in childhood food. *J. Investig. Allergol. Clin. Immunol.,* **7:** 155-159 (1997).

4. Carlier, C. et al. Efficacy of massive oral doses of retinyl palmitate and mango (Mangifera indica L.) consumption to correct an existing vitamin A deficiency in Senegalese children. *British Journal of Nutrition,* **68:** 529-540 (1992).

5. Hunter, G.L.K.; Bucek, W.A.; Radford, T. Volatile components of canned Alphonso mango. *Journal of Food Science,* **39:** 900-903 (1974).

6. Roongpisuthipong, C. et al. Postprandial glucose and insulin responses to various tropical fruits of equivalent carbohydrate content in non-insulin-dependent diabetis mellitus. *Diabetes Research and Clinical Practice,* **14:** 123-131 (1991).

7. Ministerio de agricultura, pesca y alimentación de España. *Las legumbres* (colección Alimentos de España) *[The vegetables* (Collection Foods of Spain)]. Madrid, El País, 1992, p. 13.

8. Blanco, A. Bioavailability of aminoacids in beans.*Arch. Latinoam. Nutr.,* **41** (1): 38-52, (1991).

9. Anderson, J.W. et al. Serum lipid response of hypercholesterolemic men to single and divided doses of canned beans. *Am. J. Clin. Nutr.* **51** (6): 1013-1019 (1990).

Kap. 17: Nahrungsmittel gegen Infektionen

1. Liang, B.; Chung, S.; Araghiniknam, M. et al. Vitamins and immunomodulation in AIDS. *Nutrition,* **12:** 1-7 (1996).

2. Koch, J.; Garcia-Shelton, Y.L.; Neal, E.A. et al. Steatorrhea: a common manifestation in patients with HIV/AIDS. *Nutrition,* **12:** 507-510 (1996).

3. Chen, J.D. et al. The effects of actinidia sinensis Planc. (kiwi) drink supplementation on athletes training in hot environments. *Journal of Sports Medicine Physiology Fitness,* **30:** 181-184 (1990).

4. Chug-Ahuja, J.K. et al. The development and application of a carotenoid database for fruits, vegetables, and selected multicomponent foods. *J. Am. Diet. Assoc.,* **93:** 318-323 (1993).

5. Craig, W. Nutri-Fax vol. 5, n. 1. Department of Nutrition, Andrews University, Michigan, USA.

6. Middleton, E; Kandaswami, C. Potential health-promoting properties of Citrus flavonoids. *Food Technology,* **48:** 115-119 (1994).

7. Wattenberg, L.; Coccia, J. Inhibition of 4-(methylnitrosamino)-1-(3-pyridyl)-1-butanone carcinogenesis in mice by D-limonene and citrus fruit oils. *Carcinogenesis,* **12:** 115-117 (1991).

8. Trout, D.L. Vitamin C and cardiovascular risk factors. *Am J Clin Nutr.,* **53:** 322-325S, (1991).

9. Besra, S.E. et al. Antiinflammatory effect of petroleum ether extract of leaves of Litchi chinensis Gaertn. *Journal of Ethnopharmacology,* **54:** 1-6 (1996).

10. Nagy, S.; Shaw, P.E. *Tropical and subtropical fruits.* Westport (Connecticut), The AVI Publishing Company, Inc., 1980, p. 341.

11. Schneider, Ernst. *La salud por la nutrición [Health through Nutrition].* Madrid, Editorial Safeliz, 1986, p. 171.

Kap. 18: Nahrungsmittel gegen Krebs

1. White, E. *Counsels on Diet and Foods.* Review and Herald Publishing Association, 1976, p. 384, 385.

2. WHO, Technical Report Series, 797. *Diet, Nutrition, and the Prevention of Chronic Diseases.* Report of a WHO Study Group. Geneva, 1990.

3. Strickland, P.T.; Groopman, J.D. Biomarkers for assessing environmental exposure to carcinogens in the diet. *Am. J. Clin. Nutr.,* **61:** 710S-720S (1995).

4. Ensminger, A.H. et al. *The Concise Encyclopedia of Foods and Nutrition.* Boca Raton (Florida), CRC Press, 1995, p. 157 (graph adapted).

5. Willett, W.C.; Stampfer, M.J.; Colditz, G.A. et al. Moderate alcohol consumption and the risk of breast cancer. *N. Engl. J. Med.,* **316:** 1174-1180 (1987).

6. D'Avanzo, B.; La Vecchia, C.; Franceschi, S. et al. Coffee consumption and bladder cancer risk. *Eur. J. Cancer,* **28A:** 1480-1484 (1992).

Verwendete Abkürzungen und Masseinheiten

ADI: Englisch für *Acceptable Daily Intake* (Täglich erlaubte Verzehrmenge)

α-TÄ: Alpha-Tocopherol Äquivalent

°C: In diesem Werk erfolgt die Temperaturangabe nach Celsius

cl: Zentiliter, hundertster Teil eines Liters
1 cl = 0,01l; 1 l = 100 cl.

cm: Zentimeter, hundertster Teil eines Meters
1 cm = 0,01 m; 1 m = 100 cm.

DB: Durchschnittsbedarf eines Nährstoffes

dl: Deziliter, zehnter Teil eines Liters
1 dl = 0,1 l;1 l = 10 dl.

Dt.: Deutsch(e)

EM: Empfohlene Mindestmenge eines bestimmten Nährstoffes

ET: Empfohlene Tagesmenge = empfohlene tägliche Zufuhr eines bestimmten Nährstoffes

g: Gramm, tausendstel Kilogramm
1 g = 0,001 kg; 1 kg = 1.000 g.

HDL: Englisch für *High Density Lipoproteins* (Lipoproteine hoher Dichte). Das HDL-Cholesterin fließt im Verbund mit diesen Lipoproteinen durch das Blut und ist gesundheitsförderlich.

I.E.: Abkürzung für *Internationale Einheit*. Maßeinheit für Vitamine, als man deren Gewicht noch nicht präzise bestimmen konnte. Heute wird die genauere Bezeichnung Mikrogramm (μg) verwendet; zum Beispiel für Vitamin A: 1 μg = 3,33 IE.

kcal: Kilokalorien, Energieeinheit, die auch oft nur *Kalorie* genannt wird. Sie wird definiert als die Menge an Wärme, die notwendig ist, um die Temperatur von einem Kilogramm Wasser bei 1 Atmosphäre Druck um ein Grad Celsius zu erhöhen.
1 kcal = 4,18 kj.

kg: Kilogramm, Grundeinheit der Masse.
1 kg = 1,000 g.

kj: Kilojoule, Energieeinheit.
1 kj = 1,000 Joules. 1 kj = 0,24 kcal.

l: Liter, Maßeinheit für Flüssigkeiten im Dezimalsystem: Ein Liter Wasser wiegt ein Kilogramm.
1 l = 10 dl = 100 cl = 1.000 ml.

L.: Abkürzung für Linné, den schwedischen Botaniker des 18. Jahrhunderts, der viele Pflanzenarten klassifizierte.

LDL: Englisch für *Low Density Lipoproteins* (Lipoproteine geringer Dichte). Das LDL-Cholesterin fließt im Verbund mit diesen Lipoproteinen durch das Blut und ist gesundheitsschädlich.

m: Meter, Längenmaß im Dezimalsystem:
1 m = 10 dm = 100 cm = 1.000 mm.

MB: Megabyte, Einheit der Informatik, entspricht einer Million Bytes bzw. Zeichen.

mg: Milligramm, tausendster Teil eines Gramms:
1 mg = 0,001 g; 1 g = 1.000 mg.

Min.: Mineralstoffe

ml: Milliliter, tausendster Teil eines Liters.
1 ml = 0,001 l; 1 l = 1.000 ml

mmol/l: Millimole pro Liter, eine Mengenangabe, die vor allem bei Bluttests angewandt wird.

NÄ: Niacinäquivalent.

pH-Wert: Abkürzung für Potenz (p) und Maß für Wasserstoffionenkonzentration (H). Der pH-Wert zeigt die saure (unter 7), neutrale (7) oder alkalische (über 7) Reaktion einer Lösung an.

ppm: Englisch für *Parts per million*, Maßeinheit zur Erfassung der Konzentration einer Substanz.
1 ppm = 1 mg/kg = 0,1 mg/100 g.

Prot.: Eiweiß.

RDA: Empfohlener Tagesbedarf.

RÄ: Retinoläqivalent.

S.: Seite.

ssp.: Subspezies (Unterart) einer Pflanze.

Syn.: Synonym.

USA: Vereinigte Staaten von Amerika

var.: Varietät botanischer Arten.

μ: Mikron, Mikrometer: ein Millionstel Meter.
1 μ = 0,000001 m; 1 m = 1.000.000 μ.
1 mm = 1.000 μ.

μg: Mikrogramm: ein Millionstel Gramm.
1 μg = 0,000001 g; 1 g = 1.000.000 μg .
1 mg = 1.000 μg.

Bildnachweis

Pablo Lozano, ÁngelChicharro, Corel Stock Photo Library, Gazelle Technologies, Life Art, Photo Disc, Ludwig Werner, Gunther Klenk, Editorial Safeliz

Stichwortverzeichnis

kursiv – lateinische Pflanzennamen
s. – siehe
f – folgende Seite
ff – folgende Seiten

Verena [illegible] 25